국제의료관광 코디네이터

관광서비스 지원관리

Tourism Service Management Support

나 승 권 저

감 수

• 윤 형 로 •
공학박사/연세대학교 의공학부 교수

• 황 락 훈 •
공학박사/세명대학교 전기공학과 교수

• 김 종 탁 •
이학박사/상지영서대학교 의료시스템정보과 교수

• 남 삼 극 •
의학박사/삼육서울병원 의무원장

• 김 선 일 •
관광학박사/한국폴리텍대학 호텔관광과 교수

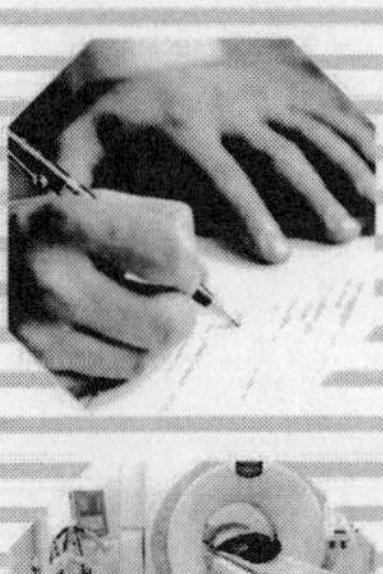

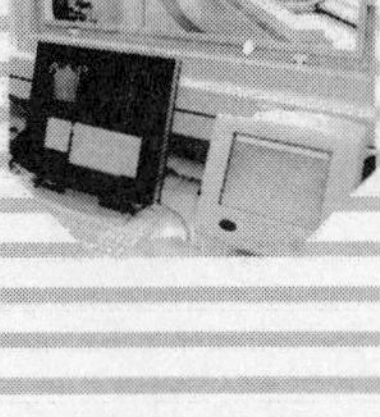

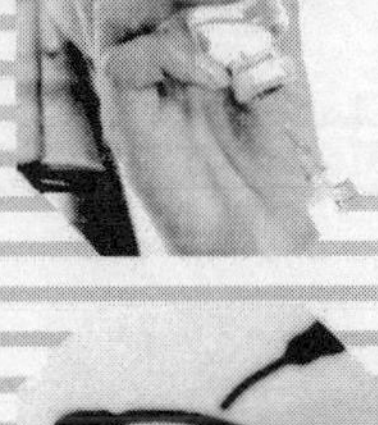

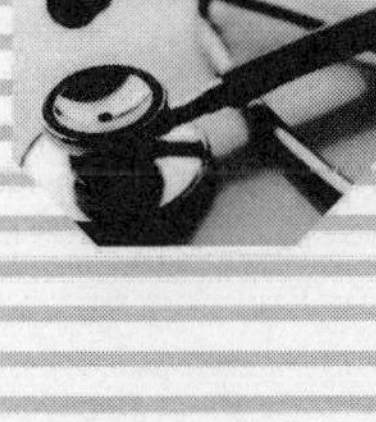

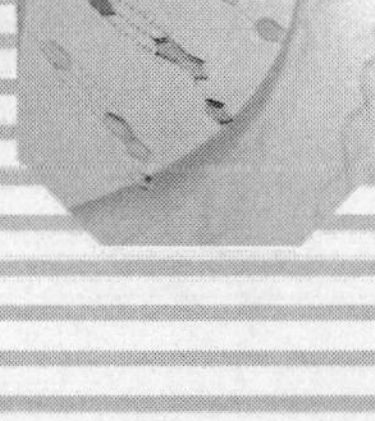

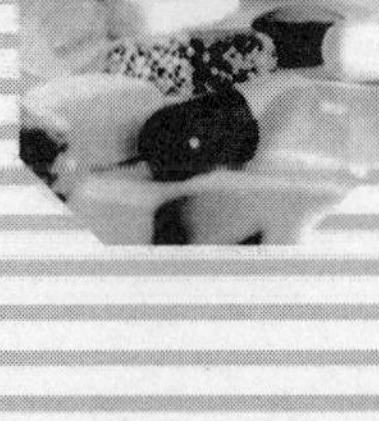

도서출판 상 학 당

欲爲大者 當爲人役

크고자 하거든 남을 섬기라

머리말

Preface

21세기에 들어와서 최첨단 의료장비의 발전과 환자들의 소득수준의 향상에 따라 의료관광(글로벌 헬스케어)이 각광받고 있는 사업으로 떠올랐다. 이에 따라 우리나라의 의료관광산업은 한층 더 탄력을 받아 발전할 수 있게 되었다. 또한 의료법이 개정된 이후로 의료관광분야에서 활동하는 국제의료관광코디네이터 인력에 대한 수요가 늘었을 뿐 아니라 그 역할의 중요성 또한 높아지고 있다.

국제의료관광코디네이터는 의료분야뿐만 아니라 호텔 및 관광분야에 걸쳐 관광지원업무, 관광과 산업의 이해, 항공 서비스의 이해, 지상업무수배 서비스의 이해, 관광자원 및 이벤트의 이해업무 등 다양한 분야를 수행할 수 있는 능력이 필요하기에 고급 인력으로 인정받는 직업이다. 그러므로 한국을 찾는 해외환자들의 기대에 부응할 수 있는 수준 높은 서비스를 제공하기 위해 국제의료관광코디네이터 국가자격시험이 시행되었다.

국제의료관광코디네이터의 직무특성상 복잡하고 방대한 이론과 현장 중심의 전문성을 요구하기 때문에 이 분야를 처음 접하는 입문자들에게는 어렵게 느껴지는 과목일수 있지만 이 책을 통해 쉽게 학습할 수 있도록 이론을 풀어 최대한 단순하게 설명하였다. 중요부분은 사례를 통해 시험과목별 기본원리와 개념을 자연스럽게 습득하도록 집필하였다.

이 책은 ①《보건의료 관광행정》, ②《보건의료서비스 지원관리》, ③《보건의료 관광마케팅》, ④《관광서비스 지원관리》, ⑤《의학용어 및 질환의 이해》 5과목으로 이루어져 있는 시험과목이기 때문에 이론과 문제의 범위가 방대하다. 그래서 수험생의 눈높이에 맞추어 이해가 쉽도록 구성하여 시험대비 및 실력을 점검해볼 수 있도록 만들었다.

학과 공부와 병행하며 국제의료관광코디네이터 교재를 위해 평일에는 늦은 밤까지 고생하고, 주말을 할애하여 자료의 수집과 정리 및 그래픽 작업을 함께한 학생들에게 고마음을 표하며, 특히 많은 시간을 자료수집과 문서작업을 위해 수고한 이규환 학생에게 감사를 전한다.

국제의료관광코디네이터 자격증을 취득하려는 사람들에게 도움이 되는 책이 되길 바라며, 집필 중 많은 고심도 불구하고 손길이 미치지 못한 곳은 앞으로 계속 보완할 것이며 출판과정에 도움을 주신 도서출판 상학당의 남승우 사장님과 이 책에 관심과 애정을 주신 모든 분들께 감사의 말씀을 전한다.

공학박사 나 승 권 씀

차 례

Contents

제1장 관광과 산업의 이해 · 9

제2장 항공 서비스의 이해 · 145

제3장 지상업무수배 서비스의 이해 · 185

제1장

관광과 산업의 이해

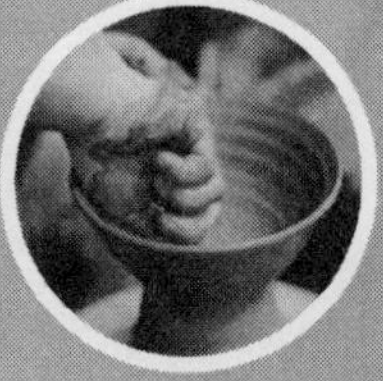

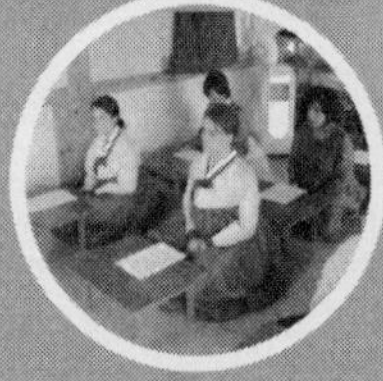

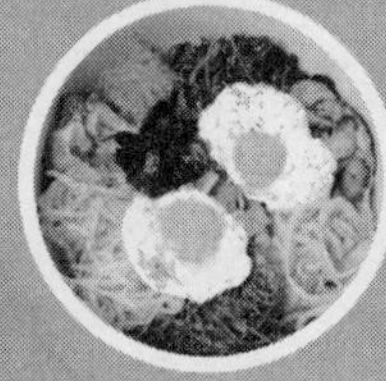

01 관광의 이해

관광은 다른 지방이나 다른 나라의 경치, 유적, 풍속, 풍물 등을 구경하는 것이다. 관광산업과 이동수단의 발전으로 인해 단독으로 여행하는 관광객들이 증가하고, 관광이 제도화 되면서 가격이 저렴하게 되어 관광이 대중화가 실현되고 있다. 관광의 행태와 대상이 세계화되고 다양화되어, 관광현상이 다면적으로 확대되면서 관광의 대중화로 경제적 효과도 매우 커지게 되었다. 이처럼 관광개발이 산업으로서의 의미가 높아짐으로써 관광에 대한 정부의 관심도 매우 높아졌다.

1. 관광의 정의와 관련 용어

관광은 사람이 일상 생활권을 떠나 미지의 자연, 문화 등의 환경 속에서 행하는 일련의 활동이다. 또한 사람들은 여가시간 중에 휴양, 정신적 고무, 감상, 지식, 체험, 참가 등 생활의 변화를 추구하고자 하는 욕구를 충족시키는 것이다. 우리는 관광 또는 여행에 관하여 일반적으로 세속적인 일과 동떨어진 낭만, 이국적인 색다른 정취, 신비함 등의 이미지를 가지고 있으며, 한편으로는 건강, 휴식, 오락, 사적인 일 등과 같은 세속적이며 현실적인 일과 관련 지을 수도 있다. 이처럼 관광은 인간에게 가능한 다차원적인 경험의 속성을 내포한다. 관광의 용어는 레저, 행락, 여행과 혼재되어 사용되고 있다.

사람들은 때때로 자신이 살고 있는 지역 또는 다른 장소에서 관광객이라고 하는 방문객들을 보곤 한다. 사람들은 휴일을 맞이했을 때 자신을 관광객으로 인식하곤 한다. 이처럼 관광은 자신의 관점에서나 타인의 관점에서 보았을 때 서로 다르게 인식될 수 있으므로 누구에게나 객관적인 현상으로 이해할 필요성이 대두되고 있다.

(1) 관광의 목적적 개념

관광은 단순한 1가지 현상이기 보다는 모든 현상과 관계되는 복합체이며, 여러 관광목적지로의 이동과 체재에서 일어나며, 여기에는 동적인 요소인 여행과 정적인 체재가 있다. 여행과 체재는 주거지와 근무지 이외의 목적지에 대한 것이므로 관광은 관광지의 주민이나 근로자들과 다른 행동을 야기하기도 하며, 관광목적지로의 이동은 며칠, 몇 주 또는 몇 개월 내에 돌아올 의도를 가진 일시적이며 단기간의 성격을 갖고 있다.*

* 관광의 목적적 개념 : Cre-Biz 시대의 관광학, 한승엽 외, 현학사, 2004 pp.9~10

1) 관광의 개념화

제2차 세계대전 전에 최초로 시도되었으며, 국제관광전문가협회는 스위스의 장크트카렌 대학의 훈지커 교수와 스위스 베른대학의 크라프 교수가 제안한 관광의 정의를 채택하게 되었다. 이들 두 학자들은 **관광은 영구거주나 수입활동과 관련되지 않고 그 곳에 거주하지 않는 사람이 여행 및 체류함으로써 발생하는 현상이나 관계의 총칭**이라 정의하였다.

그 이후 관광의 개념은 다양한 형태의 상업 및 직업적 여행까지 포함한다. 이러한 여행은 영구거주도 아니고, 방문목적지에서의 수입목적의 고용도 아니기 때문이다. 그러나 관광을 정의할 때 다음의 3가지 요소를 고려한다.

① 관광목적이나 방문목적이 있어야 하는데 이것이 관광동기이다.

② 시간적 요소를 정의 속에 포함시키는 것이 필요하다.

③ 특정목적에서 비롯된 특정상황도 고려하여야 한다.

2) 관광의 특성

관광의 특성을 크게 분류하면 장소적, 방향적, 활동적, 기간적, 성격적으로 나눈다.

① **장소적 특성** : 관광은 관광객의 이동을 전제로 한다. 관광행위는 관광객의 주된 거주지나 직장 이외의 다른 지역에서 발생한다.

② **방향적 특성** : 관광은 여러 목적지로의 이동행위, 목적지에서의 이동과 체재로 시작한다.

③ **활동적 특성** : 관광에는 목적지로의 이동행위, 목적지에서의 체재행위, 휴식 및 오락행위 등 여러 활동이 포함한다.

④ **기간적 특성** : 관광은 목적지까지의 이동 및 체재는 일시적이고 단기적이다.

⑤ **성격적 특성** : 관광은 여행지나 체재하는 곳에서 보수를 위한 활동은 관광에서 제외한다.

3) 관광의 관점

관광의 관점을 크게 분류하면 경영 · 경제적, 통계 · 기술적, 단일 학문적, 현상학적, 체계 · 분석적으로 나눈다.

① **경영 · 경제적 관점** : 관광객을 하나의 소비단위로 인식한다.

② **통계 · 기술적 관점** : 관광객의 이동에 따른 관광수지와 통계작성을 한다.

③ **단일 학문적 관점** : 이동과 체재, 욕구를 중시하고 문화적 동기, 교육적 관심, 자아실현 등과 같은 요소를 도입한다.

④ **현상학적 관점** : 현지주민과 관광객의 상호작용을 한다.

⑤ **체계 · 분석적 관점** : 관광객과 방문지역, 각종 서비스, 지역사회, 정책당국자와의 교차관계를 한다.

4) 관광목적

관광목적을 크게 분류하면 의료, 평화, 위락, 교양으로 나눈다.

① **의료목적** : 의료관광으로 질병의 전문적인 치료 및 예방과 건강증진의 목적을 갖고, 보건분야에서 관광자원으로 활용 가능한 부문을 발굴 개발하고, 상품화하여 서비스 또는 제품으로 제공하는 사업으로 외국인 유치를 통한 외화획득 등 국가경제에 이바지할 수 있다.

② **평화목적** : 관광은 국내외의 빈번한 교류를 통하여 상호이해를 증진시켜 평화에 기여하고 지역생활에 경제적 이익을 가져다줄 수 있으며, 건강과 문화적 생활을 향수하고자 하는 세계인의 꿈과 이상을 실현시킬 수 있다.

③ **위락목적** : 관광은 다른 나라의 자연경관, 사회와 문화, 정치, 경제, 교육, 생활, 축제, 명승고적 및 박물관 등을 보고 즐기며(pleasure), 감상(appreciation), 유람(sightseeing)하는 행위이다.

④ **교양목적** : 관광은 사람이 일상생활로 다시 돌아올 일정으로 떠나는 것으로 영리를 목적으로 하지 않고, 미지의 세계 또는 다른 나라의 풍물과 풍습 등을 체험하고 견문을 넓히면서 삶의 질을 높이는 것이다.

(2) 관광의 어원

관광은 이동(movement)의 개념으로 시발점이라 할 수 있다. 인간은 근로에 의한 자연과의 부단한 교호작용(interaction)을 통해 자신의 삶을 영위하고, 자신이 속해 있는 사회를 형성해 가기 위하여 끊임없이 이동하게 되며 인간행동의 양식과 사회발전을 꾀하게 되었다.

현대의 관광은 "일상생활권을 떠나 관광목적지에 체류하면서 경제적 소비를 통하여 삶의 활력, 견문확대, 시찰, 기분전환, 친선교류, 국제회의, 위락 등의 다양한 활동을 하고, 다시 생활근거지로 돌아올 목적으로 한시적 활동을 하는 종합활동의 총체"라고 정의 한다. 관광은 다양한 어원과 의미를 지니고 있으며, 인류의 역사와 함께 공존해 온 용어이다.*

* 관광의 어원 : 신관광학원론, 변상록, 교육인적자원부 지원교재, 2002

1) 관광의 사전적 의미

관광의 사전적 의미에는 4가지가 있다.

① 다른 나라의 문물과 제도를 시찰하는 것이다.
② 다른 나라나 지방의 아름다운 풍경, 풍습 등을 구경하며 유람하는 것이다.
③ 보양과 유람 등의 위락을 목적으로 여행하는 것이다.
④ 즐거움을 위한 여행이 있다.

2) 동양의 어원

관광의 어원은 B.C 8세기경 **중국**에서는 주나라 '역경'에서 찾아볼 수 있다. 주역의 **관국지광 이용빈우왕**(觀國之光 利用賓于王)을 유래로 하며, **나라의 문화**(**형편**(광화(光華))**를 둘러보니, 왕에게 귀빈 대접을 받을만 하노라**라는 뜻이다. 여기서 관광이라는 용어가 처음 나오게 되었다. 이때 관광은 다른 나라의 문물을 살펴보러 오는 사람들에게 나라의 임금을 모시듯 환대했다는 뜻이다. 여기서 관광은 "일국의 문화 및 풍속으로부터 그 나라 임금의 덕을 간파할 정도로 혜안을 가진 자가 그 나라 전체의 빛을 보고 이해함"을 의미한다. 이는 다른 나라의 실정을 시찰하여 견문을 넓힌다는 뜻이며, 당시의 어원을 3가지로 요약하였다.*

① 타국의 광화를 보기 위해 여러 나라를 순회 여행하는 이동개념이다.
② 타국을 순방하여 그 나라의 토지, 풍속, 제도, 문물의 관찰이라는 전문의 확대이다.
③ 치국대도의 설계라는 국가홍보를 위한 행정목적이 있었다.

3) 서양의 어원

관광의 영어 단어인 Tourism은 여러 나라를 순회여행한다는 뜻이다. 1811년 《The Sporting Magazine》이라는 잡지에서 이 용어를 처음 사용하였다. 투어리즘은 '짧은 기간 동안의 여행'을 뜻하는 Tour의 파생형이다. 그리고 어원적으로는 그리스어로 '원을 그리는 도구'이며 Tornos가 라틴어의 Tornus를 거쳐, 영어의 Tour로 발전된 것으로 보인다. 영어에서 Tour 이외에도 여행 또는 관광을 의미하는 몇 개의 단어가 있는데, 이들에 대한 의미 차이를 분명히 할 필요가 있다.

Journey는 한 지역에서 다른 지역으로 이동해가면서 여행하는 것을 의미하는 반면, Travel은 포괄적 의미의 여행을 뜻하고, Trip은 1박 정도의 단기여행을, Sightseeing은 단순히 보는 것을 강조할 때 사용되고, Voyage는 항해여행을 뜻한다. 그리고 Tour와

---

* 동양의 어원 : 신관광학원론, 변상록, 교육인적자원부 지원교재, 2002

Tourism의 의미 차이를 살펴보면, Tour는 폭넓게 행해지는 사회현상으로서의 관광, 즉 하나의 단위 행위라고 할 수 있으며, 이러한 단위 행위를 포괄함과 동시에 거시적 사회 현상으로 파악할 때는 Tourism을 사용한다.

따라서 Tour는 협의의 관광으로 사람들이 일상의 생활권을 떠나서 다시 돌아올 목적으로 이동하여 영리를 목적으로 하지 않고 풍물 등을 관람하는 것이고, 광의의 Tourism은 그와 같은 행위에 의해서 발생하게 되는 사회현상의 총체로 보는 것이다. 서양에서는 관광의 어원을 동적이고, 구체적이며 이동하는 행위와 소비 행위적 개념으로 파악하였다.*

① Tourism(영국) : 영어로 관광을 Tourism이라고 하는데, 이는 라틴어 Tornus(토루누스 : 도르래의 회전을 의미)에서 유래되었으며, Toursim 또는 Tourist라는 파생 어휘는 1811년 영국 잡지의 하나인 《Sporting Magazine》에 소개된 이후 1975년 세계관광기구(World Tourism Organization : WTO)에서 관광을 Tourism이라고 공식 표기하면서 단기간의 여행을 뜻하는 행동의 목적과 기간을 강조하는 의미를 내포하는 용어로서 정착하게 되었다.

② Fremdenverker(독일) : 독일어로 Fremdenverker(프렘덴베르케르)는 Fremden(외국인 / 외국의) + Verkehr(왕래하다)의 합성어이다. 즉 외국인이 왕복하면서 주체와 행동의 상태를 나타내는 행위의 관점에서 탄생하게 되었다.

③ Non-immigrant(미국, 캐나다) : 미국과 캐나다에서 1930년부터 관광하는 행위자는 이민자가 아니라는 의미로 사용하기 시작하였다.

4) 한국의 어원적 고찰

우리나라에서 관광의 용어가 공식적으로 사용되었던 시기는 고려시대로, 고려예종 11년(1115) 송나라에 갔던 사신이 조서를 가지고 귀국하였는데 거기에 "오래된 풍습과 생활 자취를 가지고 있는 상곡을 관광하게 하여 낡은 습관을 버리고, 새로운 풍습을 익히도록..."으로 기록되어 있다. 이 당시 관광은 중국에 간 사신, 유학 온 귀족계층의 자녀, 불법을 배우러 온 승려가 주류를 이루었다.

그 후 1385년 정도전의 삼봉집에는 중국 북경 신년 가정사(駕正使)의 여행기 제목을 관광집으로 소개하고 있으며, 조선왕조실록 태조권 9 및 세종권 148편에서는 "조선 건국 시 한성의 북부에 10개의 방을 설치하면서 그 중 하나를 관광방으로 하였다."는 기록이 있고, 1910년에 유길준이 관광약기를 저술하여 오늘날의 여행기행문 내지는 답사기에

* 서양의 어원 : 신관광학원론, 변상록, 교육인적자원부 지원교재, 2002

해당하는 기록물을 남겼다. 한국에서 사용된 관광의 용어는 시대적으로 다음과 같다.

① 신라의 최치원 : 《계원필경》에서 관광육년(과거보러 중국에 간지 육년)을 표현하였다.

② 고려 예종 11년(1115년) 《고려사절요》 : '상국을 관광하게 하여 구습을 다 버리고'에서는 선진국을 관광하여 문물제도를 시찰하는 것을 의미한다.

③ 조선 이태조 : 한성부의 행정구역을 5분 52방과 북부 10방 중에 '관광방'을 설치하였다.

④ 조선예종 성현 《관광록》 : 북경을 갈 때 지은 기행시를 썼다.

⑤ 조선 중종 《중종실록(1511년)》 : 선비의 부녀자들의 관광을 엄히 금하였다.

⑥ 정조 4년(1789년) 박지원 《열하일기》 : 중국의 문물제도를 배우고 명승지와 자연경관을 구경하러 갔었다.

⑦ 헌종 10년(1844년 추정) 작자미상 《한양가》가 있다.

⑧ 김기수는 《관광일기(1876년)》에 일본에 대한 견문기를 썼다.

⑨ 독립신문(1897년)은 "관광지를 개발하여 외화유치하자"라고 기사를 냈다.

⑩ 유길준은 일본 나고야 박람회 견문기인 《관광약기(1910년)》를 썼다.

⑪ 관광사업진흥법에서 1961년 8월 22일 최초의 관광법을 공인하였다.

(3) 관광의 정의

관광은 시대적 상황과 정치, 경제, 사회적 관점에 따른 학자와 기관에 따라 다양하게 정의되고 있다. 오늘날 관광의 본질적인 의미는 'Traveling for Pleasure'라고 하는 즐거운 기분, 만족감 또는 행복감을 만끽하기 위한 여행의 의미로 이해될 수 있다. 관광은 사회적 원천으로부터 발생되는 현상이기 때문에 모든 사회와 문화 또는 환경에 부합되는 공통적인 의미를 함축하고 있기는 하나, 각기 상이한 시대적 배경과 사회 · 문화적 환경 속에서 이를 보편적인 개념으로 도출하고 이해하는 데는 시간이 걸릴 것이다.

관광은 "일상생활권을 벗어나 견문 · 위락 · 휴양 · 상용 · 친지방문 · 종교 등 여행의 목적이 뚜렷해야 하고, 여행지에서 체재를 해야 하며, 그 기간 동안에는 숙박 · 음식 · 교통 · 관람 · 쇼핑 등 소비를 한 후 다시 거주지로 돌아오는 현상"이라고 정의한다.*

1) 관광의 관점에서의 정의

관광의 관점에서의 정의를 경제적 관점, 사회 · 문화적 관점, 여가활동 관점, 시스템적

* 관광의 정의 : Cre-Biz 시대의 관광학, 한승엽 외, 현학사, 2004

관점으로 크게 4가지로 나눈다.

① 경제적 관점의 정의 : 관광은 사회현상에 대한 최초의 연구는 관광통계로부터 출발하였다. 1899년 이탈리아 정부통계국의 보디오가 잡지에 발표한 〈이탈리아에 있어서 외국인 이동 및 소비된 금전에 관한 연구〉가 오늘날 가장 오래된 연구이고, 이와 유사한 연구로 1923년 니체포로가 발표한 〈이탈리아에 있어서 외국인 이동〉 및 1926년 베니니의 〈관광객 이동의 계산방법 개선에 관한 연구〉가 있다. 이들 관광통계 관련 논문들의 핵심 용어는 관광객의 수, 체재기간, 소비액과 같은 경제적 측면과 관련된 것들이었다.

관광 관련 정의 중에 가장 오래된 것으로, 1911년 슐레른은 관광은 일정한 지역 또는 나라를 방문하여 체재하고, 다시 돌아가는 외래객의 유입, 체재 및 유출이라는 모든 현상과, 그 현상에 직접 관련된 모든 사상, 그 가운데서도 특히 경제적인 사상을 나타내는 개념으로 정의하였다. 영국의 오길비와 같은 학자는 1933년 관광이동록에서 관광객을 귀환할 의사를 가지고 일시적으로 거주지를 떠나 1년 이상을 초과하지 않고 여행 중 소비하는 금전은 거주지에서 취득했을 때로 규정하고 있다.

② 사회 · 문화적 관점의 정의 : 독일의 보르만은 1931년 관광론을 통해 관광은 직장에의 통근과 같이 정기적 왕래를 제외하고 휴양의 목적이나 유람, 상용 또는 특수한 행사의 참여나 기타의 사정 등에 의하여 정주 지역에서 일시적으로 떠나는 여행이라 정의하고 있다. 그뤽스만의 경우도 1935년 그의 저서 《일반관광론》에서 관광은 체재지에 일시적으로 체재하고 있는 사람과 그 지역주민 사이의 재관계 총체로 보았다.

③ 여가활동 관점의 정의 : 1966년 메드상은 관광은 사람의 기분을 전환시키고, 휴식을 취하며, 또한 인간활동의 새로운 여러 국면이나 미지의 지연경관에 접촉함으로써 그 경험과 교양을 넓히기 위한 여행을 한다든가, 거주지를 떠나 체재하는 등으로 이루어지는 여가활동의 한 유형으로 보고 있다.

2차 대전 이후 현대사회로 접어들면서 관광이 여가활동의 한 유형으로서의 삶의 질을 강조한 것으로 풀이할 수 있다. 세계관광기구(WTO)는 관광을 여가, 사업, 그리고 기타 목적으로 1박 이상 1년 미만의 기간 동안 비일상적인 곳에서 여행하고 체재하는 사람들의 활동으로 정의하고 있다.

④ 시스템적 관점의 정의 : 매킨토시와 골드너, 그리고 릿체는 관광을 관광객들과 기타 방문객들을 유치하고 접대하는 과정에서 관광객, 관광기업, 관광목적지 정부, 지역사회와의 상호작용 과정에서 발생하는 현상과 관계들의 총체로 정의하고 있다. 그리고 이들은 관광을 교통체계나 서비스 공급자, 레크리에이션 시설, 숙박업체, 소비제품, 그리고 전문 서비스를 포함하는 거대 복합기업적 성격이 강하다는 주장을 하고 있다.

레이퍼는 관광을 관광, 여행발생지역, 관광목적지, 관광목적지와 관광송출지 사이의 관광여행 통과 루트, 여행과 관광산업의 구성으로 보았다. 관광시스템은 공급자와 구매자 관점에서 관광여행 전 과정과 관광이 이루어지는 구성개념을 이해할 수 있도록 도와준다.

2) 관광의 산업적 관점

초기에는 관광현상을 경제적 중요성 차원에서 인식하게 되었고, 그 이후에는 경제발달로 인한 가처분 소득증대, 주변환경의 악화, 가중된 스트레스 해소와 같은 인간의 생존과 관련한 여가활동의 한 유형으로 파악하기에 이르렀다. 특히 20세기 후반에 접어들면서 관광을 하나의 산업적 관점, 즉 수요와 공급차원에서 접근을 시도하고 있는데, 이때는 관광에 대해 시스템적으로 접근해야 한다는 주장이 타당성을 확보해 가고 있다.

3) 관광의 전제조건

관광의 전제조건은 일탈성, 목적성, 체재성, 소비성, 한시성으로 크게 5가지로 나눌 수 있다.

① **일탈성** : 관광은 거주지나 일상생활권을 벗어난 일탈적 이동이 있어야 한다. 즉 타 지역으로 출퇴근 및 가사 등을 위한 이동은 일상생활권이므로 관광이 아니다.

② **목적성** : 견문 · 위락 · 휴양 · 상용 · 종교 등 여행의 목적이 뚜렷해야 한다.

㉵ 식량을 구하기 위한 이동이나 단순한 떠돌이는 관광이라 할 수 없다.

③ **체재성** : 관광은 타 지역 또는 타국에서 체재를 해야 한다. 만약 타 지역 또는 타국에서 체재를 하지 않고 교통수단에 의하여 단지 스쳐 지나간다면 그것은 관광이 아니다.

④ **소비성** : 관광은 소비가 수반되어야 하며, 그 소비는 관광지에서 취득한 돈이 아니어야 한다. 즉 무전여행 등은 관광이라 할 수 없으며, 타 지역이나 타국에서 돈을 버는 행위는 취업이지 관광이 아니다.

⑤ **한시성** : 관광은 일정기간 또는 1년 이내와 같이 기간이 한시적이어야 한다. 즉, 장기간 또는 돌아올 예정이 아니라면 이주로 간주한다.

4) 관광의 정의에 대한 학자들의 견해

관광에 대한 보다 나은 이해를 위하여 학자들이 제시하고 있는 관광에 대한 개념 및 정의는 다음과 같다.

① **슐레른**(H. Schulern : 독일) : 관광에 대한 가장 오래된 정의로 1911년 최초로 관광을 "일정한 지구, 주(洲) 혹은 타국에 들어가 체재하고 다시 되돌아가는 외국인의 유입(流入), 체재 및 유출(流出)이라고 하는 경제적 관점에서 형태를 취하는 모든 관광현상과 그 현상에 직접 결부되고 있는 모든 사상 가운데서도 특히 경제적인 모든 사상을 표현한 개념을 뜻한다"라고 정의하였다.

② **아투르 보오만**(Artur Bormann : 독일) : 1931년 《관광학개론》에서 "관광은 기분전환, 위락, 업무 등의 목적을 위하여, 즉 관광은 일시 여행이고 여행은 정주지에서 떠나는 행위로써 일시적 체재와 이동을 강조한 일시 여행설을 주장"하였다. 관광은 견문 · 휴양 · 유람 · 상용 등의 목적을 갖거나 혹은 그 밖의 특수한 사정에 의하여 정주지에서 "정착하지 않는 지역에서 일시적인 체재를 목적으로 거리를 이동하는 인간의 활동이다." 즉 '일시적 체재'와 '이동(movement)'이라 정의하고 있다.

③ **오길비**(F. W. Ogilvie : 영국) : 1933년 그의 저서 《관광객 이동론》에서 관광을 귀국할 의사를 가지고 그 주거를 일시적으로 떠날 것, 관광(객)은 1년을 넘지 않는 기간으로 관광이 소비를 수반한다는 소비설의 관점에서 개념화하였다. 여행 중 소비되는 돈은 반드시 그의 거주지에서 취득하는 것으로 정의하였다. 즉 다시 돌아올 예정으로 관광소비를 하는 것을 강조한 귀환예정 소비설을 주장하였다.

④ **로버트 글뤽스만**(Robert Glucksmann : 독일) : 1935년에 그의 저서 《일반관광론》에서 "관광은 어떤 지역에 있어서의 관광은 체제지에 일시적으로 머무르고 있는 사람과 그 지역에 살고 있는 사람들의 여러 가지 관계의 총화이다"라고 정의하고 있다.

㉠ 로버트 글뤽스만은 관광학의 이론적 체계화를 시도하면서 관광학의 접근을 단순히 경제적 측면뿐만 아니라, 사회적 측면까지 확대해서 분석해야 한다는 주장으로 새로운 관광연구에 대한 접근방법을 제시하였다.

㉡ 관광학 연구분야를 "광천요양학, 의학, 심리학, 기상학, 지리학, 국민경제학, 사회학, 경영경제학과 같은 여러 학문분야까지 관광론의 범위 내에 내포되어 있는 것이다"라고 주장한다.

⑤ **훈지커와 크라프**(W. Hunziker & K. Krapf : 스위스) : 《일반관광론개요》에서 "관광은 외국인의 체재 중에서 얼마동안의 계속적이고 일시적일지라도 주된 영리활동을 실행할 목적으로 정주하지 않는 한 그 외국인의 체재로 인하여 발생하는 제(諸) 관계 및 제 현상의 총체개념이다"라고 정의하였다.

⑥ **베르네커**(P. Bernecker : 오스트리아) : 1962년 《관광론》에서 관광을 가리켜 "우리들은 상용상 혹은 직업상의 여러 이유들에 관계없이 일시적 또는 개인의 자유의사

에 의해서 타 지역으로 이동한다는 사실과 관련된 모든 관계 및 결과"라고 정의하였는데, 관광현상에 대한 상호복합성을 강조한 정의라 할 수 있다.

⑦ **쯔다노보르**(일본) : 1969년 《국제관광론》에서 누구나 이용하기 쉬운 개념규정으로 "관광은 사람이 일상생활권을 떠나서 다시 돌아올 예정으로 타 지역의 문물제도 등을 시찰하고 풍경 등을 감상 · 유람할 목적으로 여행하는 것"이라고 정의한다. 상업활동 혹은 직업상의 여러 이유들과 관계없이 일시적이며, 자유의사에 따른 지리적 활동과 관련된 모든 관계 및 결과를 관광이라고 할 수 있다.

⑧ **井上萬壽藏**(일본) : "인간이 일상생활을 떠나 다시 돌아올 예정 아래 이동하여 정신적 위안을 얻는 것"이라고 정의하고, "정신적 위안이 관광의 본질이며, 관광의욕이란 것은 정신적 위안을 구하는 마음"이라 하였다.

⑨ **포쉬**(A. E. Posch : 독일) : 1962년 《관광과 관광정책》에서 관광을 인류의 이동현상으로 규명하였다.

⑩ **팻숼**(Arnold Ernst Poschl : 독일) : 관광의 발전법칙으로서 발전의 교체법칙, 중력과 원심력의 법칙, 한계생산력의 법칙을 제안하였다.

⑪ **매킨토시**(Macintosh)**의 정의** : 1986년 매킨토시는 관광을 "관광과 기타 방문객들을 흡인 · 접대하는 과정에서 관광자, 사업공급자, 접대국, 접대지역 사이에서의 상호작용으로부터 야기되는 상호관계와 현상들의 총체"라고 정의하고 있다.

⑫ **자파리**(Jafari)**의 정의** : 1989년 관광학은 "일상거주지를 떠나 인간에 관한, 그리고 그 인간의 욕구에 대응하는 산업에 관한, 그리고 인간과 산업이 관광대상지의 사회적 · 문화적 · 경제적 및 물리적 환경에 미치는 영향에 관한 연구"라고 관광에 대한 정의하였다.

⑬ **군**(C. A. Gunn, 1979년)**의 정의** : "관광은 여행기간 공안 대가를 목적으로 한 고용활동을 제외하고, 인간이 일상의 거주지를 떠나 자유로이 여행하고 적어도 1박을 하는 과정에서 일어나는 현상의 체계"라고 정의하였다.

⑭ **이장춘** : 관광은 주거지를 일시적으로 떠나 휴식 · 휴양 · 위락 · 놀이 · 교육 · 교양증진 및 수련을 통한 자기발견으로 삶의 가치증대를 꾀하며, 이를 위한 시설 · 자원 · 제도 · 정책이 뒷받침되는 현상으로 정의하였다.

⑮ **코헨**(E. Cohen)**의 정의** : 관광은 "새로운 것, 기분전환, 변화를 추거하기 위한 즐거움을 목적으로 비교적 멀리 주유형 여행을 하는 것"이라고 정의하였다.

⑯ **라이퍼**(N. Leiper)**의 정의** : 관광은 "여행 중 수입을 목적으로 한 경제활동은 제외하고 인간이 일상주거지를 떠나 자유로이 여행하며, 1박 이상 일시적으로 체류하는 기간을 내용으로 구성되어 있는 체계"라고 정의를 내렸다. 이와 같은 관광에 대

한 정의를 종합적으로 다음 3가지 요건이 포함되어야 한다.

㉠ 관광은 관광행위자들의 관광욕구를 충족시키기 위한 다양한 목적을 갖는다.

㉡ 관광은 일상생활영역을 떠나서 공간적 범위와 이동행위가 요구된다.

㉢ 관광은 제한된 시간적 범위를 갖는다.

⑰ UN(United Nations) : 1948년 12월 10일 UN인권선언에서는 "관광은 평화를 상징하는 여권이며, 모든 사람은 합리적인 근로시간의 단축과 정기 유급 휴가를 포함하여 휴식과 여가의 권리를 가진다"고 선언했다.

⑱ **세계 레저 레크리에이션 협회**(World Leisure and Recreation Association : WLRL) : 개인의 자질을 개발하고, 자신의 관심사항을 추구하며 생활의 질을 향상시키고, 수많은 기회 가운데 개인이 원하는 것을 선택하여 자신의 주관적 경험을 넓혀주는 데 있다. 또한, 여가는 인간의 기본권으로 정부는 이 권리를 인정, 보호하는 것이 의무이며 국민의 여가를 존중해야 하고, 궁극적으로 정부는 이를 관찰하는 데 필요한 서비스를 제공하는 것이 기본적인 임무라고 정의한다.

⑲ **메드상**(Mecin) : 관광을 사람이 기분전환을 하고 휴식을 취하는 것이며 경험과 교양을 넓히기 위하여 여행 또는 정주지를 떠나 체재하면서 즐기려는 여가활동의 일종으로 보았다.

⑳ **일본의 관광정책심의회의 정의** : "관광은 자기의 자유시간(여가) 안에서 감상, 지식, 체험, 활동, 휴양, 참가, 정신적 고무 등의 생활변화를 추구하는 인간의 기본적 욕망을 충족시키기 위한 행위(레크리에이션)들 중에 일상생활권을 떠나 색다른 자연 및 문화 등의 환경 밑에서 행하고자 하는 일련의 행동이다."라고 정의하고 있다.

㉑ **세계관광기구**(UNWTO)**의 정의** : WTO(World Tourism Organization)에서는 1982년 "관광은 즐거움, 위악, 휴가, 스포츠, 사업, 친구 · 친지방문, 업무, 화합, 회의, 건강, 연구, 종교 등을 목적으로 방문국가를 적어도 24시간 이상 1년 이하의 기간 동안 체류하는 행위"라고 정의하고 있다.

㉒ **국제관광전문가협회**(IASET) : 1961년 IASET의 관광의 정의는 "관광은 생업과의 지속적인 관련이 없이 다시 돌아올 예정으로 외지에 여행하고 체재함에 따라 일어나는 모든 관계 또는 모든 현상의 총체"라고 정의하고 있다.

5) 관광의 중요성

21세기에 접어들면서 많은 사람들은 여가시간 및 비노동시간을 어떻게 활용할 것인지에 대해 지속적인 관심을 보이고 있다. 그리고 학자들은 개인들이 여가시간을 어떻게 사용하고 있으며, 여가시간 활용을 통해 개인들은 물론 가족구성원들에게는 어떠한 효능감을 가져다 주고, 여가시간에 집중하게 되는 여행이나 휴가에 어느 정도의 시간과 금전적 소비가 할애되고 있는지에 대한 연구에 관심을 보이고 있다.

① 여가시간에 임의의 장소나 목적한 지역을 방문하는 관광에 대해 개인들은 물론 국가적, 정책적으로도 그 중요성을 높게 인식하고 있다. 세계관광기구는 관광비전 2020의 장기전망을 통해 전세계 국제관광객 수는 1995년 5억 6천만명에서 2010년 10억명, 2020년 15억 6천 명으로 연평균 4.1[%] 성장할 것으로 전망하고 있고, 세계여행관광협의회(WTTC)는 2005년의 여행과 관광의 경제적 파급효과가 6조 2010억 달러에서 2015년은 10조 6,780억 달러 정도이다. 이 같은 수치는 매년 여행과 관광 분야의 수요가 4.6[%] 성장할 것을 예상한 것이고, 4.6[%] 성장은 세계 대부분 국가들의 경제성장률을 능가하는 수치다.

② WTTC는 관광으로 인해 창출된 일자리 2억 1,400만개가 전체 고용의 8.3[%]를 점할 것으로 예측하고 있다. 그리고 2005년 개인 소비금액 가운데 여행과 관광에 사용된 금액이 10.4[%]로, 이는 세계자본투자액과 같은 수치이고, 세계 GDP의 10[%]에 해당하는 액수이다.

③ 관광이 우리들 개인의 삶에는 물론 세계적으로도 중요성을 더해가게 되는 이유는 다음과 같다.

㉠ 자유재량적으로 활동이 왕성해지며, 관광을 통해 경제적으로 중요성이 증대한다.

㉡ 신규고용의 기회가 늘어나고, 삶의 질이 향상된다.

㉢ 개발되었거나 서구화된 산업국가들에 있어서는 인간생존의 기본권으로 인식한다.

㉣ 개발도상국들에게는 관광이 빈곤을 해결해 줄 수 있는 것으로 주장한다.

㉤ 교통수단의 발달로 접근성이 좋아지며, 여행과 관광은 가계예산 가운데서 보다 저렴하게 지출할 수 있는 자유재량적 활동이 된다.

㉥ 인터넷의 발달로 여행 관련 상품을 보다 쉽게 예약할 수 있다.

④ 관광은 이제 특정 개인이나 국가에 한정되지 않고 세계적 차원에서 개인적, 경제적, 사회·문화적, 국가정책적으로도 우선순위를 부여받고 있고, 성장동력 사업으로 인식되고 있다.

6) 관광개념의 정립

관광개념의 정립은 크게 전통적 의미의 관광, 현대적 의미의 관광으로 2가지로 나눌 수 있다.

① **전통적 의미의 관광** : 서구 사회의 관광은 수렵활동, 중세기 기사도(騎士道)의 구현(심신수련, 무사도), 유학(문물이 발달한 로마, 파리 등의 도시로 수학), 종교적 구도(求道)로서 성지, 종교, 학교 등으로 여행이며, 근세에 들어오면서 귀족, 부유한 상인들의 휴양을 위한 여행(독일의 바덴바덴, 프랑스 지중해연안 등)이 등장을 하게 되고 초기단계의 레크리에이션 활동이 도입되기 시작하였다.

② **현대적 의미의 관광** : 관광은 자기의 일상생활을 떠나서 견문을 넓히며, 위락하고 경제적인 소비를 하며, 내일의 건전한 생활을 위한 형태차원으로 인식되어야 하고, 현대적 의미의 관광은 관광자로서 권리와 의무를 인식한다.

㉠ 여행할 수 있는 행복권 : 세계관광기구가 제정한 '비엔나 헌장'(1972년), 필리핀의 수도 마닐라에서 개최된 세계관광대회에서 채택된 세계관광에 관한 마닐라 선언(1980년), 아카풀코 문서(1982년)에는 휴식 · 휴가 · 유급휴가에 대한 권리와 모든 인구계층의 휴가 향유를 촉진하는 적절한 사회적 여건과 법률체계를 갖추었다.

㉡ 관광의 대중화 : mass leisure, mass tourism은 1958년 제트비행기의 출현과 제2차 세계대전 이후의 평화와 번영, 전세비행기의 등장과 저렴한 석유가격 등이 관광의 발전에 기여하였다.

㉢ 평화를 촉진하는 관광 : 세계평화를 위한 힘이 될 수가 있으며 개발과 번영을 위해 평화가 필요하다.

㉣ 환경보호와 관광 : 세계관광기구(WTO)의 주관으로 개최한 '관광에 대한 의회간 회의'(1989년)에서는 자연과 관광의 상호 의존관계를 강조하고, 관광발전은 자연보존이 전제가 되어야 한다는 취지의 헤이그 선언을 발표, 오사카선언(1994년), 관광에 관한 발리선언(1996년), 세계관광기구(WTO)와 몰디브 정부가 공동 주관하여 '관광과 환경에 관한 아 · 태 관광장관회의'가 개최되어 '지속 가능한 관광에 관한 말레선언'(1997년)이 채택되었다.

특히 세계관광기구는 사회와 환경에 미치는 영향을 최소화하고 소비자의 권리와 관광업계 관련 종사자의 권리보호 등을 위하여 여행지 지역공동체의 존중, 여행과 인간의 가치, 자연환경의 보호, 문화의 보호, 지역공동체의 이익보장, 소비자 권리, 피고용인의 권리, 모두를 위한 여행, 이주의 자유, 시행과 적용과 같은 10가지의 세계여행윤리약관이 제정되었다.

(4) 관광 관련 용어

관광과 관련된 용어 레저, 레크리에이션, 놀이, 여행에 관해 알기 쉽게 풀이한 것이다.*

1) 레저의 어원

라틴어 Licere(리세레)에서 파생된 것으로 '허락된다'라는 의미이며, 여가는 개인의 직장이나 가정, 사회로부터 부과된 의무에서 자유롭게 될 때에 휴식을 위하여 기분전환을 하고, 소득과는 무관한 지식이나 능력의 양성, 자발적인 사회적 참가, 자유스런 창조력의 발휘를 위하여 전적으로 자기의사에 따라 아무런 구애없이 하는 활동의 총체라고 하는 학자도 있는데, 대표적인 학자로는 프랑스의 여가 사회학자인 뒤마즈디에르(Dumazedier), 뉴메이어(M. H. Neumeyer)가 정의한다.

① **뒤마즈디에르**(Dumazedier) : 레저(leisure)를 개인의 근로와 가족, 사회의 의무로부터 벗어나 휴식, 기분전환, 지식의 확대, 자발적 사회참여, 자유로운 창조력 함양을 위한 활동으로 정의하였다.

② **뉴메이어**(M. H. Neumeyer) : 레저는 하루의 생활시간에서 수면이나 근로, 세면, 식사, 몸단장, 목욕 등의 생활 필수 시간을 빼낸 나머지 자유시간이라고 정의하였다.

2) 레저의 시대적 배경

레저의 사회적 의의는 그 시대적 배경에 따라 상당한 차이가 있다. 레저의 시대적 배경은 원초적인 시대, 고대 그리스 시대, 고대 로마 시대, 중세 시대, 르네상스 시대, 산업혁명기, 현대로 나눌 수 있다.

① **원초적인**(원시시대) **여가** : 그 시대의 주술(呪術)이라든가 종교·문화 등과 밀접하게 연결되어서 혼연 일체화하고 있다.

② **고대 그리스 시대의 여가** : 현대용어의 스쿨이나 레저가 그리스어 스콜레(schole)에서 왔다는 설이 있으며, 고대 그리스의 시민들에게 있어 레저는 학문과 사색을 하고, 명상하는 것이며 지식과 삶의 보람(행복)을 얻는 터전이며, 시민으로서의 생활을 실현하는 원천이었다고 한다.

③ **고대 로마 시대의 여가** : '아무것도 안 하는 시간'을 의미하며, 향락과 권태로 특징지을 수 있는데, 시민은 자극적인 경기를 위정자에게 요구했다고 한다.

④ **중세 시대의 여가** : 근로 중심의 여가로 규정할 수가 있으며, 카톨릭 교회가 지배하던 이 시대의 놀이는 생활의 질서에 종속되었고, 종교적인 수많은 축제일이나 교

* 관광 관련 용어 : 관광학원론, 이정학, 대왕상, 2010

회의 광장이 이와 같은 레크리에이션의 터가 되었다고 한다.

⑤ **르네상스 시대의 여가** : 종교적 독단으로부터 인간 이성의 해방이나 인간 관능의 복권을 가져 왔으나, 이 시대의 여가는 근세 유럽의 궁정 귀족과 상업도시의 상류 시민계급 사이에 화려한 사교적 세계를 형성했고, 거기에서 생겨난 살롱 문화는 서구 근세의 정통문화로서 근대에 이어지나 결국 그 향락은 레저급의 것에 불과했다.

⑥ **산업혁명기의 여가** : "근로력의 재생산은 레크리에이션"이라고 정의할 수가 있다. 근로와 여가와의 관계는 스스로의 활동을 타인에게 대가를 받고 제공함으로써 자기로부터 소외된 시간과 근로력의 재생산은 레크리에이션을 위한 시간이라는 도식이 완성된다. 여가는 임금근로의 대립물로서 특징이 지워지는 시대라고 생각하면 무방하다.

⑦ **현대사회의 여가** : 여가시대의 시작이며, 근로시간보다도 자유시간의 양이 많아진 시대이다. 여가시간이 대중화 되어 있는 것이 현대적 특징이 있다.

㉠ 여가의 특징 : 단지 근로의 상대적인 것으로서의 여가가 아니라, 고도로 조직화된 현대사회에 있어서의 인간 소외를 극복하는 생활내용이라는 점이 중요하며, 이를 위해서는 여가를 가장 자유스러운 선택의 가능성이 큰 시간으로서, 더욱이 개인의 인격을 최대한 발휘할 수 있는 터전으로 발전시켜야 하며 인간의 행복이나 사회복지와 중요한 관련이 있다.

㉡ 오늘의 현실 : 자유시간의 증가나 사람들의 레저 의식의 변혁에 대해 사회적 조건이 뒤따르지 못하는 면도 있어서, 아직 수용적*이거나 자율성이 없는 자유시간 활동이 지배적이다.

㉢ 앞으로의 과제 : 여가사회에 대한 레저 교육의 보급을 활발히 함과 동시에 많은 사람들 사이에 번져가는 레저 욕구를 받아들일 수 있는 사회적 조건의 정비가 중요하다.

3) 레저의 정의

레저는 생계를 위한 필요성이나 의무가 따르지 않고 스스로 만족을 얻기 위해 [그림 1-1]과 같은 자유로운 활동으로서 행하는 일 자체가 목적이다. 레저의 정의는 근로 상관성의 관점에서 본 레저, 시간의 관점에서 본 레저, 활동의 관점에서 본 레저의 개념이 있는데, 현대인에게 레저 활동으로서 관광은 레저의 세 기능을 모두 충족시켜 주는 선호도가 매우 높은 개념이라고 할 수 있다.

* 수용적(受容的) : 남의 요청이나 제안 따위를 받아들여 자기 것으로 삼으려는 것이다.

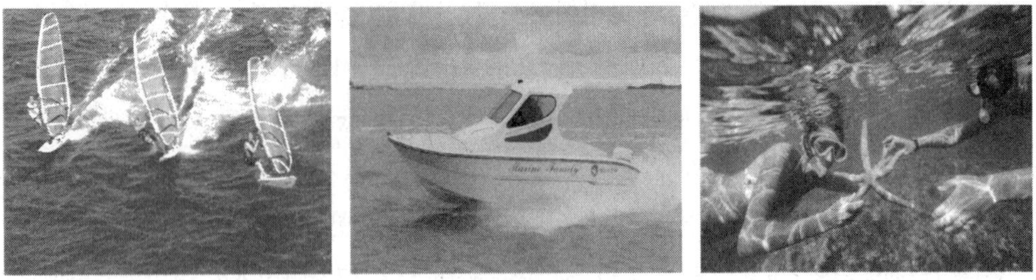

(a) 윈드서핑을 즐기고 있는 사람들 (b) 요트여행을 하는 사람 (c) 스노쿨링을 즐기는 사람들

[그림 1-1] 레저를 즐기는 사람들

① **근로 상관성의 관점에서 본 레저의 개념** : 여가는 근로로부터 생기는 피로, 권태감, 압박감에서 해방되어 육체적 · 정신적으로 에너지를 재충전하여 근로를 재생산하는 수단이다.

② **시간의 관점에서 본 레저의 개념** : 레저는 사회생활(일, 공부 등)과 생활 필수시간(수면, 식사)을 제외한 자유활동 시간이다.

③ **활동의 관점에서 본 레저의 개념** : 레저는 자유시간의 활동으로 레크리에이션과 관광이다.

4) 레크리에이션의 개념

레크리에이션(recreation)은 보수를 목적으로 하지 않는 자유롭고 즐거운 활동이나 그 형태를 뜻한다. 레크리에이션과 레저는 상대적 자유시간과 본질적인 만족이라는 점에서 공통성과 유사성을 가지나 레크리에이션은 레저에 비해 활동이라는 점을 중시한다. 따라서 단순 휴식 등은 제외되는 경우가 많다.

레저의 일종으로 여가나 자유시간에 개인적 혹은 집단적으로 하는 활동으로서(그림 1-2), 일정 보수나 생존의 필요성에 의해서가 아니라 그 자체에서 직접적인 의미를 발견할 수 있는 자유롭고도 즐거운 활동으로 학문적인 입장에서는 대체로 2가지 방향이 있다.

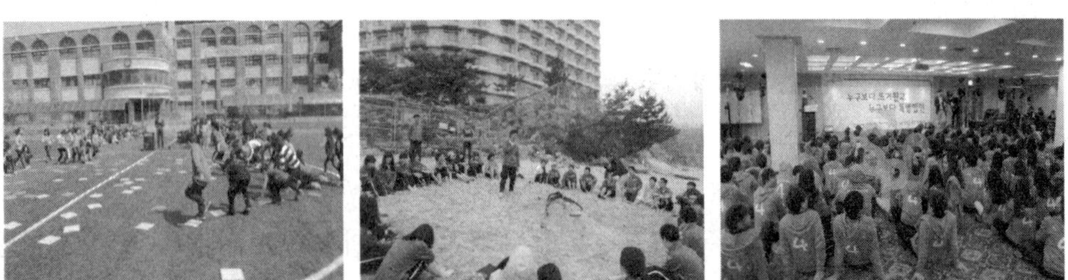

(a) 초등학교에서 레크리에이션 모습 (b) 콘도에서 주최한 청소년 레크리에이션 (c) KT&G 상상마당 레크리에이션

[그림 1-2] 레크리에이션

① **여가를 보내는 방법에 대해 가치적인 평가를 하려는 것이다** : 여가활동의 교육적 의의에 중점을 두는 것이며, 앤더슨(J. M. Anderson) 등이 주장하고 있다.

② **여가에 있어서의 모든 활동을 포괄하려는 입장이다** : 뉴메이어(M. H. Newmeyer)나 크로스비(N. Crosby)와 같은 사회학자들에 의한 것으로 여가를 통해 이루어지는 모든 활동을 레저로 보고 레크리에이션과 동일한 것으로 해석하는 입장이다.

5) 레크리에이션의 정의

일이나 공부 등에 의한 피로를 풀고 정신적 · 육체적으로 새로운 힘을 북돋우기 위하여 개인 또는 집단으로 오락이나 여가를 즐기는 일이다.

① 여가 또는 레저에 행해지는 활동이다. 즉 시간적으로는 구속시간이 아닌 자유시간이다.

② 외부로부터 강제가 없는 자유로운 활동이다. 즉 활동의 태도는 전적으로 개인의 자발적인 내적 욕구에 의해서 이루어져야 한다.

③ 유쾌한 활동이다. 같은 활동이라도 개인에 따라 즐거움을 느끼는 정도에는 커다란 차이가 있으나, 활동 참가자에게 직접적으로 즐거움이나 만족감을 주는 것으로 선정된다.

④ 급료나 보수를 구하지 않는 활동이다. 활동 그 자체 이외에 어떠한 보수를 기대하지 않는 활동이다.

⑤ 객관적이면서도 사회적으로 긍정적인 평가가 뒷받침되는 활동이다.

6) 레크리에이션의 분류

사람이 일정한 활동을 하면서 시간을 보내는가는 그 주체적 조건이나 환경적 조건에 따라 각양각색이므로 앤더슨과 같은 견해에 통일하기는 곤란하며, 또 거기에 집착하면 현실적으로 처리할 수가 없다. 따라서 일반적으로 뉴메이어 등의 견해가 지지를 받고 있지만 그렇다고 해서 앤더슨의 견해가 틀렸다고는 할 수 없다. 레크리에이션의 분류는 기준에 따라 4가지로 나눈다.

① 레크리에이션의 기회를 제공하는 사람이 있다.

② 레크리에이션을 위한 활동의 종류 등에 의해 분류되는데, 그 중에서 제공하는 자가 누구인가에 의해 분류가 된다.

㉠ 가정 레크리에이션 : 가정이 가족의 레크리에이션을 위한 여러 가지 기회를 제공하는 것이다.

㉡ 직장 레크리에이션 : 기업체가 종업원이나 가족을 위해 제공하는 것이다.

③ **커뮤니티(지역사회) 레크리에이션 :** 시 · 군 · 읍 · 면 같은 지방 공공단체가 그 커뮤니티에 살고 있는 주민들의 요구에 의해 여러 가지 기회를 제공하는 것이다.

④ **상업적 레크리에이션 :** 상업적 이윤을 추구하는 기업이 대중의 레저 요구를 충족시키기 위해 여러 가지 서비스를 제공함으로써 이루어지는 레크리에이션이다.

7) 놀이의 정의

인류학자들이 놀이현상(phenomenon of play)을 연구하는 것은 인간행동을 이해하는 하나의 수단이며, 놀이는 인간의 보편적인 활동으로 이질적인 문화권에 속한 어린이들도 유사한 놀이형태와 보편적으로 리듬을 사용하고 있는 것으로 나타났다(그림 1-3).*

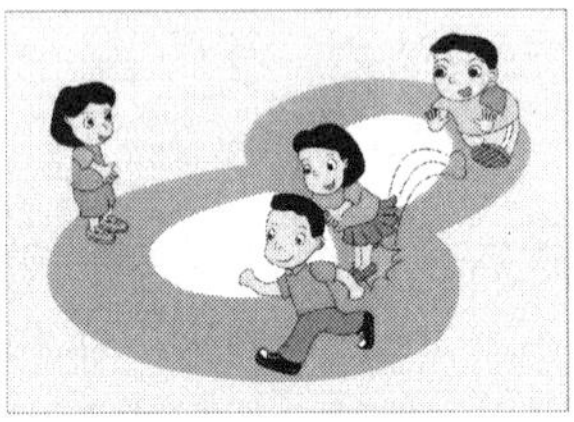
(a) 8자놀이

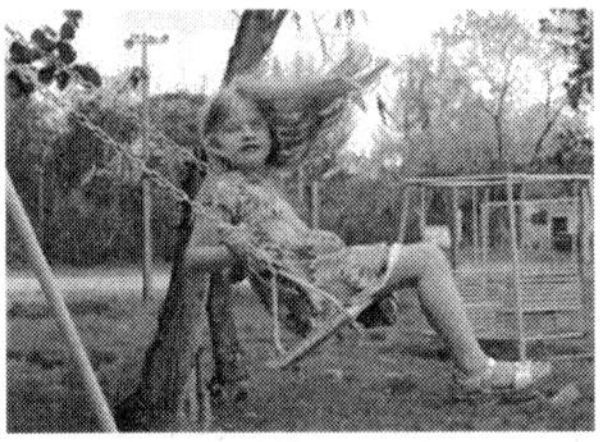
(b) 그네타기

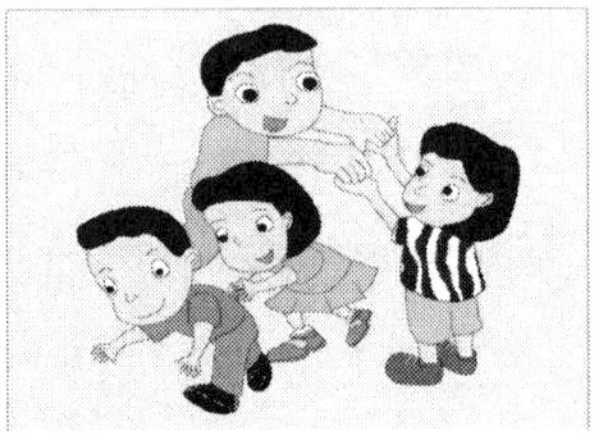
(c) 대문놀이

[그림 1-3] 놀이를 하는 모습

이와 같은 공통된 특징은 동물들의 놀이행동과 탐험행동에서 나타나는데 그 특징은 다음과 같다.

① 색다른 자극이 있을 때 동물의 관심 수준이 증가한다.

② 고조된 관심은 계속적으로 노출되어 익숙해짐에 따라 감소된다.

③ 일정기간 동안 자극받지 않으면 시간이 경과함에 따라 그 자극에 대한 동물의 반응은 또 다시 회복된다.

④ 자극에 대한 관심, 익숙함, 회복의 과정은 여러 동물들 사이에 일관되게 나타나고 있으나, 동물에 따라 특별히 싫어하거나 좋아하는 자극이 있다.**

8) 놀이의 어원

놀이의 어원은 '갈증'이라는 라틴어 '플라게(Plage)'와 독일어 '스피엘(Spiel)'에서 유래되었다. 이성적이거나 의무적인 행동이라기보다는 본능적이거나 자발적인 행동이다.

---

* 놀이 : 관광학원론, 김홍일외, 새로미, 2011

** 놀이 : Cre-Biz 시대의 관광학, 한승엽 외, 현학사, 2004 p.23

① 사회집단의 형성을 촉진하여 표현과 공동생활을 가능하게 하며 자체적인 시 · 공간의 영역에서 진행된다.

② 후이징가(Huizinga)는 인간은 놀이를 하는 존재 즉, 유희하는 인간으로 보고 놀이를 인간의 본질, 문화의 근원으로 파악하였다.

③ 놀이는 참여의 방법을 설정하는 마음의 상태로서 어떤 행동의 지향에 의해서 결정된다. 또한 로저 카일리오스(Roger Caillios)는 놀이를 "일상 생활권에서 격리되어 일정한 규칙 아래 자유롭게 이루어지는 비생산적 활동으로 과정과 결과가 불확실한 것이다"라고 하였다.

④ 놀이는 인간이 일차적으로 현실과 비현실, 진실과 허위의 벽을 없애는 활동이며 놀이는 몰입방식이라는 점에서 성인과 아동의 구분이 없다.

9) 여행의 정의

여행(travel)의 용어는 고난(hardship), 고생(trouble), 위협(danger)이라는 Travail에서 발전되었다. 실제 여행은 인간이 지구상에 출현한 이후부터 지금까지 모험을 수반하는 것으로 인식되어 왔다.* 여행은 놀이의 한 형태이다. 여행을 표현하는 영어는 Journey, Trip, Travel, Tour 등이 있다.

Journey는 한 지점에서 다른 지점으로 단순한 이동이고, 'Trip'은 통근 및 통학을 포함한 단기간의 짧은 여행이며, Travel은 상용 또는 위락의 목적으로 거주지 밖으로 이동하는 행위를 의미한다. Tour는 관광형태의 여행, 즉 관광여행으로 관광(tourism)과 가장 유사한 개념이다(그림 1-4).**

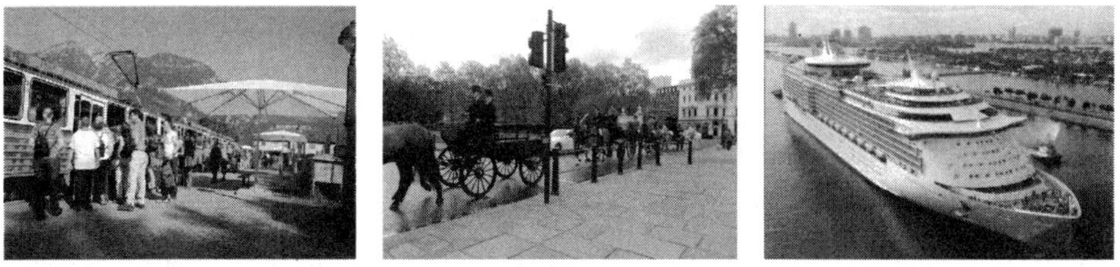

(a) 기차여행을 가는 사람들 (b) 마차여행을 하는 사람들 (c) 크루즈 여행을 하는 사람들

[그림 1-4] 여 행

* 여행 : 한국관광학회, 관광학총론, 백산출판사, 2009

** 관광동기의 정의 : 관광학원론, 이정학, 대왕사, 2010

2. 관광동기와 욕구

인간의 본능은 관광욕구가 활성화된 것으로, 일상생활의 혼잡성과 단조로운 환경에서 벗어나려는 욕구가 관광으로 일어난다. 이처럼 관광욕구가 관광동기를 유발하게 되며, 관광동기는 실제로 복잡한 욕구가 결합되어 발생하나 일상생활권을 벗어나는 이동 그 자체가 관광욕구를 만족시켜준다.

(1) 관광동기의 정의

관광동기는 내향적으로 갖는 관광행동을 일으키는 자극, 즉 실제 행동의 요인이 될 수 있는 여러 가지 힘 내지는 여행행동을 지배하는 궁극적인 충동력이다.* 모든 행동의 출발점은 동기라고 할 수 있으므로 관광동기 연구는 중요하다. 심리적 기제로써 동기의 근본적인 요소인 추동(drives)으로 구분한다.**

관광은 개인의 내면적 · 심리적 여건과 외부적 여건인 사회 · 문화적 여건에 따라 다양하겠지만 시간과 경제적 조건 및 사회적 제약 하에서 자신의 욕구가 만족되어질 것으로 예상할 때 이루어진다.

관광학계의 오래된 학자인 매킨토시(McIntosh 1977년)는 인간의 기본적인 여행욕구를 신체적 동기, 문화적 동기, 대인적 동기, 지위 및 위신 동기 4가지 유형으로 분류하였다.***

① **신체적 동기** : 휴식, 스포츠 참여, 해변, 오락, 건강을 고려한다.
② **문화적 동기** : 타국의 음악, 미술, 종묘, 민속이 있다.
③ **대인적 동기** : 가족이나 친구, 친척 및 새로운 사람과 교류를 한다.
④ **지위 및 위신 동기** : 지식이나 사회적 평판을 얻고자 한다.

(2) 관광동기의 역사적 배경

기원전 관광의 행위는 체육, 요양, 종교의 형태로 이루어지고 있었다. 고대 이집트의 신전 순례, 기원전 5세기경 그리스의 역사가 'Herodotus'의 견문기 등에 기록되어 있다.

1) 고대 그리스 · 로마 시대의 여행동기와 목적

고대시대의 로마와 그리스의 여행동기와 목적은 다음과 같다.

---

* 관광동기의 정의 : 관광학 개론, 김정만 외, 형설출판사, 1997
** 관광동기의 정의 : 한국관광학회, 관광학총론, 백산출판사, 2009
*** 관광동기의 정의 : 한국관광학회, 관광학총론, 백산출판사, 2009

① **고대시대의 로마** : 고대 로마시대의 여행동기의 목적은 종교, 요양, 식도락, 예술, 등산이 었다.

② **고대시대의 그리스** : 그리스도와 그의 제자들의 전도여행, 그리스도교의 12사도의 성지여행, 초기 기독교인들의 묘지 'Catacomcombe di Sencallisto'와 '성 베드로 대성당' 등의 순례가 있다.

2) 고대 그리스 · 로마 시대의 여행

그리스와 로마 시대에는 여행이 극히 소수의 상류계급에만 한정되어 있었고, 그리스와 로마의 여행의 배경이 될 수 있었던 이유는 다음과 같다.

① 치안유지에 의한 안정성이 높았으며 화폐경제의 보급이 되었다.
② 학문의 발달에 의한 미지의 세계에 대한 동경이 있었다.
③ 로마의 중심인 대광장을 기점으로 한 아피아가도가 있었다.
④ 해상교통로의 연결이 되었으며 민박을 개조한 여관업이 성행하였다.
⑤ 간이식당 타베르나(Taberna)와 식당 겸 숙박시설인 포피나(Popina)가 발전하였다.

(3) 관광동기의 변천과정

관광동기의 변천과정을 시대순으로 분류하면 다음과 같다.

① **중세의 십자군의 전쟁**(1096년~1270년) : 십자군(라틴어 : Croisade)은 교황의 호소로 조직된 기독교적인 성향을 강하게 띤 군대이다. 그러나 역사적으로 대부분의 경우 11세기부터 13세기까지 감행된 중세 서유럽의 로마 가톨릭 국가들이 중동의 이슬람 국가에 대항하여 성지 예루살렘을 탈환하는 것을 목적으로 행해진 대규모의 군사원정이다.

㉠ 넓은 의미로는 직접적으로 성지와는 관계없는 레콩키스타나 동유럽에 파견된 동방십자군, 발트해 연안의 여러 나라에 원정을 감행한 북방십자군, 이단에 대한 알비십자군 등이 포함되었다. 하지만 십자군측이 예루살렘을 확보한 기간은 1099년~1187년 및 1229년~1244년이다.

이후 20세기까지 예루살렘은 이슬람의 지배하에 있게 된다. 당시 서유럽의 로마 가톨릭 국가들의 입장에서는 십자군은 의로운 군대로 이 전투는 성전이 되지만, 이슬람 세계의 여러 나라들뿐만 아니라 같은 기독교 문화권이었던 동방정교회의 나라들까지 공격해 들어간 침략군이라는 점이다.

㉡ 십자군 운동은 처음의 순수한 열정과는 달리 점차 정치적 · 경제적 이권에 따라

움직이면서 순수함이 무너지는 모습을 보였다. 교황은 교황권 강화를, 영주들은 영토확장을 목적으로 하는 등 정치적이고 경제적인 성향이 반영된 전쟁이었다.

㉢ 사자심왕 리처드 등 서유럽의 대표적인 세 나라의 군주들이 함께 참가한 제3차 십자군이 가장 유명하고, 그 절정은 콘스탄티노폴리스를 함락시켜 같은 기독교 국가인 동로마 제국을 몰아내고 라틴 제국을 세운 제4차 십자군이었다. 이 전쟁에서 약탈되어 온 유물, 서적들은 당시 암흑시대를 지내고 있던 중세에 큰 영향을 끼쳐 훗날 르네상스 운동에 영향을 주었다. [그림 1-5]는 십자군 전쟁당시의 화가 그림이다.

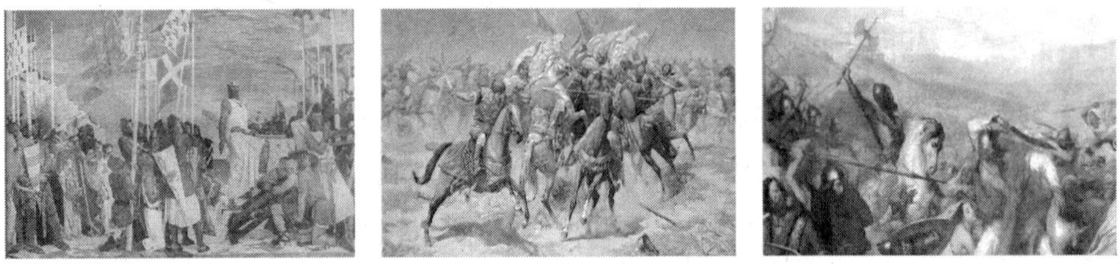

(a) 십자군 원정에 나선 리차드 1세 (b) 예루살렘을 사수하는 모습 (c) 1071년 마지케르트 전투

[그림 1-5] 십자군 전쟁

② Marco Polo(1254년～1324년)의 **《동방견문록》** : 마르코폴로가 여행한 지역의 방위와 거리, 주민의 언어, 종교, 산물, 동물과 식물 등을 하나씩 기록한 탐사보고서의 성격을 갖고 있다. 제1권은 서아시아와 중앙아시아, 제2권은 쿠빌라이 칸 치하의 원나라, 제3권은 일본 · 동남아시아 · 남아시아 · 아프리카에 대한 내용이다. 그래서 동방여행에 대한 꿈과 소망을 주기에 충분하였다(그림 1-6).

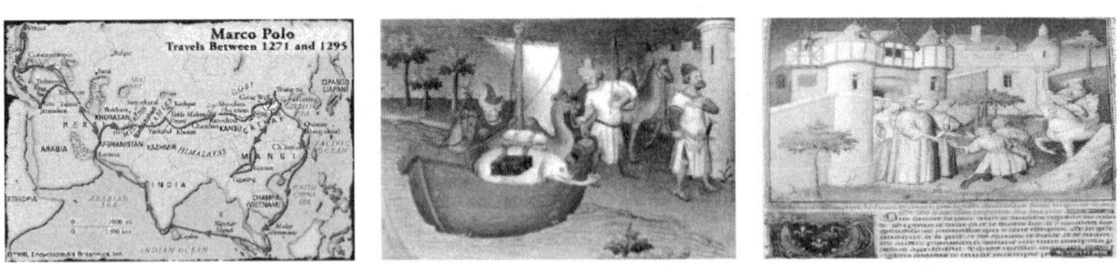

(a) 마르코폴로의 여행경로 (b) 중국에 도착한 마르코폴로 일행 (c) 마르코폴로가 동방견문을 출발하기 전 모습

[그림 1-6] 동방견문록

③ Columbus(1451년～1524년)의 **서인도 제도발견** : 1492년 콜롬버스는 미지의 세계에 대한 순수한 탐구심이 아닌 각종 향신료의 수입을 위한 인도의 교역으로 얻을 수 있는 금과 보물이 가장 큰 이유였다. 그의 항해일지를 보면 금과 보물에 대한 언급

이 10일 분량에 수백 차례나 등장한다. 또한 이사벨 여왕과의 계약내용에서도 알 수 있듯이 가장 중요한 목적은 부의 축적이었다. 그는 총 4차례나 유럽에서 아메리카 대륙을 항해하였는데, 아메리카에 상륙한 것은 그 가운데 제1항해의 일이다.

㉠ 제1회 항해의 출범은 1492년 8월 3일이었으며, 같은 해 10월 12일에 현재의 바하마(Bahamas) 제도에서 과나하니섬(추정)에 도달했고, 이 섬을 산살바도르(San Salvador, 구세주의 섬)이라 칭하였다. 이어서 그는 쿠바 · 히스파니올라(아이티, Haiti)에 도달하여 이곳을 인도의 일부라고 생각하고 원주민을 인디언이라 칭하였다. 이후 항해 도중 산타마리아호가 파손되어 한 섬에 약 40명의 선원을 남긴 후에 이스파니올라(후 스페인)라고 이름지었다.

㉡ 제1회 항해 후 1492년 12월에 귀국하여 왕 부부로부터 '신세계'의 부왕으로 임명되었다. 제1회 항해 후 아메리카에서 그가 가져온 금제품이 전 유럽에 센세이션을 일으켰고, '콜럼버스의 달걀'이란 일화도 생겨났다.

㉢ 제2회 항해(1493년)는 그의 선전에 따라 배 17척에다 1,200명의 대선단에 의한 금을 캐러 가는 사람이 대부분이었다. 히스파니올라에 남겨 두었던 식민지 개척자는 인디오의 저항으로 전멸해 버렸으나, 콜럼버스는 여기다 식민지 행정관으로서 이사벨라시를 건설하는 한편, 토지를 에스파냐인 경영자에게 분할해 주고 인디언에게는 공납(貢納)과 부역(경작과 금채굴)을 명령하였다.

그러나 금의 산출량이 적자, 항해자들은 인디언을 학대 · 살육하였으며 노예화하였다. 이 항해에서 에스파냐로 보낸 산물은 주로 노예였으며, 이 때문에 본국으로 돌아오자(1496년) 문책 당하였다.

㉣ 제3회 항해(1498년~1500년)에서 트리니다드 토바고와 오리노코 강 하구(河口)를 발견하였다. 콜럼버스는 제3회 항해에서 칼데아 신아람어와 히브리어에 능통한 선원 두 명을 데리고 갔다. 목적지인 남아시아에 다다르게 될 경우, 에덴동산의 거주자들이 이 두 언어를 쓸 가능성이 가장 높다고 생각했기 때문이다. 오리노코 강 하구를 에덴동산의 관문이라고 착각했다.

하지만 신의 명으로 불꽃의 검을 들고 그곳을 지키고 있는 케루빔이 자신의 배들을 공격하지 않을까 두려운 마음에 그 강을 거슬러 올라가지는 않았다. 제3회 항해 도중, 히스파니올라에서 내부 반란으로 그의 행정적 무능이 문제화하여 본국으로 송환되었다.

㉤ 제4회 항해(1502년~1504년)의 허가는 바스코 다 가마의 성공에 자극을 받은 때문인 것으로 보이나, 그 사정은 명백하지 않다. 이 항해에서 그는 온두라스와 파나마 지협(地峽)을 발견하고 귀국한 것으로 알려져 있다.

④ **Vasco da Gama(1469년~1524년)의 인도양 횡단** : 바스코 다 가마는 1469년 포르투갈의 남서부 알렌테주 지방에 위치한 시네스(Sines)에서 지역 사령관이었던 이스테방 다 가마의 셋째 아들로 태어났다.

㉠ 바스코 다 가마의 아버지는 1460년 비제우 동 페르난두공 가문의 기사였으며, 시네스의 시민통치자(Alcaide-Mór)로 지역의 비누생산에 대한 징수권을 가지고 있었다.

㉡ 바스코 다 가마의 어린 시절에 대해서는 알려진 바가 별로 없으며, 내륙도시 에보라에서 수학과 항해술을 배웠으며 천문학을 잘 이해했고, 저명한 천문학자인 아브라앙 자쿠투(Abraham Zacuto)에게 수학한 것으로 알려져 있다.

㉢ 1492년 포르투갈의 주앙 2세는 평화 시 포르투갈 선박에 대한 약탈행위에 대한 보복으로 바스코 다 가마를 리스본 남쪽의 세투발 항구에서 출발해 포르투갈의 최남단 알가르브 지방으로 보내어 프랑스 배들을 나포하도록 지시했다. 이에 바스코 다 가마는 임무를 충실히 수행하였다.

㉣ 카스티야와의 전쟁에도 종군하였으며 선원으로서도 명성을 얻었다. 포르투갈 왕 마누엘 1세 및 엔히크 왕자의 뜻을 이어 항로발견을 시도하였다. 1497년 4척으로 된 탐험대는 리스본을 떠나 남아프리카의 희망봉을 돌아 1498년 5월 인도의 캘리컷에 도착하였다. 이 항로는 '인도 항로'라 하며 유럽인이 아시아에서 활동하는데 큰 발판이 되었다. 후에 인도반란을 진압하는 데 공을 세워 인도 총독이 되었다.

㉤ 바스코 다 가마는 3차례 항해를 했는데 이 항해는 다음과 같다.

ⓐ 첫 번째 항해는 1497년 7월 8일 4척의 선대(船隊)와 170명의 선원을 인솔하고 리스본을 출범하였다. 도중까지 동행한 디아스의 조언대로 시에라레온 앞바다에서 대서양을 서쪽으로 크게 우회하는 혁명적 항법을 써서 약 3개월간 육지와는 떨어진 약 6000마일(9600[km])의 원해를 항해하여, 11월 희망봉을 돌아 1497년 12월 16일 바르톨로뮤 디아스가 배를 돌렸던 Great Fish River를 지났다. 아프리카 대륙 동해안을 북상하여 모잠비크 · 몸바사를 통과, 1498년 4월 마린디에 도착하였다. 그의 함대는 1498년 5월 20일 캘리컷(Calicut)에 도착하였다.

ⓑ 두 번째 항해는 1502년 2월 12일 바스코 다 가마는 20척의 군함을 이끌고 인도로 향한다. 이는 그가 첫 항해 후 남겨두고 온 포르투갈인들이 살해당한 것에 대한 보복성 조치였다. 그는 인도 북부에서 메카에서 돌아오는 아랍 상선인 Miri호를 잡아 타고 있는 상인들과 함께 불태워 버렸다. 그 외에

도 그의 함대는 아랍 상인들의 배를 상대로 해적질을 했으며 캘리컷에서 29척의 아랍 함대를 격퇴시킨다. 이를 계기로 1502년 10월 30일 Zamorin과 쉽게 무역협정을 맺고 함대는 1503년 7월 귀국한다.

ⓒ 세 번째 항해는 1519년 그는 왕가의 피가 안 섞인 사람 중 최초로 Count of Vidigueira가 되어 백작 작위(count)를 받았다. 1524년 인도 통치를 담당하는 Eduardo de Munezes의 무능함으로 인해 그를 대신하기 위해 바스코 다 가마가 파견된다. 하지만 고아(Goa)에서 말라리아에 걸려 1524년 12월 24일 코친(Cochin)에서 숨을 거둔다.

⑤ **1591년 Magellan의 대서양 횡단 :** 페르디난드 마젤란*(Ferdinand Magellan)은 포르투갈 출신의 항해가, 탐험가이다. 유럽인들에겐 새로운 대륙인 아메리카 대륙이 발견되고 지중해와 중동지방을 거쳐 가던 육상무역로 외에 새로운 동방항로에 대한 탐구가 한참이던 시절, 역사서에서는 처음으로 대서양과 태평양을 횡단한 것으로 기록에 남은 인물이다. [그림 1-7]과 같은 신항로 개척으로 관광의 발전을 가속화시키게 되었다.

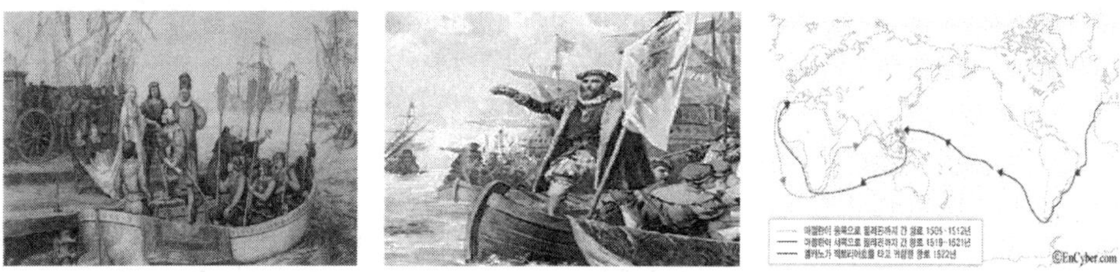

(a) Columbus의 서인도발견 (b) Vasco da Gama의 인도양 항해 모습 (c) Ferdinand Magellan의 항해경로

[그림 1-7] Columbus와 Vasco da Gama의 항로개척

⑥ **조지 밴쿠버**(George Vancouver, 1757년~1798년) : 영국의 탐험가이다. 현재의 밴쿠버 시와 밴쿠버 섬의 지명은 그의 이름을 딴 것이다.

㉠ 노퍽 주 킹스 린(King's Lynn)에서 태어나 13세 때 해군에 입대하여 선원으로 활약하였다. 그의 초기 해양 경험은 제임스 쿡 선장의 마지막 2차례의 항해였으며, 밴쿠버 자신은 마지막 항해 때에 해군 사관후보생이었다.

* 페르디난드 마젤란 : Ferdinand Magellan(1480년~1521년) 포르투갈의 항해자. 최초의 세계 주항자. 포르투갈 북동부 트라주즈 몽테시(Tras-os-Montes)의 하급 귀족 출신. 서북 항로에 의해 몰루카(Moluccas) 제도에 도달하려는 계획을 수립, 에스파냐의 카를로스 1세(카를 5세)로부터 원조를 받고, 선박 5척과 승선원 27명으로 산루카르항(港)을 출범(1519. 9. 20), 라 플라타(La Plata)강에 달했다(1520. 1. 10). 마젤란 해협을 발견하고(1520. 10~1521. 11. 1528), 다시 북서(北西)로 향하여 태평양을 횡단, 필리핀 군도에 달하고(1521. 3. 16) 세부(Cebu)섬에 상륙(1521. 4. 7) 마크탄(Mactan)섬에서 토민과 싸우다가 전사했다. 승선원들은 가노의 지휘하에 그 잔존의 2척 트리니다드호 및 빅토리아호로 몰루카를 거쳐 귀국의 길에 올랐으나 트리니다드호도 난파하고 빅토리아호만이 18인의 승선원과 함께 최초의 세계 주항을 끝내고 산루카르에 귀향했다(1522. 9. 6). 이것으로 지구가 구체(球體)인 것 · 아메리카 대륙은 아시아와는 별개의 신대륙인 것이 처음으로 밝혀졌다.[네이버 지식백과] 마젤란 [Ferdinand Magellan] (인명사전, 2002.1.10, 민중서관)

㉡ 밴쿠버 섬의 서해안에 있는 누트카만에서 영국과 스페인 사이에 해전이 일어나자, 1791년 항해를 하면서 쿡 선장은 희망봉, 오스트레일리아, 뉴질랜드로 가는 길을 향하였다. 그는 이 지역들 해안의 귀중한 해도를 만들었고, 1792년 북아메리카 대륙에 도달하였다.

㉢ 누트카만에 관련된 확실한 정규적 형식에 참여하였고, 후안 데 푸카 해협을 지나 밴쿠버 섬 주위를 항해하였다. 그의 샌디에이고부터 알래스카 남부까지의 조사는 첨단적 성과였다.

㉣ 1795년 케이프 혼을 지나며 귀국하였다. 그의 저서 《1790년부터 1795년까지 북태평양 발견과 세계 순회의 항해》는 1798년에 출간되었다. [그림 1-8]은 G. Vancouver의 모습과 항해일지이다.

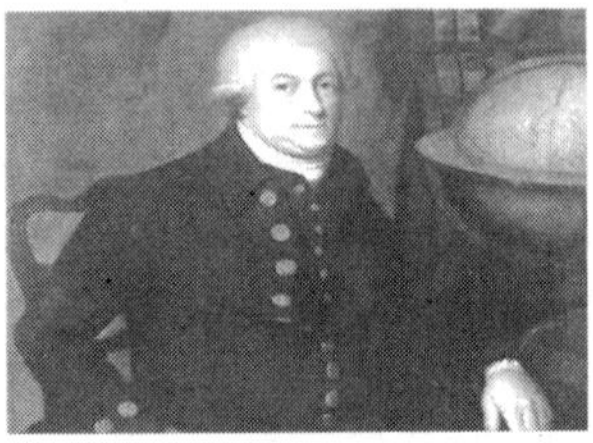

(a) G. Vancouver의 모습

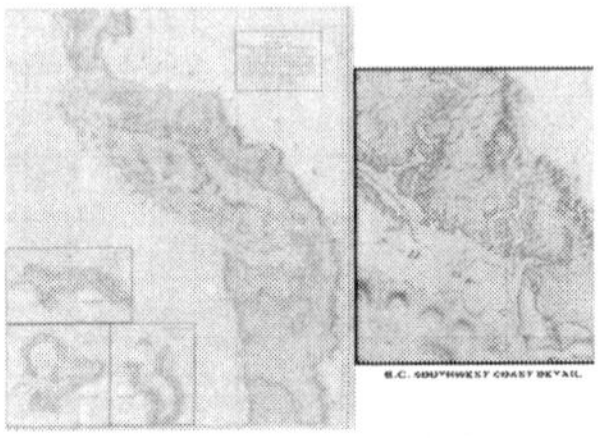

(b) G. Vancouver의 항해도

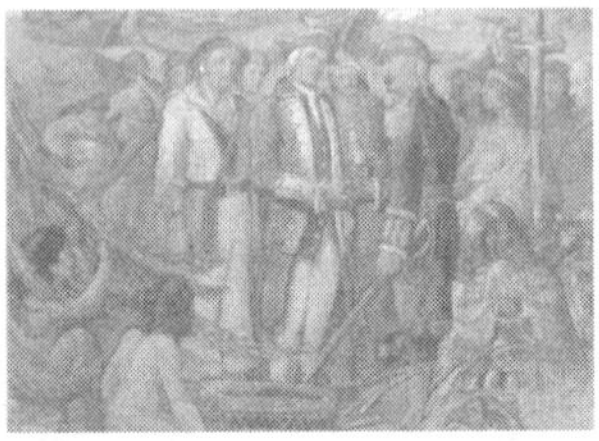

(c) G. Vancouver와 쿠아드라의 첫 대면

[그림 1-8] 아메리카 북서안 탐험

⑦ J. R. Forster(1754년~1794년) : 그는 자연주의, 민족학자, 여행작가, 언론인 등 이른 나이에 여러 가지를 배웠다. 그리고 그의 과학적인 탐험에 아버지를 동반 제임스 쿡(James Cook)의 두 번째 항해에서 세계일주 견문록을 썼다(그림 1-9). 그 결과 포스터는 22살에 현대 과학, 여행, 문학의 창시자 중 하나 간주되었으며, 그의 세계일주 견문록 등은 장거리 여행에 대한 열망을 일으켰다.

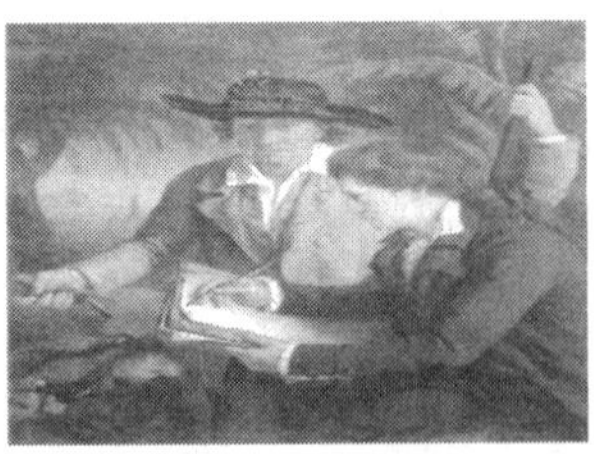

(a) J. R. Forster의 자료를 수집하는 모습

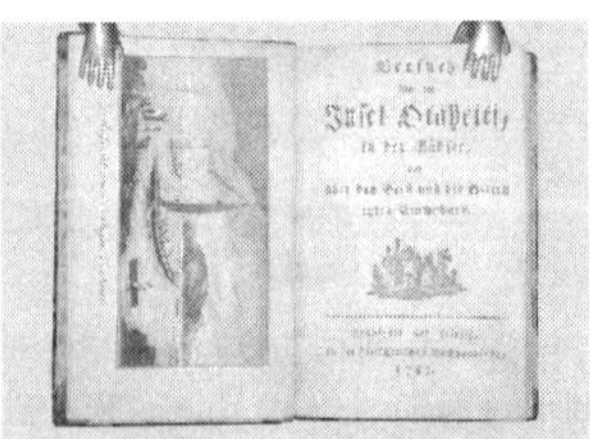

(b) 세계일주 견문록의 한 페이지

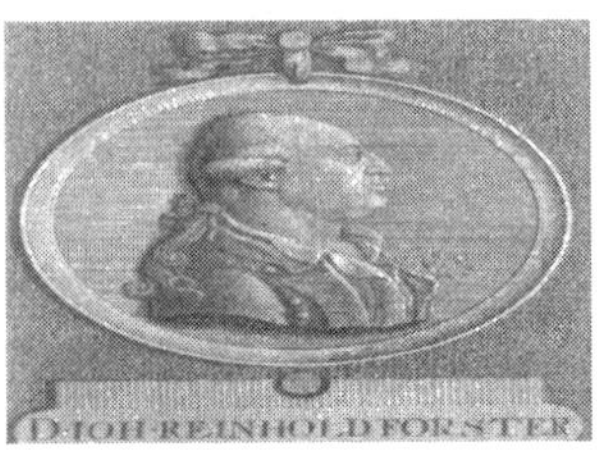

(c) J.R. Forster의 사진

[그림 1-9] J. R. Forster의 세계일주 견문록

〈표 1-1〉 관광동기 측면의 단계별 발전과정

① 초기 발전단계(고대~중세, 귀족 및 특권층, 종교적 행위)
⇩
② 중기단계(중세~1830년대, 부유층 평민, 종교행위, 항해시대)
⇩
③ Tour 시대(1841~1930년대, 초기기획 관광시대, 소규모 겸목적관광)
⇩
④ Tourism 시대(1930~1945년, 부유층, 다양한 매체를 이용한 지적탐구관광)
⇩
⑤ Mass Tourism 시대(1945~1990년대, 일반관광시대, 레저 및 레크리에이션을 위한 본격적인 기획관광 실행)
⇩
⑥ Social or Welfare Tourism 시대(21세기, 국민 일반대중관광, 공공 및 국민의 후생증대 관광)

⑧ 이 시대를 역사학자들은 '교양관광의 시대, 그랜드 투어(Grand tour)'의 시대라고 한다. 〈표 1-1〉은 관광동기 측면의 단계별 발전과정을 나타내고 있다.

(4) 관광동기의 역할

관광동기의 역할에는 잠재된 관광객에게 영향력을 행사하고, 관광목표를 식별한다. 또한 관광상품 선택기준의 결정을 미친다. 관광동기의 3가지 역할은 다음과 같다.*

① **잠재관광객에게 영향력 행사한다** : 관광동기는 잠재관광객들이 필요로 하는 기본적인 노력(striving)을 개발해 주고 식별할 수 있도록 잠재관광객에게 영향을 준다. 기본적인 노력에는 관광에서의 안전, 관광을 통한 지적 추구와 경험, 모험과 탐험성, 위락 성취 혹은 달성하려는 바람직한 상태와 같은 극히 일반적인 관광목표의 추구가 포함되는데, 이러한 것들은 각종의 결정이나 행동에 걸쳐 전반적으로 잠재관광객의 행동방향을 결정해 주는 역할을 한다.

② **관광목표를 식별한다** : 관광객들은 일반적으로 관광에 참여함으로써 그들의 동기를 성취할 수 있는 수단이다. 그러나 관광에 참여한다는 사실은 인간의 관광동기를 충족시키는 하나의 수단에 불과함에도 불구하고 관광객은 마치 관광 참가가 관광목표인 것처럼 착각하는 사람도 상당수 있다. 이와 같이 관광객들이 관광에 참여하는 그 자체를 그들의 목표물과 동일시 한다는 사실은 관광업체 경영자가 목표물에 영향을 줄 수 있으므로, 경영자에게는 중요하다. 서비스 그 자체에도 촉진 메시지(promotion

* 관광동기의 역할 : 신관광학원론, 변상록, 교육인적자원부 지원교재, 2002

message)라든가 가격과 같은 마케팅 수단에 의해서도 영향을 미치게 된다.

③ **관광상품 선택기준의 결정이다** : 관광동기는 관광객들이 관광서비스 상품의 품질평가를 위한 기준을 설정하는 데에도 영향을 미치므로 관광업체 경영자들은 관광객들의 관광상품 선택기준에 영향을 줄 수 있는 입장에 있다. 관광객 자신이 그의 참된 관광동기를 인식하지 못하고 있거나 관광동기는 인식하지만 관광서비스 품질평가 기준을 알지 못할 경우도 있다. 그럴 때 경영자는 그들의 잠재적 동기를 일깨워 주거나 어떠한 관광선택기준이 중요한가를 알려줌으로써 행동에 영향을 줄 수 있다.*

(5) 관광동기의 기타 역할

관광동기는 보다 근본적인 인간의 지각, 학습, 성격, 태도 그리고 관광정보처리에 포괄적으로 영향을 주고 있으며, 이들은 다시 그들의 관광행동의 방향결정에 영향을 미치게 된다. 관광동기는 잠재관광객들의 관광정보처리에 영향을 주고 다시 개인들이 환경을 어떻게 해석하고 반응을 보이느냐를 규제하게 된다.

(6) 관광동기의 분류

인간은 지식추구, 탐험과 모험, 다양성 추구 및 위락성 추구 등의 기본적인 관광욕구를 통해 어떤 만족을 얻으려고 할 때 동기를 갖지 못한다면 구체적인 관광행동으로 발전을 하지 못한다.**

① 관광동기는 관광행동을 일으키게 하는 중요한 요인으로 인간이 관광여행을 통해 만족을 얻고자 할 때 일어난다. 그런데 실상 관광동기는 심리적·사회적인 요소(psychological and sociological factor)에 근거하고 있기 때문에 그것을 어떤 척도(scale)에 기초하여 총체적으로 추출해 내기는 어려운 일이 아니다. 그러나 관광서비스 시설업자, 여행상품 판매자 및 여행부품 공급업자는 관광객의 의사결정과정을 유도하는 여행욕구와 동기를 정확하게 이해하여야 한다.

② 여행의 상당부분은 어떤 특정한 목적, 비즈니스, 교육, 건강, 종교, 정치 및 개인용무 때문에 이루어지는 것으로 여행을 하는 것이라면 이는 관광여행을 위한 동기라기보다는 오히려 미리 준비된 여행계획에 따라 여행을 하는 것이므로 관광동기라는 표현은 맞지 않다.

③ 관광여행은 현대과학을 원용***하여 아직 정확하게 측정하기 힘든 인간의 무한한

* 관광상품 선택기준의 결정 : 관광상품개발실무, 변상록, 교육인적자원부 지원교재, 2003

** 관광동기의 분류 : 관광상품개발실무, 변상록, 교육인적자원부 지원교재, 2003

*** 원용(援用) : 자기의 주장이나 학설을 세우기 위하여 문헌이나 관례 따위를 끌어다 씀.

정서와 동기(a wide range of human emotion and motivation)라는 화병에 둘러싸여 피어난 화사한 한 송이의 꽃에 비유할 수 있다. 관광여행은 인간의 내면세계와 깊이 관련되어 있기 때문에 실제의 행동에는 복잡하고 다양한 형태가 나타난다. 그래서 1950년대부터 극히 다양화된 관광행동을 설명하기 위해 여러 학자들이 관광동기가 무엇인가를 연구한 결과 무수히 많은 관광동기가 있음을 발견하였다.*

(7) 관광동기에 대한 학자들의 견해

관광동기에 대한 학자들의 견해는 매킨토시, 다나카, 밀과 모리슨, 토마스, 마리오티, 베르네카, 훈치커와 크랍프 등이 있다.

① **매킨토시**(R. W. Mcintosh)**의 견해** : 매킨토시와 골드너(R. W. Mcintosh & C. R. Goeldner)는 관광심리학의 중요한 부문의 하나를 관광동기에 관한 연구분야로 인간이 관광을 하는 동기를 크게 4가지의 범주로 나누어 설명했다.

㉠ 신체적 동기(Physical Motivators) : 휴식, 스포츠, 해변 등지에서의 오락 등은 건강과 직접적으로 관련된 관광동기이다(그림 1-10).

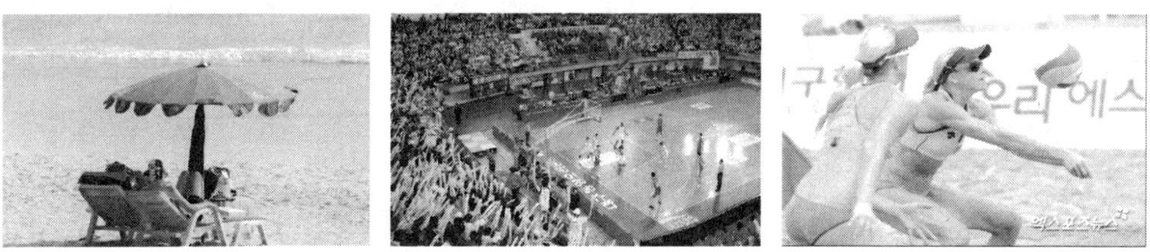

(a) 해변에서 휴식 (b) 스포츠를 관람 (c) 해변에서 운동

[그림 1-10] 매킨토시의 신체적 동기

㉡ 문화적 동기(Cultural Motivators) : 여행대상지의 문화, 예술, 언어, 종교 등의 알고자 하는 관광동기이다(그림 1-11).

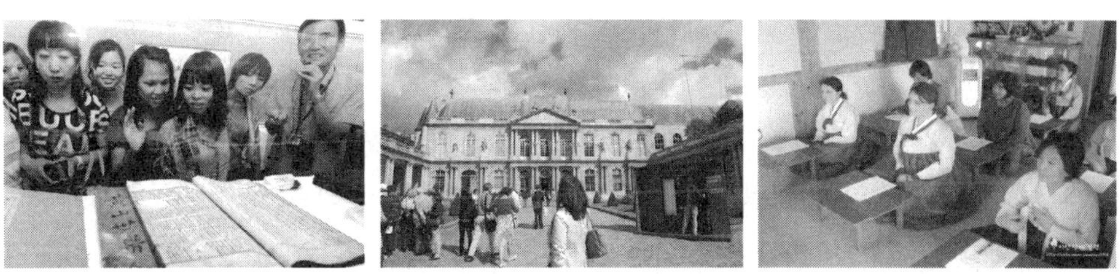

(a) 우리나라 고대서적을 보고 있는 외국인관광객 (b) 유럽의 예술작품을 보기 위해 여행하는 사람 (c) 경주문화관광 외국인투어

[그림 1-11] 매킨토시의 문화적 동기

* 관광동기의 분류 : 관광상품개발실무, 변상록, 교육인적자원부 지원교재, 2003

㉢ 대인적 · 사회적 동기(Interpersonal Motivators) : 새로운 사람을 만나려는 동기, 친지방문 동기, 일상적인 생활, 가족으로부터 탈피하려는 동기이다(그림 1-12).

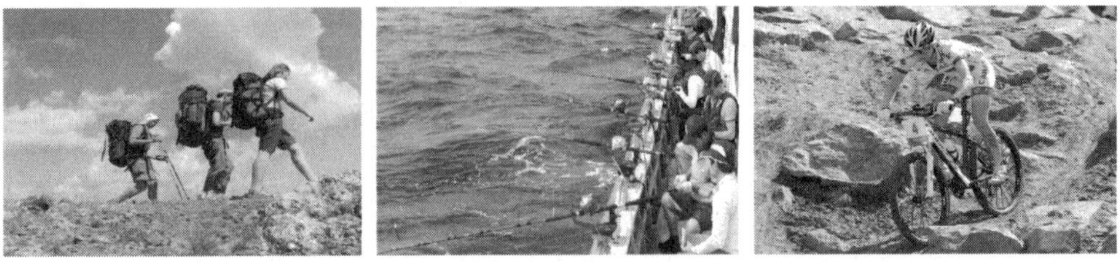

(a) 친구들끼리 배낭여행 (b) 낚시동호회 포스터 (c) 산악자전거 동호회

[그림 1-12] 매킨토시의 대인적 · 사회적 동기

㉣ 지위와 자존을 위한 동기(Status and Prestige Motivators) : 개인의 발전과 자아 성취를 위한 여행으로 사업여행, 연수여행, 자신의 호기심 만족을 위한 여행 등과 같은 동기에서 출발했다(그림 1-13).

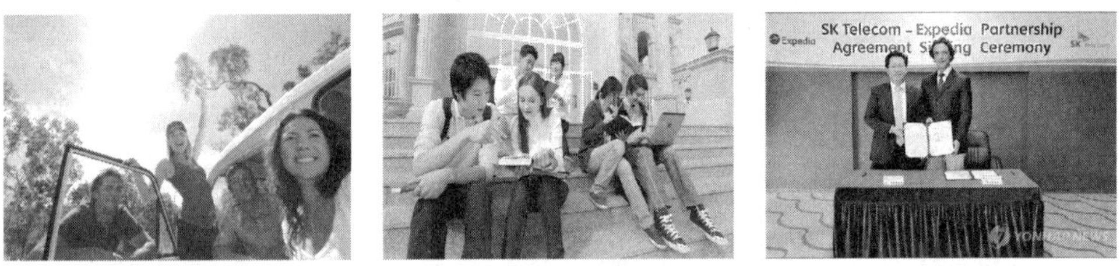

(a) 호기심을 충족하기 위한 여행 (b) 어학연수 (c) 사업여행

[그림 1-13] 매킨토시의 지위와 자존을 위한 동기

② **다나카**(田中喜一)**의 견해** : 그릭스만의 영향을 받아 인간의 관광동기를 크게 심정적 · 정신적 · 신체적 · 경제적 동기로 구분하며 다음과 같다.

㉠ 심정적 동기(Feeling Motive) : 사향심(思鄕心), 교유심(交遊心), 신앙심이 있다.

㉡ 정식적 동기(Spiritual Motive) : 지식욕구, 견문욕구, 환락욕구가 있다.

㉢ 신체적 동기(Physical Motive) : 치료욕구, 보양욕구, 운동욕구가 있다.

㉣ 경제적 동기(Economic Motive) : 쇼핑목적, 상용목적이 있다.

이상의 분류에 의하면 심성적 동기의 유형이 개인적 동기의 범주를 벗어나지 못하고 있으며, 환락적 욕구를 정신적 동기에 포함시키고 있는 특이점은 있으나 오히려 이러한 욕구들은 위학적 동기로 분류하여 유형화하는 것이다.

③ **밀**(R C. Mill)**과 모리슨**(A. M. Morrison)**의 견해** : 관광욕구에 관한 이론은 인간의 욕구를 연구한 대표적인 심리학자인 매슬로우(A. H. Maslow)의 인간욕구 5단계설에 기초를 두고 있다.

㉠ 1단계 : 생리적 욕구(Physiological Need) : 의 · 식 · 주, 휴식 등의 기본적 욕구이다.

㉡ 2단계 : 안전의 욕구(Safety Need) : 안전추구, 공포 및 걱정으로부터의 해방욕구, 건강욕구이다.

㉢ 3단계 : 소속 및 애정의 욕구(Belonging and Love Need) : 서로 사랑을 주고받으려는 욕구, 집단소속욕구이다.

㉣ 4단계 : 자존의 욕구(Self-esteem Need) : 다른 사람으로부터 인정받으려는 욕구, 명예욕구이다.

㉤ 5단계 : 자기실현의 욕구(Self-actualization) : 개인적 자기만족 실현의 욕구, 잠재력 발견의 욕구이다.

④ **베르네카**(P. Bernecker)**의 견해** : 관광행동은 요양적 관광(療養的觀光), 문화적 관광, 사회적 관광, 스포츠 관광, 정치적 관광, 경제적 관광의 6가지로 분류한다.

㉠ 요양적 관광 : 휴식, 일광욕 등이 있다.

㉡ 문화적 관광(명승 · 고적의 관람) : 수학여행, 견학, 종교행사 등이 있다.

㉢ 사회적 관광 : 신혼여행, 친목여행 등이 있다.

㉣ 스포츠 관광 : 스포츠 관람, 참석을 위한 여행 등이 있다.

㉤ 정치적 관광 : 정치적 행사 참가 및 관람을 위한 여행 등이 있다.

㉥ 경제적 관광 : 박람회, 전시회 참가 및 관람을 위한 여행 등이 있다.

⑤ **토마스**(J. Tomas)**의 견해** : 인간의 여행동기의 유형은 4가지로 제시했다. 토마스 여행동기의 분류는 〈표 1-2〉와 같다.

〈표 1-2〉 토마스(J. Tomas) 여행동기의 분류

유 형	관광동기
교육 · 문화적 동기	타국의 생활상을 이해증진한다.
	명소를 감상한다.
	새로운 것을 이해한다.
	특별행사에 참여한다.
휴식과 즐거움의 동기	일상성을 탈피한다.
	즐거운 시간을 향유한다.
	쾌락적, 낭만적 경험을 추구한다.
종족지향적 동기	조상의 생활터를 방문한다.
	친지를 방문한다.
기타 동기	기후, 모험심, 우월성, 견문을 확대한다.
	건강, 일체감 등이다.
	스포츠, 역사적 체험을 한다.
	경제적 동기 등이다.

⑥ **마리오티**(A. Mariotti : 이탈리아) : 외국인 관광객의 이동(마리오티의 관광경제강의는 이탈리아의 관광사정, 관광통계, 선전, 통신, 운수 및 교통기관, 직업교육, 호텔산업, 지역개발과 체재 및 관광을 위한 기지, 여행알선업, 관광흡인 중심지의 이론 등에 관한 내용)으로 7가지로 분류한다.

㉠ 견학관광 : 상업도시, 전적지, 동굴 및 명소 등을 시찰 · 견학이다.
㉡ 스포츠 관광 : 자동차 여행, 승마, 등산 및 경기대회에 참가하고 관람하는 여행이다.
㉢ 교육적 관광 : 수학여행, 고고학적 탐사를 위한 여행이다.
㉣ 종교적 관광 : 성지순례, 성당의 탐방을 위한 관광이다.
㉤ 예술적 관광 : 연주여행, 음악회 및 기타 공연을 감상하기 위한 것이다.
㉥ 상업적 관광 : 상품전시회, 무역박람회, 시장 및 출장판매를 위한 여행이다.
㉦ 보건적 관광 : 온천, 요양 등을 위한 관광이다.

⑦ **훈치커와 크랍프**(Hunziker & Krapf)는 3가지로 분류한다.

㉠ 개인자신을 지탱하기 위한 여행으로서의 관광(이주, 보양 및 요양여행, 직업여행)이다.
㉡ 종족을 유지하기 위한 여행으로서의 관광(신혼여행, 성묘관계로 인한 여행, 친척방문을 위한 여행)이다.
㉢ 개인발전을 목적으로 한 여행(위락목적의 여행, 연구 및 교육목적의 여행, 종교적 근거에 따른 신앙목적의 여행)이다.

⑧ **7가지 욕구와 관광유형의 연계** : 밀과 모리슨은 매슬로우의 심리이론과 자신들이 주장한 지식추구에 근거해서 관광동기를 7가지로 나눴으며, 각 동기별 요인들을 다른 학자들이 제시한 동기들로 재구성하였다.

㉠ 밀과 모리슨은 이상 5단계 중 제 1단계의 생리적 욕구를 제외하고 나머지를 심리적 욕구로 보았으며 5단계 욕구 이외에도 인간은 지적 욕구로 지식을 얻으려는 욕구와 아름다움을 이해하려는 욕구 2가지가 더 있다고 했다. 여러 관광동기를 이해함으로써 관광행동을 보다 정확히 예측하고 설명한다.
㉡ 다양한 관광동기가 관광행동에 부여하는 영향은 일반적인 것에 불과하다. 관광동기에 의한 구체적인 관광행동은 다시 제반 환경적 요인이나 관광객의 태도 그리고 지식과 같은 심리적 상태에 의해 수정되기 때문이다. 따라서 주어진 관광동기가 개인의 행동을 활성화시키고, 그것을 특정의 방향으로 지시한다 해서 그들의 관광행동이 반드시 예측대로 이루어진다고 생각해서는 안 될 것이다. 더욱이 관광객들은 1가지의 동기가 아니라 여러 동기에 의해서 동시에 영향을 받는 경우가 많을 것이기 때문이다.

㉢ 7가지 욕구를 관광유형과 연계시키면 다음과 같다.

ⓐ 생리적 욕구(1단계 관광) : 휴식을 위한 관광, 일광욕 등이 있다.

ⓑ 안전의 욕구(2단계 관광) : 건강을 위한 관광, 즉 보양관광 등이 있다.

ⓒ 소속 및 애정의 욕구(3단계 관광) : 친지방문, 소속집단과의 단체관광, 종교여행 등이 있다.

ⓓ 자존의 욕구(4단계 관광) : 사회적으로 인정받기 위한 여행으로 직업, 사업상으로 하는 여행, 개인의 반전을 위해 하는 여행 등이 있다.

ⓔ 자아실현의 욕구(5단계 관광) : 미지세계의 탐험여행, 목숨을 건 산행 등이 있다.

ⓕ 지적욕구(6단계 관광) : 문화관광, 교육을 목적으로 하는 단기연수 등이 있다.

ⓖ 미적 욕구(7단계 관광) : 자연적 경관을 즐기기 위해 떠나는 여행 등이 있다.

8) 관광동기의 유발

관광행동은 관광동기가 유발될 때 나타난다. 개인들은 각기 상이한 동기를 가지고 있고, 관광동기는 종류가 다양하기 때문에 관광사업 경영자가 관광객들이 원하는 관광동기를 충족시켜주는 것은 쉬운 일이 아니다.

관광객들의 관광동기를 충족시키는 것이 쉽지 않더라도 공통된 관광동기나 관광목표를 가진 관광객들을 구별하기는 어느 정도 가능할 것이며, 각 개인이 관광동기 획득과정이 다르더라도 그들 가운데 공통된 관광동기가 유발하는 상황을 어느 정도 조작(manipulate)해 낼 수 있다.

사람에 따라서는 관광동기를 유발시키는 작업은 관광상품의 상표(brand)의 선택보다는 관광상품류의 선택과 관련한 경우가 더 용이하다고 주장하기도 한다. 즉 관광동기유발로 잠재관광객이 관광행실의 여부를 결정하지만 그가 무엇(관광상품, 상표)을 구매하느냐 하는 것은 바로 관광상품개념에 영향을 받는다. 관광사업 경영자가 관광동기유발을 자극할 때 그 관광상품류와 아울러 관광상품 상표선호(brand preference)도 동시에 창조해야만 한다.*

① **관광동기의 유발요인** : 관광동기는 여러 가지 메카니즘에 의해 유발되지만 그들 메카니즘은 대체로 인식적 활동, 환경적 조건, 그리고 자극물의 특성 등 3가지로 요약할 수 있다.**

㉠ 인식적 활동 : 인간은 인식의 대상이 물리적으로 존재하든 않든 대상과 관련하

* 광광동기의 유발 : 관광상품개발실무, 변상록, 교육인적자원부 지원교재, 2003

** 관광동기의 유발요인 : 관광상품개발실무, 변상록, 교육인적자원부 지원교재, 2003

여 많은 생각이나 추리(인식적 활동)에 관여하고 있다. 백일몽이나 환상으로 간주되는 생각 내지 인식적 활동은 관광기업에서는 중요한 관광동기 유발요인으로 작용한다. 특정한 국가나 관광사업체가 우리나라의 유명한 예술인을 초대하여 관광여행 후 관광소감을 화필이나 글로써 표현하게 하거나 소개하도록 하면 평소 그를 존경하고 흠모하던 많은 잠재관광객들은 마치 그가 관광여행을 그곳으로 가면 좋을 것이라고 추천하는 것으로 인식하여 그 곳으로 관광여행을 떠남으로써 자신을 그 예술인과 동일시하려는 경우이다.

㉡ 환경적 조건 : 개인이 처해 있는 특정의 상황이 관광동기를 유발시킬 수 있다. 관광안내공고를 접함으로써 관광욕구를 일깨우게 되고 상황이 현존의 조건에 주의를 환기시켜 줄 때이다. 관광안내, 광고가 있음으로 해서 그 조건에 주의를 기울여 결국은 관광행동으로까지 이끌게 한다. 동남아 관광을 경험한 사람이 유럽행 관광여행 안내 TV광고를 보고 패키지 투어에 참여하려는 경우와 같이 어떤 관광여행 프로그램이 자신이 행한 관광여행보다 나은 것으로 생각되는 것 간의 불균형에 주의를 환기시켜 주는 경우이다.

㉢ 자극물의 특성 : 외부자극물 자체의 특성도 관광동기 유발력을 지니고 있다. 관광상품에 역사성, 신비스러움, 낭만, 풍요함 등을 포함시켜 이들 특성을 지닌 자극물을 그 자체로서도 충분히 호기심을 야기시키므로, 상황적 조건의 특수한 형태라 할 수 있다. 관광업체 경영자의 입장에서 보면 자극물이 관광동기유발을 가져오도록 설계되어야 하는 것이 얼마나 중요한가 하는 이유도 바로 여기에 있다. 즉 광고 메시지(AD message)나 관광상품은 잠재관광객들의 충분한 주의를 끌도록 설계되어야만 한다.

② **관광동기의 유발효과** : 동기유발의 강도가 바로 관광객들이 특정의 동기화 상황에 부여하는 노력의 여러 형태를 취할 수 있으며, 환경으로부터 정보를 받아들임에 있어 메커니즘(attention mechanism)이 보이는 민감도이다.

㉠ 관광동기유발의 정도가 높을수록 생각하지 않았던 자극물에 대한 주의도 높아진다. 관광객이 동기 유발적 상황을 생각할 때 유용한 정보를 인지하게 될 확률을 더욱 높여 주게 된다. 관광객들의 증대된 주의가 주어진 자극물에만 주어지기 때문에 극히 수동적인 성격을 띠고 있다.

㉡ 유발효과는 관광객으로 하여금 보다 적극적인 탐색을 허용하여 가용정보를 증대시키게 하는 것이다. 관광업체의 판매원에게 질문을 하는 것부터 친구를 포함한 준거집단과 상담하는 것에 이르기까지의 모든 정보수집활동이 포함된다. 추구하는 정보와 그것을 수집하는 방법이 어떤 것이냐 하는 것은 상황과 관광

객의 행동패턴에 의해 영향을 받겠지만 적어도 탐색과정에서 자극물에 대한 이식수준이 증대됨은 물론이고 정보의 의도적 탐색도 수반된다.

ⓒ 유발은 대안이 되고 있는 각 관광서비스에 대한 주의결정에 필요한 생각과 평가, 즉 인식적 활동에 영향을 준다. 정보적 자극을 해석하는 데 할당된 노력을 규제하거나 혹은 대안을 평가 · 선택하기 위한 결정법칙(decision rule)을 사용함으로써 각 관광상품에 대해 이미 가지고 있는 지식을 검토하는데 얼마나 노력을 기울일 것이냐 하는 것 등이 포함된다.
이들 각 활동은 심사숙고 끝에 이루어질 수도 있고 아니면 전혀 의식적 노력 없이 이루어질 수도 있다. 얼마만큼의 노력을 기울이느냐 하는 것은 유발된 에너지의 양에 의해 크게 영향을 받게 된다.

(3) 관광의 욕구

관광행동의 원인이 되는 심리적 원동력을 관광욕구라고 한다. 욕구는 인간의 어떤 특정적 행동에 대응하는 것이 아니라 보편적으로 존재하는 것으로 A. Mariotti(1940년)는 "관광을 하고자 하는 욕구는 인간에게는 거의 본능적인 것이며, 이주민의 이동과 각 종족의 중심지 형성 등은 욕구에 의하여 이루어진다."고 주장한다. 사람은 누구나 의식주를 포함하여 생활의 필요한 여러 제품이나 서비스에 대한 욕구를 가진다. 욕구는 근본적 욕구와 구체적 욕구로 구분할 수 있다.

근본적 욕구는 사람의 생활에서 필요한 음식, 의복, 가옥, 존경, 안전 등 본원적이고 근본적인 대상에 대한 욕구이며, 구체적 욕구는 근본적 욕구를 실현시킬 수 있는 욕구, 배고픔을 해소시킬 수 있는 구체적인 수단으로서 여러 가지 음식 중 된장국에 대한 욕구이다. 욕구는 '추구하는 상태와 실제 상태간의 차이(gap)'라 정의하고 그것은 사회적일 수도 심리적일 수도 있다.*

㈜ 고학력 중산층 가정의 한 주부가 해외여행 경험이 없어 대학동창에 모임의 대화에서 소외감을 느끼고 있다고 (실제상황) 생각한 나머지 여행적금에 가입해 1년 후 동남아 여행을 하고자(추구상태)할 때이다.

한 개인이 처한 현재 상태와 추구하는 상태 간에 존재하는 갭이 크다고 느낄수록 그 갭을 충족시키려는 그의 욕구도 그만큼 강렬해진다.

1) 관광욕구의 성격

관광욕구는 관광객의 행동에서 중심적인 개념이므로 관광선호의 문제도 함께 고려한다.

* 관광의 욕구 : 관광상품개발실무, 변상록, 교육인적자원부 지원교재, 2003

① 잠재관광객은 어느 1가지 욕구를 관광욕구에 우선해서 충족시키기를 원하고 있으며 관광욕구를 충족시키는 방법은 선호패턴을 가지고 있다. 잠재관광객의 선호와 욕구는 관광마케팅의 주요 개념이 된다.

② 관광업체 마케터(marketer) 대부분은 관광욕구보다 관광선호에 보다 관심을 두는 경향이 있다. 그러나 관광선호와 관광욕구는 경영자 또는 마케터가 단기적으로 조종할 수 없다. 그러나 마케터가 관광객의 이러한 선호와 욕구를 이해하지 못하면 관광객을 만족시킬 여행상품과 서비스의 개발은 거의 불가능해진다.

③ 관광욕구는 추구하는 관광목표와도 밀접하게 관련되므로 그 중 하나가 없이는 다른 것도 존재할 수 없다. 그러나 대개 그들의 목표는 인지하면서도 욕구는 잘 인지 못할 때가 많다.

㉖ 자신의 사회적 욕구를 인지하지 못하면서도 친구들과 함께 해외여행을 하기 위해 패키지 투어에 참여하는 사람의 경우이다.

④ 일반적으로 목표와 더불어 욕구는 개인의 신체적 조건 · 환경 · 타인과의 교류 · 경험 등에 따라 꾸준히 성장하고 또 변화된다. 즉 현존의 욕구는 결코 완전히 충족되기는 불가능하기 때문에 그것을 충족 · 유지시키기 위해 부단한 활동이 필요하고, 또 어느 욕구가 충족된다 해도 새롭고 보다 높은 수준의 욕구가 다시 등장하게 되며 일단 어느 한 목표를 달성했다 해도 새롭고 보다 높은 목표를 다시 설정하기 때문에 욕구는 꾸준히 변화된다.

⑤ 잠재관광객들은 어느 한 시점에서 여러 욕구를 동시에 지니고 있을 가능성이 크며 또 그들의 욕구가 어떤 것이냐 하는 문제는 개인들에 따라 차이가 있다. 따라서 관광업체의 마케터가 이들을 만족시키기 위해서는 자사의 상품과 관련되는 욕구는 어떠한 것이며 또 어떠한 관광객들이 그러한 욕구를 지니고 있는지를 규명하지 않으면 안된다.

2) 관광욕구에 관한 제이론

관광여행은 인간의 내면세계와 관련되어 있기 때문에 실제 관광행동은 다양하고 복잡하게 나타나며, 관광행동에 영향을 미치는 관광욕구에는 어떠한 것이 있는지에 관한 것은 그동안 많은 사람들의 관심의 대상이 되어 왔다.

그러나 그들이 제시하는 관광욕구나 관광동기는 거의 관광업체 마케터가 실제로 이용하기에 그 수가 매우 많을 뿐 아니라 관광객 행동의 이해에 도움이 되지 못하는 것까지 포함되어 있다. 관광욕구의 분류가 실용적이려면 각 유형이 보다 미세한 욕구들을 모두 포함하는 포괄적인 것이어야 하며 [그림 1-14]는 매슬로우의 욕구단계에 대한 것이다.

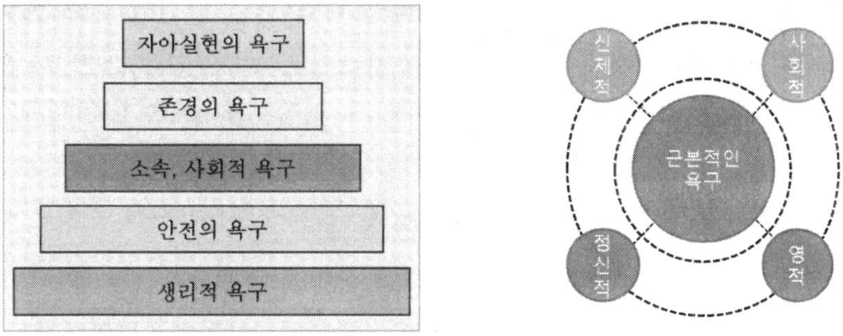

(a) 욕구단계 (b) 상대적 중요성

[그림 1-14] 매슬로우의 욕구단계 및 상대적 중요성

① **매슬로우**(A. M Maslow)**의 욕구 5단계설** : 매슬로우는 일련의 보편적인 욕구는 생리적인 것에서부터 시작하여 자아실현의 이르기까지 상향적 순서로 배열되어 있고 그 중요성에 따라 각 욕구의 서열도 결정된다는 욕구의 5단계설로 주장하였다.*

㉠ 생리적 욕구 : 인간의 기본적인 욕구는 생리적 욕구이다. 우리는 충실한 삶을 살아가면서도 때로는 일상생활로부터 일탈해서 자연과 접하거나 조용히 휴식을 취하고 싶은 욕구를 가지며 살아간다.

ⓐ 오늘날 일탈행위의 배경에는 육체적인 원인보다 정신적 요구에 의한 경우가 많다. 오늘날의 정신근로자들은 하루 일과가 끝나도 정신적으로 완벽하게 일에서 벗어나기 힘들다. 따라서 정신적 휴식을 추구하는 직장인들이 휴양지를 찾아도 직장 일을 완전히 잊어버리는 데는 여러 날이 걸린다. 정신적 스트레스로 우리 머리는 이런 용어가 떠남, 일탈, 탈출, 휴식, 기분전환, 휴양, 휴가 등을 생각한다. 상이한 환경과 방식으로 살아가는 오늘날의 사람들은 휴식을 취하는 방법을 달리한다.

ⓑ 평소 회사 일에서 벗어나지 못한 기업중역들은 휴가를 한적한 곳에서 보내고 싶어하고, 시골의 휴가객들은 해수욕장의 들뜬 분위기를 즐기고 싶어하며, 출퇴근 시간이 판에 박힌 봉급생활자들은 이국적인 곳에서 모험적인 경험을 즐기고 싶어하는 경우이다. 이로서 공통적 요소는 현대인은 평소 경험할 수 없는 것에 많은 매력을 느껴 자기생활과 상반되는 것을 추가하여 기분전환은 휴식의 의미로 이해할 수 있다.

ⓒ 생리적 욕구를 충족시키려는 관광객들을 유치하여 그들을 철지히 민족시키려면 그의 이상생활과는 다르거나 상반적인 것을 제공하여야 한다.

*매슬로우의 욕구 5단계설 : 관광상품개발실무, 변상록, 교육인적자원부 지원교재, 2003 및 www.happycampus.co.kr 자료실에서 인용

ⓛ 안전욕구 : 사람들이 건강을 위해 여행을 가는 것은 안전욕구를 충족시키기 위한 한 방법이다. 심신을 건강하게 유지함으로써 자신감을 가질 수 있고 또 장수하는 데에도 도움이 된다. 온천지를 여행하는 여행객은 대체로 이러한 욕구를 가지고 있다.

ⓐ 최근 많은 사람들은 다양한 위락활동인 수영, 산책, 자전거타기, 낚시, 당구, 스키 그리고 테니스 등에 대한 협동참여도 확대하고 있는데 이것은 여가활동 추세가 육체적 활동이 수반되는 쪽으로 이행되고 있다.

ⓑ 야외유락활동 참여와 관련되어 자주 등장하는 용어에는 재미, 운동, 야외활동, 건강, 신선한 공기, 즐거운 기분 등이 있다.

ⓒ 소속욕구 : 애정과 귀속의 욕구는 서로 사랑을 주고받는 애정과 연관되어 있다. 단체여행은 사회적 관계의 정립과 친고의 욕구를 장려하고 만족시키기 위한 수단으로 활용될 수 있다.

ⓐ 욕구는 가끔 친지방문으로 나타나며 때로는 고향방문과 같이 뿌리찾기 시장으로 재현된다. 세분시장은 두 집단으로 구분된다. 외국에서 태어난 사람들의 모국방문이다. 선조들의 땅을 찾아가는 수혼 그룹이다.

ⓑ 현대인들의 주요한 여행목적 중의 하나가 친지방문이라는 점에서 잘 확인된다. 조상의 뿌리를 찾고자 하는 욕구의 표현인 친지방문(고향방문)은 인간의 귀향본능에 기인한다.

ⓒ 세분시장에서 제1세대는 기억하는 모든 것을 회상하면서 옛 곳을 둘러보기 위해 고향을 방문한다. 고향이 옛 모습을 유지하기를 기대하는 한편 보통 고향에서 친지들과 함께 지내는데 경제적 부담을 줄이는 방안이 된다.

ⓓ 후손인 제2 및 3세대들은 객지에서 출생, 성장하여 생활편의 시설에 익숙해 있어 호텔이나 레스토랑을 이용하려 한다. 이러한 세분시장과는 달리 새로운 인간관계의 구축을 위한 여행도 있다.

ⓔ Club Med는 독신자를 위한 인기있는 사교클럽이었지만 오늘날에는 출산율 저하와 인간관에 따른 소규모 가족사회가 되자 어린 자녀를 둔 부부가 선호하는 사교장으로 탈바꿈하였다.

ⓕ 사람과의 만남은 반드시 서로의 젊음만을 전제하지 않는다. 그것은 부부만 사는 가정이 늘어가고 있기 때문이다. 빈 보금자리 부부는 자녀가 모두 출가 한 노부부만이 있는 가정이다. 그들의 일생은 자식지향적인 생활이었고 어느 덧 이제 그들만 외롭게 남은 생활이 되었다.

ⓖ 버스를 이용한 단체여행은 낯선 사람들과 어울릴 수 있고 안정감을 느낄 수

있으므로 그들에게 유익하다. 이와 같은 소속감과 관련하여 사용되는 용어에는 가족화합, 동료의식, 개인적인 유대 , 대인관계, 조상의 뿌리, 인종과 민족, 가족애 대한 애정 등이 있다.

㉣ 존경욕구 : 매슬로우의 자존 또는 존경욕구의 개념은 자긍심과 타인으로부터의 존경이라는 두 요소로 구성되어 있다. 자긍심은 감함, 성취, 완숙함, 독립성 등에 의해 구체화되고 타인으로부터 존경은 명성, 지위, 권력, 인정 등을 의미하는 개념이다.

ⓐ 우리가 사업 관련 지식을 위해 세미나 참석목적으로 여행을 떠나는 것은 개인의 발전과 연관된다. 업무지식의 확대는 물론이고 자부심을 고양시킬 수 있다. 인간은 타인으로부터 존경받고 싶은 욕구 표현방법의 하나로 쇼핑을 하는데 유명인들의 의상이나 장신구에 관심을 가지고 상품을 구매하는 성향이 있는데 그것도 자존욕구 표현의 일종이다. 확실히 여행은 여행객 자신의 자아를 증진시키는 데 일조한다.

ⓑ 사람은 나이가 들수록 사회적 지위가 낮아지는데 여행은 자신의 지위를 향상시킬 수 있는 유효한 수단이다. 자존욕구는 레저의 목표 또는 목적이 된다.

ⓒ 레저는 저차원의 욕구로부터 해방된 상태를 의미함에 비해 휴가는 자신을 재평가해 보고 재발견하며, 또 자아를 향상시킴과 동시에 자신의 이미지를 제고시킬 수 있는 기회가 된다.

ⓓ 관광에 관한 한 일반대중은 상류계층의 관광형태를 모방하는 속성이 있는데 상류층이 자주 방문하는 곳이 유명관광지가 된 사례가 있다. 이러한 행위는 그들의 자아가 존경욕구에 의해 형성되고 있음을 의미한다.

ⓔ 존경욕구와 관련하여 사용되는 용어로 성취에 대한 자기 확신, 품위와 위신, 타인에 대한 자기과시, 신분, 지위, 사회적 인정, 자아향상, 자기개발, 성취, 숙달, 장인기능, 유행 등이 있다.

㉤ 자아실현욕구 : 자아실현 추구행위는 자신의 천부적 소질에 충실함이다. 이는 자신이 어떤 사람인지를 알고 그에 따라 자기재능을 최대한 발휘한다. 여가의 시작이 저차원 욕구를 벗어나면서부터 비롯한 것이라면 자아실현은 여가의 궁극적인 목표이라 할 수 있다. 자아실현과 관련한 표현으로는 탐구를 통한 자기평가, 자아발견, 내적욕구의 충족이 있다.

② **마리오티(A. Mariotti)의 견해** : 여행을 하고 싶어하는 욕망은 인간에게는 거의 본능적인 것으로 이주민의 이동, 각 종족의 주요 중심지 형성 등은 이러한 욕망에 의해 결정된 것일 것이라고 주장하고 있다. 또한, 인간에게는 본래 자연이나 다른 지역

의 풍물을 즐기고자 하는 관광욕구가 있다는 주장도 하고 있다. 그러나 그것은 생존에 필요하기 때문에 일어나는 것이고, 지극히 현대적인 행동으로 이해하여야 할 관광여행의 심리적 원동력인 관광욕구를 인간에게 공통적으로 존재하는 변화욕구로 설명하는 마리오티의 견해는 적절하지 못하다.

③ **골드(S. M Gold)의 욕구 6단계설** : 매슬로우의 5단계 욕구이론을 발전시켜 인간의 욕구를 생리, 안전, 귀속, 자존, 창조, 심미성, 자아실현의 6단계로 구분하였다.*

㉠ 창조와 심미성의 단계에서는 예술, 문화, 철학, 아름다움에 대한 이해수준, 새로운 과업, 개척자적 능력 등과 같은 분야에서 독창적인 표현능력을 보이는 것이며, 특히 자아실현의 단계에서는 자아인식, 잠재력의 평가, 정신적 완성, 전체적 맥락에서 파악하는 지혜, 인간성에 대한 기여도 등과 같은 분야에 목표를 설정하고 자기결정을 한다고 주장한다.

㉡ 골드는 인간이 자원, 이미지, 여가를 진행하는 욕구가 이러한 두 단계에서 실현될 수 있다. 이는 관광여행의 욕구를 포함하고 있음을 의미한다.

㉢ 골드가 주장하는 욕구는 다양하고 복합적인 요인이 결합되어 있는 관광여행의 본질을 이행하는데 다소 미흡한 점이 있다.

④ **현대적 의미의 관광욕구** : 인간은 일상생활을 영위함에 있어 기본적 욕구를 토대로 다양한 욕구를 갖는다. 이 사회화된 욕구(2차적 욕구 또는 획득적 욕구)는 인류에 있어서 상당한 보편성을 지니고 있는 것이 있는가 하면 시대와 지역, 문화적인 수준에 따라 상당한 차이를 보여주는 것도 있다.**

㉠ 메이요(Mayo)는 인간의 관광여행과 관련된 욕구를 지식추구, 체험과 모험, 다양성 추구라고 지적하고 매슬로우의 이론에는 인간의 지적 행동에 대한 설명이 없다고 비판하면서 인간이 지식을 탐구하는 것은 기본적으로 개인의 안전을 추구하는 기술획득의 일환으로서, 이러한 지적 욕구는 지식욕구와 이해의 욕구로 구성된다고 주장하고 있다.

㉡ 모험과 탐험의 욕구는 인간이 본능적으로 보유하고 있는 인간자신과 주변 세계에 대한 호기심과 탐험심이다. 다양성 욕구는 인간이 변화를 추구하고 일탈과 도피를 통해 현실과 잠시 절연하고자 하는 대비적 욕구로서 이는 인간이 일상생활을 통해 나전성과 예전가능성을 확보하려는 욕구와는 상반되는 것이다.

㉢ 인간은 상반되는 2가지 욕구를 서로 조화시켜 나감으로써 보다 나은 인생을 영위하려고 한다. 즉, 하나의 동인(動因)을 계속적으로 추구하려는 일관성의 욕구

---

* 골드의 욕구 6단계설 : 관광상품개발실무, 변상록, 교육인적자원부 지원교재, 2003 및 www.happycampus.co.kr 자료실에서 인용

** 현대적의미의 관광욕구 : 한국관광학회, 관광학총론, 백산출판사, 2009

와 2가지 동인을 동시에 취하려는 복합성의 욕구 등 이를 2가지 동인을 상황에 따라 적절히 조정, 변화시킴으로써 생활의 다양성을 추구하려는 욕구를 인간은 가지게 된다.

㉣ 현대인의 관광욕구는 이상과 같은 메이요의 소위 인간의 3문화를 낳게 했다고 주장하는 후이징가(Huiginga)의 위락성 욕구를 포함하는 것이라고 이해하는 것이 좋다. 이와 같은 인간의 본질적이고 기본적인 관광욕구에 사회화된 욕구가 추가되고 관광동기가 부여되면 구체적인 관광행동이 일어나게 된다.

㉤ 경제적 · 시간적 조건 그리고 관광업체로부터 받은 각종 정보와 자극은 관광행동을 구체적으로 성립시키기 위한 기본적 조건도 되지만 그것들은 관광욕구 그 자체가 관광행동을 결정하는 것이 아니고, 각종 자극과 결부되어서 구체화되기 위한 조건이 정비되어 동기가 부여됨으로써 비로소 관광행동이 일어나게 되는 것이다.

㉥ 관광행동이 어느 정도 대중화되어 있는 현대에서는 관광욕구라고 하는 사회적 욕구가 존재하게 되었다. 그러나 여러 조건과 자극과의 관련하에서 생성된 결과로서 성립되는 사회적 욕구를 그렇게 말할 뿐이지 고유의 심리적 원동력의 존재는 아니다.

02 관광객의 이해

관광객은 일반적으로 비즈니스의 대상이 되는 것이고, 관광자는 관광을 하는 주체인 인간의 행위를 강조하는 것이다.

1. 관광객의 정의

관광자는 관광행위를 하는 사람으로 간단히 정의될 수 있는데 학계에서는 관광의 주체는 사람이므로 '관광객' 보다는 '관광자'라는 용어를 사용하는 것이 타당하다고 주장한다. 관광자의 정의는 다양한 의미를 가지고 있으며 상황에 따라서 다르게 정의할 수 있으나, 넌서 관광자를 생각할 때에는 어떤 특정한 지역의 풍경을 보기 위해 방문하는 사람, 친지나 친척을 방문하는 사람, 휴가를 가서 즐겁게 즐기려는 사람들을 생각할 수 있다. 이러한 관광자의 범위는 시대에 따라 변화되어 왔다. 관광의 3요소 중 관광주체인 관광자와 통계학적 측면 대상인 관광객은 관광행위를 하는 모든 사람의 범주에 속하므로 관광자와 관광객을 동일한 개념이라 할 수 있다.

(1) 경제 · 경영적 정의(Economic & Business Definition)

관광객은 관광산업체가 생산한 제품이나 서비스를 사용하는 경제단위인 사용자, 즉 고객으로 이해하며 산업체 입장에서는 구매자이다. 매킨토시(Mcintosh)는 "관광은 여행자를 유인하여 수송하고 숙식시키며 그들의 욕구와 욕망에 영합하는 과학이며 사업이다"라고 정의하였다.

런드버그(Lundberg)는 "관광은 관광객의 교통, 접대, 급식 및 여흥에 관한 사업이다."라고 정의하였다. 따라서 관광객을 문화의 전파자나 외지문화를 대변해주는 사자 또는 현지 자원문화의 파괴자 등으로 보기보다는 하나의 경제단위 즉 고객으로 이해한다.*

(2) 포괄적 정의(Wholistic Definition)

관광자를 주체로 하는 관광자는 목적과는 상관없이 일상 거주지를 떠난 모든 사람으로 이해하는 정의로 관광학자들과 각종 국제기구에서 현재 널리 사용하는 개념이다.

(3) 통계 · 기술적 정의(Statistical and Technical Definition)

관광 관련 통계를 위한 목적으로 관광자를 정의하는 방식으로 관광자는 방문지를 적어도 24시간 이상 일시 체류하는 자로서 여가이용이나 사업, 친지방문, 업무, 회의참석 등을 여행목적으로 하는 자이다. 다음의 내용은 관광객들을 정의하고 통계를 내는 기구들이다.**

1) 국제근로기구(International Labour Organization : ILO) 정의(1937년)

1937년 12월 22일에 개최된 국제연맹회의에 제출된 보고서에는 국제관광통계의 통일성을 보장하기 위하여 원칙상 관광객(tourist)의 용어는 24시간 이상의 기간 동안 거주지가 아닌 다른 나라에 여행하는 사람의 의미, 그 이상으로 해석되어져야 할 것이다. 라고 관광객의 정의가 정식으로 해석되었으며, 특징은 통계상의 통일성을 기하기 위하여 관광객과 비관광객을 구분한다.

① **관광객이라 할 수 있는 자** : 위락목적이나 가정상의 이유, 또는 건강상의 이유로 여

---

* 경제 · 경영적 정의 : 관광상품개발실무, 변상록, 교육인적자원부 지원교재, 2003
** 통계 · 기술적 정의 : 관광상품개발실무, 변상록, 교육인적자원부 지원교재, 2003

행하는 사람, 회의참석을 위하여 여행하는 사람, 사업상의 목적으로 여행하는 사람, 해상여행 도중에 기항*하는 사람을 관광객이라 할 수 있다. 단, 이 경우에는 24시간 이내의 체재도 포함된다.

② **관광객이라 할 수 없는 자** : 약정의 유무에 관계없이 직업에 종사하거나 사업활동에 종사하기 위하여 입국하는 자, 이민하기 위하여 입국하는 외국인, 기숙사나 또는 기술학교에서 생활하는 유학생과 청소년, 국경지대의 주민과 한 국가에 주소를 두고 인접한 국가에서 직업에 종사하는 자는 관광객이라 할 수 없다. 여행이 24시간 이상을 소요하게 되더라도 체재하지 않고 통과하는 여행자를 관광객이라 할 수 없다.

2) 경제협력개발기구의 정의(1960년)

1960년 12월 4일 프랑스의 파리에서 결성된 경제협력개발기구(Organization for Economic Cooperation and Development : OECD)는 관광을 동 기구가 추구하는 여러 경제적 목표에 일치할 수 있는 한 분야로 인식함으로써 정책조정과 관광에 따른 여행을 회원국의 통계방법을 개선하기 위한 목적으로 관광위원회(tourists committee)를 설치하여 우선적으로 관광객에 대한 정의를 설정하게 되었다. OECD의 정의에는 관광객을 국제관광객과 일시방문객으로 구분하여 규정하고 있다.

① **국제관광객**(International Tourists) : 인종, 성별 · 언어 · 종교에 관계없이 자국을 떠나 외국의 영토 내에서 24시간 이상 6개월 이내에서 체재하는 사람이다.

② **일시방문객**(Temporary Visitors) : 24시간 이상 3개월 이내의 체재하는 사람이다. 또한 OECD는 국제관광은 각국의 출입절차, 관세, 검역 또는 국가의 안전보장의 관점에서 국내관광과는 달리 번거로움이 있으므로, 번거로움을 해소하고 가맹국이 행정상의 절차를 완화함으로써, 국제관광 왕래의 촉진을 도모하기 위하여 1965년 "국제관광촉진을 위한 행정상의 편의 제공에 관한 이사회의 결정과 행정상의 절차에 관한 이사회의 권고"를 채택 그 실행을 요구하였다. 그 후 오랜 시간 많은 협의를 거친 후 통일된 국제관광통계기준을 설정하기 위해 WTO는 1984년 스페인에 있는 WTO 본부에서 통계에 필요한 용어들의 정의를 내렸다.

3) 관설관광기관 국제연맹의 정의(1963년)

Travel이란 용어를 최초로 공식 사용한 기관으로 1963년 로마에서 국제관설관광기구연맹(International Union of Official Travel Organizations : IUOTO)의 발기에 의해 UN

* 기항(期港) : [명사] 배가 항해 중에 목적지가 아닌 항구에 잠시 들른다.

국제회의가 87개국 대표가 참석한 가운데 열렸다. 그 회의에서 관광객의 개념 정의를 규정하고 있다.

① **관광객이라 할 수 있는 자** : 위안 · 가정사 · 건강상의 이유로 해외에 여행하는 사람, 선박으로 각지에서 순회 중 입국하는 사람, 일국의 교육기관에 견학 및 시찰 목적으로 입국하는 사람이며, 회의를 출석하기 위해 또는 과학 · 행정 · 외교 · 종교 · 스포츠 등의 대표자 또는 수행원의 자격으로 여행하는 자이다. 마지막으로 상용목적으로 여행하는 사람이다.

② **관광객이라 할 수 없는 자** : 국경지대에 거주하면서 인접국에 수시로 출국하는 사람, 24시간을 경과할지라도 일국에 체재하지 않고 통과하는 여행자, 계약 유무에 불구하고 취직 또는 영업을 하기 위해 내방하는 사람, 일국에 거주할 목적으로 입국하는 사람이다.

4) 국제연합의 정의(1967년)

국제연합(UN)의 정의는 인도, 호주, 미국의 설명으로 알 수가 있다.

① **인도** : 파키스탄, 방글라데시 등 인접 특정국 출신자는 관광객에서 제외한다. 국제연합은 1967년을 국제관광의 해(International Tourist Year)로 지정하였으며, "관광은 모든 사람들 그리고 모든 나라의 정부가 찬양하고 권장할 가치가 있는 기본적이면서도 가장 바람직한 인간활동이다."라고 정의하였다.

② **호주** : 보수를 받는 직업에 종사자와 관계없이 1년 미만 체류자는 모두 관광자로 인정한다.

③ **미국** : 캐나다에서 온 방문객으로 6개월 미만 체재자와 멕시코에서 온 방문객으로 3일 이하 체재자는 관광자 범주에서 제외한다.

5) 세계관광기구의 정의(1984년)

세계관광기구(United States World Tourism Organization : UNWTO)는 관광자를 국제관광의 통계적 목적을 위하여 분류하여 관광통계에 포함되는 자와 포함되지 않는 자로 나누었다.*

① 관광통계에 포함되는 사람은 관광객과 다일방문객이 있다.

㉠ 관광객(Tourist) : 국경을 넘어 유입된 방문객이 24시간 이상 체재하며 위락, 휴가, 스포츠, 사업, 친척, 친지방문, 회의참가, 연구, 종교 등의 목적으로 여행하

* 세계관광기구의 정의 : 관광학원론, 김병용, 한올출판사, 2010, pp.96~104

는 사람이다.

㉡ 다일방문객(Excursionist) : 방문국에서 24시간미만 체재하는 사람이다. (선박여행객, 선원, 승무원 등)

② **관광통계에 포함되지 않는 비관광객** : 국경근로자, 통과객, 장기이주자, 단기이주자, 외교관 · 영사, 군인, 망명자, 유랑자, 무국적자 등이 있다.

6) 국제통화기금의 정의

국제통화기금(IMF)* 국제수지편람에서는 여행자의 유형을 업무여행자, 학생 및 연수생, 당일 관광객, 기타 여행자 등으로 구분하고 있다. 출입국여행을 분류함에 있어서 그 기준을 방문의 제1차적 목적에 두어야 한다. 즉 어떤 사람의 여행목적에 1가지 이상일 경우에는 그 여행을 있게 하는 직접적인 동기를 파악하여 그것을 여행목적으로 한다.

① **여행**(Travel) : 여행자로 정의되는 개인이 어떤 경제 내에 체재하는 동안 사용하고 소비하기 위해 그 경제로부터 획득한 모든 재화 및 용역을 가리킨다.

② **여행자**(Travelers) : 자기 거주지가 아닌 경제 내에서 1년 미만 체류하는 사람을 의미하여 그 여행목적이 군사기지 주둔 또는 다른 정부주재원과 합류, 가족, 고용원으로서 항상 동반, 그리고 여행지역경제의 거주자인 어떤 실체(entity)를 위해 직접적인 생산활동을 영위하지 않는 경우이다.

(4) 관광객의 분류

관광객은 관광자, 통상거주자, 소풍객, 방문객으로 분류할 수 있다.

① **관광자**(Tourists) : 방문객은 방문국에서 24시간 이상 체재하며, 그 방문목적이 오락, 휴가, 스포츠, 사업, 친척 · 친지방문, 회의참석, 연수, 종교 등의 이유로 방문을 하는 사람들이다.

② **통상거주자**(Usual place of Residence) : 방문객이 출입국 이전에 최소한 1년 동안 거주한 사람들이다.

③ **소풍객**(당일관광객, Excursionists) : 방문객으로서 방문국에서 24시간 미만 체재하는 사람들이다(승무원도 포함).

④ **방문객**(Visitors) : 자기의 통상거주지가 아닌 국가를 방문하여, 방문국 내에서의 취업활동을 고려하지 않는 목적이다. [그림 1-15]는 여행자의 분류이다.

* 국제통화기금 : 관광상품개발실무, 변상록, 교육인적자원부 지원교재, 2003

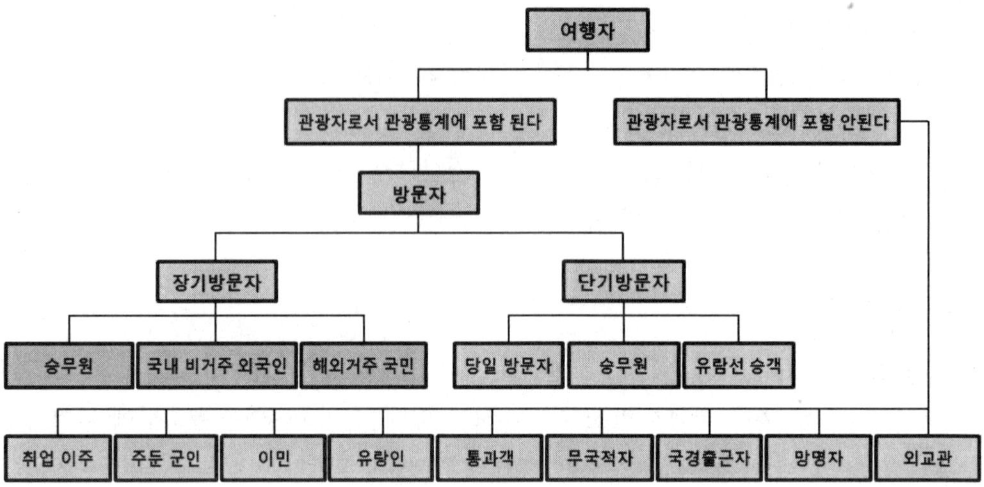

[그림 1-15] 여행자의 분류표

(5) 비관광객의 분류

비관광객은 국경통근자, 통과여행자, 외교관, 망명자, 유랑인, 무국적자, 장기이주자, 단기이주자로 분류된다.

① **국경통근자** : 국경지대에 거주하면서 인접국에 수시로 출·입국하는 사람이다.

② **통과여행자** : 24시간을 체재하더라도 공항의 지정지역 내에 머무르는 자나 상륙이 허가되지 않는 선박승객과 같이 여권검사를 통해 공식적으로 입국하지 않고 통과하는 여행자이다.

③ **외교관** : 영사, 그 가족 및 동반자이다.

④ **망명자** : 테러, 정치적 보복 등 각종 위협과 보복으로부터 국적국의 보호를 받을 수 없어 돌아가지 않고 타국에 망명을 신청한 자이다.

⑤ **유랑인** : 거의 정기적으로 입국 또는 출국하여 상당기간 체류하는 자 및 국경에 인접하여 생활하는 관계로 짧은 기간 동안 매우 빈번하게 왕래하는 사람이다.

⑥ **무국적자** : 신분을 증명하는 서류로는 항공권 등과 같은 Transport Ticket만을 소지하고 있는 자로서 방문국가에서 국적불명으로 인정된 사람들이다.

⑦ **장기이주자** : 1년 이상 체재하기 위해서 입국하는 자와 그의 가족 및 동반자, 이민자나 유학생을 포함한다.

⑧ **단기이주자** : 1년 미만 체재하고 체류국에 보수를 받는 취업목적 입국자와 그 가족 및 동반자이다.

2. 관광객의 유형

관광자의 성격 및 라이프스타일에 따라 관광객의 유형은 다르게 나타난다. 즉, 사람마다 갖고 있는 소비행동에 따라 그 목적지도 다르고, 그 목적지에서의 관광활동이 다르게 실현된다. 관광객의 유형은 관광자의 일반적 속성에 따라 구분될 수 있는데, 경제, 사회적 속성과 가장 밀접한 관계가 있다고 파악된다. 즉, 소득과 거리의 측면에서 일반적으로 소득이 높을수록 장거리 여행으로, 소득이 낮을수록 단거리 여행이 나타난다.*

① **여행상품 등급에 따른 분류** : 디럭스 관광객(deluxe tourist), 슈페리어 관광객(superior tourist), 스탠더드 관광객(standard tourist), 이코노미 관광객(economy tourist)이 있다.

② **체재기간에 따른 분류** : 장기숙박관광객, 단기숙박관광객이 있다.

③ **출입국 수속에 따른 분류** : 일반관광객, 기항지상륙관광객, 통과상륙관광객이 있다.

④ **여행목적에 의한 분류** : 위락관광객, 목적관광객이 있다.

⑤ **여행기획자에 의한 분류** : 주최여행자, 주문 여행자가 있다.

⑥ **여행규모에 의한 분류** : 개인관광객, 단체관광객이 있다.

⑦ **안내조건에 의한 분류** : IIT(Inclusive Independent Tour-Local guide system) 여행기간 동안 현지 여행안내원이 동행하는 여행이다. ICT(Inclusive Conducted Tour) 여행기간 동안 국내 여행안내원이 동행하는 여행이다.

⑧ **여행방향에 따른 분류** : 국내관광객, 외국인관광객, 국외관광객이 있다.

⑨ **여행형태에 따른 분류** : 패키지 관광객, 시리즈 관광객, 유람선관광객, 국제회의관광객, 포상관광객, 시찰초대관광객(familiarization tourist), 선택관광객(optional tourist), 특별흥미관광객(Special Interest Tourist : SIT)이 있다.

(1) 관광객 유형의 학자별 분류

학자들은 관광객의 유형을 크게 사이코그래픽스(psychographics), 관광객의 성격(personality), 관광객의 역할(rules), 관광의 유형과 관광의 목적, 인원, 지역, 규범기준 등 4가지 유형으로 분류하였다.

1) 사이코그래픽스에 의한 분류(코헨, 1972년)

미국 스탠포드대학교 연구소에서 개발한 라이프스타일을 분석하는 기법으로 흔히 개

* 관광객의 유형 : 관광학원론, 김병용, 한올출판사, 2010, pp.96~104

인의 동기, 태도, 성격과 같은 무형의 변수로 구성된다. 코헨(Cohen, 1972년)은 "관광객은 자신과 상이한 관습과 문화에서 흥미를 가지고 있으며, 신기하고 특이한 체험을 선호한다."를 주장하였다. 코헨은 조직화된 관광객과 비조직화된 관광객으로 분류하였다.

① 조직화된 관광객 : 조직화된 대량관광객과 개별적 대량관광객으로 분류한다.

㉠ 조직화된 대량관광객 : 모국의 환경과 같은 것을 원하므로 신기함 보다는 친밀성을 원하는 관광객으로 기존 패키지 여행을 선호하고, 지역사회 혹은 문화와의 접촉을 꺼린다.

㉡ 개별적 대량관광객 : 여행일정에 어느 정도 재량권이 있고 신기함도 조금 가지고 있는 관광객이지만 관광업체 주도로 관광이 기획된다.

② 비조직화된 관광객 : 탐험가와 표류자로 분류한다.

㉠ 탐험가 : 위험을 무릅쓰고 잘 알려지지 않은 장소를 찾아가 살피고 조사하는 일을 전문으로 하는 사람으로, 관광코스를 피하며 주민을 이해하려고 하나 완전히 몰입하지는 못하는 관광객으로 편안한 교통수단과 숙박을 선호한다(그림 1-16).

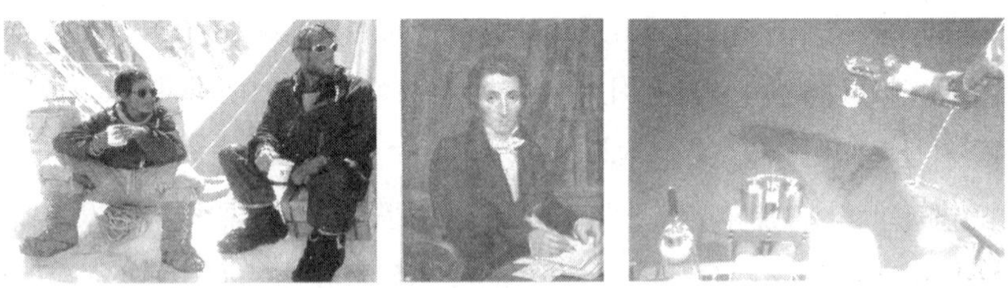

(a) 북극을 탐험하는 모습 (b) 탐험가 르네 (c) 심해 탐사

[그림 1-16] 탐험가

㉡ 표류자 : 현지 문화에 완전히 몰입하기 때문에 신기함을 가장 많이 추구하는 관광객으로, 고정된 여행일정들을 가지고 있지 않고 지역주민과 함께 거주한다(그림 1-17).

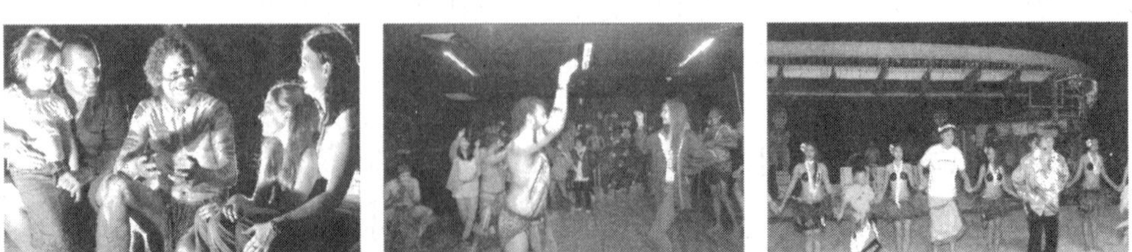

(a) 원주민과 함께 지내고 있는 여행객 (b) 원주민들과 대화 (c) 원주민과 춤추는 여행객

[그림 1-17] 탐험가

2) 관광객의 성격 혹은 심리적 특성에 의한 분류(프로그, 1972년)

프로그(Plog)는 개인이 자기중심적, 타인 중심적의 심리적 특성에 따라 내향성(psychocentric), 외향성(allocentric), 양향성(midcentric)으로 구분하였다.

① **외향적 관광객** : 새롭고 특이한 곳, 활동량이 많고, 특이한 숙박시설과 여행형태를 선호하고 낯선 문화의 사람들과 만나는 것을 즐기는 특성을 가진다.

② **내향적 관광객** : 널리 알려진 여행지, 친숙한 관광숙박시설, 레스토랑, 투어를 선호한다.

3) 관광객의 역할에 의한 분류

1992년 관광객의 유형을 관광객 역할 수준에 따라 분류하였다. 피어스(Perace)는 관광지에서 소비자가 추구하는 행동역할이 관광경험의 누적에 따라 발전한다는 여행경력 모델을 제안하였다. 깁스와 이아나키스깁스(Gibson & Yiannakis)는 관광객 역할 13가지를 분류하였다.

① **문화인류학자**(Anthropologist) : 관광지의 고유한 문화를 배우고 역사적 진실을 찾음으로써 관광에 대한 만족을 느낀다.

② **방랑자**(Drifter) : 여정표도 없으며 여행의 목적지도 없이 방랑하기를 선호하는 유형으로, 신기성*이 가장 높으며 친밀성은 거의 없다.

③ **적극적 활동자**(Action Seeker) : 역동적인 신체적 활동을 좋아하므로 특정 관광지 한 곳에 머무는 것보다 각지를 이동하는 것을 선호하며, 자전거를 이용하여 여행을 하거나 등반을 하는 등 적극적인 신체적 운동을 요구하는 행동을 한다.

④ **탈출자**(Escaper) : 일상의 규범을 벗어나는 행동을 추구한다.

⑤ **탐험가**(Explorer) : 세계의 오지를 탐험하거나 배낭여행을 즐긴다.

⑥ **장거리 항공여행객**(Jet Settler) : 항공기를 이용해 장거리를 여행하는 것을 선호하는 유형이며, 세련된 서비스를 선호하며 먼곳을 여행하는 사실 자체를 즐긴다.

⑦ **조직화된 대중관광객**(Organized Mass Tourist) : 여행에서의 위험을 최소화하고 친숙한 환경적 범위 내에서 여행하려는 자이며 단체여행을 선호한다.

⑧ **고급관광객**(High Class Tourist) : 명품을 쇼핑하고 세계적으로 유명한 곳을 찾아다니며 고급호텔에서 숙박을 하며, 지역주민과의 교류에는 관심이 없으며 고급의 운송수단을 주로 이용한다.

⑨ **인생의미 탐구자**(Seeker Life Meaning) : 순례여행과 같이 인간의 존재와 인생의 의

* 신기성 [新奇性 : novelty] : 창의성의 주요한 한 특성으로 예상했던 것이 아닌 독특함을 의미한다.

미를 찾는데 주력한다.

⑩ **스포츠 관광객**(Sports Lover) : 관광지에서 스포츠 활동 위주로 관광을 선호한다.

⑪ **고독한 관광객**(Solo Type) : 새로운 곳에서 새로운 사람 사귀기를 좋아하기도 하고 고독 그 자체를 즐긴다.

⑫ **모험 추구자**(Thrill Seeker) : 짜릿한 긴장을 추구하는 경향이 강해 도박, 여행 등을 즐긴다.

⑬ **햇빛 추구자**(Sun Lover) : 적도 근처의 해변과 같은 일광욕을 즐기는 서양권 사람들에게서 쉽게 찾아볼 수 있다.

4) 관광객 관광목적지 지역규범적용에 의한 분류(스미스, 1977년)

대중관광객, 전세관광객, 유별난 관광객, 초기 대중관광객, 탐험가의 관광객, 엘리트 관광객이 있는데 이것들의 관광객수, 지역규범적용, 특징은 다음과 같다.

① 대중관광객의 관광객수, 지역규범적용, 특징

㉠ 관광객수 : 세속적인 유입이 있다.

㉡ 지역규범적용 : 쾌락성을 기대한다.

㉢ 특징 : 사람들과 동행을 즐기며 주로 하와이, 유럽 휴양지, 멕시코 연안 등을 선호하고, 호텔이나 여행사 직원으로부터 신속하고 세심한 서비스를 제공받기를 원한다.

② 전세관광객의 관광객수, 지역규범적용, 특징

㉠ 관광객수 : 대량으로 도착을 한다.

㉡ 지역규범적용 : 쾌락성의 수요가 있다.

㉢ 특징 : 자신의 이름표를 부착하고, 완벽한 패키지 투어를 선호하며, 잘 개발된 여행지를 선호한다.

③ 유별난 관광객의 관광객수, 지역규범적용, 특징

㉠ 관광객수 : 가끔 보인다.

㉡ 지역규범적용 : 잘 적응한다.

㉢ 특징 : 패키지나 가이드 여행을 하면서 원시적 문화에 흥미를 보이며, 위생적으로 안전한 도시락을 원한다.

④ 초기 대중관광객의 관광객수, 지역규범적용, 특징

㉠ 관광객수 : 점차적으로 유입된다.

㉡ 지역규범적용 : 쾌락성을 추구한다.

㉢ 특징 : 개인 혹은 소수집단으로 여행하면서 가이드의 안내를 받기를 원하고, 현대식 호텔에서 체류하며, 여행비용은 중요하지 않다.

⑤ 탐험가의 관광객수, 지역규범적용, 특징

㉠ 관광객수 : 극히 제한적이다.

㉡ 지역규범적용 : 충분히 수용 가능하다.

㉢ 특징 : 체류지의 음식이나 생활양식 등 지역적 규범에 쉽게 적응하고, 적극적으로 참여하며 관찰하기를 즐기며 생활한다.

⑥ 엘리트 관광객의 관광객수, 지역규범적용, 특징

㉠ 관광객수 : 드물게 보인다.

㉡ 지역규범적용 : 충분히 적응할 수 있다.

㉢ 특징 : 여행을 많이 하고, 여행에 대한 상식과 지식이 풍부하여 여행할 때 지역규범을 이해하고 적응한다.

3. 의료관광

의료관광(medical tourism)은 의료소비자나 가족이 의료서비스를 받기 위해 국경을 넘어 이동하는 것을 의미한다. 이 개념은 의료관광, 의료여행(medical travel), 건강관광(health tourism) 등의 개념과 동일하게 사용되었지만 현재는 의료관광으로 용어가 정리되었다.*

(1) 의료관광의 사전적 의미

다른 지방이나 나라에서 인간의 건강유지, 회복, 촉진 등이 이루어지는 활동에 대해 사용되는 광범위한 뜻을 가진다.

① 한국은 2000년 5월 1일 의료법 개정을 계기로 의료관광은 주로 체류기간은 길며, 비교적 간단한 수술이나 미용시술 등으로 찾는 환자들이 관광을 연계하여 머물게 되면서 21세기 국가 신성장 동력으로 의료관광분야를 활성화 하고자 새로운 고부가가치 관광산업으로 성장하고 있다.

② 의료관광은 의료서비스 산업을 지역성장의 동력산업으로 발전시킬 수 있음은 물론 체험관광으로써 방문지역만의 특이한 문화를 접하고 체험할 수 있는 미래관광을 실현하고 주노하는 한 분야로 성장할 것이다.

③ 의료관광은 저렴하면서도 양질의 의료서비스를 받기 위해 환자가 일상적 거주지역

* http : //care.gwangju.ac.kr/download.php?flag=1&db=board&idx=1783

을 벗어나 의학적 질환의 치료 내지 치유목적으로 타 지역이나 국가로 여행하는 총체적 행위로 규정되어 왔다. 의료서비스와 휴양, 레저, 문화활동 등이 결합된 새로운 형태의 관광형태로써 주로 선진국과 비교해 의료비용이 저렴하면서 선진국 수준의 의료서비스와 휴양시설을 갖춘 아시아, 동유럽, 중남미 지역의 관광지에서 활발히 이루어지고 있으며, 정부와 병원, 기업 및 학교 등을 비롯한 연관된 여러 기관의 협력을 도모하는 중이며, 보건복지부, 문화체육관광부, 법무부, 한국관광공사 등 정부차원에서 다양한 방법으로 지원하고 있다.

(2) 우리나라는 2009년 5월 1일 의료법 개정

대한민국의 대표 관광상품으로 의료관광을 선정하여 지원하고 있으며 최근 각국의 도시경제 성장동력이 제조업 중심에서 서비스산업 중심으로 전환되어감으로써 서비스산업의 중요성 인식과 함께 그 중에서도 의료서비스 산업을 지역성장의 동력산업으로 발전시켜야 한다는 필요성이 제기되고 있다.

① 의료관광이 성행하는 이유는 다음과 같다.

㉠ 여행국의 의료비용이 선진국에 비해 저렴하다.

㉡ 외국여행이 쉬워지고 풍부해졌다.

㉢ 많은 나라의 치료기준과 기술이 발달하였다.*

② 의료관광은 의료서비스의 고부가가치 산업화를 위해 추진하고자 하는 것으로써 부가가치 의료관광사업 활성화와 신의료 기술개발 활성화가 이루어지고 있으며, 현재 세계의 여러 국가에서 민간주도로 부가가치가 높은 의료서비스 및 건강증진 식품을 관광사업과 연계하여 발전시키고 있다.

③ 의료관광은 주로 체류기간은 길며, 비교적 간단한 수술이나 미용시술 등으로 찾는 환자의 경우 관광을 연계하여 머물게 되면서 21세기의 새로운 고부가가치 관광산업으로 성장하고 있다. 중국(상해), 싱가포르, 태국, 말레이시아, 인도 등 주변경쟁국들의 경우 의료서비스와 문화 · 휴양 · 레저 등 관광활동이 결합된 새로운 의료관광(medical tourism)을 21세기 국가전략산업으로 삼고 대규모 예산과 정부차원의 적극적인 지원정책을 펼치고 있다.

④ 의료관광은 의료서비스 산업을 지역성장의 동력산업으로 발전시킬 수 있음은 물론 체험관광으로써 방문지역만의 특이한 문화를 접하고 체험할 수 있는 미래관광을 실현하고 주도하는 한 분야로 성장할 것이다.

* 한국의료관광전문가교육원(www.meditour.or.kr)

㉠ 현재 세계적 트렌드인 '타산업과의 조화'를 우리나라의 의료관광산업에 적용시킬 수 있는 방안을 모색함으로써 경쟁력 강화를 위해 정책적으로 유도해 나가야 한다.

㉡ 한국도 해외환자 유치의 가능성을 높일 수 있는 잠재력을 충분히 갖추고 있으므로, 의료서비스 산업이 가지고 있는 가능성을 현실화하기 위한 노력이 절실하다.

(3) 의료관광의 개념과 중요성

의료관광은 의료서비스와 휴양 · 레저 · 문화 활동 등 관광활동이 결합된 새로운 관광 형태로 건강을 위한 병원치료와 휴양 및 여가, 문화체험 등 다목적 관광을 일컫는 관광 용어로써 싱가포르, 태국, 인도 등 동남아시아 국가로부터 시작되어 각국의 전략산업으로 성장하고 있는 새로운 관광상품 트렌드이다. 인간이 추구하는 행복의 기본요소인 건강한 삶에 관한 인간의 본능을 만족시킬 수 있는 건강증진과 관광행동을 조합한 것이 의료관광이다.

① 의료관광은 질병치료를 위한 질병관리, 건강한 신체단련과 아름다움과 젊음을 위한 외모관리, 건강한 삶을 유지하기 위한 섭생관리, 육체적, 정신적, 휴식을 위한 휴양관리 등과 관련된 관광상품으로써 보다 편안하고 질 좋은 삶을 위한 인간의 본질적 요소와 가처분소득의 향상으로부터 비롯된 오늘날 사회현상을 대변하는 관광산업의 시대적 욕구에서 그 기원을 찾을 수 있다.

② 핸더슨(Henderson)은 의료관광이 최근의 새로운 관광형태로서 크게 확대되고, 환자가 해외에서 의료관광을 선택하는 이유는 미디어 홍보발날과 인터넷을 통한 패키지 이용이 용의하여, 자국의 비싼 의료비에 대비되는 상대적으로 저렴한 의료비, 우수한 의료수준을 이용하기 위한 수속절차가 간소하고, 오랫동안 대기할 필요가 없기 때문이라고 하였다.

이와 같이 의료관광산업이 발전하게 된 배경에는 자국에 비해 상대적으로 저렴한 의료비를 부담하면서 우수한 의료기술을 이용할 수 있다는 것이 가장 큰 요인이라 할 수 있으며, 그 외에도 인터넷을 통해 의료관광을 제공하는 병원측과 쉽게 접촉할 수 있어서 패키지 이용이 용이해진 것도 중요한 의료관광의 발전요인이다.

③ 의료관광은 의료서비스의 고부가가치 산업화를 위해 추진하고자 하는 것이고 부가가치 의료관광 사업활성화와 신의료 기술개발 활성화가 이루어지고 있으며, 현재 세계 많은 국가에서 민간주도로 부가가치가 높은 의료서비스 및 건강증진식품을

관광사업과 연계하여 발전시키고 있다. 주로 비용이 선진국과 비교하여 저렴하면서 동시에 선진국 수준의 의료서비스와 휴양시설을 갖춘 아시아 국가들(싱가포르, 태국, 말레이시아, 인도 등)에서 활발히 추진 중이다. 이들 국가들은 공통적으로 의료허브를 지향하고 있으며, 의료산업을 21세기 국가전략산업으로 삼고 특히 외화획득의 주요 수단이 되는 '의료관광'에 대규모 예산과 정부차원의 적극적인 지원 정책을 펼치고 있다.

(4) 의료관광의 유형

의료관광상품은 관광객의 수요와 관심분야를 정확하게 분석하여 상품을 제공하여야 한다. 의료관광은 환자의 상황에 따라서 의료관광 유형을 〈표 1-3〉과 같이 구분한다.*

〈표 1-3〉 보건의료관광의 목적 · 내용 · 상황에 따른 유형

	선택적 · 비응급 상황 →	응급 · 난치 · 특이 상황
상 황	선택 치료형	중증 치료형
핵심목적 환자 복합욕구 연계분야	관광 · 체험 · 선택치료 · 관광객 · 진료 · 휴식추구자 · 지역전통치유 · 휴양 프로그램	수술 · 전문치료 · 필수의료 · 고급진료추구자 · 특수전문요양 · 재활 프로그램
치료형	**성형수술형** 미용, 성형, 피부관리, 치과, 관상동맥우회술, 고관절치환술, 슬관절치환술 등 가벼운 치료분야, 종합검진, 불임시술 등	**수술치료형** 암, 심장수술, 장기이식, 골수이식 등 고난도시술, 난치병, 전문수술
치유형	**웰빙 보건형** 스파, 마사지, 한방, 건강식품 등 만성치료, 지역 고유의 특색있는 치유법, 전통의학	**장기 재활형** 노인요양, 재활치료, 특이성질환전문 프로그램 및 센터, 수술 후 요양 및 재활 프로그램 및 센터

① 만성질환 · 알러지 등을 치료하고 건강을 유지하기 위해 지역고유의 특색있는 치유법 및 전통의학을 체험하고 온천 · 마사지 · 한방 · 건강식품 등을 즐기는 의료관광과 자국에서 의료보험 혜택을 받을 수 없는 미용 · 성형수술 · 치과 등의 심미적인 분야와 건강검진 · 부임시술 등을 자국보다 저렴한 비용으로 구할 수 있는 의료관광, 의료수준의 낙후로 암 · 심장수술 · 장기이식수술 · 골수이식 등의 선진의료와 고급의료를 받으려는 의료관광, 수술 후 혹은 특이성의 난치병 치료를 위한 요양 및 재활을 위한 의료관광분야가 있다.

② 의료관광을 원하는 소비자의 목적과 의료관광을 제공하는 국가 · 지역의 특성에 따

---

* ① 부산지역 보건의료관광산업 육성방안 연구, 유정우 · 우석봉, 부산발전연구원, 2008
② 의료관광산업의 경쟁력에 대한 부산지역 의료종사자의 인식조사에 관한 연구, 김동영, 인제대학교 석사학위논문, 2009, p.10에서 재인용

라 의료관광의 유형은 〈표 1-4〉와 같다.*

〈표 1-4〉 소비자 요구 정도에 따른 의료관광지 유형

소비자 요구정도	의료관광지 유형	주요 관광국
응급한 상황	수술의료관광(surgical medical tour)	싱가포르, 독일, 요르단
	전통의료관광(tradition medical tour)	인도
↑	미용의료관광(esthetical medical tour)	멕시코, 아르헨티나, 태국, 말레이시아, 남아프리카
선택적 상황	휴양의료관광(rest medical tour)	대부분의 국가

㉠ 특정질병이 있는 환자들이 질병치료의 전문의료인을 찾아 심장수술, 장기이식, 골수이식과 같은 생명보존과 직결되는 응급상황에서 자국에서 시술되지 못하는 경우, 타국에서 수술을 받는 질병의료관광유형과 방문국의 전통의학에 의한 치료와 관광을 목적으로 하는 전통의료관광유형으로 만성질환, 알레르기 등을 치료하고 건강을 유지하기 위해 관광지 고유의 전통의학을 체험하고, 온천과 스파를 즐기는 형태로 인도의 아유베다나 한국의 한방치료와 같은 특정국가의 전통의학을 활용한 환자 개인의 체질을 분석하여 치유를 목적으로 하며 인도, 태국 등이 있다.

㉡ 외모를 가꾸기 위한 성형수술이나 미용, 마사지, 온천, 스파, 피부마사지를 위한 미용의료관광의 유형으로 주로 여성에게 인기가 있고, 자국에서 체험하지 못한 특별한 미용 관련 관광상품을 의미하며, 자국에 비해 경제적인 비용이 미용의료 관광상품의 동기가 된다. 미용의료관광은 주로 자국과 가까운 나라를 선택하는 경향이 많다.

㉢ 대표적인 관광지로 멕시코, 아르헨티나, 태국, 말레이시아, 남아프리카 등이 있다. 그리고 휴양지에 적합한 자연환경과 건강을 위한 의료서비스의 인프라가 갖추어진 곳을 방문하여 체류하는 휴양의료관광유형으로 경제적, 시간적 여유를 가진 관광객이 주 고객이며, 대부분 휴양지 내에 건강과 의료, 휴양에 필요한 시설을 갖추고 장기체류의 관광객이 많은 특징이 있다.

(5) 한국의 의료관광

의료관광산업의 규모가 점점 확대되고 21세기의 국가경제 중심산업으로 인식됨에 따

* ① 한국 의료관광 시장확대를 위한 마케팅 전략에 관한 연구, 정기택, 2005
② 부산지역 의료기관 종사자의 의료관광산업에 대한 인식과 활성화 방안, 박찬열, 고신대학교 석사학위논문, 2009, p.7에서 재인용

라 각국은 정책적으로 의료관광산업을 육성하고 있다.

① 한국의료관광의 잠재력은 국내 0.1[%]의 우수한 인력으로 이루어진 수준 높은 의료진과 선진국 수준인 위암 · 간암 등 생존율, 미용 · 성형 등 의료서비스 수준의 우수성, 로봇 다빈치 · 양성자치료기 등 최첨단 의료기기 등 의료서비스의 하드 · 소프트웨어와 함께 극동러시아 등 비행 3시간 이내 인구 100만 이상 도시가 61개 위치하고 있는 지리적 이점에 그 근거를 두고 있다.*

② 현재 세계적, 국제적 이슈로 부각되는 의료관광산업을 도입 · 활성화하기 위해 국내 각 지역에서는 필요한 전략을 모색하고 있는데, 특히 의료관광개발이 전국적으로 늘어나고 있는 추세로 2015년까지 한방 웰빙센터, 노인전문병원, 뷰티클리닉, 성형클리닉, 요양주택 및 리타이어먼트 빌리지를 조성하는 등 의료관광단지를 건설 중에 있고, 수도권 및 부산, 제주지역 등은 관광 · 휴양시설을 연계한 대규모 의료관광상품을 준비하고 있다.

4. 의료관광의 이해와 인재육성 방안

관광행태가 다양화해지고 관광욕구가 다변화됨으로써 관광환경이 급속하게 변화되고 있다. 특히 관광객의 인식의 변화와 관광을 통한 삶의 질 향상 욕구가 더욱 복합화되고 전문화된 관광상품에 대한 요구로 이어질 것으로 예상되는 가운데 새로운 관광 패러다임 변화에 대응하기 위한 산업구조 고도화를 이끌 필요성이 중대되고 있다. 관광을 매개로 한 산업간 관광객에게는 차별화되고, 전문화된 잠재욕구를 충족시킬 수 있는 토털 솔루션을 제공하고 나아가 관광산업구조의 고도화 및 관광산업의 고부가가치화로 관광산업의 재도약 및 신활력 창출이라는 긍정적 파급효과를 가져올 수 있을 것으로 기대된다.

따라서 최근 세계 각국이 전략적으로 복융합화의 대상으로 집중 육성하고 있는 의료분야를 중심으로 관광산업과 의료분야의 복융합화를 통한 관광산업의 범위를 설정하고, 현재 대한민국의 의료관광산업 현황 및 세계의 의료관광산업현황을 보면, 새로운 관광수요에 대응하는 신상품개발 및 수용태세개선과 의료관광산업 인재육성에 신경써야 한다.**

(1) 의료관광

치료(treatment)와 건강관리를 목적으로 적합한 장소를 찾아 일상을 떠나거나 목적달성 후 다시 일상으로 돌아오는 일련의 과정전부를 의미하며 헬스케어산업(health care

* 의료관광 “신년 전문가 진단”, 정진수, 의협신문(www.doctorsnews.co.kr)
** 의료관광의 이해와 인재육성 방안, 이재선, 2009년 대한의료정보학회 추계학술대회

industry)의 새로운 현상이다.*

1) 세계 의료관광 시장규모

2009년 400만 달러에서 2015년에는 1300만 달러로 증가하고, 세계주요 의료관광객수는 2012년 가장 많은 태국이 120만명 가장 적은 대만이 9만명으로 [그림 1-18]에 나타났다. 선진국가의 과다한 의료비용부담 급증, 국가 간 접근의 용이성, 제3세계의 급속한 의료기술의 질적 향상 및 적당한 의료비용, 웰니스에 대한 관심 증가, 국제적인 인증제도(JCI 등) 개발에 따라 의료관광분야에서 경쟁이 치열해지고 있는 상황이다.

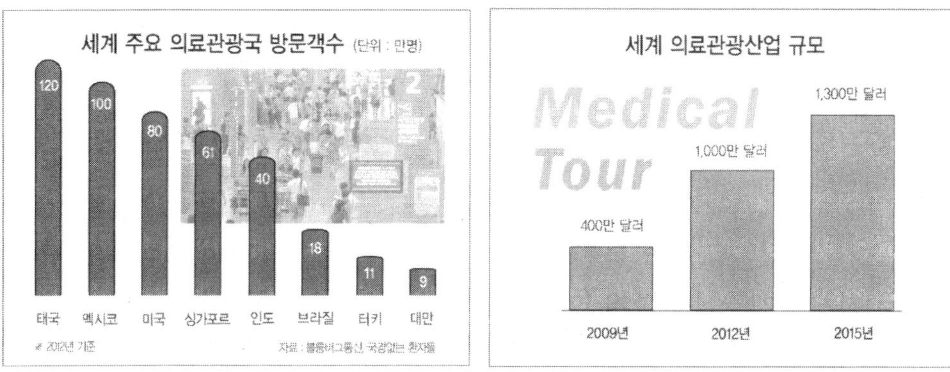

[그림 1-18] 세계적인 의료관광 성장규모

① 의료관광 주요 송출국가와 요인

ⓐ 고가의 치료비용과 장기의 수술 대기시간 : 영국, 미국, 캐나다

ⓑ 열악한 의료시설, 전문의료 인력부족 : 러시아, 중국, 아랍국가 등

② 의료관광은 일반관광에 비해 체류기간, 지출비용 등이 현격히 높아 태국, 인도 등 동남아 국가 및 두바이 등이 의료관광객의 유치를 위해 정부 주도하에 치열하게 경쟁 중이며, 아시아 5개국(태국, 싱가포르, 인도, 말레이시아, 필리핀)을 방문한 의료관광객은 2007년 290만명에 달했으며, 총 38억 달러의 의료관광수입이 창출되었고 2012년에는 총 75억 달러의 수입과 610만명의 의료관광객들이 방문했다.

2) 우리나라의 아시아권 의료관광국가

의료수준 및 기술적 측면에서는 최상위권에 속하는 것으로 평가되나 선호도 순위에서는 7위에 머무르고 있으며, 따라서 신흥 의료관광 강국으로서 우리의 높은 잠재력을 현

* RNCOS, 2008

실화할 수 있는 전략적 개발과 육성이 시급하다. 태국, 싱가폴, 인도, 말레이시아, 필리핀, 대만, 일본, 한국, 중국 등이다. 우리나라도 의료법을 개정으로 외국인환자 유치 · 알선이 합법화 되었고 한국을 찾는 외국인 의료관광객이 늘어나고 있다.

(2) 의료관광의 유형과 의료관광산업의 이해

국내 의료법상에서는 의료관광에 대한 정의를 구체적으로 명시하지 않고, 관광진흥법에서 의료관광을 "국내 의료기관의 진료, 치료, 수술 등 의료서비스를 받는 환자와 그 동반자가 의료서비스와 병행하여 관광하는 것"으로 정의하고 있다(제12조의 2항).

즉 관광진흥법에서 '의료관광'이라는 용어가 사용되는 반면에, 정작 의료법에서는 '외국인환자 유치' 라는 용어로 대신하여 사용하고 있는데, 이러한 개념의 차이는 "간단한 수술 등 의료목적과 함께 이를 계기로 상당기간 휴양관광을 겸하는 의료관광(medical tourism)"과 "상대적으로 저렴한 의료비를 찾아 외국을 여행하는 경제적 동기의 의료여행을 의미하는 치료여행(medical travel)"으로 각각 구분한다.

1) 의료관광의 유형

의료관광이 보다 중요한 시장으로 간주되고, 그동안 의료관광에 대한 논의가 사실상 치료여행에 집중되어 왔으며 의료관광에 대한 논의는 상대적으로 미흡하였고, 해외환자 유치는 의료법 체계 내에서 치료를 요하는 외국인환자에 대한 유치를 촉진하는 것이며, 대부분의 해외환자는 치료를 위해 주로 병원에 머물다 치료 후 바로 돌아가며 관광에 대한 관심도가 매우 낮았으나, 관광, 휴양, 레저, 보양, 치료, 건강관리, 웰빙 등과 폭넓게 연계 및 결합 가능한 의료관광객(medical tourist)을 대상으로 의료관광의 잠재시장 및 파급효과를 확대할 수 있는 의료관광정책의 수립이 시급하다.

국내 의료관광의 시발점은 기존 국내 의료서비스체계에 대한 공공재로서의 공익성을 지속적으로 유지 및 확보하는 가운데 외국인환자에 국한하여 의료서비스의 개방을 통해 일부 의료서비스 영역을 산업화시켜 나가고자 하는 데서 비롯되었기 때문에 정부주도형으로 발전해 왔다. 그렇다 보니 초기 정부의 주 관심은 의료중심형의 의료관광에 집중된 경향이 강했으며, 상대적으로 관광중심형의 의료관광에 대한 논의 및 관심은 상대적으로 낮은 편이었다.

2) 의료관광산업의 이해(융복합 산업으로서 의료+관광)

국제관광과 의료서비스의 결합은 해외여행과 현지국가의 의료서비스가 결합하는 형태로 자국에서 받기 어려운 양질의 의료서비스를 해외여행 과정에서 저렴한 가격에 신속하고 편리하게 받을 수 있게 함으로써 세계적으로 새로운 의료관광 이동을 창출하고 있다(그림 1-19).*

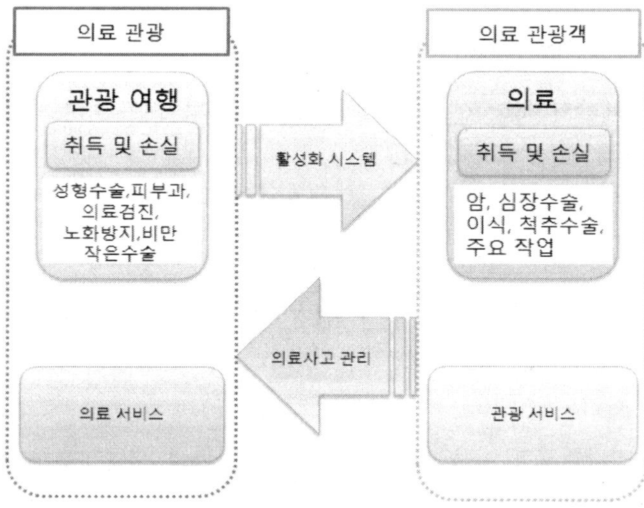

[그림 1-19] 의료관광의 개념적 구조와 상호 연계 모형

① 전 세계적인 의료관광의 수요증대는 의료서비스와 관광산업의 연계 및 결합에 의한 융복합화를 촉진함으로써 새로운 의료관광산업의 성장을 촉진하고, 의료서비스와 스파, 마사지, 해수치료, 음식, 물리치료, 기치료, 아로마 테라피 등과의 결합, 양·한방 협진 등이 새로운 시장을 형성한다.

참고

융복합(convergence)은 둘 또는 그 이상의 개체나 어떤 현상이 함께 어우러지는 것이며 서로 다른 기술이나 제품을 융합하여 기존 제품들의 산술 합보다 더 큰 가치를 창출해내는 것이다.

② 최근 각광받고 있는 의료관광의 경우 3차 산업인 의료산업과 관광산업이 결합되는 과정에 있으며, 산업 내 경쟁이 아닌 산업을 초월한 비즈니스 모델로 경쟁력을 갖춰 나갈 것으로 기대한다.

㉧ 산업 내 기존 가치사슬이 해체되어 통합과 분화가 가속화되면서 산업간 연계를 포괄하는 새 가치사슬을 형성하고 가치원천이 하드웨어 중심에서 콘텐츠, 솔루션, 서비스 등으로 이전되고 있음을 보여준다.

③ 향후 관광, 휴양, 레저, 치료, 보양, 건강관리, 헬스, 웰빙 등의 폭넓은 컨셉을 바탕

* 의료관광특구 도입에 관한 연구, 유지윤, 한국문화관광연구원(2008)

으로 지역의 고유한 관광자원과 문화체험, 음식, 축제, 공연, 스포츠, 한방 등과 연계를 촉진함으로써 국내외 의료관광객의 폭넓은 창출을 통해 국가 신성장 동력산업으로 육성이 필요하다.

(3) 해외 의료관광개발 사례

해외 의료관광개발의 태국 전통마사지와 메디컬 스파, 인도 전통의학 아유르베다, 필리핀의 메디컬 스파 사례를 알아본다.

1) 태국 전통마사지와 메디컬 스파

1,000년 전통의 민간생활 건강법인 타이 마사지를 종합병원, 리조트에서 예방적 건강관리 프로그램 또는 통증치료법으로 적용하여 외국인 관광객을 위한 패키지 상품으로 판매, 운영하고 있다.

① 방문객의 건강검진과 아울러 적합한 메디컬 스파를 제공해주는 패키지 상품이 치바솜 리조트(Chiva Som), 세인트 루이스 병원(Saint Louis Hospital), 세인트 칼로스(St. Carlos) 등에서 제공한다.

② 태국 치바솜 리조트

㉠ 세계 100대 'Best of Best' 스파에서 5번째로 최고의 스파로 선정되었다.

㉡ 상담을 거친 후 고객에게 맞는 트리트먼트를 선택할 수 있으며 고객에 따라 추천되는 패키지는 Foundation, Discovery, Transformation이라는 3가지 웰니스 단계에 따라 서비스를 제공한다.

㉢ 리조트내 간호사, 의사, 물리치료사, 치료전문가 등 전문인력이 관광객을 보살핀다.

㉣ 주요 시설 : 57개의 태국스타일의 숙박시설, 레스토랑, 도서관, 수영장, 부띠끄 등이 있다.

2) 인도 전통의학 아유르베다

인도의 전통의학인 아유르베다(Ayurveda), 시다(Siddha), 요가(Yoga), 동종요법(homeopathy)은 WHO에 의해 전통의학(traditional medicine)으로 인정된다.

① 아유르베다는 4~5천년 전부터 내려오는 인도의 대표적인 전통의학이다.

㉠ 인도에만 약 50만 명의 아유르베다 치료사가 있다.

㉡ 미국, 영국, 러시아, 독일, 헝가리, 남아프리카공화국 등 다방면의 아유르베다

정보채널을 운영한다.

ⓒ 인도의학의 중요성을 알리고 새로운 사업기회를 창출한다.

② 아난다 스파 리조트(Ananda Spa Resort)

㉠ '홀리스틱 웰니스' 철학을 중심으로 전인적인 치유활동을 제공한다.

㉡ 아유르베다 혹은 현대의학 방식으로 신체 및 정신건강을 검진한다.

㉢ 검진 후 철저히 개인별로 맞는 프로그램을 제공한다.

㉣ 아유르베다, 요가, 명상, 운동, 해독 등을 이용한 치료요법을 제공한다.

㉤ 주요 시설 : 5가지 종류의 숙박시설, 레스토랑, 정원, 골프시설, 레프팅 시설 등이 있다.

3) 필리핀의 메디컬 스파

필리핀은 스파의 천국으로서 현대의학과 접목된 메디컬 스파가 발전했다.

① 필리핀 관광청은 건강스파를 관광과 매치시키는데 노력하고 있다.

㉠ 필리핀 스파 산업은 2003년부터 74[%]성장을 하였다. 현재 약 90개의 스파시설이 있다.

㉡ 76[%] 스파시설은 단독 스파시설이며 20[%]는 호텔이나 리조트 안에 위치해 있다.

② 더 팜 산 베니토 리조트(The Farm at San Benito)

㉠ 헬스 리조트로써 건강과 웰빙을 위한 아시아 최초의 건강 리조트로 홍보한다.

㉡ 우수한 의료기술과 자연환경을 바탕으로 필리핀식 메디컬 스파의 원형을 만들었다.

㉢ 전문의료신에게 선상검진을 받고 이에 맞는 스파, 마사지, 쑥, 뜸 등 20여 가지 프로그램을 제공한다.

㉣ 주요 시설 : 5가지 종류의 숙박시설, 레스토랑, 스파시설, 천연정원 등이 있다.

4) 해외 의료관광개발의 사례점

태국, 인도, 필리핀의 의료관광은 그 동안 범룽랏병원, 아폴로병원 등 주로 병원 중심의 해외환자 유치를 중심으로 조명되어 왔으나, 자국의 전통의학과 현대적 의료서비스를 결합한 독특한 콘텐츠를 중심으로 관광과 연계 개발함으로써 폭 넓은 의료관광시장을 창출하고 있으며, 특히 호텔급 시설과 부가적인 편의 서비스를 갖춘 리조트 개발과 전통의학 및 마사지, 스파, 각종 테라피 등과 연계함으로써 매력적인 고부가가치 상품을 창출, 고가의 의료관광상품으로 판매하고 있다.

(4) 한국형 웰니스 의료관광 발전 모델 구상*

우리나라의 경우 의료관광의 논의가 치료를 주목적으로 관광에 관심이 적은 해외환자 유치를 중심으로 논의되어 왔으나, 저변을 확대해야 할 시점으로 의료관광은 주로 병원에 머물다 치료 후 바로 돌아가는 중증의 해외환자와 달리 관광 · 휴양 · 레저 · 보양 · 치료 · 건강관리 · 웰빙 등과 폭넓게 연계 및 결합 가능한 개념이다.

1) 관련 개념의 검토

① Health Tourism : 일반적으로 개인의 건강증진, 질병의 발견과 예방 차원의 개념이다.

② Wellness Tourism : 개인의 최적의 건강상태 유지를 위한 적극적 여가활동의 개념이다.

③ Medical Tourism : 의료서비스와 휴양관광을 접목분야로 특히 의료의 기술적 측면이 강조되는 분야이다.

④ Muller와 Kaufmann(2000)

㉠ Wellness Tourism과 Medical Tourism을 Health Tourism의 하부영역이다. 치료(cure)를 목적으로 하는 관광객과 더 일반적인 웰니스를 위한 관광객을 구분한다.

㉡ 웰니스 투어리즘은 그들의 건강을 추구하고 유지하려는 주된 목적을 가진 사람들의 여행과 활동으로부터의 모든 관련성과 활동결과의 합이다.

2) 한국형 웰니스 의료관광의 개념과 목표

한국의 우수한 의료서비스를 보양, 휴양, 관광 및 건강관리 등과 연계하여 개발함으로써 지역의 다양한 의료관광개발을 촉진하고, 이를 지역성장의 새로운 축으로 삼아 신흥 의료관광 강국으로서 한국의 위상과 경쟁력을 제고하고자 하는 것이다(그림 1-20).

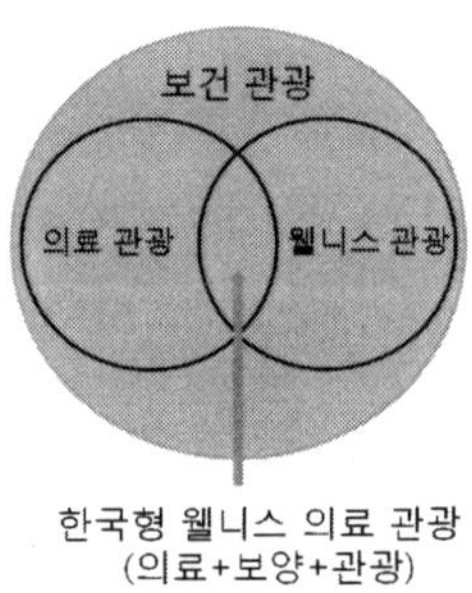

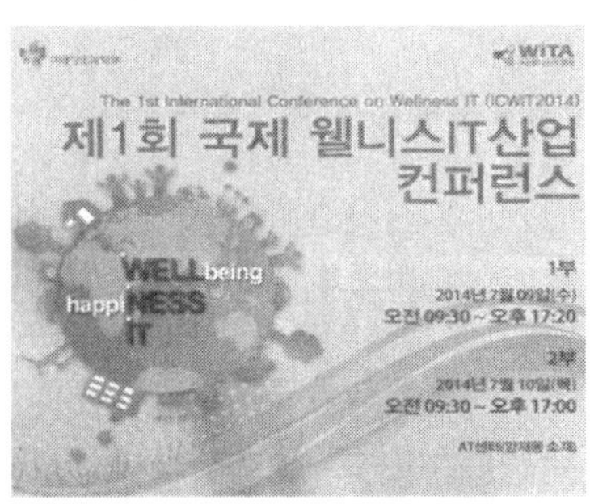

[그림 1-20] 한국형 웰니스 의료관광의 개념

* 국가재정운용계획문화관광 분야 작업반 의료관광을 신관광산업으로 육성하기 위한 정책지원 방안

3) 한국형 의료관광 발전 모델

의료관광의 개념을 메디컬적인 의료서비스 이외에 스파, 대체의학 및 한방에 기반한 보양의 개념으로 확대시킴으로써 환자뿐만 아니라, 예방적 건강관리에 관심있는 사람들에 대한 폭넓은 의료관광 수요를 충족한다(그림 1-21).

① 의료관광은 대도시, 대형병원 중심으로 이루어져 왔으나 대도시의 의료와 지역의 보양, 관광을 연계시킴으로써 치료 중심의 의료관광객을 보양, 관광으로 확대하고 보양 및 관광 중심의 의료관광객이 경증치료에 접근할 수 있도록 한다.

② 한국의 우수한 의료서비스와 매력적인 보양 및 관광상품을 체험하고 향후 중증 및 경증치료, 관광 및 휴양목적으로 한국을 다시 찾도록 하며, 대도시 대형병원에서 수술 후 지역의 전문병원에서 요양 및 포스트케어를 받는 형태의 협력체계를 구축하고, 다시 지역의 전문병원과 지역의 관광이 연계되도록 하는 삼각 시스템의 구축을 통해 대도시와 지방 중소도시, 대형병원과 지역전문병원, 의료와 관광이 실질적으로 연계 및 융합되고 상생 발전함으로써 신국가 성장동력으로 육성한다.

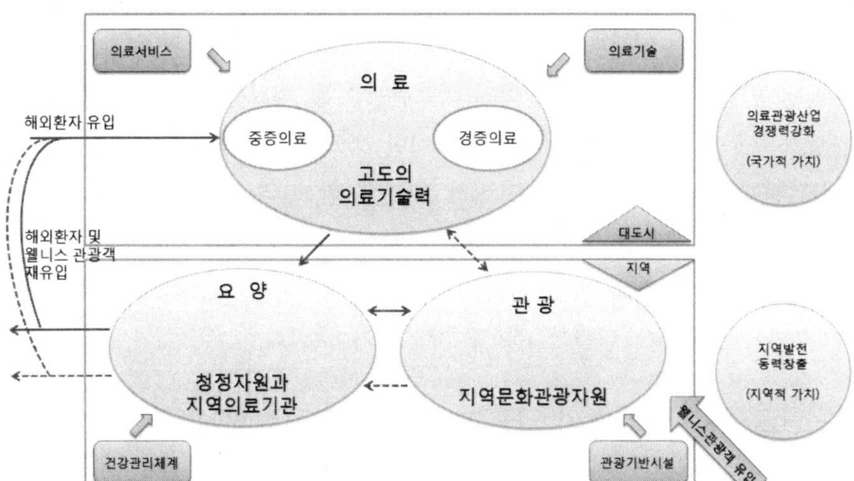

[그림 1-21] 한국형 웰니스 의료관광의 발전 모델

4) 의료관광산업 중장기 발전전략

중장기적으로는 의료와 관광부문의 산업적 융복합화를 촉진함으로써 신산업으로서 의료관광의 발전 모델을 수립하고 이를 선도해 나가는 형식으로 추진되어야 하고, 구체적으로 의료선진화 및 글로벌 헬스케어 전략을 바탕으로 하는 해외환자 유치전략과 의료관광객의 창출과 지역관광개발의 새로운 동력을 창출하는 관광부문의 전략으로 구분하

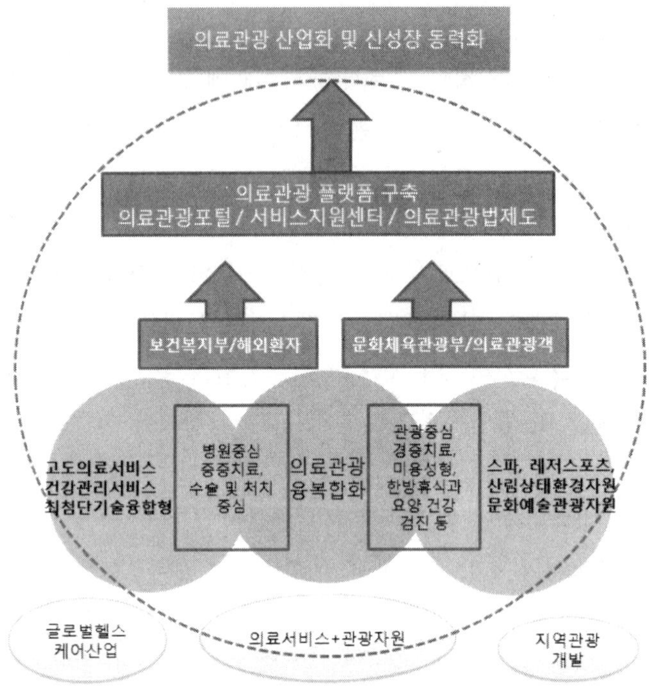

[그림 1-22] 한국형 의료관광 중장기 발전 모형

며, 이 둘을 연결하는 매개산업의 촉진(의료관광호텔, 의료관광기업, 의료관광 컴플렉스, 의료관광타운 등)과 융복합형 개발촉진을 위한 제도화(의료관광특구 지정, 의료관광기업 육성, 의료관광 자격제도화 등)를 고려하고, 이와 함께 의료관광 포털(해외 주요 포털과 연계되는) 구축, 국제적인 수준의 서비스 지원센터 정비, 세제혜택 등 인센티브를 포함하는 정책지원체계 구축과 관련 법제도의 정비 등을 통해 기능적으로 체계화되고 통합적인 의료관광 플랫폼(그림 1-22)을 구축해 나가야 한다.

(5) 의료관광 활성화를 위한 정부의 역할

우리나라 의료체계는 국민건강의료비 및 건강수준을 고려할 때 상당한 성과를 달성한 것으로 평가되며, 의료관광 경쟁력의 원천임을 전제하고 현재 한국이 가지고 있는 우수한 의료인프라 및 의료제도 틀 안에서 의료관광을 활성화시킬 수 있는 전략을 모색하므로, 해외환자 유치정책과 함께 상대적으로 미흡했던 관광에 중점을 두는 의료관광정책을 동시에 추진하고, 관광, 휴양, 치유, 보양, 미용, 건강관리 등 보다 확대된 개념으로서 의료관광 활성화를 모색하며, 대도시와 중소도시, 수도권과 지방, 대형병원과 중소병원, 양방과 한방 등이 연계 상생 보완 발전할 수 있는 전략을 모색한다.

1) 의료관광 활성화

의료관광 활성화를 위한 과제는 단기는 해외환자 유치지원과 한국형 의료관광 기반 구축과 중기는 의료관광 특화 경쟁력창출과 지역 의료관광개발 선도는 다음과 같다.

① 단기 해외환자 유치지원과 한국형 의료관광 기반 구축

㉠ 의료관광통합 서비스시스템 구축 : 한국 의료관광에 대한 외국인들의 접근성을 향상시키고 의료관광과 관련한 각종 편의 서비스를 One-Stop으로 지원할 수 있는 통합 서비스시스템을 구축한다.

㉡ 의료관광 다국어 홈페이지 구축 및 세계적 포털과 연동 : 한국 의료관광에 대한 다국어 홈페이지 구축 및 운영, 의료기관, 유치업자, 여행사, 협회, 관련 정책기관을 포함하는 포털시스템을 구축하고 세계적인 의료관광 포털 및 송출기관과 링크한다.

㉢ 국제의료관광 아카데미 설립 및 전문가양성 : 의료관광 관련 국제 의료서비스에 대한 전문적인 커리큘럼의 개발, 종사원 교육 및 전문가양성 체계를 구축한다.

㉣ 의료관광 홍보 마케팅 강화 : 현재 미주, 동남아시아 등에서 운영 중인 코리아 플라자, 코리아센터를 활용한 의료관광 홍보 마케팅을 강화한다.

㉤ 지자체 메디컬 스트리트 조성사업 지원 : 경쟁력 있는 의료분야 밀집지역, 관광자원 연계 가능지역, 외국인 선호지역 등을 선별, 국내외 관광객이 즐겨찾는 특화거리로 명소화를 추진한다.

㉥ 의료관광 유치 시스템의 구축 : 의료관광여행사를 육성하여 해외의 의료관광알선회사 및 보험사와 연계하거나 또는 해외유치 기반을 가진 여행사가 직접 유치에 나서도록 하는 등 보다 효율적으로 의료관광 유치를 촉진할 수 있는 시스템을 구축한다.

㉦ 전문종사원 자격제도 정비 : 국제의료관광코디네이터를 관광종사원 자격취득 시 우선 채용하고 의료지식과 관광지식을 갖춘 전문종사원의 고용을 촉진한다. 의료관광기획사, 마케터, 컨시어지, 홍보전문가 등 전문화되고 세분화된 직종 개발을 통해 서비스의 다양화 및 질적 수준을 제고한다.

㉧ 의료관광 서비스 품질관리체계 구축 : 의료관광의 서비스 품질의 안정화를 위한 가이드라인의 제시, 매뉴얼의 작성, 서비스 수행평가 및 포상 등을 포함하는 의료관광 서비스 품질관리체계 구축을 통해 의료관광 소비자의 만족을 관리한다.

② 중기 의료관광특화 경쟁력 창출과 지역 의료관광개발 선도

㉠ 의료관광특구제도 도입 통한 특화거점 개발지원 : 관광개발 측면에서 의료관광

특구 제도의 시범적 도입을 통해 지역의 관광자원과 매력물이 의료서비스를 매개로 효과적으로 개발될 수 있는 성공모델을 창출하고, 관광진흥개발기금 지원, 관광공사를 통한 홍보 마케팅 지원 등을 통해 경쟁력 있는 의료관광특화지구로 육성한다.

ⓛ 의료법, 관광진흥법 등 관련 법제의 정비 : 의료법상 외국인환자 유치업자에 대한 명확한 개념정의 및 역할에 대한 규정을 명시, 의사의 이동진료허용에 대한 검토를 하고 관광진흥법상 의료관광 전문여행사, 의료관광 알선회사 등 신사업 업종을 포함하고 의료관광 호텔, 의료관광 리조트, 의료관광 타운, 의료관광 복합단지 등의 개발 관련 지원근거를 마련한다.

ⓒ 특성화된 지역개발과 광역 네트워킹으로 연계 : 각 지자체에서 저마다 추진하고 있는 의료관광유치 및 개발계획에 대해 방향성 설정과 이들을 한 힘으로 묶어낼 수 있도록 시스템 구축이 필요하다.

㉉ 서울·부산 미용과 성형 중심, 제주·강원 휴양과 치유 중심, 대구·경북 한방과 유교문화 중심 등 지역마다 특성화된 핵심 역량을 구축하고 광역 네트워크로 연계하여 시너지를 창출한다.

ⓓ 한방 의료관광 육성 : 한방은 우리나라가 세계적으로 경쟁력을 가질 수 있는 독자성과 차별성을 갖춘 분야로 전 세계적인 보완대체의학에 대한 확산과 정부의 정책적 노력에 따라 웰니스 관광의 신규 수요를 창출할 수 있을 것으로 기대하며, 예방적 치료와 건강증진을 위주로 하는 한방 프로그램은 의료사고의 위험이 낮고, 관광과 연계 및 융합발전하기 쉬운 장점을 지니고 있어 장차 한국형 의료관광의 특화상품으로 육성이 필요하다.

대도시 병원 중심의 해외환자 유치와 달리 한방 자원은 대부분 지방 및 생태환경이 우수한 지역에 위치하고 있어 한방 웰니스 리조트, 한방 의료관광 타운 등과 같은 차별화된 고부가가치 의료관광 복합개발이 가능할 것으로 예상되므로 한방 의료관광에 대한 체계적인 육성책의 수립이 필요하다.

2) 의료관광 활성화를 위한 결론

보양온천법의 개정으로 치료 중심의 온천개발이 가능해지고 향후 국민건강증진법의 개정으로 건강관리회사의 영업이 가능해지는 등 보양, 치유, 건강을 테마로 하는 새로운 형태의 관광개발이 확산될 것으로 기대되며, 이는 향후 의료관광 리조트, 의료관광 타운, 의료관광 복합단지, 의료관광 호텔, 의료관광 기업 등과 같은 신개발과 신사업의 출현으로 이어질 것이다.

① 한국의 의료관광정책은 병원 중심의 해외환자 유치정책과 보양온천 등 지역의 관

광자원 및 개발과 연계한 치유, 웰빙, 건강관리 중심의 의료관광으로 이원화하여 추진하되 보건복지부, 문화체육관광부, 기획재정부가 긴밀히 협력하여 한국을 동북아 의료관광 허브로 자리매김하는 통합적 비전을 설정하고 이를 추진할 수 있는 통합적 기구의 구성이 필요하다.

② 의료관광을 신관광사업으로 활성화시키기 위해서는 한국의 우수한 의료경쟁력(낮은 수가, 성공적인 건강보험제도, 높은 의료기술 수준, 뛰어난 의료인력 및 수많은 병원과 클리닉)을 어떻게 관광서비스(다양한 생태, 문화 콘텐츠 및 프로그램 포함)와 연계시킬 것인가가 관건이며, 이를 위해 의료서비스와 관광서비스가 상호 활발히 연계 및 융합될 수 있는 한국형 의료관광 발전 모델의 창출이 시급하다.

③ 전 세계적으로 의료관광을 정책적으로 육성하고자 하는 나라들이 급속히 증가하고 있으며, 의료관광이 향후 우리나라 관광성장을 주도할 잠재력이 높은 신사업 영역이라는 인식하에 통합적인 의료관광 마스터플랜의 수립과 이에 기반한 체계적인 육성이 필요하다.

(6) 국제의료관광코디네이터 전문가육성

의료관광 전문가는 의료관광객의 욕구에 따라 의료서비스 체험과 관광문화체험의 접점에서 상호 균형적 조정자(facilitator) 역할을 담당하는 포괄적 개념으로서 **국제의료관광코디네이터**는 의료관광상품 기획 및 진행에 관련된 각 과정에서 필요한 전문적인 서비스를 제공하는 역할을 담당하는 자이다.

1) 국제의료관광코디네이터 전문가육성의 필요성

의료관광 진행의 전 과정에 원활을 기하며 의료관광고객의 욕구를 충족시켜준다.

① 대한민국 의료서비스 상품에 대한 기획 및 마케팅 전문가가 필요하다.

② 의료케어, 치유전문가가 필요하다.

③ 운동처방 및 영양 클리닉 전문가가 필요하다.

2) 유사개념의 검토

① **의료관광 전문가 : 국제의료관광코디네이터**

② **메디컬투어매니저** : 메디컬매니저 + 투어매니저 = 메디컬투어매니저

㉠ 매니저(manager)는 주로 관광산업 및 일반산업에서 통용되는 용어로 관리적 성격의 의미가 강하다.

ⓛ 고객과 서비스 제공자(병원, 관광회사) 간의 상호 접점에서 균형적 서비스를 제공하는 이미지보다는 관광매니저의 비중이 우선시 된다.

③ **메디컬투어컨설턴트** : 메디컬컨설턴트 + 투어컨설턴트 = 메디컬투어컨설턴트
컨설턴트라는 사회적 용어가 함축하고 있어 의미상 실제 산업의 성숙기에 사용되어질 수 있는 표현이다.

④ **메디컬투어가이드** : 투어가이드의 보편적 사용으로 인해 의료부분과의 조화보다는 관광분야에서의 활동성향이 두드러지는 표현이다.

3) 의료관광 전문가 현황

차세대 직업 55개 중 하나로 **국제의료관광코디네이터**가 선정(한국고용정보원)되었다.

① 2008년 현재 국내병원을 찾은 외국인은 약 2만 7400명, 2013년에는 20만 명의 외국인환자를 유치로 정부의 목표를 이루기 위해 국제의료관광코디네이터 전문가양성이 절실한 시점이다.

② 현재 치료와 통역이 모두 가능한 전문 **국제의료관광코디네이터**는 절대적으로 부족하다(한국고용정보원).

③ 현재 한국관광공사, 한국보건산업진흥원 등 정부기관과 동국대학교, 경희대학교 외의 우리나라 대학교와 의료 관련 민간기업 등에서 **국제의료관광코디네이터**를 양성하는 프로그램을 운영 중이다.

4) 국제의료관광코디네이터 전문가양성 방안

① **의료관광 전문 에이전시 육성** : 의료와 관광부문의 전문성을 모두 갖춘 의료관광 전문 에이전시를 육성해야 하며, 여행사와 의료기관간 연계를 통한 다양한 의료관광 상품 개발을 촉진하고, 외국보험회사 등과 합작회사 형태의 전문 에이전시 설립유도, 세계적인 네트워크를 가진 의료관광 컨설팅 업체와 연계하는 방안 등을 추진해 나가야 한다.

② **국제의료관광코디네이터**(의료관광 전문통역사 양성) : 기본적인 통역능력 뿐만 아니라 의학용어 및 질환에 대한 지식, 환자를 대하는 요령, 관광 관련 지식을 고루 갖추고 진료와 관련한 기본적인 훈련을 받은 전문통역사의 양성이 필요하다.

③ **공신력 있는 전문가육성 교육기구의 설립운영** : 현재 사설교육기관 및 대학 내 부설 양성기관 등을 통한 다원화되어 있는 전문가양성 루트를 속히 제도권 내의 조직체를 구성, 일원화하여 국가자격시험 등 전문가양성 관련 업무의 총괄 기능을 수행

하여야 한다.

④ **전문가 그룹에 의한 커리큘럼 체계의 확립** : 의료 관련 · 관광 관련 전문가 그룹의 협의체를 구성하여 전문가양성에 필요한 교육 프로그램의 개발이 필요하다.

⑤ **국제적 인력교류 지원** : 선진의료기술을 배우고자 한국을 찾는 외국인 의사의 방문을 지원하고 교육 프로그램을 활성화함으로써 우리나라 의료기술에 대한 신뢰도 제고 및 이들 외국인 의사들이 고국에 돌아간 후 이들 의사들의 추천에 의한 외래 환자 유치를 촉진하여야 한다.

⑥ **의료관광 One-stop Service Center 운영** : 의료관광 One-stop Service Center를 개설하여 환자 및 보호자들을 위한 출입국수속지원, 외국인 대상 의료관광 전문병원 안내, 통역지원, 상담지원 및 콜센터 운영, 숙박예약, 보험업무안내 및 처리지원, 각종 서류발급지원(원무 서비스 관련), 관광상품안내 및 예약, 귀국 후 치료지원 등의 종합적 서비스를 제공해 나가도록 하여야 한다.

5) 인재육성을 통해 관광산업

가족 중 장기요양이 필요한 질병에 걸리거나 혹은 의료서비스가 필요한 경우 가족이 총동원되기 마련이다.

① 병원 입구는 늘 사람들로 북적이고 그들로 인해 그 지역 경제가 움직이는 것을 볼 수 있다. 그런데 이 환자들이 외국에서 온다면 환자들의 가족이 동반하게 되고, 이에 관련된 관광수요가 발생하게 마련이다.

② 싱가포르, 말레이시아, 태국, 인도, 중국 등의 경우 의료서비스와 휴양, 레저, 문화 등 관광활동이 결합된 새로운 의료관광(medical tourism)을 21세기 국가 전략산업으로 삼고, 대규모 예산과 정부 차원의 적극적인 지원정책을 펼치고 있다. 이러한 상황에서 세계적 추세인 의료관광을 복합산업으로 키우기 위해 인재육성을 통해 관광산업의 구조 고도화 및 고부가가치화를 통한 경쟁력 강화를 유도해 나가야 할 시점이 된 것이다.

③ 부존자원이 부족한 우리로서는 관광산업과 의료산업의 융복합화를 통해 새로운 관광수요를 창출하는 인재육성인 **국제의료관광코디네이터 양성**이 대한민국의 의료관광 미래를 이끌어갈 것이다.

03 관광서비스의 이해

관광서비스는 관광업체 또는 관광부문에서의 서비스 영역의 용어이다. 관광부문의 서비스는 일반 서비스와는 달리 인적 서비스에 의존하는 비중이 절대적이다. 따라서 관광서비스 종사원들의 관광객 만족을 위한 친절서비스를 실천할 수 있도록 하는 데 초점이 맞춰줘야 한다.

1. 관광서비스의 정의

관광서비스 중에서도 최고급 서비스를 지향하고 있는 것이 관광부문의 서비스이다. 초기 서비스에 관한 연구는 경제학적 차원의 접근으로써 탈공업 사회의 단계로 지목되는 1960년대 미국의 퓨크스(Fuchs, 1968년) 등에 의하여 시작되었다. 서비스는 주로 마케팅부문에서 개념이 정리되어 왔는데, 서비스마케팅의 이론접근은 1960년 미국 마케팅협회(AMA)의 '서비스의 제반 개념에 대한 정의 확립' 등 서비스의 특성과 본질의 연구에서 시작되었다. 1970년대에는 점차 서비스의 필요성이 강조되는 방법론적 연구, 1980년대에는 서비스의 체계나 전략수립에 관한 연구활동이 두드러진 편이었다.

관광사업에서 경쟁격차로 인한 관광업체의 생존을 위한 돌파구로서 국내의 동종기업과 경쟁하고 외국의 선진기업에 맞서 싸워 이기려면 만연하고 있는 서비스에 대한 독단과 편견을 일소하고 서비스 향상에 노력하지 않으면 안된다. 남보다 못한 서비스 수준은 그 상품 자체의 품질이 떨어진다는 것이다.* 관광사업은 일정한 투자내용을 보다 나은 서비스를 제공하여 수익증대를 얻는 사업이다.

(1) 관광서비스의 정의 분류

관광서비스의 정의를 간단하게 정의하면 비즈니스적 정의, 구조적 정의, 기능적 정의로 3가지 측면에서 요약할 수 있다.**

1) 비즈니스적 정의

관광업체활동을 통하여 고객인 관광객이 호감과 만족감을 느끼게 함으로써 비로소 가치를 낳는 지식과 행위의 총체이다(그림 1-23).

* 관광서비스의 정의 : 관광서비스, 최동열, 기문사, 2001, p.42
** 관광서비스의 정의 : 관광서비스, 최동열, 기문사, 2001, p.42

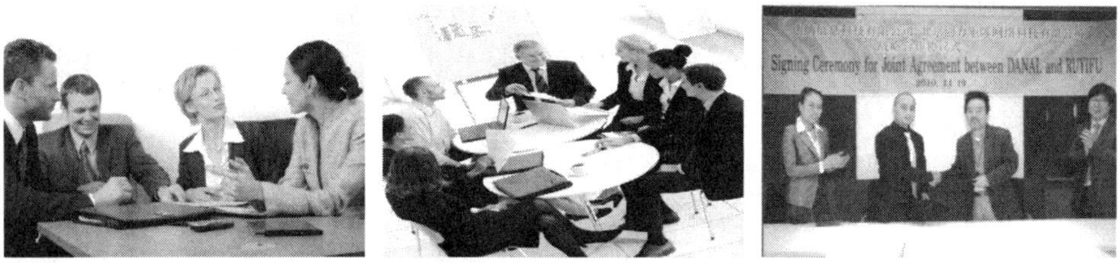

(a) 바이어와 대화를 하는 비즈니스맨 (b) 회사에서 토론하는 모습 (c) 회사간의 협약

[그림 1-23] 비즈니스를 하는 사람들

2) 구조적 정의

관광업체가 기업활동을 함에 있어서 관광객의 요구에 맞추어 소유권의 이전이 없이 제공하는 상품적 의미의 무형의 행위 또는 편익의 일체이다.

① 관광서비스의 개념을 정리하면 "관광활동 내 관광객을 위해 제공되거나 부수되는 욕구충족의 주체적이고 핵심적인 것으로 소득에 의해 소비자 효용이 일어나기 보다는 행위나 성과에 의해 효용이 나타나는 소유권의 이전이 수반되지 않은 무형 행위 또는 편익의 총체"이다.

② 관광서비스는 관광부문에 종사하는 서비스 요원에 의해서 이루어지는 최고의 인적 서비스라고 한다.

3) 기능적 정의

관광업체의 수입증대를 위한 종사원의 헌신, 봉사하는 자세와 업무에 대해 최선을 다한다는 태도, 즉 세심한 봉사정신이다.

(2) 관광서비스의 발전

현대를 사는 우리는 각종 서비스와 함께 묻혀 지내고 있는데 이것을 일반적으로 현대사회를 서비스 사회라고 한다. 미래의 경제 또는 사회 서비스의 비중은 폭발적으로 증가할 것이다. 서비스 없이는 아무것도 존재할 수 없고, 어떠한 일도 진행되지 않기 때문이다. 우리 사회가 서비스 사회 혹은 서비스 경제에서 벗어날 수 없는 사회 또는 문화구조를 갖고 있기 때문이다.

퓨크스(Fuchs)는 "서비스 경제는 GNP의 절반 이상이 서비스 분야에서 일어나는 경제"라고 정의하였다. 이처럼 세계는 수입의 증가, 도시화, 전문화, 고학력화로 인한 고객들이 서비스를 중요하게 생각하고 이로 인해서 서비스 산업이 매우 빠른 속도로 성장하고 있다. 서비스의 경제적 공헌을 개념화 · 계량화하려는 노력, 서비스를 통한 강력한 경쟁력 우위를 확보하려는 기업활동 등에 기반하여 서비스는 경제의 중심축이 되었다(그림 1-24).

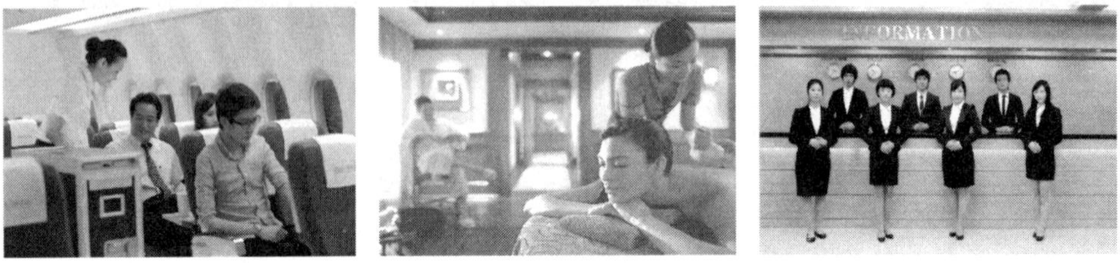

(a) 기내 관광서비스 (b) Spa 관광서비스 (c) 호텔 관광서비스

[그림 1-24] 관광서비스를 받는 사람들

1) 후진형 산업사회

경제 · 사회의 구조의 유형가치가 주체인 사회이다. 이 사회에서는 기술 · 지식 · 정보 · 디자인 등이 수준 낮게 평가되고, 노동력의 양에 비해 노동인구가 넘쳐 효율이 없기 때문이다.

2) 선진화된 산업사회

전문화와 분업화가 진전이 되고 국민소득의 향상으로 국민의 생활수요가 다양해지고 학력수준의 향상으로 문화적 소비가 증대되었다. 그렇기 때문에 고도화되고 복합적인 소비행동이 서비스재를 더 중요하게 여기는 성향으로 변화되었다.

(3) 관광서비스의 어원

서비스는 문헌자료에 14세기부터 시작되었다. 《웹스터사전》에서의 Service의 유래는 '노예의 상태'란 뜻의 라틴어 'Ser-vitium'과 '노예'를 뜻하는 프랑스어 'Servus'에서 나온 용어이다. 즉 "노예가 주인에게 충성을 바쳐 거든다."는 의미에서 출발하였으며, 임금과 신하의 종속관계에서 노예의 신분을 나타내는 의미의 하급 용어였다.

서비스는 점차 발전하여 상대를 위한 봉사의 뜻으로 쓰이고, 현재는 무형의 가치로 전 산업영역에서 중심축 역할을 수행하는 의미로 발전했다. 즉 오늘날의 서비스는 고객에게 최선을 다해서 고객에게 만족감을 주는 일련의 행동이다.*

* 관광서비스의 어원 : 관광서비스, 김성혁, 2001, p.19

(4) 관광서비스의 중요성

일반적인 서비스 경영은 생산관리를 위한 서비스, 제품판매관리 서비스 등으로 이루어지는 반면에 관광사업은 모든 서비스 산업 중에서 최고급 서비스를 지향하는 산업이다. 관광사업은 일정한 투자내용에 대하여 보다 나은 서비스를 제고하여 수익증대를 올리는 사업이기 때문에 고급화된 서비스 가치창출이 필수적이며, 고객감동의 고품질 서비스가 관광서비스의 목표이다. 따라서 차별화되고 수준 높은 서비스만이 관광업체의 존폐를 좌우하기 때문에 관광서비스의 중요성은 다음과 같다.

1) 최고급 수준의 숙련되고 전문화된 서비스를 요구

일반고객들은 '관광서비스는 고급 서비스'로 인식한다. 서비스 부문에서 가장 표준이 되며 기준이 되어 대표가 되는 것이다. 우리나라의 경우 관광서비스가 일정수준 이상의 서비스를 제공하는 고급스러운 이미지로 인식되고 있다.

㉖ 관광호텔과 일반호텔을 비교해 보면 숙박시설, 식당 등이 다르다. 먼저 숙박시설은 방에 비치된 가구나 시설 등이 차이가 나고, 식당은 일반호텔과 달리 음식의 맛과 서비스가 더욱 좋다. 기업들이 고객에게 최고의 전문화된 서비스를 제공해야 한다.

2) 차별화된 고급 서비스를 요구

일반적으로 금융 서비스, 배달 및 수송 서비스, 정보기술 서비스, 의료서비스, 법률 서비스, 교육 서비스 등의 업무 관련 서비스와는 차별화된 고급 서비스를 요구한다.

3) 철저한 준비가 이루어진 서비스를 요구

일반 서비스는 생활과 관련된 필수적 차원의 서비스지만, 관광서비스는 매슬로우(Maslow)가 주장한 5단계 '자아실현 욕구'를 충족하고자 하는 고객을 대상으로 서비스를 판매하는 서비스이기 때문에 준비되지 않으면 상품성이 없는 것이다.

4) 관광서비스는 표준화하기가 어렵다

일반제품의 유형재들은 모방을 하거나, 동일하게 표준화된 제품을 만들어 낼 수 있지만, 관광서비스재는 모방이 쉽지 않고 표준화하기가 어렵다. 따라서 관광서비스 기업의 제품차별화 전략은 서비스재에 의해서 가능하며, 고객들도 물리적 환경보다는 무게가 있으면서도 빈틈없고 지속적인 만족과 감동을 주는 인지적 서비스 환경을 더 선호하기 때문이다.

2. 관광서비스의 특성

관광서비스의 정의는 '서비스'에 속하기 때문에 서비스의 일반적인 특성은 비슷하다. 한편, 제품과 서비스는 차이점이 있다. 제품과 서비스는 〈표 1-5〉와 같이 형태 유무, 분리여부, 고객참여여부, 질적 유지상태에 따라 각각의 차이점을 보이고 있다.*

〈표 1-5〉 제품과 서비스의 차이

구 분	제 품	서비스
형태	유형	무형
분리여부	생산과 소비 사이에 시차가 존재, 재고로 수요·공급 조절 및 완충	생산과 동시에 소비, 저장이 불가능
고객참여	한정적·간접적 참여, 비인적 생산	적극적·직접적 참여, 생산의 속인화
질적 유지상태	품질관리로 동질성 유지 가능	투입과 변형과정의 변동으로 결과의 이질화

서비스 산업은 사람 상품정보를 주변환경을 대상으로 하여 각종의 경제활동을 수행하는 기업의 군이다. 즉, 소비자 자신, 상품, 정보를 주변환 대상으로 하여 각종의 고유한 가공활동 또는 생산공정(process)의 변환활동을 통하여 그 이전 상태와 다른 사람 상품 정보로 탄생된다. 따라서 서비스 기업의 생산활동은 사람, 상품, 정보를 주변환 대상으로 하여 생산공정을 통하여 변환활동을 수행하는 과정이며, 최종 생산물은 유형적으로 존재하지 않고 그 생산공정 자체를 상품화한 것이다.

생산공정 과정에서의 생산, 흐름도, 사람들과의 접촉서비스, 주요 구성요소에 대한 충분한 이해가 필요하다. 그리고 관광서비스 평가의 특수성 측면으로는 관광상품과 같은 경험재를 선택할 때는 유형제품을 구입할 때와는 다소 다른 평가전략이 채택된다. 즉, 광고와 같은 비인적정보 보다는 구전이나 지인의 소개 등 인적 원천(personal sources)에 대한 의존도가 높다. 또한 물리적 시설이나 가격을 근거로 무형적 서비스의 질을 평가한다. 정보입수와 대안평가 직업이 어려우므로 고려 대상을 처음부터 작게 가지는 경향이 있다. 그리고 한 곳에서 만족할 만한 서비스를 받으면 부득이한 경우를 제외하고 굳이 상표전환을 하지 않는다.

(1) 관광서비스의 구성 측면

관광고객, 서비스 수행종사원, 물리적 환경(관광시설 및 조직, 전략 등), 관광매력물(관광대상), 관광서비스 지원 시스템으로 구분할 수 있다. 관광서비스의 구조는 생산부

* 신관광학개론, 변상록, 교육인적자원부 지원교재, 2002, 저자 재작성

문 관광서비스와 전달부문 관광서비스로 크게 나눌 수 있다.

① 생산부문 관광서비스 : 여행사의 상품기획, 호텔 및 식음료 업체의 주방, 숙박업체의 세탁, 객실업무 등이 있다.

② 전달부문 관광서비스 : 관광종사원의 서비스, 관광시설 서비스, 각종 서비스 지원 시스템, 정보, 광고 및 홍보, 판매 및 조사와 가격 등의 서비스로 구분된다.

(2) 관광사업 측면에서의 서비스

미국의 마케팅 학회(1960년)는 "서비스는 판매를 위해 제공되거나 상품의 판매와 관련하여 준비되는 제반활동, 편의, 만족"이라고 정의한다. 그리고 서비스의 특성으로 무형성, 이질성, 소멸성, 불가분성 등을 제시한다.

한편 우리나라 관광진흥법 제2장제3조와 관광진흥법 시행령 제2조는 관광사업 서비스 분류를 여행업, 관광숙박업(호텔업 및 한국전통호텔업 등), 관광객 이용시설업(관광유람선업, 관광공연장업 등), 국제회의업, 카지노업, 유원시설업, 관광편의시설업(관광식당업, 외국인전용 유흥음식점업, 관광토속주 판매업 등) 등으로 구분하고 있다.

관광사업 측면에서 서비스 구성부문은 직접 서비스(본원적 서비스) 제공자와 지원 서비스(부가적 서비스) 및 조직서비스로 구분하는데 직접 서비스와 지원 서비스는 다음과 같다.

① **직접 서비스 부문** : 여행사, 레스토랑, 항공사, 호텔 등과 같이 직접 관광자들에게 서비스 활동 및 상품을 제공하는 분야이며, 지원 서비스는 관광기획자, 관광출판업자, 관광리서치기업 등과 같이 관광자에게 간접적으로 서비스를 제공하는 서비스 부문이다.

② **지원 서비스 부문** : 지자체 등 정부기관, 공기업, 관광교육 및 기획업자, 훈련기관 등 대체로 비상업적, 장기적, 간접적으로 서비스를 제공하는 사업부문으로 구분된다. 미국 상무성(1989)의 관광 관련 사업 서비스 측면의 표준산업 분류는 관광운송 서비스, 철도 및 공항 서비스, 지역 및 장거리 버스운송 서비스, 렌터카서비스, 택시 서비스, 고속버스 운송 서비스, 전세버스 운송 서비스, 버스터미널 서비스, 수상보트 서비스, 수상택시 서비스, 심해해저관광 서비스, 마리나 서비스, 공항수송 서비스, 여행업 서비스, 여행기획과 운영 서비스, 식음료 서비스, 관광식당 서비스, 관광사진 서비스, 스포츠 및 레크리에이션 캠프 서비스, 연극공연 서비스, 밴드 및 오케스트라 제공 서비스, 경마 서비스, 놀이공원 서비스, 미술관 및 박물관 관광서비스, 식물원 및 동물원 관광서비스, 전문 스포츠클럽 제공 서비스, 습지 및 생태 관광 서비스 등으로 구분한다.

(3) 관광서비스의 일반적인 특성

무형성, 최고급 최고수준의 서비스 지향성, 생산 · 전달 · 소비의 동시성, 서비스 형태의 다양성, 소멸성, 서비스 주체와 객체의 양존성, 계절적 요인에 의한 변동성, 근로집약적, 인적 서비스 의존성이 있다.

1) 무형성

"제품은 유형적이나 서비스는 무형적이다"라고 정의할 수 있다. 자동차와 같은 제품들은 실체적인 존재를 사용함으로써 고객이 만족을 느낄 수 있으나, 법률이나 교육과 같은 서비스는 실체를 찾기 어렵다. 관광서비스는 무형적이기 때문에 사전에 고객에게 견본을 보여주기가 불가능하며, 고객이 제품을 구입하기 전까지는 미각, 지각, 시각, 청각, 후각을 통한 사전감지가 어렵다. 즉, 관광서비스는 소유권 이전이 불가능하고, 모방이 쉽고 인식이 곤란하다는 특성을 지니고 있다.

2) 최고급 최고수준의 서비스 지향성

관광서비스는 기계적인 서비스가 아닌 고도로 전문화되고 학습화된 서비스로서 관광서비스 요원에 의해 개별적으로 서비스가 이뤄지므로 서비스 요원은 투철한 서비스 정신과 완벽한 서비스를 고객에게 제공할 수 있어야 한다. 관광서비스를 제공하는 서비스 요원은 서비스를 제공받는 관광객의 기대서비스와 인지서비스의 갭(service gap)에 따른 만족된 서비스가 이루어지도록 노력해야 한다. 이러한 노력을 하기 위해서는 기업차원에서 관광서비스의 교육과 관광서비스 요원들의 노력이 결합되어야 한다.

㉵ 호텔 객실을 이용하는 관광객은 호텔의 분위기, 호텔의 요금, 예약 시스템, 호텔 서비스 요원의 접객자세, 호텔 로비와 객실의 수준, 룸서비스 수준, 입퇴실 시 서비스 관정의 흐름 등 서비스 수준에 따른 고객의 만족도 수준이 달라지기 때문에, 호텔 기업은 최고급 최고수준의 서비스 제공을 위해 노력해야만 한다.

3) 생산 · 전달 · 소비의 동시성

물질적 실체는 미리 만들어 놓고 고객에게 제공하는 제품의 경우, 생산 · 유통 · 고객의 소비에는 시차가 있다. 반면에 서비스는 생산과 전달 · 소비가 동시에 이루어진다. 때문에 보관이나 저장이 불가능하며, 장소적 · 시간적인 제약도 많이 받게 된다.

㉵ 미리 제조된 냉장고를 구입한 고객은 미리 냉장고를 보고 만족 또는 불만족을 느낄 수 있는데, 반면 커피숍과 같은 서비스는 미리 만들어 놓을 수 없다. 따라서 커피숍에서 소비자가 메뉴를 보고 에스프레소를 주문하면, 서비스 종사원은 커피머신에서 에스프레소를 생산하여 소비자에게 전달한다. 그래서 소비자는 현장에서 커피를 소비하며 현장에서 서비스의 생산 · 전달 · 소비인 동시성의 특징을 체험하게 된다.

4) 시간과 공간의 제한성

제품은 변질되어 가치가 떨어지지 않는 한 본래의 상태대로 창고에 보관했다가 필요한 시기에 판매할 수 있다. 하지만 서비스재는 시간과 공간에 제공되고 곧 소멸된다.

㉮ 호텔의 객실은 정해진 시간에 규정 객실 수에 관해 제한을 받게 된다. 외식업도 점심시간의 좌석 수는 시간과 공간의 제한을 받는 것이고 항공기의 좌석도 사정이 같다.

5) 수요관리의 중요성

비행기 좌석이나 호텔방과 같은 서비스는 재고를 가질 수 없으므로 시설에 대해 초과된 수요는 영원히 사라지므로 서비스 기업은 공급시설의 능력관리가 우선적으로 필요하다.

6) 계획생산이 어렵다

서비스 기업의 경우에는 전자제품의 제조업자처럼 계획생산을 할 수 없다. 서비스는 고객의 주문에 의해 생산하는 체제이기 때문에 계획생산이 어렵고, 재고처리 또한 불가능하기 때문에 계획생산은 더욱 어렵다.

7) 거래현장에서만 구매가 가능

서비스재는 고객이 직접 참여하지 않고서는 거래가 불가능하기 때문이다. 서비스재는 간접적으로 대리인을 통한 구매도 불가능하다. 오직 본인이 현장에서 확인 · 평가(가치 · 성격 · 태도 · 모양 · 가격 · 취향성 · 적절성 · 유익성 등)한 후에 구입을 정해야만 한다.

8) 유통과 검수과정이 없다

서비스재는 생산과 소비가 동시에 이루어지고 순간에 소멸되므로 유통이 불가능하다. 단지 정형화 · 이미지화된 개념 또는 정보류만이 기능으로서 흐름을 통하여 공급정보와 수요정보가 각각의 존재를 알리며, 기회나 욕구 등이 생성될 수 있도록 노력할 수는 있다. 서비스재는 불량품을 골라내는 검수과정이 존재하지 않는다. 따라서 불량상품이 발생되지 않도록 충분한 사전 대비가 필요하다. 불량품이 생산된다면 곧바로 고객에게 전달되어 버리기 때문이다.

9) 서비스 형태의 다양성

서비스는 때와 장소, 시간, 사람에 따라 다양성을 지니고 있고, 또한 다양한 고객의 요구를 충족시켜야 하기 때문에 다양하게 만들어진다.

① 서비스재는 고객이 원하는 바가 고객에 따라 다를 수 있으므로 서비스 및 서비스 전달의 표준화를 이루기 어렵다. 특히 호텔의 서비스 종사원, 고객, 호텔의 다양성에 따라 달라질 수 있다. 미리 서비스에 대한 규격을 완벽하게 정의하는 것이 어렵기 때문에 서비스 기업은 서비스 제공자에게 서비스 교육을 제공해야 한다.

② 고객의 만족을 충족시켜 주기 위한 제안과 불평시스템을 활용하고 소비자의 구매조사를 실시하여 질이 좋은 서비스를 개발하면서 소비자를 확보해야 한다.

③ 서비스는 서로 이질적이며, 요금의 차이가 많고, 전문화된 서비스 요원이 필요하다.

10) 소멸성

서비스는 순간적으로 시간과 공간에 존재할 수 있지만, 사용 후에 그 자체가 소멸되기 때문에 반복사용이 불가능하다. 식사 후에 포만감이 남고 여행 후에 추억이 남기는 하나 이는 서비스재의 일과성에 불과하다. 결국 서비스는 소멸된다. 즉 서비스는 저장이 불가능하며, 본래대로 환원될 수가 없으며 일과성의 특징을 지닌다.

11) 서비스 주체와 객체의 양존성

서비스재는 서비스재만으로 존재할 수 없다. 원천적인 서비스 주체와 객체인 서비스 대상인 양자가 존재함으로써 서비스재가 존립하게 된다. 서비스는 서비스 주체로부터 서비스 대상으로 움직이면서 본질적으로 양자가 의존하고 있는 것이다.

12) 계절적 요인에 의한 변동성

관광상품은 대부분 계절의 지배를 받는다. 이것은 시간대에 따른 비수기와 성수기의 변환이 심하다는 의미이고 수요가 불규칙적이다. 따라서 관광기업은 차별적 서비스 마케팅을 통하여 합리적 경영을 유도하여야 한다.

13) 근로집약적 인적 서비스 의존성

관광서비스 기업은 특성상 사람에 의한 서비스가 제공되는 근로집약적 인적 서비스 특성을 지니고 있고, 인적 서비스에 의한 비중이 큰 것이다. 관광서비스는 타인을 위하여 베풀거나 섬기는 것, 즉 이 섬김 · 봉사가 가장 높은 차원의 서비스이다.

㉮ 호텔의 영업장을 이용하는 고객은 호텔 방문부터 방문 중 그리고 방문 후 3단계의 과정을 거치면서 서비스를 제공받기 때문에 호텔의 이미지를 결정하는 요소는 다양할 수 있지만, 호텔 서비스 요원에 의해 만족도가 결정되기 때문에 인적 서비스의 의존성이 매우 큰 작용을 한다. 여행사의 경우나 항공사의 경우도 마찬가지로 인적 서비스의 수준여부에 따른 고객의 선택 속성에 큰 영향을 미치는 요인이 되는 것이다([그림 1-25]).

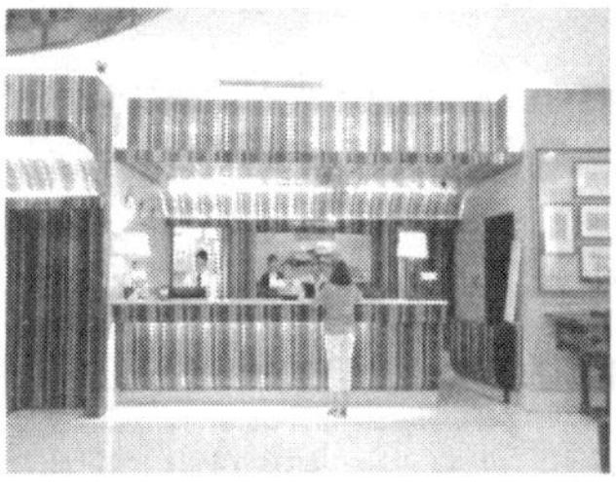
(a) 호텔 서비스 전경

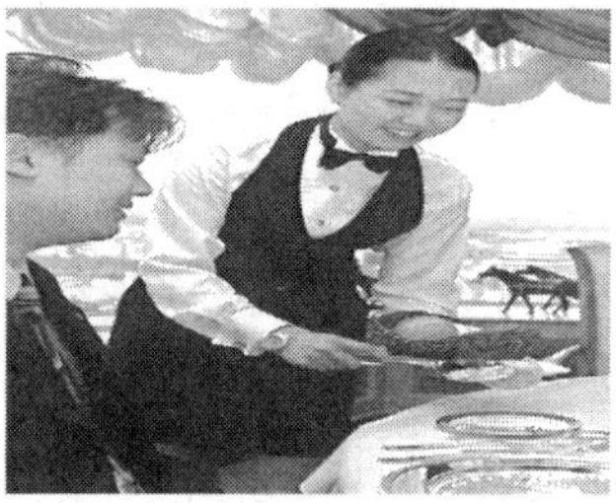
(b) 호텔 레스토랑 서비스 전경

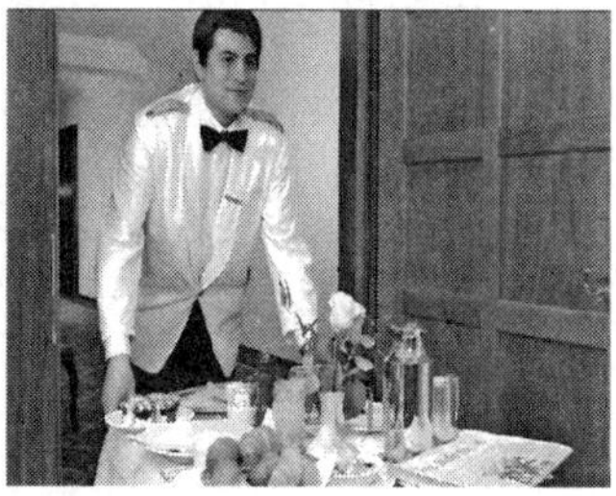
(c) 호텔 룸서비스 전경

[그림 1-25] 호텔 서비스

3. 관광서비스의 유형과 역할

관광서비스 사업은 모든 서비스 산업 중에서 최고급의 서비스를 제공하는 사업이다. 일정한 투자내용에 대하여 보다 나은 서비스를 제공하여 수익증대를 기하는 사업이기 때문에, 고급화된 서비스 가치창출이 필수적이며 고객이 감동할 수 있는 고품질 서비스가 관광서비스의 목표이다.

관광진흥법에 의해 분류된 7대 업종은 여행업, 숙박업, 관광객 이용시설업, 국제회의업, 카지노업, 관광객 편의시설업, 유원시설업 등으로 규정되어 있다. 관광객들과의 접촉빈도가 가장 높은 여행업 관련 서비스, 호텔업 관련 서비스, 항공업 관련 서비스, 외식업 관련 서비스 등으로 범주를 한정하여 정리한다.*

(1) 여행 서비스

국내관광진흥법 제3조제1항의 여행업에 대한 정의에 의하면 "여행자 또는 운송시설 숙박시설 기타 여행에 부수되는 시설의 경영자를 위하여 당해 시설이용의 알선이나 계약체결의 대리, 여행에 관한 안내, 기타 여행의 편의를 제공하는 업"이라고 정의한다.

1) 여행 서비스업

여행 서비스업은 [그림 1-27]과 같이 관광자와 관광 관련 시설업자와의 사이에서 관광시설의 예약, 수배, 시설의 이용알선, 계약체결의 대리, 관광안내 등 관광 관련 서비스를 제공하고, 관광상품을 생산하여 판매 서비스함으로써 그 대가를 받는 사업이라고 할 수 있다.

① 여행업의 서비스 기능 : 상담 서비스 기능, 예약 및 수배 서비스 기능, 관광안내서

* 관광서비스의 유형과 역할 : 한국관광학회, 관광학총론, 백산출판사, 2009, p.280

비스 기능, 판매 서비스 기능, 여권 및 비자 수속대행 서비스 기능, 발권 서비스 기능, 여정관리 서비스 기능, 공항탑승수속(sending and meeting) 서비스 기능, 정산 서비스 기능 등이 있다.

② 여행업의 역할 : 관광자의 다양한 요구를 충족시키기 위해서 불편을 해소하고, 여행의 모든 어려움을 해결해 주는 등 관광자의 입장에서 관광자를 도와주는 것이다.

③ 여행사 : 관광자에게 신뢰성을 얻어야 하며, 관광자에게 유용한 관광정보 판단력을 갖게 해주고, 관광 전반에 대해 시간과 비용을 절약할 수 있는 확신과 저렴한 여행 요금 등 경쟁력 있는 가격을 제공하는 능동적 활동이 요구된다.

④ 관광자 : 관광 관련 시설업자로부터 직접 관광 관련 요소(국내외 여행상품, 항공권, 숙박이용권, 철도 및 각종 운송 서비스 이용권 등)를 구입하는 것보다 여행업자를 통하여 구입할 경우 훨씬 저렴한 가격에 구입할 수 있기 때문에 관광자는 여행업자를 찾게 된다.

2) 여행업체의 업무

알선과 중개업무 즉 대리업무 외에도 독자적인 여행상품을 개발 · 기획 · 판매기능은 향후 여행업체가 독자적 관광사업분야로 급성장하는데 중요한 열쇠가 되고 여행업 서비스는 [그림 1-26]과 같은 것이 있다.

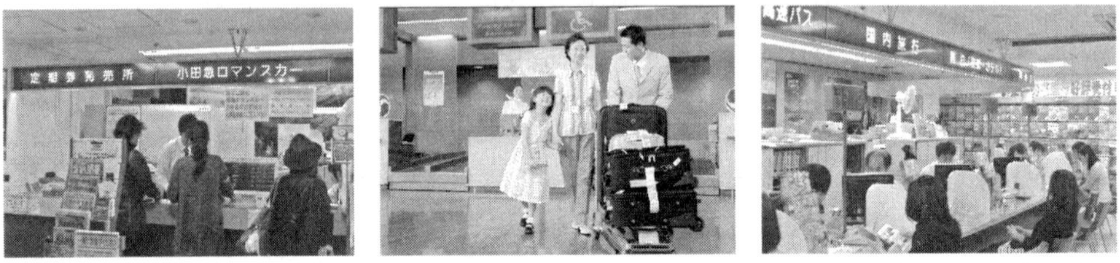

(a) 여행지예약을 하고 있는 관광객 (b) 항공탑승 안내를 받은 관광객 (c) 여행에 대한 안내를 받고 있는 관광객

[그림 1-26] 여행에 대한 서비스를 받고 있는 사람들

3) 상담업무 서비스

여행사는 여행에 수반되는 다양한 사항에 대해서 상담(advising)하고 정보제공(providing information)을 한다. 상담업무 서비스의 내용은 다음과 같다.*

① 열차 · 전세버스 · 항공기 · 선박 등 교통편의 예약, 승차권 · 항공권 · 승선권 등의

* 상담업무 서비스 : 한국관광학회, 관광학총론, 백산출판사, 2009, p.281

발권 서비스를 제공한다.

② 여관 · 호텔 · 콘도 등 숙박시설의 예약 또는 숙박쿠폰의 발권 서비스를 제공한다.

③ 교통편 · 숙박지 등을 결합한 여행수배, 여행여정의 작성 서비스를 제공한다.

④ 여행업자가 주최하는 패키지투어의 접수 등의 서비스를 제공한다.

⑤ 관광객에게 여행과 관련된 모든 정보를 제공해 주는 서비스를 제공한다.

4) 상담업무 서비스에 대해 학자들의 정의

Lavery & Doren(1990년), Poon(1993년), Ozturan & Roney(2004년)의 정의는 다음과 같다.

① Lavery & Doren(1990년) : 고객을 만족시키면서 자사의 이익을 창출할 수 있는 여행사 직원이 되기 위해서는 여행, 숙박시설, 목적지 등에 대해서 광범위한 지식과 정보를 확보해야 한다.

② Poon(1993년) : 여행사는 고객에게 정보를 제공하기 위해서 CRS(Computerized Reservation System)를 활용해 왔다. CRS는 여행사가 고객이 필요한 정보를 제 시간에 효율적으로 전달하는 데 큰 도움을 주었으며 고객만족에 영향을 미쳤다.

③ Ozturan & Roney(2004년) : 인터넷은 정보제공자로서 여행사의 역할에 변화를 가져왔다. 인터넷을 통해서 여행정보는 세계 도처에 있는 잠재고객에 즉각적으로 제공되기 때문에 고객은 여행정보탐색을 하는 데 소극적이지 않은 능동적 역할을 하게 된다.*

5) 상담업무 서비스의 특징

상담업무는 여행자를 위해 정보를 수집하고, 여행상담을 하며 여행상품에 대한 설명을 하는 여행사의 가장 기본이 되는 서비스 기능이다. 여행업은 상담기능으로부터 출발한다(그림 1-27).

① 여행에 있어 정보는 필수적이며 이는 여행업의 존립기반이 될 수 있는 중요한 기능이다. 최근에 여행사 이외의 경로를 통해 여행에 대한 정보제공기능이 증가하고 있는 상황에서 여행객을 여행사 카운터로 유인하기 위해서는 신속하고 친절하게 정보를 고객들에게 제공하여 고객의 욕구를 충족시켜 줘야 한다.

② 상담업무 서비스 요원의 마음가짐과 표정 · 몸가짐 · 인사 · 대기 및 전화응대기법을 올바르게 실행하고, 또한 고객의 불평에 신속하게 대응하여야 한다.

③ 상담업무는 여행사의 얼굴이라는 점을 명심하고 고객에게 좋은 이미지를 줄 수 있

* Ozturan & Roney(2004년) : 한국관광학회, 관광학총론, 백산출판사, 2009, pp.281~282

도록 매사에 정성을 다해야 한다. 여행업이 전문적인 상담을 통해 관광객을 유치하고 상품판매를 증대시키기 위해서 전문성을 가진 유능한 상담요원을 양성할 필요가 있다.

④ 여행업 종사원은 여행목적지에 대해 잘 설명해주고, 고객의 궁금증을 해소시켜 줄 수 있는 화술과 지식을 겸비하고 있어야 한다. 따라서 여행업 종사원은 부단한 자기계발을 통해 전문지식과 경험을 쌓음으로써 상담업무의 질을 높여야 한다.

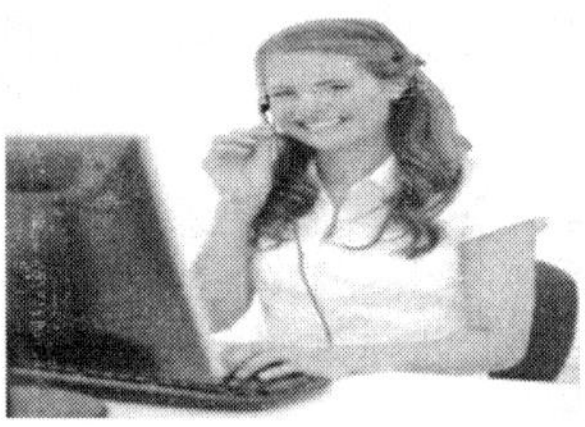
(a) 고객의 상담에 응하는 모습

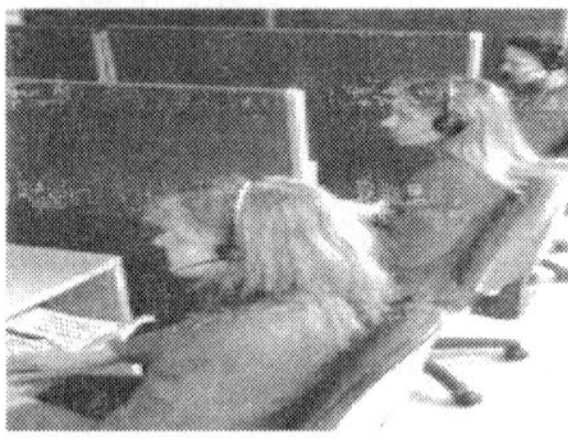
(b) 상담업무를 하고 있는 모습

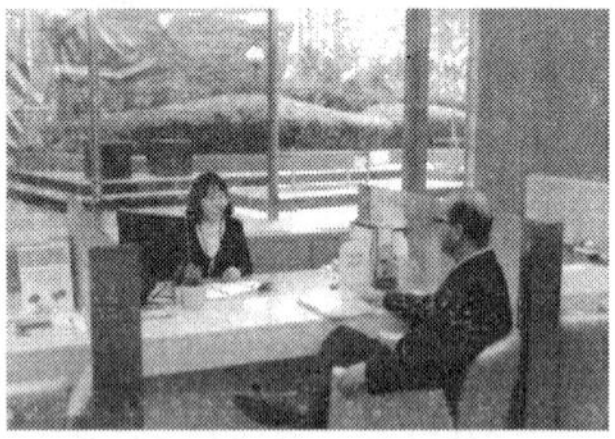
(c) 외국인 상담 오메가 서비스

[그림 1-27] 상담업무 서비스

6) 수속대행 서비스와 발권 서비스

고객의 신청에 따라 희망하는 운송 및 숙박 등의 기관에 대해 각각의 예약으로 여행에 필요한 제반요소를 확보하고, 이들을 조합해서 하나의 여행상품을 만들어내는 업무가 수배업무이다. 수배업무의 가장 중요한 기능은 예약·수배기능이다. 여행업자가 여행객을 위한 예약, 확인, 여행경비지불, 결산 등 모든 여행 중에 필요한 서류화 작업을 하는 것인데, 이것이 여행사의 예약·수배업무의 기본업무이자 중요한 업무 중의 하나이다. 기본업무 중에는 수속대행 서비스와 발권 서비스가 있는 데 다음과 같다.

① **수속대행 서비스** : 여행객을 대리하여 여행사가 여행에 필요한 제반수속을 대행해 주는 것이다. 국외여행 시 여권이 반드시 필요하고, 사증도 필요하기 때문에 여행객을 위해서 여권과 사증 등을 대행해 주는 것이 꼭 필요한 기능이다.

② **발권 서비스** : 예약에 부수되는 업무로 여행 관련 시설업자로부터 항공권, 숙박권, 승차권 등을 판매위탁을 받아 쿠폰을 발권하는 기능이다. 특히 국외여행에 있어 항공발권업무가 중요하며, 여행일정표의 작성과 항공권 운임계산 등의 업무가 수행된다.

7) 항공수배와 지상수배

단체여행과 개별여행(foreign independent tour)은 항공수배와 지상수배로 이루어진다.

① **항공수배**(Air Arrangement) : 항공기를 이용한 여행객을 위해 예약, 발권 등의 서비스를 제공하는 업무이다. 항공권예약, 발권은 단체여행과 FIT 여행의 가장 중요한 부분이다. 항공일정에 준해서 여행일정표(itinerary)가 결정된다. 여행상의 항공수배는 출발지 공항수배도 포함된다. 여행사는 고객의 조건에 맞추어 서비스를 제공하여야 한다. 가능한 편안한 항공수배 서비스를 제공하는 것이다.

② **지상수배**(Ground Arrangement) : 여행객이 목적지에 도착한 후 지상에서 필요한 것들을 수배하는 것이다.* 대부분의 지상수배는 관광객이 출발하기 전에 이루어지며, 지상수배경비는 사전에 지불되는 것이 관례이다. 지상수배 서비스는 공항미팅 서비스, 공항 트랜스퍼, 숙박시설, 식사 서비스, 오락과 이벤트, 현지관광, 현지 지상교통, 그 외의 지상수배 등이다.

8) 여행업의 발전

여행업의 초기단계에서 여행은 항공좌석이나 숙박시설의 객실에 대한 예약상태를 파악하여 이 정보를 고객에게 제공하고 예약수배를 해왔다. 여행업이 발전하면서 사전의 조사된 정보를 바탕으로 고객의 요청을 즉시 수용할 수 있는 형태로 변화되어 종합예약 시스템이 구축되어 항공예약 시스템과 호텔예약 시스템이 여행업과 상호 연결되어 객실 예약이나 항공예약이 자동적으로 처리되는 단계에 이르렀다.

또한 항공좌석과 숙박시설의 객실을 블록화해 두는 경향이 많다. 이 방법은 수배요청이 발생할 때마다 처리하지 않고 수요를 미리 예측하여 수요량을 일괄매입해서 처리하는 방법이다. 기존의 예약수배방법에 비해 계획적이라 할 수 있다.

9) 판매업무 서비스

여행업의 판매는 오랜 기간 점포거점 판매로 이루어져 왔지만, 1980년대부터 점포형태가 아닌 판매수법, 즉 무점포 판매가 판매수법으로 유력하게 부상하게 되었다. 무점포 형태의 판매는 점포의 거점적인 관계를 중시한 판매와는 달리 통신판매 및 신문광고 등 불특정 다수를 향하여 비거점적인 방법으로 판매를 행하는 것이다(그림 1-28).

구체적으로 제공되는 업무에 대한 서비스는 예약과 수배, 여행정보제공, 여행객을 위한 상담 서비스, 여행상품개발 및 판매, 항공권발권과 제반 숙박시설예약 및 바우처 발행, 수속대행(여권 · 비자), 여정관리 및 안내 서비스 등이다. 여행사의 판매는 외판과 창구판매로 구분된다.

---

* 지상수배 : 한국관광학회, 관광학총론, 백산출판사, 2009, p.282

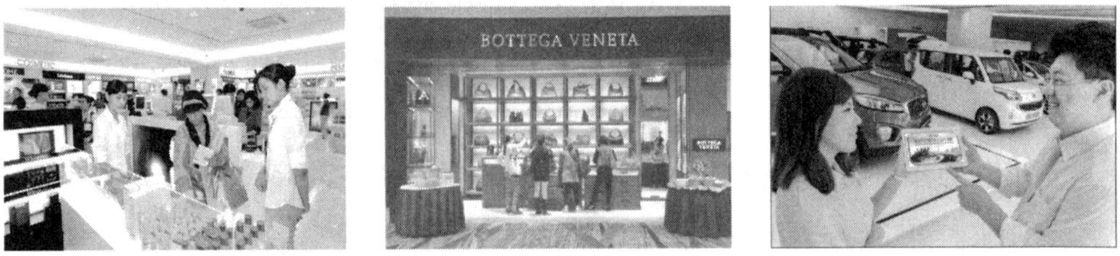

(a) 백화점에서 관광객이 물건을 사고 있음 (b) 가방을 구매하기 위해 관광객들이 구경 (c) 차량판매를 위해 상품을 설명하는 매니저

[그림 1-28] 판매업무 서비스

① **외판** : 판매원이 예상여행객을 직접 찾아가서 대면접촉을 해서 여행상품을 구매하도록 설득하고, 구매시점에서 구매결정을 조력한다는 점에 그 중요성이 있다. 국외여행 자유화 이전의 외판은 판매원에 의한 단체판매를 하였다. 하지만 최근 단체판매는 채널 판매로 전환되었다.

② **창구판매** : 여행상품의 선전, 광고 및 진열 등과 같은 수단의 조력을 받아 여행객을 카운터로 유도하여 여행상품을 판매한다. 국외여행 자유화 이전의 창구판매는 개인여행객을 표적으로 판매를 하였다. 하지만 최근 개인고객을 대상으로 하는 일반모집판매로 전환되었다.

10) 여정관리 서비스

국내외 안내 서비스는 여행일정을 예정대로 원활히 진행시키는 기능을 한다. 국외여행의 경우 여행인솔자를 동반시켜 여행의 원활한 진행을 하고, 여행에서 쾌적성과 안전성을 확보하고 이러한 여행객에게 최대한 만족을 주기 위해서는 알찬 여행내용과 함께 인솔자의 능력도 중요하다.

11) 정산 서비스

여행비용의 원가계산, 견적, 청구, 지불 등 정산과 관련한 제반 기능이다.

(2) 호텔 서비스

호텔의 어원은 라틴어의 Hospitalitas에서 출발하였으며, 이 Hospitalitas가 현재 Hotel, 병원(hospoal), 여인숙(hostel)의 파생어를 만들었다. Hospitalitas이 Hostel, Inn으로 역사적 변천을 하여 현재의 Hotel로 발달한 것이다.

관광진흥법 제3조(관광사업의 종류) 1항 2호 관광숙박업 중 가 목의 규정에 따르면 호텔업은 "관광객의 숙박에 적합한 시설을 갖추어 이를 관광객에게 제공하거나 숙박에 딸리는 음식 · 운동 · 오락 · 휴양 · 공연 또는 연수에 적합한 시설 등을 함께 갖추어 이를 이용하게 하는 업"이라고 규정하였다. 또는 호텔은 일정한 지급능력이 있는 사람에게 객실과 식음료를 제공할 수 있는 시설을 갖추고, 예의가 바른 종사원이 조직적으로 서비스 용역을 제공하여 그 요금을 받는 사업체라고 정의된다.

호텔의 조직은 일반적으로 서비스 부문은 Line 조직, 관리부문은 Staff 조직으로 구성하는데 호텔의 규모나 성격에 따라 달라질 수 있다. 또한 호텔 조직을 부분화하고 지배인 제도에 따른 조직, 판매, 기획 부서를 강화시키고 작업을 표준화하여 책임제를 확립하고 보고제도를 확립해야 한다.

1) 객실부문 서비스

호텔에 숙박을 하기 위하여 찾아오는 도착객(arriving guest)을 제일먼저 접객하는 곳이며, 고객의 숙박기간 중의 안내소(information center)역할을 하고, 고객이 호텔을 출발할 때에 마지막으로 송영하는 호텔 창구의 역할을 한다. 따라서 객실부문 서비스는 지배인 또는 부지배인에게 직접 책임이 있으며 3가지 부문으로 형성되어 있다.*

① **현관 · 객실부문**(Front Office) : 현관 · 객실부문은 제일 먼저 호텔에 들어오는 고객과의 접촉점이 이루어지는 최초의 지역이며, 이곳에서부터 고객의 기대 서비스와 인지 서비스가 비교되어 고객만족으로 전환되는 중요한 공간이다. 현관 · 객실부문의 세부적 직무내용은 〈표 1-6〉과 같다.

〈표 1-6〉 현관 · 객실부문의 세부적 직무내용

직무내용	설 명
고객을 영접한다.	현관 · 객실직원은 고객을 영접한다.
객실을 지정한다.	현관 · 객실직원은 객실을 지정한다.
객실의 키(key) 및 우편물을 취급한다.	현관 · 객실직원은 객실의 키(key) 및 우편물을 취급한다.
정보의 제공 및 고객불평의 해소와 안내를 한다.	현관 · 객실직원은 정보의 제공 및 고객불평의 해소와 안내를 한다.
모든 요금을 계산한다.	현관 · 객실직원은 모든 요금의 계산을 도와준다.
체크 아웃을 처리한다.	현관 · 객실직원은 체크 아웃을 도와준다.

② **현관 서비스**(Front Service) : 호텔에 제일먼저 들어오는 고객을 영접하는 부서로서 〈표 1-7〉과 같이 고객의 차량과 수하물 및 호텔내부로 진입하는 동선에 따라 각종

* 객실부분 서비스 : 관광상품개발실무, 변상록, 교육인적자원부 지원교재, 2003, 변상록, 관광학 변상록, 내부강의록, 2012

서비스가 제공되는 곳이다.

고객에게 제공되는 서비스의 내용은 호텔에 대한 각종 정보제공, 객실배정, 체크인 및 체크아웃, 객실예약 등으로 이루어지는 데 등록(registration), 정보제공(concierge & information) 및 정산(cashier) 등의 서비스가 제공된다.

〈표 1-7〉 현관 서비스의 세부적 직무내용

직무내용	설 명
현관에서 영접을 한다.	현관 서비스 직원은 현관에서 영접을 한다.
수하물을 신속히 처리한다.	현관 서비스 직원은 수하물을 신속히 처리한다.
객실의 체크인 및 에스코트를 한다.	현관 서비스 직원은 객실의 체크인 및 에스코트를 한다.
객실의 안내를 한다.	현관 서비스 직원은 객실의 안내를 한다.
정보요청에 대한 신속한 처리를 한다.	현관 서비스 직원은 정보요청에 대한 신속한 처리를 한다.

③ 객실관리부문(House Keeping Dept.) : 객실정비의 보수 및 청결상태를 유지하여 판매할 수 있도록 상품화하는 곳이다. 즉 방을 생산하는 곳이다. 또한 객실관리는 객실의 재산관리, 유지, 정비, 고객물세탁, 린넨 업무, 유니폼 업무, 청결관리 등 다방면의 성격을 가지고 있어 상하관계 및 관련 부서 업무협조체제 구축에 의한 신속, 정확한 개개인에 대한 업무의 완료와 보고로 객실관리의 전업무가 통제 · 수행되는 것이다. 따라서 호텔의 재산관리와 비용절감을 위해서 노력하여야 하며, 고급화된 객실상품의 생산에 주력하여야 한다. 객실관리의 세부적 직무내용은 〈표 1-8〉과 같다.

〈표 1-8〉 객실관리부문의 세부적 직무내용

직무내용	설 명
객실 내 고객의 불편 유무를 확인한다.	객실관리직원은 객실 내 고객의 불편 유무를 확인한다.
객실청결 유지 및 정돈을 한다.	객실관리직원은 객실청결 유지 및 정돈을 한다.
공유면적(public room) 및 복도청결을 유지한다.	객실관리직원은 공유면적(public room) 및 복도청결을 유지한다.
객실 및 공유면적의 위생상태를 유지한다.	객실관리직원은 객실 및 공유면적의 위생상태를 유지한다.
고객의 객실기록을 유지한다.	객실관리직원은 고객의 객실기록을 유지한다.

2) 식음료부문 서비스

고객의 호텔만족도 품질평가에서 가장 중요한 요소 중 하나는 호텔의 식음료 제공 서비스이다. 고객들에 기대 서비스보다 인지 서비스의 수준을 높여야만 호텔의 품질 서비스를 인정받을 수 있다. 식음료 업장은 고객에게 항상 쾌적한 환경에서 음식과 음료를 취하고, 기타 안정도는 마음으로 피로해소와 원기 및 기력을 회복받고 그 대가를 지불하는 장소인 것이다.* 그래서 식음료업장의 안락한 분위기, 맛과 멋, 위생, 친절도, 동선에 따른 서비스 제공수준 등이 기본이 되는 곳이다.

① **식당부문**(Food & Restaurant Dept.) : 식당은 영리를 목적으로 운영되며, 객석을 갖추어 놓고 고객을 위해 음식과 음료를 제공하는 설비를 갖추고 있어야 하며, 고객의 다양한 욕구를 충족시킬 수 있는 인적·물적 서비스가 제공되는 장소이다. 따라서 식당에서는 고객에게 다양한 음식(한식, 일식, 양식, 중식, 뷔페, 등)이 제공되는 서비스이다.

② **주장부문**(Beverage Dept.) : 고객에게 알코올성 음료와 비알코올성 음료 등을 제공하는 서비스 장소이다. 호텔에서의 주장부문을 서비스해주는 장소로는 메인바, 로비라운지, 회원전용 라운지, 나이트클럽, 커피숍, 식당 등이 있으며 고객에게 다양한 음료가 제공되는 서비스이다.

③ **연회부문**(Banquet Dept.) : 연회는 각종 이벤트나 리셉션과 같은 모든 행사를 주관하는 업무이다. 이러한 연회는 예식 관련 웨딩업, 축하파티, 국제 컨벤션, 박람회 각종 회의나 세미나, 심포지엄, 컨퍼런스, 전시회 등 다양한 형태로 운영되고 있다. 이처럼 연회는 다양한 이벤트를 유치하고, 외부 출장연회에도 진출하였는데, 그 중에서 호텔이 가장 급속하게 성장하고 고객에게 서비스를 제공하고 있다.

3) 기타 부문 서비스

기타 부문 서비스에는 관리부문(management and executive Dept.)과 판촉 마케팅 부문(sales & marketing Dept.)이 있다.

① **관리부문** : 고객에게 직간접적으로 서비스가 제공되는 호텔영업을 통제·조정하는 모든 부서이다. 일반적으로 회원관리 부서, 경리부서, 총무, 인사, 기획, 심사, 재무, 마케팅, 전산, 시설 등으로 구성되어 있다.

② **판촉 마케팅 부문** : 호텔의 상품과 이미지를 기획하여 판매하고 매출증진을 위해 전문적 연구, 시장조사, 고객동태조사, 광고 등 이러한 것을 통해 공세적 판매활동을 하는 부문이다. 국내시장과 해외시장을 연계하여 다양한 시장을 공략하고, 고객에게 다양하고 신속한 서비스를 제공하기 위하여 다양한 방법의 전략을 도출해 내는 곳이다.

(3) 항공운송 서비스

항공운송 서비스는 예약 서비스, 발권 서비스, 탑승 서비스, 기내 서비스, 기타 부문

* 식음료부문 서비스 : 관광학, 변상록, 강의록에서 인용, 2012

서비스가 있다.*

1) 예약 서비스

항공운송 서비스의 첫 접점지점인 예약 서비스는 정확하고 신속한 서비스가 이루어져야한다.

① 예약업무의 착오를 발생시키지 않기 위해서는 예약직원에게 전화응대요령을 숙지시켜야 하며, 관련 부서로 연결하는 요령과 연락요청을 숙지시켜야 한다. 개인예약 접수 시 단계는 [그림 1-29]와 같다.

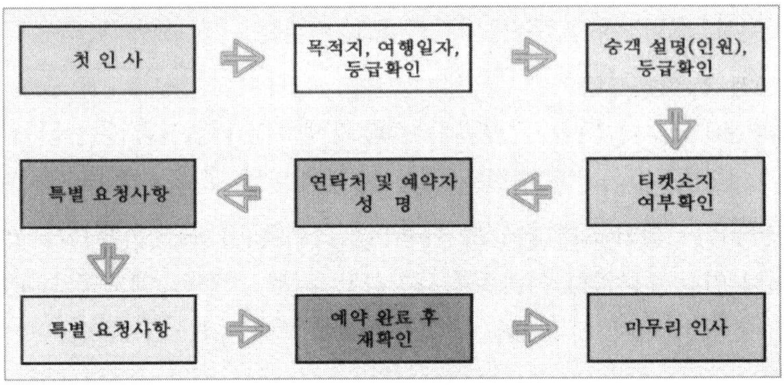

[그림 1-29] 예약 서비스의 순서

② 단체여객 요령 또한 개인예약 접수단계와 거의 같은 요령으로 예약 서비스를 제공한다.

③ 예약 시 특별한 조치 · 보호 및 주의가 필요한 승객(VIP, 환자, 미동반 어린이, 임산부, 맹인, 선원, 노인 등)의 경우 그 사실을 먼저 고지해야 한다.

④ 항공사는 적절한 조치를 취하며 고객들에게 안전하고 편안한 여행을 할 수 있도록 서비스를 제공해야 한다.

2) 발권 서비스

발권 카운터에서는 승객과 항공사 직원이 첫 대면을 하는 장소이다.

① 개인 간의 관계에 있어서 첫 인상이 중요하다.

② 발권 카운터에서 승객에게 그 항공사에 대한 좋은 이미지를 오래도록 갖게 만드는 것이다.

③ 승객에게 좋은 이미지를 보이기 위해서 카운터에 있는 직원들은 항상 단정한 복장

* 항공운송 서비스 : 관광서비스, 김성혁, 2001, pp.305~340

과 친절한 자세를 갖추고 있어야 한다.

④ 발권 서비스의 단계는 [그림 1-30]과 같다.

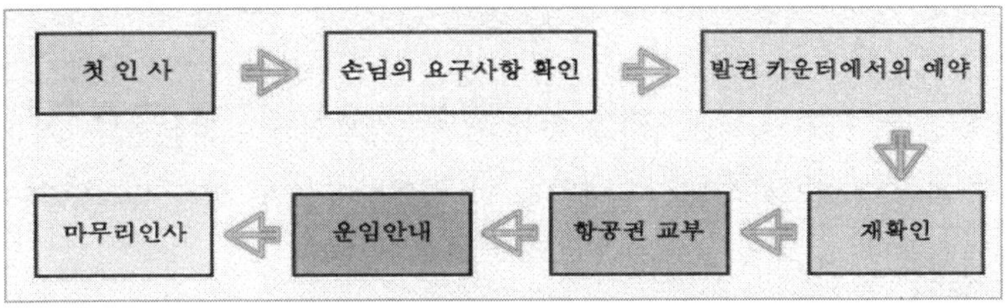

[그림 1-30] 발권 서비스의 순서

3) 탑승 서비스

탑승수속장은 고객과 첫 대면이 이루어지는 곳이다.

① 탑승수속장에 있는 직원들은 용모, 복장, 태도에 특별히 신경을 써야 하며, 승객에게 공손한 태도와 언어를 사용해서 승객에게 불쾌감을 주는 일이 없도록 하여야 한다.

② 업무개시 전 준비사항은 〈표 1-9〉와 같다.

〈표 1-9〉 탑승 서비스 업무개시 전 준비사항

직무내용	설 명
항공기의 운항상황 및 승객 예약상황을 점검한다.	가이드가 항공기의 운항상황 및 승객예약을 점검한다.
관련 전문 점검을 한다.	가이드가 관련 전문 점검을 한다.
용모 및 복장상태의 점검을 한다.	가이드가 용모 및 복장상태의 점검을 한다.
카운티 장비 및 작업장의 환경을 접건한다.	가이드가 카운터 장비 및 작업장의 환경을 점검한다.
공손한 자세를 유지해야 한다.	가이드는 공손한 자세를 유지해야 한다.

③ 탑승수속 시 서비스 단계는 [그림 1-31]과 같다.

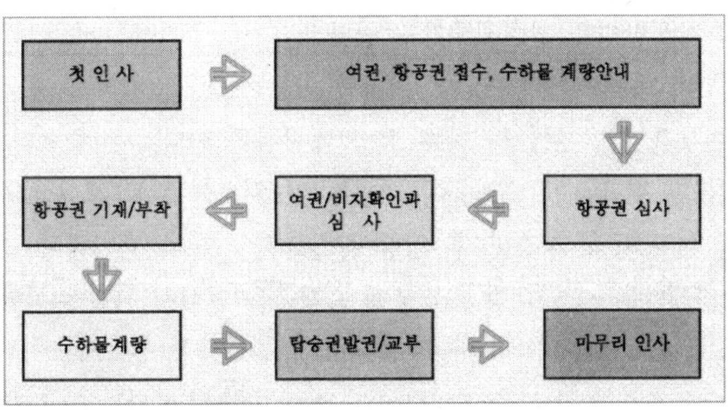

[그림 1-31] 탑승수속 시 서비스의 순서

4) 기내 서비스

항공사에서 항공기 내를 Cabin 또는 객실 서비스라고 하지만 관광객의 입장에서는 기내 서비스라고 한다. 쾌적하게 이동할 수 있도록 기내에서 각종 서비스를 제공하는 사람이다. 보통 여성은 스튜어디스라고 하며 남성은 스튜어드라 한다. 비행기 탑승 전부터 비행기가 이륙 후 다시 착륙하기까지 항공기 객실승무원들이 하는 일은 기내의 각 설비 설명, 비행 관련 주의사항 전달, 통과지점 및 비행상황설명, 식사 및 음료수 서비스, 응급 시 승객의 안전지도 및 비상탈출돕기 등이다.

① 기내에 탑승하기 전에 보통 객실사무장 주재로 브리핑을 한다. 이때 업무분담, 용모 및 필수 휴대품 점검, 유의사항 및 신규 업무지식 등에 관한 지시사항을 전달받는다. 그리고 기내에 탑승하여 기장의 주관하에 목적지, 비행시간, 항로 및 기상조건, 기타 유의사항 등에 대해 듣는다.

㉠ 출발 전 승객보다 먼저 탑승하여 비상장비 및 기내시설의 이상 유무, 기내용품의 수량 및 탑재 여부, 의료장비, 기내의 청결상태 등을 포함한 객실 서비스에 관한 제반사항을 확인하고 준비한다.

㉡ 객실사무장이 각 구역에 이상이 없는지 최종적으로 확인하고 탑승지시를 내리면 승객의 탑승이 시작된다. 승무원은 탑승객이 제시하는 탑승권을 확인하여 좌석을 안내한다.

㉢ 탑승이 완료되면 승객의 안전벨트 착용 여부, 이동물품의 고정 여부 등을 확인한다. 그리고 안전벨트, 구명복, 산소마스크, 비상탈출구의 사용법 등에 대한 시범을 보인다.

㉣ 비행기가 이륙하면 승객에게 식사 및 음료, 헤드폰 등을 제공하며 기내 면세품을 판매하기도 한다. 이 외에 환자나 도움이 필요한 승객을 보살피는 데 신경을 써야 한다. 해외 비행의 경우 여행지 입국수속에 필요한 서류나 세관신고서 등의 작성방법을 설명해주기도 한다.

㉤ 비행기가 목적지 공항에 가까워지면 이동물품을 고정하고 승객의 좌석벨트 착용 여부를 확인하는 등 착륙 전 기내점검을 한다.

㉥ 비행기가 착륙하면 승객들이 내리는 것을 도와주고, 객실상태나 승객의 물품 분실 여부 등을 점검한 후 입항에 필요한 서류를 준비한다.

㉦ 비상사태발생 시 안내방송을 통해 승객들을 안심시키며, 비상탈출 설비가동 등 필요한 조치를 취한다. 비상착륙 시에는 승객들을 신속하고 안전하게 탈출시키는 일도 중요한 업무 중의 하나이다. 기내 승무원이 하는 일은 〈표 1-10〉과 같다.

〈표 1-10〉 기내 승무원이 하는 일

직무내용	설 명
비행 중 유의사항을 전달한다.	승무원이 비행 중 유의사항을 설명한다.
비상장비 설명을 해야 한다.	승무원이 비상장비 사용법을 설명을 한다.
음식 서비스 안내를 해야 한다.	승무원이 음식 서비스 안내를 한다.
기내 영화 및 음악 안내 서비스를 해야 한다.	승무원이 기내 영화 및 음악 안내 서비스를 한다.
기내 면세품 판매 서비스를 해야 한다.	승무원은 기내 면세품 판매 서비스를 한다.

② 기내편의 서비스로는 〈표 1-11〉과 같다. 비행기가 이륙하면 승객에게 식사 및 음료, 헤드폰 등을 제공하며 기내 면세품을 판매하기도 한다. 이 외에 환자나 도움이 필요한 승객을 보살피는 데 신경을 써야 한다. 해외 비행의 경우 여행지 입국수속에 필요한 서류나 세관신고서 등의 작성방법을 설명해주기도 한다.

〈표 1-11〉 기내편의 서비스

직무내용	설 명
이어폰을 제공하는 서비스이다.	승무원은 이어폰 제공하는 서비스를 한다.
음료수 및 식사 서비스가 있다.	승무원은 음료수 및 식사 서비스를 한다.
신문과 잡지 서비스가 제공된다.	승무원은 신문과 잡지 서비스를 한다.
필기도구, 영화, 음악, 어린이 유아 응대 서비스를 제공한다.	승무원은 필기도구, 영화, 음악, 어린이 유아 응대 서비스를 한다.
의약품, 응급치료 서비스를 제공한다.	승무원은 의약품, 응급치료 서비스를 한다.
고객 불편을 해결해주는 서비스를 제공한다.	승무원은 고객 불편을 해결해주는 서비스를 한다.

③ 항공기가 목적지에 가까워지면 탑승객의 입국에 필요한 서류작성을 위한 서비스를 제공한다.

(4) 식음료 서비스

Food Service Industry란 식당부문에서 Eating-out Industry는 서비스를 제공하는데, 인간이 외식 수요를 충족시키기 위하여 가정 이외의 장소에서 요리나 음료수를 제공하고 대가를 받아들이는 서비스이다. 이러한 산업의 목적은 손님에게 요리·음료를 제공하고 부수되는 인적 서비스와 실내분위기를 제공하는 것이다.*

* 식음료 서비스 : 관광서비스, 김성혁, 2001, pp.264~269

1) 고객영접과 서비스

식당에서 업장지배인이나 웨이트리스가 고객을 영접하고 식탁으로 안내하는 서비스를 하게 된다. 고객이 식당으로 입장하게 되면 안내담당자가 입구에서 예의바른 자세로 고객을 영접하게 된다. 웨이트리스는 고객의 형편을 잘 파악하고 고객에게 체면, 기분, 경제사정 등에 맞는 요리를 주문하도록 권유하는 기술을 갖추고 있어야 하고, 주문 후 식사 중 고급 서비스의 제공과 식사 후 환송단계까지 수준 높은 고객만족 서비스를 제공하여야 한다.

2) 연회 서비스

연회를 호텔이나 식장에서 개최하면 그 호텔이나 식장을 선전하는 좋은 기회가 되고, 참석자 전원에게 인상적인 대접을 하고 서비스의 우수함을 알려서 장래에 손님들에게 좋은 이미지를 남겨야 한다. 연회준비는 연회의 목적, 참석자의 연령층, 인원수, 인물구성 등을 살펴서 요리를 준비하고 식탁배열 등에 세심한 주의를 기울어야 한다. 연회는 디너파티(dinner party)와 뷔페파티(buffet party), 칵테일파티(cocktail party), 무도회(dance party), 정원파티(garden party) 등 여러 종류가 있다.

3) 주장 서비스

주장은 식품위생법상 일반음식점, 유흥주점업의 영업허가를 받은 자로서 관광객의 이용에 접합한 시설을 갖추고 음식과 주류를 제공하는 업이다. 주장은 고객에게 휴식과 즐거움을 제공하여야 하는 장소이며, 고객들의 오감을 자극하여 충분히 만족할 수 있도록 서비스를 제공하는 곳이다. 또한 이곳은 고객들에게 식사나 술을 제공하고 고객들이 쇼를 구경하든가 이야기를 나누는 장소이기도 하다. 주장 서비스는 주로 와인 서비스, 칵테일 서비스, 전통주(토속주) 판매 서비스로 대별되어 간다.

(5) 육상운송 서비스

육상운송 서비스에는 철도운송, 버스운송, 렌터카 서비스가 있다.*

1) 철도운송 서비스

여객 및 화물에 대하여 일정구간, 일정차량, 일정한 운임 및 요금 하에 정해진 발차시각에 제공되는 수송력, 즉 열차에 의한 운송 서비스가 구체적인 서비스 상품을 철도운송 서비스라고 한다(그림 1-32).

* 육상운송 서비스 : 관광서비스, 김성혁, 2001, pp.343~369

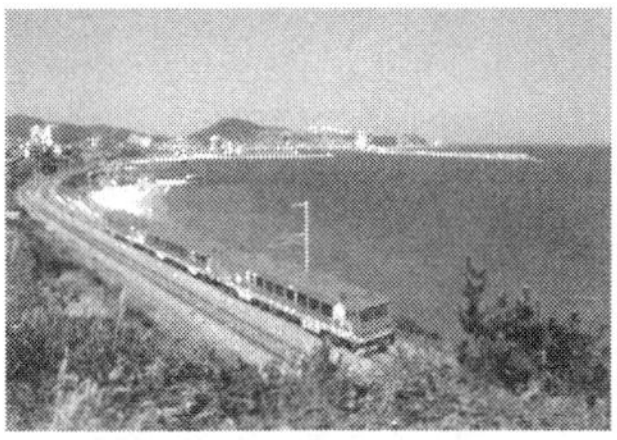

(a) 해변을 따라 가는 철도여행

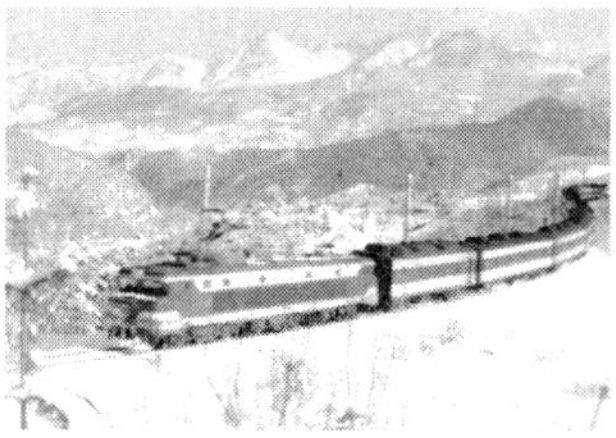

(b) 겨울경치를 보는 철도여행

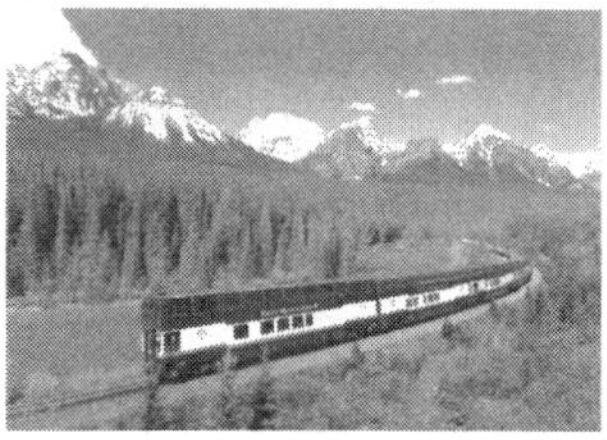

(c) 자연경치를 즐길 수 있는 철도여행

[그림 1-32] 철도운송 서비스

① 철도운송 서비스는 상품을 판매하는 것이 아니라 좋은 이미지를 판매하는 것이기 때문에 철도에 대한 고객의 이미지는 접객종사원의 태도 여하에 따라 좌우되기 때문에 항상 접객종사원은 단정한 복장, 친절함과 예절을 유지하고 있어야 한다.

② 철도운송 서비스는 〈표 1-12〉와 같다.

〈표 1-12〉 철도운송 서비스

직무내용	설 명
프런트 서비스가 제공된다.	가이드가 프런트 서비스를 한다.
접객과정의 서비스가 제공된다.	여객전무가 접객과정의 서비스를 한다.
전화응대 서비스가 제공된다.	여객전무가 전화응대 서비스를 한다.
안내방송 서비스가 제공된다.	여객전무가 안내방송 서비스를 한다.
운송 중 접객 종사원의 응대태도가 있다.	여객전무가 운송 중 접객 종사원의 응대를 한다.

2) 버스운송 서비스

관광사업에 있어 버스운송 서비스는 중요한 역할을 담당하고 있다(그림 1-33).

① 관광객들은 편안하게 여행을 하기 위해 버스를 많이 이용한다. 관광객들이 버스를 이용하는 이유는 버스는 상대적으로 저렴한 대중교통수단이기 때문이다.

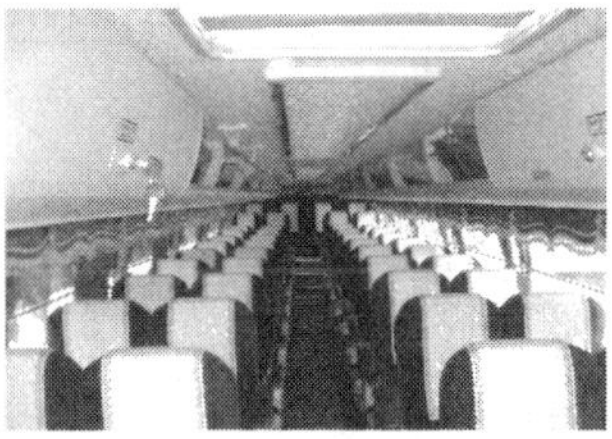

(a) 전세버스의 내부모습

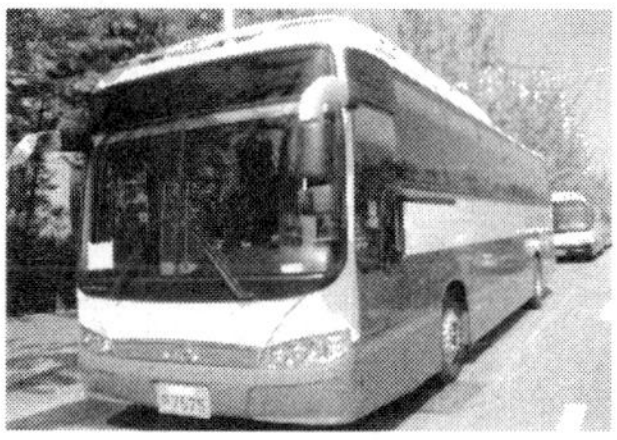

(b) 전세버스의 외관

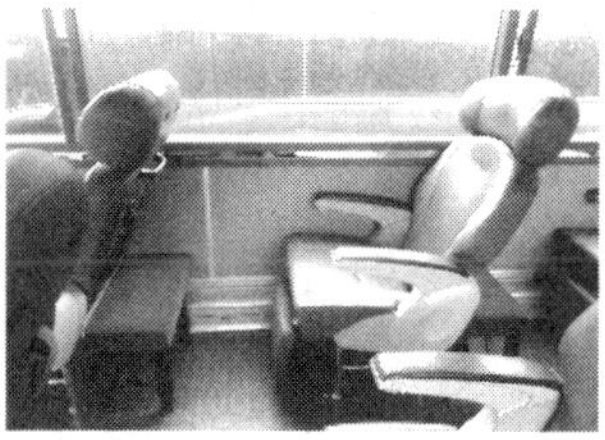

(c) 고급 전세버스의 좌석

[그림 1-33] 전세관광버스

② 버스관광의 서비스 형태로는 다음과 같다.

㉠ 전세관광에 대한 서비스 형태가 있다.
전세관광버스는 관광버스를 적게는 하루 많게는 일주일 정도 전세를 내서 그 버스를 타고 여행을 하는 버스이다.

㉡ 동반관광에 대한 서비스 형태가 있다.
동반관광버스는 부부나 커플, 친구 등 같이 여행을 할 때 그 사람들만 타는 버스이다(그림 1-34).

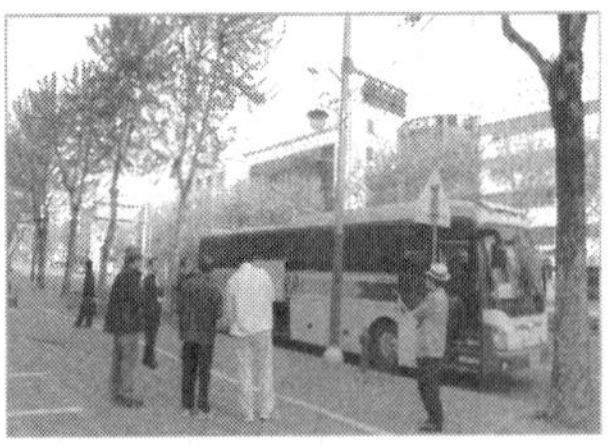
(a) 친구들끼리 같이 여행가기 위해 모인 모습

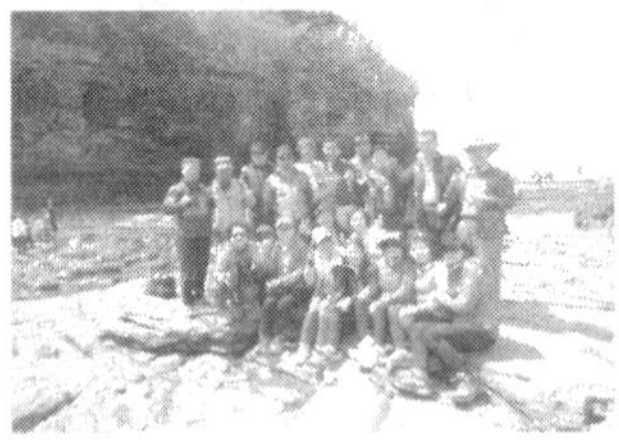
(b) 부부동반으로 여행가는 모습

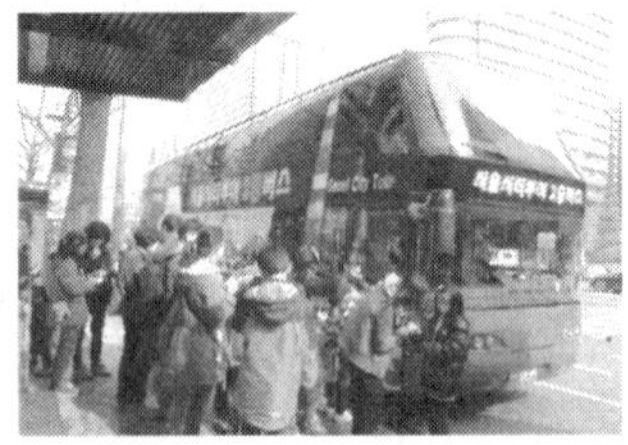
(c) 가족끼리 여행가는 모습

[그림 1-34] 동반관광버스

㉢ 도시 패키지 관광에 대한 서비스 형태가 있다.
도시 패키지 관광버스는 도시를 정해놓고 그 도시의 유적이나 유명한 거리를 순회하는 버스이다(그림 1-35).

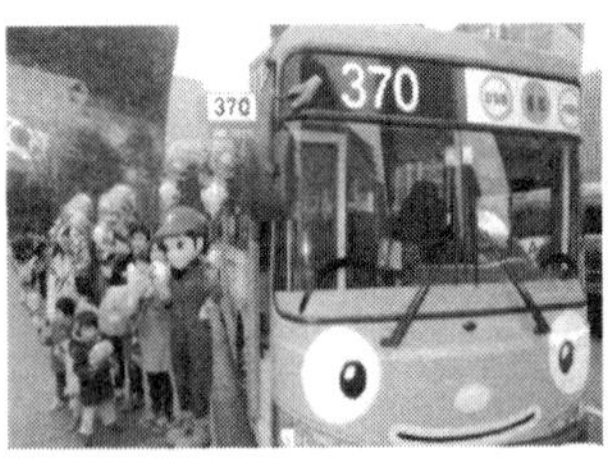

(a) 한국의 유명한 거리를 도는 버스

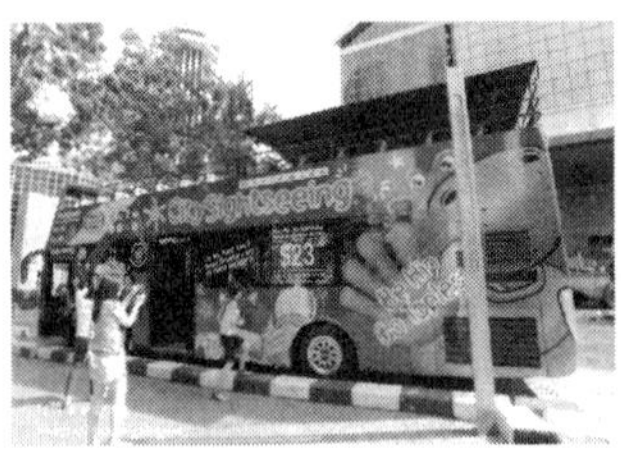
(b) 싱가포르의 유명한 거리를 도는 버스

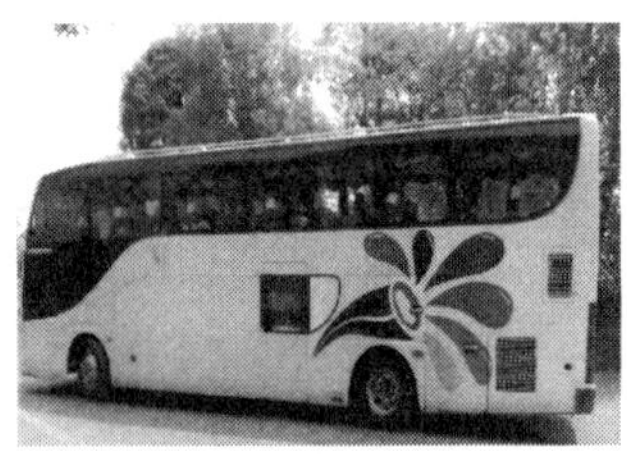
(c) 태국 도시의 유명한 거리를 도는 버스

[그림 1-35] 도시 패키지 관광버스

3) 시티투어에 대한 서비스 형태

유명 관광명소를 하나로 모아 운행하는 셔틀버스 타입의 투어 버스로 일정 간격으로 순환 운행한다. 하루 종일 이용할 수 있는 티켓 한 장으로 내리고 싶은 장소에 하차하여 자유롭게 관광한 후 버스 시간에 맞춰 다시 버스를 타고 여정을 계속 즐길 수 있다. 서울시티투어버스는 서울 시내 주요 관광명소를 둘러 보는 시티코스(도심순환코스, 서울 파노라마 코스, 야간코스)와 주요 전통시장을 둘러보는 전통문화코스, 강남구의 주요 관광 명소를 순회하는 강남시티투어버스로 나누며, 이 버스는 각 지역도시의 유명한 곳을 다니는 버스이다(그림 1-36).

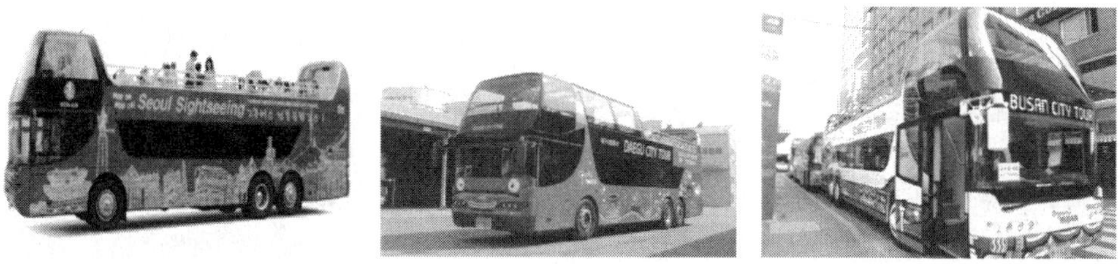

(a) 서울 시티투어버스 (b) 대구 시티투어버스 (c) 부산 시티투어버스

[그림 1-36] 시티투어버스 운송 서비스

4) 렌터카 서비스

여행자가 이용가능한 모든 형태의 교통수단과 결합하는 형태를 취하고 있는 것을 렌터카 사업(자동차 대여업)이라 한다. 렌터카 사업은 여행자 자신의 일정을 완전하게 조정할 수 있다는 점에서 다른 교통수단과는 다르다. 일반 관광객들은 대중교통수단으로 접근하기 힘든 먼 지역을 포함하는데 렌터카를 이용하고 있다. 렌터카를 이용하는 사람들은 편리성을 가장 추구한다(그림 1-37).

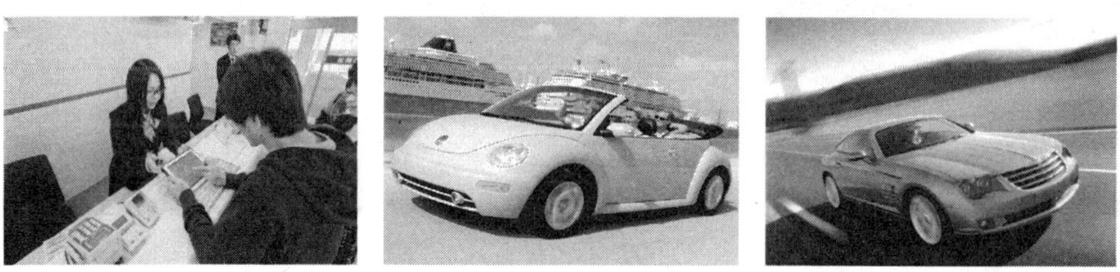

(a) 렌터카를 빌리는 모습 (b) 친구들과 렌터카를 타고 여행 (c) 렌터카를 타고 여행하는 모습

[그림 1-37] 렌터카 서비스

(6) 해상운송 서비스

사회통념상 배라고 인정되는 것, 즉 수상 또는 수중에서 항해에 제공되는 일정한 구조를 가진 것이다. 넓게는 물 위의 교통기관이지만, 단순히 목재나 대나무 등을 엮어 묶은 것은 뗏목이라 하여 구별한다. 길이가 짧은 수 [m]의 소형선은 주(舟) · 정(艇) · 단정(端艇) 등이라 하고, 그보다 더 큰 것은 배 · 선박이라 한다. 박(舶)이라는 글자는 거선을 의

미한다. 유형자산의 일종으로 선박계정에는 사람이나 화물의 해상운송을 목적으로 하는 선박과 수상운반구를 포함하여 계상하며, 선박은 목선, 철선, 강선 등으로 구분한다. 선박 등을 이용하여 해상에서 사람이나 물건을 실어 나르는 것으로 해운이라고도 하며 하천이나 호수 등을 이용하는 수운과는 구별된다(그림 1-38).*

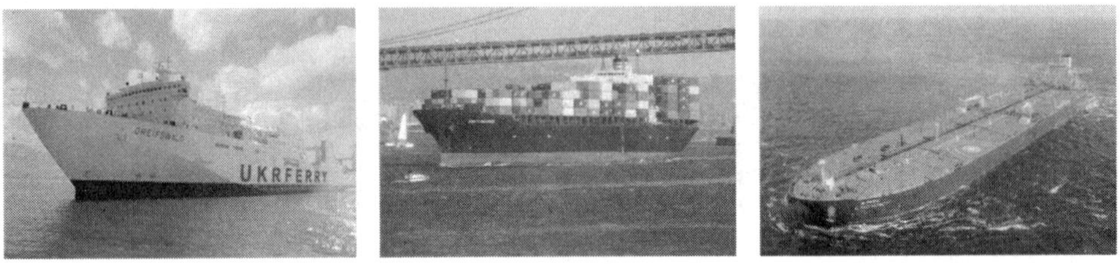

(a) 여객과 화물을 같이 운반하는 배 (b) 컨테이너 박스를 운반하는 배 (c) 기름을 운반하는 배

[그림 1-38] 해상운송 서비스

1) 유람선 여행 서비스

유람선 산업은 관광에 있어서 가장 놀랍게 성장하고 있는 산업이다. 유람선 여행은 세계 도처의 대양과 수로를 눈으로 볼 수가 있어서 유람선 여행은 가장 매력있는 여행으로 널리 알려져 있다. 선박의 크기도 2,000명 이상 수천명까지 태울 수 있는 호화로운 쾌속선에서부터 요트에 이르기까지 매우 다양하다(그림 1-39).

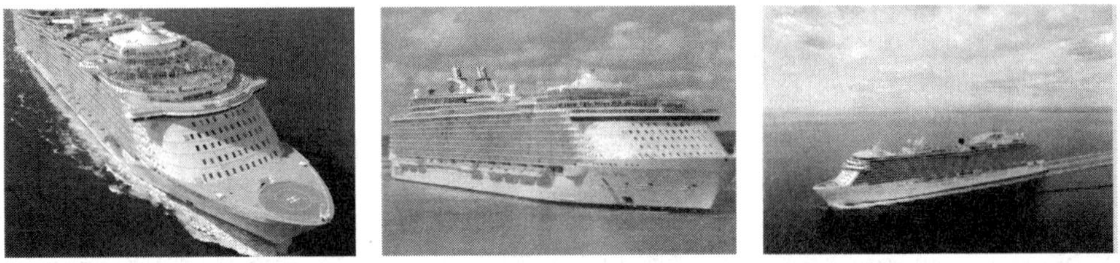

(a) 얼루어호 (b) 오아시스호 (c) 리갈 프린세스호

[그림 1-39] 유람선 여행 서비스

2) 크루즈 여행 서비스

페리의 확장형**으로 배 안에서 먹고자며 생활하다가 주요 기항지에 정박하면 내려서

---

* 해상운송 서비스 : 관광서비스, 김성혁, 2001, pp.377~384

** 페리의 확장형 : 페리가 고급화되면서 생겨난 여행풍토인 유람에 맞추어 나타난 형태의 배이며 교통수단으로서의 장거리 수요는 사실상 항공기가 맡게 되면서 현대에 들어서는 외양횡단을 할 수 있는 여객선 특히 4만 톤 이상의 초대형 여객선은 거의 다 크루즈의 형태로만 남은 상태이다.

구경하고 다시 배에 오르는 형식으로 여행하는 데에 이용된다(그림 1-40).

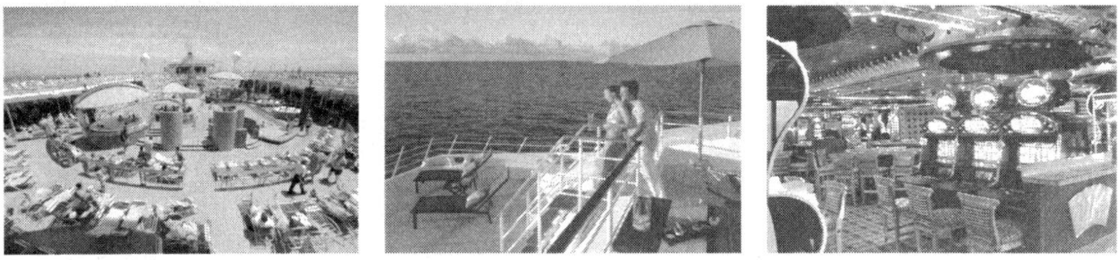

(a) 선상에서 휴식을 취하고 있는 사람들 (b) 선상에서 바다를 보고 있는 커플 (c) 선박 내 카지노 시설

[그림 1-40] 해상운송 서비스

① 체급은 세계 유람이 가능한 수준이 많으나 각종 관광상품과 결합하기 위해 특정 구간(지중해 순환, 한국 → 중국 노선* 등 ...)만 오가는 방식으로 운행하는 것이 가장 일반적이고, 일부 크루즈는 세계 유람을 하기도 한다.

② 기본적인 패턴은 승선 → 다음날 아침 1차 정박 → (정박지 부근 투어) → (밤에 출항) → 다음날 아침 2차 기항지 → ⋯ 기항지에서 진행하는 투어를 병행하는 경우가 많다.

③ 크루즈 여행 서비스는 〈표 1-13〉과 같다.

〈표 1-13〉 크루즈 여행 서비스

직무내용	설 명
예약, 티켓, 정산 서비스가 제공된다.	승무원이 예약, 티켓, 정산 서비스를 한다.
선내 여행 중 서비스가 제공된다.	선내 승무원이 선내 여행 중 서비스를 한다.
승선 및 하선 서비스가 제공된다.	선내 승무원이 승선 및 하선 서비스를 한다.

④ 크루즈의 종류에는 오션 크루즈, 레저 크루즈, 강 크루즈, 차타 크루즈 등이다(그림 1-40).

* 노선 : 2013년 2월 기준으로 인천-상해 3박4일짜리 왕복편(갈 때는 크루즈, 올 때는 항공편)이 1인당 100만원에 육박한다(바다가 보이는 객실 기준)

04 관광활동의 이해

관광활동은 강한 위락적인 요소와 함께 일련의 소비활동에서 비롯된 복합적인 현상이다.

1. 관광활동의 정의

관광자의 소비활동에 의해 생산되는 각종 관광사업의 이윤을 경제적 효과라고 한다.*

(1) 관광활동의 소비적 측면

관광자의 행동 자체가 곧 소비활동이며, 이 소비는 관광활동 과정에서 경제적 행위로 이어져 관광목적지 등에 금전의 이동을 가져다준다. 관광자의 의사결정은 관광욕구인식, 관광정보의 수집과 탐색 및 대안평가, 관광상품구매, 관광준비, 관광참여 및 활동, 관광경험 후 평가의 단계로 이루어진다.

① **관광욕구 인식** : 관광자가 어떠한 원인에 의하여 관광에 참여하게 되었는지를 파악하는 것으로 관광동기 이전의 상태이다. 이를 파악함으로써 관광상품 공급자는 관광상품기획에 대한 아이디어 및 동기를 얻을 수 있다. 관광동기는 관광자의 관광활동을 일으키는 중요한 요인이며, 관광동기와 그 속성에 대한 연구는 관광자들의 관광습관 목적지 결정은 물론 그들의 미래 관광패턴을 예견하는데 중요한 판단이 된다.

② **관광정보의 수집과 탐색 및 대안평가** : 관광정보의 수집과 탐색한 관광정보를 수집하고 어느 상품이 좋은지 탐색하는 단계로써 독립적이고 다양한 과정을 거치며, 대안을 평가하기도 한다. 대안평가 에 영향을 주는 변수들로는 과거 구매경험에 대한 만족도, 상표애호도(brand loyalty), 가족, 준거집단 등이 있다. 그리고 관광상품 구매는 관광자 자신의 기준에서 가장 효율성 있는 상품을 선택하게 되는데, 구매 후 소비까지의 기간이 길다는 특성이 있다. 이때 관광자의 관여도(involvement)가 높을수록 구매의사결정이 늦어질 수 있다.

㉮ 크루즈(cruise), 신혼여행, 오로라 탐험, 의료관광 등을 결정할 때는 의사결정의 과정이 신중해진다.

③ **관광준비단계** : 관광자가 관광목적 및 목적지에 대한 문화 및 가장 최신(updated)의 정보를 얻어 관광기대와 함께 필요한 여행용품을 구입하는 과정이다. 관광참여

* 관광활동의 정의 : 관광활동민족이 장애인의 삶의 질과 행위의도에 미치는 영향, 박상훈, 세종대학원 석사학위논문, 2011

및 활동단계는 관광자가 관광에 적극적으로 참여하고 활동하는 단계로써, 미지의 기대 속에 내·외적인 요인들로 인하여 불평행동을 겪을 수도 있다. 이때 공급자는 관광자의 불평행동을 수용하여 최대한 만족하는 상황을 이끌 수 있도록 노력하여 충성고객으로 재탄생시킬 수 있어야 한다.

④ **관광경험 후 평가단계** : 관광을 마치고 돌아온 관광자의 행동으로써 관광진행 중에 경험하였던 추억을 회상(recall)하기도 하고, 불만족 혹은 만족스러운 부분에 대하여 주변 사람들에게 구전(word-mouth)하게 된다.
만족한 고객은 재방문 고객(return visitor)이 된다. 따라서 관광업체나 해당 관광지 자체는 리서치 등을 통하여 관광자의 구매 후 평가를 확인하고, 항상 만족도 제고와 아울러 관광지를 관광자가 기대수준 이상의 경험을 간직할 수 있는 곳으로 만들도록 노력해야 한다. 관광의 의사결정과정은 [그림 1-41]과 같다.

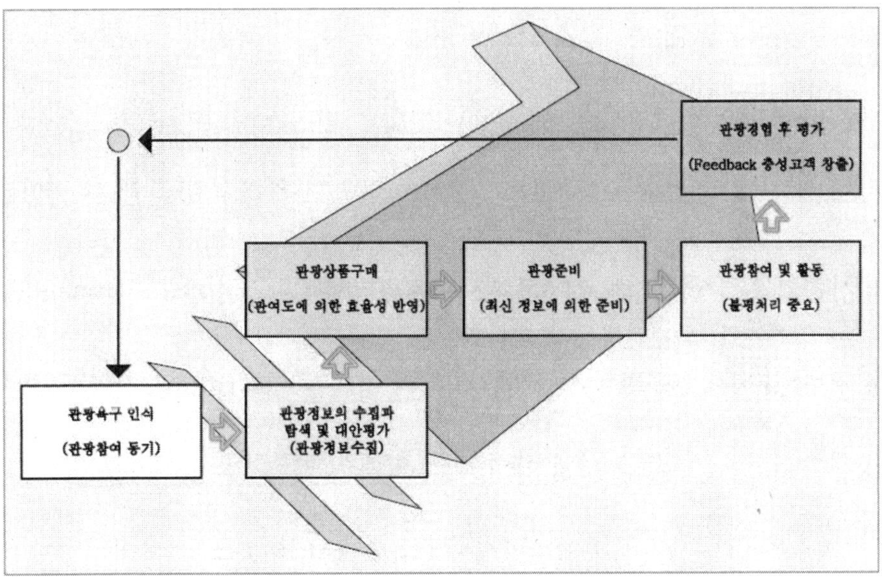

[그림 1-41] 관광자의 의사결정과정

(2) 관광활동의 욕구충족

"사람이 왜, 무엇 때문에 관광을 하는가"라는 문제는 개개인의 행동이며, 또 관광활동의 요인을 규명하는 것은 관광전체를 이해하는 기초가 된다.*

① 관광활동은 직장 일과 가사일 그리고 자신의 일과 생활에서 일시적으로 벗어나고

* 관광활동의 욕구충족 : 관광활동 참여도가 여가만족과 여가정체성, Wellness 활동에 미치는 영향관계, 이채도, 경주대학교 대학원 석사학위논문, 2009

자 하는 욕구충족을 그 본질로 하고 있으며, 인간의 삶의 질적 향상, 자기해방, 자기표현, 자아실현, 자기개발, 그리고 건강 및 행복추구에 효과적으로 기여함은 분명한 현상이다. 이로 인해 관광활동에 대해 관심과 연구가 활발하게 진행되어 가고 있는데 많은 여가 · 관광학자들은 관광활동을 레크리에이션, 놀이, 게임, 스포츠와 더불어 여가활동의 한 형태로 보고 있다.

② 여가활동은 어떠한 구속성에 벗어나 평화롭고 자유스러운 시간과 마음을 바탕으로 즐거움을 향유하며 스스로가 행할 수 있는 시간의 활동이라 할 수 있다.

③ 우리나라에서 여가에 관심을 갖게 된 것은 불과 10년 남짓으로 여가문화나 여가시간 활용에 아직 익숙하지 못하며, 문화체육관광부의 국민 여가활동 참여 실태조사에서도 단지 스트레스 해소, 피로회복을 참여동기로 들고 있다.

④ 관광활동이 여가활동 중의 중요한 부분이지만, 관광활동은 실내의 레크리에이션이나 개인적 관광활동보다는 공간적으로 광범위하고, 또한 시간적인 제약이 적으며, 경제적 행위의 대상이 되며 시장의 범위가 크다는 점에서 일상생활의 여가보다 적극적인 측면이 있다.

⑤ 오늘날에는 다양한 관광활동이 행해지고 있는데, Gartner(1996년)는 관광활동에 대해 학자들의 의견을 종합하였으며, Wahab(1975년)은 문화관광, 레크리에이션 관광, 스포츠 관광, 보양관광, 컨퍼런스 관광으로 분류하였고, Smith(1989년)는 민족관광, 역사관광, 환경관광을 추가하였고, Woodside(1988년)은 도시관광을 Mcintosh(1995년)는 민족관광, 환경관광을 포함하였다.

⑥ 선행연구에서 관광활동에 대한 학자들의 정의는 〈표 1-14〉와 같다.

〈표 1-14〉 관광활동에 대한 학자들의 개념적 정의

연구자	관광활동의 개념적 정의
송지순, 엄인숙(2008년)	노인들이 여가시간 동안 행해지는 모든 행위의 유형으로 정의한다.
김광근 등(2003년)	관광활동은 개인의 욕구충족이나 기대를 자극한다는 점에서 가장 중요한 관광활동이다.
이정순(2004년)	성인이 여가시간을 관광활동에 자발적으로 참가하는 것을 의미하며, 여가활동과의 관계에서 관광활동을 시간적, 공간적 범위를 확대한 적극적 여가활동으로 정의한다.
김정근(1990년)	관광활동이 상호 유사한 내면적 특징을 지니고 있기 때문이기도 하지만 관광활동유형을 명확하게 분류할 수 있는 일관성 있는 준거가 아직 명확히 규명되어 있지 않기 때문이다.
김광득(1997년)	관광은 개인의 여가시간 중에 감상, 지식, 체험, 휴양, 참가 및 정신의 고무적 활동을 구하는 기본적 욕구를 충족하기 위한 행위 가운데 일상생활을 떠나서 다른 자연, 문화 등의 환경 아래에서 행하게 되는 행동이다.
안경일(1997년)	관광활동은 행동적인 특징을 가지는데 그 행동에 영향을 주는 외적 환경요소와 개인적 요인의 끊임없는 변화에 따라 관광활동도 수시로 변화한다.

손대현(1996년)	관광은 위락을 목적으로 하는 여행, 사업활동과 관계되는 여행, 시스템 접근법에 의한 관광정의, 문화인류학의 관점에서 내려진 관광정의 등 4가지로 정의한다.
서태양, 차석빈(1995년)	관광활동은 여가 가운데서 여행을 수반한 여가활동의 일종으로 주로 여가시간 내에서 이루어지고 있다.
Lang(1996년)	관광객들이 추구하는 활동형태의 다양함을 잘 이해함으로써 시장을 세분화하고, 관광기획자들에게 단순화하고 집약된 활동 그룹을 제공하여 그들로 하여금 그들의 노력을 집중하여 적절한 상품과 시설을 개발하도록 하며, 여가·레크리에이션, 관광행동의 중요한 결정 변수들을 인식하는 데 도움을 주는 접근방법이다.
Byant & Morrison (1980년) Hsieh etal.(1992년) Lang(1996년)	관광활동은 가장 중요한 상품을 세분화시킬 수 있는 기준이 될 수 있으며, 여가, 레크리에이션, 관광연구조사에 광범위하게 적용한다.
종합적 정의	관광활동은 인간 삶의 질적 향상, 자아실현 및 행복추구, 그리고 건강유지 및 증진하는 제반활동이다.

2. 관광활동의 특성

관광자의 관광활동이 일반소비자 행동과 본질적으로 다른 것은 아니나, 특수한 측면이 존재한다. 즉 관광서비스 측면의 무형성, 비분리성, 이질성, 소멸성이라는 서비스 상품 고유의 특성과 아울러 고객과 서비스 제공자와의 상호작용의 중요성, 특수한 유통경로, 관광 내외적 환경의 중요성, 인적 서비스의 부조화성, 커뮤니케이션의 특성, 품질평가의 즉시성 등 기타 다양한 특성들을 가지고 있다. 따라서 관광자의 행동은 이러한 관광서비스의 특성들로 인하여 구매의사결정과 개인적 영향요인, 환경적 영향요인, 관광현장에서의 행동반응 측면에서 독특한 특성을 지니고 있다.

(1) 관광만족의 특징

Fridgen(1991년)의 관광만족은 관광마케팅과 직접 연계될 수 있으며, 만족한 관광객은 관광목적지에 재방문하고자 함으로써 잠재 관광객을 더 많이 발생시킨다.

① 관광자의 행동은 이러한 관광서비스의 특성들로 인하여 구매의사결정과 개인적 영향요인, 환경적 영향요인, 관광현장에서의 행동반응 측면에서 독특한 특성을 지니고 있다.
② 관광만족은 관광활동 및 선택의 결과로 개인이 형성하고 표출하며 혹은 획득하는 궁극적인 지각이나 기분을 나타낸다.
③ 개인이 현재 일반적인 관광경험과 상황에 만족하거나 기뻐하는 정도를 나타내며 이러한 긍정적인 만족감은 개인이 느끼거나 혹은 느끼지 못하는 만족감으로부터 기인한다.

(2) 관광만족의 분류

관광활동의 궁극적인 목적은 관광활동을 하면서 만족감을 얻는 것이다. 관광만족을 Jacob & Ragheb는 크게 심리적 만족, 교육적 만족, 사회적 만족, 기분전환 만족, 생리적 만족, 미적 만족 등 6가지로 분류하였다.

① 심리적 만족 : 관광객이 여행에서 심리적으로 편안한 느낌을 받음으로써 만족하는 것이다.

② 교육적 만족 : 관광객이 여행으로 자신이 모르는 것을 배움을 통해 얻는 만족감이다.

③ 사회적 만족 : 관광객이 여행에서 만난 사람들과 의사소통하는 과정에서 얻는 만족감이다.

④ 기분전환 만족 : 관광객이 여행으로 자신의 기분이 긍적적으로 바뀌면서 얻는 만족감이다.

⑤ 생리적 만족 : 관광객이 여행으로 그 지역의 음식을 먹거나, 그 지역의 사람들을 만남으로서 얻는 만족감이다.

⑥ 미적 만족 : 관광객이 여행으로 그 여행지의 문화·예술 작품을 감상하면서 얻는 만족감이다.

(3) 관광만족에 대한 학자들의 정의

관광만족에 대한 다양한 학자들의 정의 중에서 관광활동 만족의 개념은 만족은 관광활동을 하는 자가 기대했던 관광지와 그 관광지를 직접 방문했을 때의 일치 여부 과정에서 형성되는 관광자의 태도라고 할 수 있다.

① 인간의 기본적인 필요 욕구에 의하여 동기, 목표를 달성하는 정도를 나타내는 복합적인 용어와 개념이다.

② 관광활동에 대한 학자들의 정의는 〈표 1-15〉와 같다.

〈표 1-15〉 관광활동에 대한 학자들의 정의

연구자	관광활동의 학자들의 정의
Stankey(1972년)	방문객들이 달성한 동기와 목적의 정도를 검토한다.
Pizaet et.al.(1979년)	관광객이 관광지에 가졌던 기대와 실제 경험한 상호작용의 결과이다.
Dann(1979년)	기대에 의한 불일치에 대한 경험하는 경우의 감정과 관광소비 경험에 대해 사전적으로 관광객이 갖는 감정이 복합적으로 야기되는 전체적인 심리상태이다.
Iso-Ahola(1980년)	참여자로서의 행위의 본질적인 보상에 심리적, 혹은 주관적 상태이다.
Lapage(1983년)	관광의 생산성을 적절하게 측정한 것이다.

Brown(1988년)	관광의 생산성을 적절하게 측정한 것이다.
Whipple & Thach (1988년)	관광서비스와 관광자원에 대한 관광객의 기대와 지각된 성과간의 차이이다.
Chon(1990년)	관광객의 자아 이미지와 관광목적지 이미지와의 일치 정도이다.
Fridgen(1991년)	관광마케팅과 직접 연계될 수 있으며 만족한 관광객은 관광목적지에 재방문하고자 하고 관광객을 더 많이 발생시킨다.
Lounsbury & Poilk(1992년)	관광객 자신이 관광경험에 전체에 대해서 사후 이미지를 평가하는 것으로써 전체 경험에 대한 일종의 태도이다.
Crompton & Love (1995년)	위락이나 관광활동이 참여로부터 나타나는 심리적 결과인 관광객의 경험의 질이다.
Otto & Ritchie(1996년)	여가와 관광에 있어 경험의 중요성은 물론 동기와 만족의 관계경로가 중요하다.
박창규, 엄서호(1998년)	관광객이 방문 전 기대와 방문성과와의 일치여부 과정에서 형성하는 관광객 태도이다.
Baker & Crompton	기회에 노출될 후에 생성되는 관광객의 정서적 상대인 경험의 질이다.
임정빈(2001년)	관광자의 방문 전 기대와 방문성과와의 일치여부 과정에서 형성되는 관광자의 태도이다.

자료 : 관광활동만족이 장애인의 삶의 질과 행위의도에 미치는 영향, 세종대학원 석사, 박상훈

③ 관광활동의 특성은 〈표 1-16〉과 같다.

〈표 1-16〉 관광활동의 특성

연구자	관광활동의 특성
Kaplan(1971년)	관광활동의 가치지향에 따라 관광의 유형을 가치지향형인 사교활동과 단체활동, 규율과 전통을 중시하는 게임과 예술, 행동 지향성을 강조하는 이동활동과 비이동활동으로 구분한다.
Wahab(1975)	문화관광, 레크리에이션 관광, 스포츠 관광, 보양관광, 컨퍼런스 관광으로 분류한다.
Iso-Ahola(1980년)	관광활동을 스포츠 활동, 사회활동, 공작활동 등으로 분류한다.
Smith(1989년)	일반적인 관광에서 민족관광, 역사관광, 환경관광을 추가한다.
Kelly & Godbey	레저 활동의 형태로서 점점 우리 대중문화의 한 부분을 형성하고 있으며, 경제적인 측면에서 국가별, 지역별 거대산업이 되고 있다.
Eperson(1997년)	관광활동 참여유형에 따라 관광활동(영화, 전시회, 음악회 관람, 역사·문화자원 관광, 외식, 유흥 등), 야외행락, 오락(박람회, 놀이동산 등), 참여활동(골프, 테니스, 스키, 야영, 볼링), 장비이용, 스포츠 활동(보링, 사이클링, 자동차야영), 휴양활동(휴양지, 별장 등의 건강, 휴식활동, 행락, 오락참여) 등 5가지로 분류한다.
Kelly(1996년)	스포츠, 야외 레크리에이션 예술, 대중문화, 여행활동으로 분류한다.
Zunnanek et al. (1998년)	건강상태와 신체적 능력을 기준으로 정한다.
김광득(1997년)	스포츠, 건강, 취미, 교양, 오락, 사교, 감상, 관람 그리고 행락, 관광활동으로 분류한다.
채선애, 한성연	관광활동을 정적/동적, 능동적/수동적, 적극적/소극적 활동으로 나눠 자기실현 및 자기개발과 관계된 다양한 심리적 변화요인을 살펴봄으로써 그들이 중요한 의미가 있음을 밝혔다.
김정섭 등(2004년)	관광활동을 자연문화관광, 견학/체험관광으로 분류한다.

문화체육관광부 등(2006년)	문화예술관람활동, 문화예술참여활동, 스포츠 관람활동 · 스포츠 참여활동, 관광활동, 취미 · 오락활동, 휴식활동, 기타 사회활동으로 분류한다.
양영희 등(2007년)	관광활동 유형의 스포츠 활동, 취미교양활동, 관람 · 감상활동, 사교활동, 관광행락활동, 놀이 · 오락활동 등의 6개 영역을 구분한다.
연구종합	관람활동(영화, 전시회, 음악회 관람, 역사, 문화 · 자원관람, 외식, 유흥 등), 야외행락, 오락활동(박람회, 놀이동산 등), 참여활동(골프, 테니스, 스키, 야영 볼리), 장비이용, 스포츠 활동(보딩, 사이클링, 자동차야영), 휴양활동(휴양지, 별장 등의 건강, 휴식활동, 행락, 오락참여), 정서적 활동(영상, 요가, 휴양 등) 등으로 분류한다.

자료 : 이채도, 관광활동 참여도가 여가만족과 여가정체성, Wellness 활동에 미치는 영향관계, 경주대학교 대학원 석사학위논문, 2009

3. 관광활동의 유형과 역할

관광활동의 유형에는 지각과 관광활동, 동기와 관광활동, 선택속성과 관광활동, 관여도와 관광활동, 학습과 관광활동, 태도와 관광활동, 가치와 관광활동, 라이프스타일과 관광활동, 사회 문화적 요인과 관광활동이 있다.*

(1) 지각과 관광활동

관광자의 지각(perception)은 관광자가 자극에 대해 어떤 의미를 받아 구체적이고 의미있게 조직선택, 해석하는 과정인데, 이것은 관광목적지에서 오감(시각, 청각, 후각, 미각, 촉각)을 통하여 들어온 정보와 자극에 의하여 관광자가 갖고 있는 개성, 경험, 희망사항, 가치, 기대수준 등의 요인에 따라 해석하게 된다. 따라서 관광자가 관광활동을 할 때는 지각과정과 현상을 바로 이해할 수 있어야 한다. 즉, 관광서비스 품질지각, 가격지각, 고객기대지각, 위험지각, 공정성 지각에 대한 이해가 필요하다.

(2) 동기와 관광활동

관광자의 관광상품 서비스 구매는 개인의 동기와 밀접한 관계가 있다. 관광자의 구매욕구를 자극하는 선택동기는 다음과 같다.

① 기능적 동기 : 객실의 편안함, 접근성 등이 있다.
② 미적 감정적 동기 : 관광자의 분위기, 인테리어 등이 있다.
③ 사회적 동기 : 대인적 상호작용에 의한 인정과 존경 등이 있다.
④ 상황적 동기 : 가격할인, 이벤트 개최 등의 효익 추구 등이 있다.
⑤ 호기심 동기 : 새로운 관광거리 추구 등이 있다.

* 관광활동의 유형과 역할 : 관광객들의 위험지각과 신기성 욕구 및 친숙도가 관광활동과 선호도에 미치는 영향에 관한 연구, 곽효용, 세종대 대학원 석사학위 논문, 2009

이와 같은 관광자의 동기는 개인의 심리적 요인과 외적 마케팅 자극요인에 의하여 표출된다.

(3) 선택속성과 관광활동

관광 선택속성은 관광자가 관광을 선택할 때 중요시하는 속성과 관광을 선택하여 이용하고 난 후 지각하는 만족도를 의미한다. 따라서 상위속성이 선택속성이라면 하위속성은 속성의 중요도와 속성 만족도가 된다.

① 관광 선택속성은 관광객들이 관광지에서 보고 느끼고 경험한 모든 총체적 현상들이라고 할 수 있다. 그리고 관광 선택속성에 관한 연구는 호텔 및 외식산업, 관광목적지속성에 관한 연구 등으로 다양하게 이루어져 있다.

② 우리나라가 세계 속의 의료수출국으로 거듭나기 위해서는 의료관광 선택속성과 속성수준이 우리나라가 세계 속의 의료수출국으로 거듭나기 위해서는 의료관광 선택속성과 속성수준이 세계적으로 통용되는 기준을 갖춰야 한다.

㉠ 의료관광 선택속성에 관한 연구는 국제의료관광객 유치차원에서 활발히 이루어지고 있다.

㉡ 의료관광평가의 선택속성에 〈표 1-17〉은 관한 선행연구이다.

〈표 1-17〉 의료관광평가 선택속성

평가 구성요소 대분류	대분류 순위 평균	대분류 순위	구성요소 소분류	소분류 순위 평균	소분류 순위
목적지의 효용성	2.07	1	뛰어난 의료기술	1.48	1
			직정한 참가비용	2.02	2
			뛰어난 전문용어 소통	2.29	3
			만족할 만한 안내 서비스	2.93	4
			가치 있는 연계 여행 프로그램	3.48	5
의료관광의 경영성	2.46	2	관광주최자에 대한 신뢰성	1.94	1
			주최자의 개최능력과 태도	2.20	2
			종사원들의 서비스	2.87	3
			의료관광의 평판	3.45	4
			의료관광지의 안전한 위생	3.57	5
시설 및 설비성	3.23	3	뛰어난 의료관광시설	1.98	1
			편안한 수박시설	2.36	2
			치료자를 위한 다양하고 특별한 먹거리	2.87	3
			안전한 시설	2.88	4

목적지의 접근성	3.45	4	교통의 편리성	1.51	1
			관광매력물의 접근성	2.60	2
			지역주민의 환대성	2.77	3
			의료관광예약의 효율성	3.55	4
			편안한 출입국 서비스	3.60	5
			동반자를 위한 서비스	4.79	6
의료관광의 정보성	4.98	5	의료관광 광고 및 홍보성	1.41	1
			개최 본부와의 정보교류	1.58	2
			인터넷을 통한 정보획득	1.69	3
			다양한 언어로의 홍보 및 정보성	2.57	4

㉢ 의료관광의 중요한 속성 중 상대적 중요도에 대한 분석결과, 믿을 수 있는 안전한 치료활동이 가장 중요한 선택속성으로 분석된다.

③ 외국인환자를 위한 원스톱 치료 시스템, 훌륭한 휴양 및 숙박시설, 뛰어난 역사문화 관광지의 순으로 조사되었다.

㉠ 안전한 치료활동은 외국인 의료관광자의 특성을 고려한 안전한 치료행위, 불필요한 진료규제, 가격대비 가치있는 치료 서비스 수준 등이다.

㉡ 훌륭한 휴양 및 숙박시설은 효율적인 가격, 편안하고 깨끗한 숙박시설, 입맛에 맞는 음식의 수준을 나타낸다.

㉢ 뛰어난 역사문화 관광지는 가치있는 문화 및 치료시스템으로 신속성, 수용성, 타국과 비교하여 가치있는 우수한 의료관광 시스템을 나타낸다.

④ 각 속성의 속성수준별 효용을 살펴보면 믿을만하고 안전한 치료활동에서는 가격대비 가치있는 치료 서비스가 가장 높았고, 훌륭한 휴양 및 숙박시설에서는 입맛에 맞는 음식의 수준이 높게 조사되고 있다.

㉠ 뛰어난 역사문화 관광 지속성에서는 즐길거리 속성수준이 가장 높게 나타났고, 외국인환자를 위한 원스톱 치료 시스템에서는 신속성의 효용이 높게 분석되고 있다.

㉡ 의료관광의 선택속성과 속성수준은 〈표 1-18〉과 같다.

〈표 1-18〉 의료관광의 선택속성과 속성수준

선택속성	속성수준
믿을 만하고 안전한 치료활동	안전한 치료행위, 불필요한 진료규제, 가격 대비가치 있는 치료 서비스가 있다.
훌륭한 휴양 및 숙박시설	효율적인 가격, 편안하고 깨끗한 숙박시설, 입맛에 맞는 음식의 수준이다.
뛰어난 역사문화 관광지	가치있는 문화 및 역사 관광유적지의 볼거리, 먹거리, 즐길거리가 있다.
외국인환자를 위한 원스톱 치료 시스템	신속성, 수용성, 타국과 비교하여 가치있는 우수한 의료관광 시스템이 있다.

(4) 관여도와 관광활동

관광소비자의 관여도(involvement)는 상품구매나 소비상황에 대해 개인이 지각하는 중요도나 관심도를 의미한다. 관여도가 높을 때 관광소비자는 상품에 대해 정서적, 인지적 몰입을 하게 되고, 상품효용을 극대화하고, 위험을 최소화 시키려면 구매결정태도가 조심스러워진다.

① 일반적으로 높은 관여도는 상품가격이 높고, 구매빈도수가 낮으며 상품의 자기표현이 두드러질 때 나타난다. 관여도가 높은 광광지에 대한 설득적 커뮤니케이션으로는 광고뿐만 아니라 지인에 의한 구전, 직원의 상품추천, 홍보자료, POP(Point of Purchase) 등이 있다.

② **인지적 호기심**(세밀한 상품정보) 및 **인지적 반응**(지지주장, 반박주장)에 따라 구매태도가 달라진다.

③ 관여도 측면의 소비자 의사결정은 〈표 1-19〉와 같다.

〈표 1-19〉 관여도 측면의 소비자 의사결정

분 류	의사결정 (정보탐색 대안적 상표 고려)	습 관 (정보검색 없이 1가지 상표만 고려)
고관여도 (High Involvement)	복잡한 의사결정 (complex decision marking) 크루즈, 의료관광, 자동차 등	제한적 의사결정 (limited decision marking) 시리얼, 스낵식품, 저가 관광상품 등
저관여도 (Low Involvement)	상표충성도 (brand loyalty) 향수, 구두, 만족한 관광상품 등	타성 (Inerta) 일상적인 상품, 식료품 등

(5) 학습과 관광활동

관광자의 학습은 관광자의 미래 관광활동에 영향을 미치는 상품 및 관광에 대한 소비 지식과 경험을 획득하는 과정이다.

① 관광자의 신중한 상품구매에 대한 의사결정은 관광자의 과거 경험에 기초하여 이루어지는데, 관광상품을 구매하는 관광자는 소비자이자 문제해결자이다. 어디로, 언제, 얼마의 비용으로 떠날 것인가 하는 **다양한 환경**(경제, 사회, 심리, 문화적 환경, 국내 · 외적 환경 등)에 따라 선택이 달라진다. 이 과정에서 학습은 관광상품 구매에 매우 중요한 결정요인이 된다. 즉, 문화적 가치, 관광태도, 성취행동, 관광환경 지식, 동기, 개인 및 사회적 욕구충족의 방법 등은 학습의 결과이다.

② 학습과정에는 **인지적 학습**(사고과정 학습)과 **행동주의적 학습**(자극과 반응에 의한 호의적 태도, 수단적 조건화), **대리학습**(다른 사람들의 행동결과를 관찰, 모방)이 있다.

(6) 태도와 관광활동

태도(attitude)는 한 사람이 어느 대상에 갖는 긍정적 또는 부정적 감정의 양이다. 태도에는 반드시 대상물이 존재하며, 학습을 통하여 형성되며, 태도는 반응에 대한 일관성 있는 우호적 또는 비우호적인 가치판단이다. 외부자극에 의하여 변화될 수 있다. 대체적으로 태도는 경험을 통해 형성되며, 태도를 구성하는 요소로 **3각 이론**(인지적 요소, 감성적 요소, 행동 의도적 요소)과 **단일차원이론**(감정적요소만 태도의 범주에 포함)이 있다.

① 단일차원이론의 소비자행동론에서 채택되고 있으며, 단일차원모형은 AIDA모형의 단계를 거치며, **효과단계모형**(hierarchy of effects model)의 단계이다.

② 관광소비자의 태도는 브랜드, 상품, 광고 등의 마케팅 자극에 대하여 지속적으로 나타나는 학습된 **선유경향**(predisposition)이다. 관광고객의 상품에 대한 관광활동은 인지적, 감성적 관여도의 상호작용에 따라 달라질 수 있으며, 관광자가 관광목적지를 선택하는 관광활동 태도는 편익, 매력성, 이미지, 접근성, 관광비용 등이 크게 영향을 미친다. 이러한 **태도속성**(model), **이상점모형**(ideal-point model), **정교화가능성모형**(elaboration likelihood model) 등이 있다.

③ Aaker(1997)는 유명 브랜드의 개성에 대해 연구하여 브랜드개성을 **5가지 차원**(성실한, 활기찬, 유능한, 세련된, 강인한/투박한)으로 요약하였다. 브랜드를 통한 반복구매는 충성도를 나타내며, 관광고객 충성도는 **브랜드 동일시**(brand identification)의 결과에 기인한다고 할 수 있으며, 관광소비자들이 자아개념과 브랜드 개성이 부합된다.

④ 브랜드 이미지와 자아 이미지가 일치되고, 자아 이미지를 향상시킬 때 해당 브랜드 평가는 더욱 호의적으로 형성되며 고객충성도는 제고된다.

⑤ 브랜드 개성의 5가지 차원 및 각 차원의 측정변수는 〈표 1-20〉과 같다.

〈표 1-20〉 브랜드개성의 5가지 차원 및 각 차원의 측정변수

5가지 차원	각 차원의 측정변수
성실함(Sincerity)	꾸밈없는, 가정적인, 소도시의, 정직한, 성실한, 실제적인, 건강한, 독창적인, 즐거운, 우수어린, 친근한 것들이다.
활기참(Excitement)	과감한, 첨단유행의. 짜릿한, 활기찬. 신선한, 젊은. 환상적인, 독특한, 최신, 독립적인, 현대적인 것들이다.
유능함(Competence)	신뢰가는, 열심인, 안정적인, 지적인, 기술적인, 대기업의, 성공적인, 선도적인, 자신감 있는 것들이다.
세련됨(Sophistication)	상류층의 우아한, 멋있는, 매력적인, 여성적인, 부드러운 것들이다.
강인한/투박한(Ruggedness)	남성적인, 서구적인, 거친, 억센 것들이다.

(7) 가치와 관광활동

가치는 관광자의 선택활동과 의사결정에 있어서 판단의 기준이 되며, 우선순위를 결정하는 역할을 한다. 또한, 가치는 어떤 행동이나 현상에 대해 개인적, 사회적으로 의미를 부여하고 선호하는 지속적인 신념이며, 관광자의 가치관은 바람직하거나 옳다고 생각하는 현상에 대한 신념들로 구성된다.

① 관광자 개인들의 가치구조는 관광활동에 반영되며, 구매행동을 통하여 가치있는 상품을 얻음으로써 궁극적으로 최종가치에 다가가려 한다. 따라서 가치는 관광활동에 지속적으로 영향을 미치는 근본적인 동기가 된다. 이러한 관광자의 가치관은 상품구매태도에 영향을 미치고, 태도는 다시 행동으로 이어져 관광자의 상품선택 행동뿐만 아니라 관광자의 불평행동에까지 영향을 미친다.

② Rokeach(Rokeach Value Survet : RVS, 1973)는 삶의 목표와 원칙이 되는 인간의 가치체계를 궁극적 가치(terminal value)와 수단적 가치(instrumental value)로 구분한다.

㉠ 궁극적 가치 : 즐거움, 안락한 생활, 신나는 생활, 성취감, 아름다운 자연예술, 평등, 가족의 안정, 자유독립, 행복만족, 내적조화, 자존심, 자부심, 사회안정, 현명함, 세계평화, 국가안보, 구원, 진실한 우정, 성숙한 사랑 등이다.

㉡ 수단적 가치 : 궁극적 가치에 중요한 행동원칙이 가치로 유능함, 쾌활함, 깨끗함, 창조적 풍부한 상상력, 독립적, 지적, 논리적, 책임감, 자기통제, 용기, 용서, 남을 도움, 정직, 사랑, 개방적, 관대함, 순종, 예의바름 등이 있다.

㉢ Kahle(List of Values : LOV, 1985)은 관광소비자의 가치항목요인을 **내부가치**(성취감, 자아실현, 흥겨움 / 재미, 자기존중), **외부가치**(생활의 안정, 타인으로부터의 존경, 즐거운 생활), **사회적 가치**(따뜻한 인간관계, 소속감)로 분류한다. 관광자의 가치를 측정하는 데 있어서 관광자가 궁극적으로 추구하는 효익과 편익, 최종적인 가치와 연결되는 과정을 파악하는 것이 중요하다. 이것은 신규 관광상품기획 및 시장 세분화에 유용하게 적용될 수 있기 때문이다.

(8) 라이프스타일과 관광활동

라이프스타일은 인간이 살아가는 방식(mode of living)이며, 인간의 구체적 행동들에 대한 상징적 표현이다.

① 인간의 라이프스타일은 인간의 가치와 개성, 태도, 사회, 문화, 경제적, 여건 등을 반영한다. 개인의 욕구, 추구하는 편익, 구매생활에 영향을 미치며, 구매된 상품은

개인의 라이프스타일을 더 강화시킨다.

② 관광소비자의 라이프스타일에 영향을 미치는 결정요인들은 **문화적 요인**(국가, 지역, 가족, 음식, 주거, 의복, 전통문화, 문화적 가치), **사회적 요인**(소속집단, 준거집단, 교제대상 및 범위), **경제적 요인**(직업, 소득, 주거지역, 가용자산, 국가경제상황 및 인프라), **인구통계적 요인**(연령, 성별, 교육수준, 종교, 결혼유무, 독신, 다인 가족, 1인 가족, 다문화가정 등의 가족구성원), **개인적 요인**(개성, 가치관, 자아개념, 취미, 특기, 성장환경, 건강상태)으로 구분할 수 있다.

(9) 사회적 · 문화적 요인과 관광활동

관광자의 관광활동은 사회적 · 문화적 요인에 의하여 크게 영향을 받는다. 문화적 요인으로는 공통적인 가치관을 공유하는 **하위집단**(subcultural), 사회적 행동의 규범이 되는 문화가 있다.

① 사회적 요인으로는 **사회계층**(교육수준, 소득수준, 직업, 개인적 성취도와 인지도, 주거지 및 주거형태, 가문, 사회적 활동 및 타인에 대한 영향력, 사교활동, 가치관과 교양, 생활양식과 소비패턴)이 대표적이며, 이러한 사회적 계층은 **구매상품**(상류층은 보다 높은 가치를 구매, 하류층은 물품을 구매), **유통**(점포선택의 차이), **커뮤니케이션 형태**(상류층은 추상적 언어 사용, 하류층은 직설적 단정적 언어 사용), **매체이용습관**(뉴스와 대담 등), **구매 및 재무관리행동**(계획구매 등), **정보탐색행동**(인터넷 및 인적 자원의 다양한 매체), **가격지각**(경험이나 외적 정보에 품질을 평가), **브랜드 지각**(폭 넓은 지식 등), **주택 및 주거환경**(사회적 지위의 상징, 생활을 위한 장소), **식습관**(건강, 맛과 양)에 차이가 나타난다.

② 사회적 집단의 영향력은 보상적인 힘, 강제적인 힘, 합법적인 힘, 전문적인 힘, 준거적인 힘으로 나타난다.

㉠ 준거집단(reference group)은 행동규범이나 가치를 제공함으로써 개인의 사고와 태도, 행위에 직간접적인 영향을 미치는 집단으로, 학연, 지연, 혈연에 바탕둔 준거집단, 유명연예인의 행동양식에 영향을 받는 준거집단, 종교집단, 동호회 등이 있다.

㉡ 준거집단의 기능으로는 정보제공(상품구매 등), 규범제공(선택의 규범), 가치표현 기준과 대상의 제공(상품구매와 사용에 대한 준거점을 제시)이 있다.

㉢ 준거집단의 유형에는 공식, 비공식집단, 1차집단(가족 등 빈번한 교류가 있는 집단), 2차집단(동창회, 협회 등), 회원집단과 비회원집단 열망집단과 회피집단 등이 있다.

05 관광산업의 이해

관광에 대한 사람들의 욕구를 충족시켜 주는 대상을 관광자원이라고 하며, 이러한 관광자원을 바탕으로 사람들의 관광욕구를 충족시키기 위하여 각종 서비스를 제공하는 것을 관광산업이라고 한다. 관광산업은 '보이지 않는 무역', '굴뚝 없는 공장'이라고도 하며 외화획득을 위한 전략산업으로 육성되고 있다. 관광산업은 외화획득뿐만 아니라 고용증대, 국위선양, 국제친선 및 문화교류에도 기여하는 바가 크기 때문에 현재 각 국가마다 많은 투자가 이루어지고 있다.

1. 관광산업의 정의

관광, 관광객 등 기본적 개념 정의에 의존하고 있어 여행의 목적, 기간, 장소, 거리 등에 대한 명확화를 요하고 있어 각국의 상황에 따라 다를 수 있다. 따라서 관광산업의 분류도 국가별로 조금씩 다르게 나타나지만 대분류된 기본적인 관광산업은 대체로 공통성이 짙은 경향이 있다.

① 자연경관과 같은 자연적 자원은 물로 인공적 자원을 기초로 하여 숙박산업, 식음료 관련 산업, 쇼핑 관련 업체, 교통편의 제공업체, 소비자와 업체들을 연계시켜 주는 여행업체, 여행대리점과 같은 업체이다. 광의의 관광산업을 기(Gee, Makens & Choy, 1989년)는 "관광산업은 관광객이 필요로 하는 상품과 용역을 개발, 생산, 마케팅 활동을 주관하는 공적 · 사적 조직체 전체이다."라 정의한다면 지역주민과 관광객의 지출액조사 등에 의한 관광점유분 또는 비중의 파악이 중요한 관심사항이 될 것이다.

② 미국의 와튼 경제예측연구소(Wharton Economic Forecasting Associates)의 경우 이러한 관광 관련 업종의 비중으로 관광산업을 정의하려고 시도하였다. 즉 교통, 숙박, 식음료, 문화오락에 대한 관광해당 비중을 미국의 산업연관표에 의거하여 교통부문은 55[%], 숙박, 식음료, 문화 · 오락부문은 100[%] 모두를 채택하였다.

③ 관광산업의 개념은 각국의 상황에 따라 다를 수 있어 국제적 표준화가 어려운 실정이며, 각국은 제각기 다양한 관광산업의 분류법을 활용하고 있다.

㉠ 사진관, 드라이브-인 극장, 레크리에이션 및 위락부문 : 47[%]

㉡ 주유소, 자동차 판매부문 : 25[%]

㉢ 항공, 철도, 수상교통, 육상교통, 여행알선, 숙박부문 : 100[%]

㉣ 음식(숙박시설 내 음식점 포함), 기타 교통 관련 서비스부문 : 75[%]

(1) 관광산업의 개념

관광산업*과 관광사업은 현재 혼용되고 있으며 학자에 따라서는 서로 다른 견해를 가지고 있으나, 한국관광학회에서 발간된 관광용어사전에서는 양자를 동의어로 규정하고 있다. 관광활동의 다양성으로 인해 그 영역이 매우 광범위하고 복잡하므로 직접 · 간접적으로 관광과 관련된 사업을 분명히 한계를 정하여 정의를 내리기 쉽지 않고 관광산업과 관광사업의 범위와 대상에는 다소간 상이한 점이 있다.

(2) 관광산업과 관광사업의 차이

관광사업의 개념은 광의적 개념과 협의적 개념 2가지로 나눌 수 있다.

1) 광의적 개념

국가, 지방자치단체, 공공기관이 특정한 목적을 가지고 지역전체의 관광사업을 관광정책에 근거하여 재정투자와 민간투자를 활용, 관리, 통제하여 지역전체의 관광현상에 대해 행하는 종합적 사업을 의미한다.

2) 협의의 개념

관광행위의 현상에 대하여 관광행정기관과 기업 등이 행하는 개별적인 경영사업을 일컫는다. 이와 같이 다양하고 광범위한 사업을 포함하는 관광사업은 관광자의 다양한 관광행동에 대하여 재화나 서비스를 비롯한 모든 편의를 제공함으로써 관광왕래를 촉진시키며 그 발전에 기여하는 활동이라 정의할 수 있다.

① 자연경관과 같은 자연적 자원은 물론 인공적 자원을 기초로 하여 숙박산업, 식음료 관련 산업, 쇼핑 관련 업체, 교통편의 제공업체, 소비자와 위의 업체들을 연계시켜 주는 여행업체, 여행대리점과 같은 업체이다.

② 관광사업은 그 사업효과를 제고하기 위해 정책적 수단(관광정책)을 행하는 것이 주요 역할인 반면에 관광산업은 그 정책에 입각하여 민간기업으로서 관광사업에 참여하고 사업적 전개를 도모해가는 것이며, 개별적인 관광산업의 활동에 의해 종합적인 관광사업이 조성된다고 할 수 있다.

---

* 관광산업의 개념 : 관광학원론, 양위주, 2006, pp.153~281

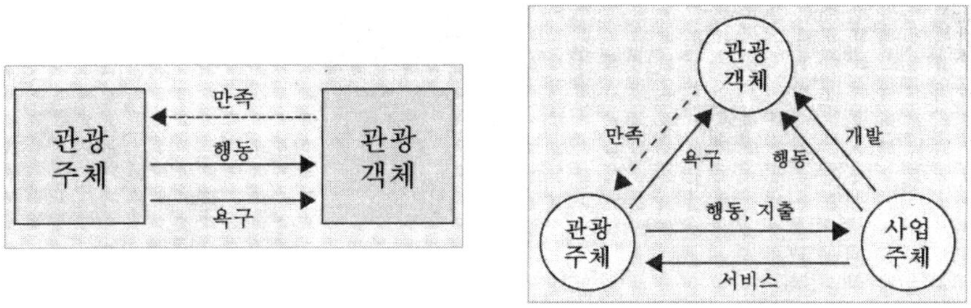

(a) 관광산업 (b) 관광사업

[그림 1-42] 관광산업과 관광사업의 차이

2. 관광산업의 유형

역사가 짧은 산업(young industry)인 관광산업은 관광객이 요구하는 상품 및 서비스를 생산하여 관광객에게 제공하는 공적 · 사적 사업체라고 정의한다. 이와 같이 숙박업이나 교통업, 여행업 등과 같이 직접적으로 관광자의 이동과 체재를 지원하는 산업 외에도 관광지 안내책자를 제작하는 출판업에서부터 금융업, 여행용 가방 및 각종 기념품을 제작하는 제조업에 이르기까지 관광과 밀접한 관련을 가지고 있는 분야는 아주 광범위하고 다양하게 나누어진다. 현재 국내 관광산업의 종류는 관광진흥법에서 규정하는 관광사업*은 총 7개 산업으로 분류되며, 세부적인 업종과 구분은 다음과 같이 정리하였다.

(1) 여행업

여행자, 운송시설, 숙박시설, 기타 여행에 부수되는 시설의 경영자 또는 여행업을 경영하는 자를 위하여 시설이용의 알선, 여행에 관한 안내, 계약체결의 대리, 기타 여행의 편의를 제공하고 일정한 대가를 받아 영업하는 사업체이다.

(2) 관광숙박업

관광숙박업은 호텔업과 콘도미니엄업 2가지로 나누어진다.

1) 호텔업

관광객의 숙박에 적합한 시설을 갖추어 관광객에게 제공하거나 숙박에 부수되는 음식, 운동, 오락, 휴양, 공연 또는 연수에 적합한 시설 등 함께 갖추어 이를 이용하게 하는 업이다(그림 1-43).

* 관광산업의 유형 : http : //mtsc.or.kr(문화체육관광부 홈페이지 법령실) 관광진흥법

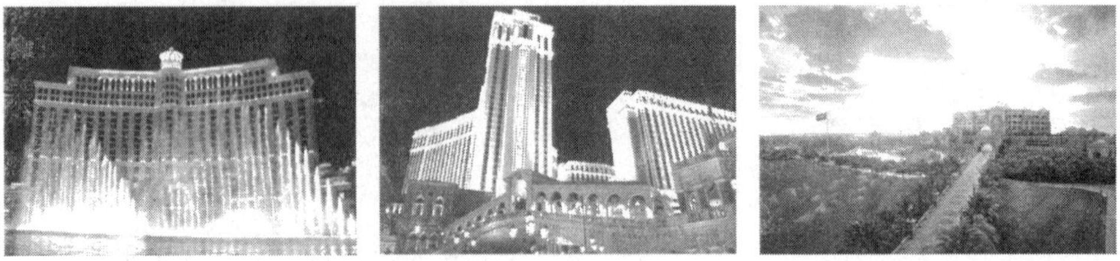

(a) 벨라지오 전경　(b) 베네시안 호텔 전경　(c) 에미리트 팰리스 호텔 전경

[그림 1-43] 호 텔

2) 휴양 콘도미니엄업

'관광객의 숙박과 취사에 적합한 시설을 갖추어 이를 당해 시설의 공유자, 회원, 기타 관광객에게 제공하거나 숙박에 부수되는 음식, 운동, 오락, 휴양, 공연 또는 연수에 적합한 시설 등을 함께 갖추어 이를 이용하게 하는 업'이다(그림 1-44).

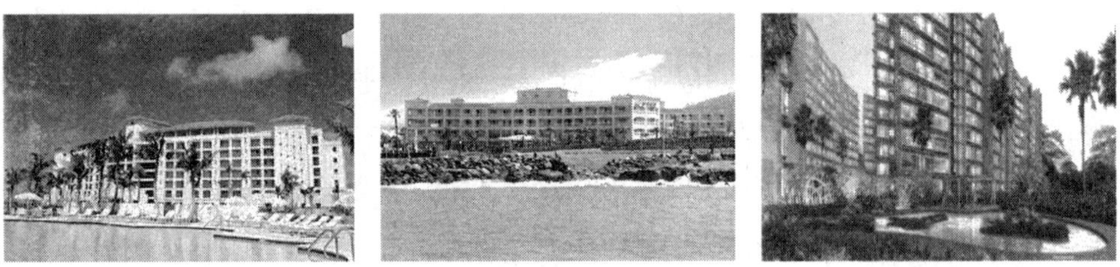

(a) 리오펠리스 리조트　(b) 동양 콘도미니엄　(c) 싱가포르 콘도미니엄

[그림 1-44] 휴양 콘도미니엄

(3) 관광객 이용시설업

관광객 이용시설업에는 전문휴양업, 종합휴양업, 자동차영장업, 관광유람선업, 관광공연장업, 외국인전용 관광기념품 판매업 등이 있다(그림 1-45).

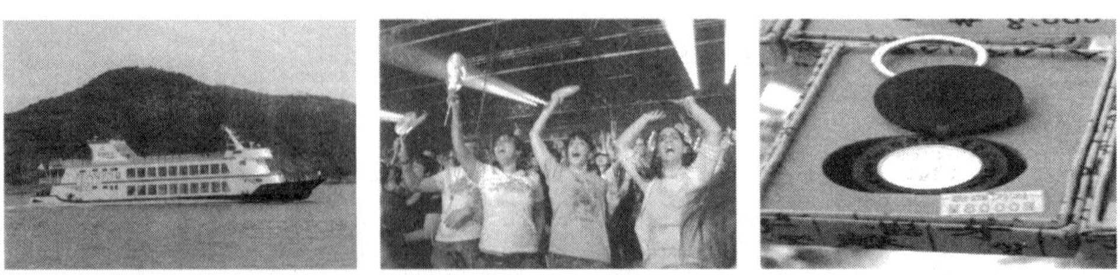

(a) 관광유람선　(b) K-POP을 보고 열광하는 외국인 관광객　(c) 외국인전용 관광상품

[그림 1-45] 관광객 이용시설업

(4) 국제회의업 · 카지노업

① 국제회의업은 “대규모의 관광수요를 유발하는 국제회의를 개체할 수 있는 시설을 설치 · 운영하거나 국제회의 계획, 준비, 진행 등의 필요한 업무를 주관하는 자로부터 위탁받아 대행하는 업”이다.

② 카지노업은 전용 영업장을 갖추고 주사위 · 트럼프 등 특정한 기구 등을 이용하여 우연의 결과에 따라 특정인에게 재산상의 이익을 주고 다른 참가자에게 손실을 주는 행위 등을 하는 업이다. [그림 1-46]은 국제회의업 · 카지노업의 예이다.

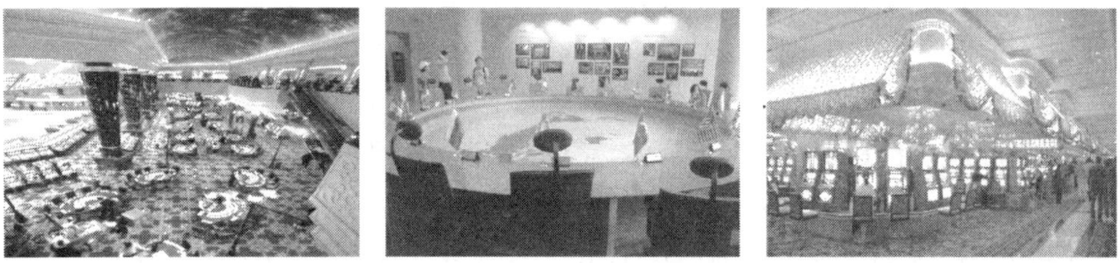

(a) 정선 카지노 내부 전경　(b) G7 회의장　(c) 라스베가스 카지노

[그림 1-46] 국제회의업과 카지노업

(5) 관광편의 시설업

관광편의 시설업은 관광 유흥음식점업, 외국인전용 유흥음식점업, 관광식당업, 시내순환관광업, 관광 사진업, 여객자동차 터미널 시설업, 관광토속주판매업으로 구분되어 있다(그림 1-47).

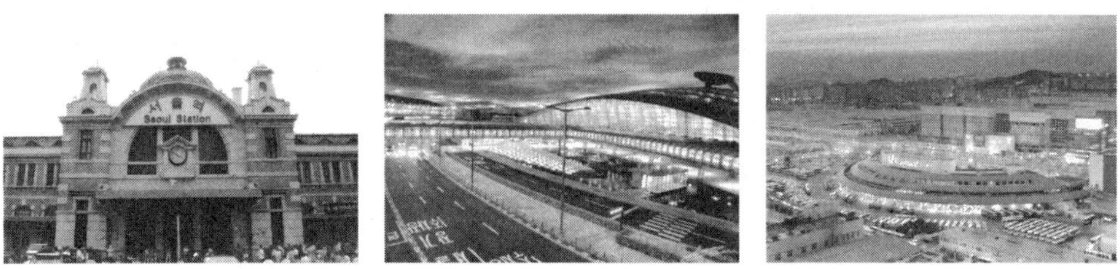

(a) 서울역　(b) 인천공항　(c) 광주 광천 터미널

[그림 1-47] 관광편의시설업

따라서 관광산업을 구성하는 요소를 나누면 [그림 1-48]과 같다.

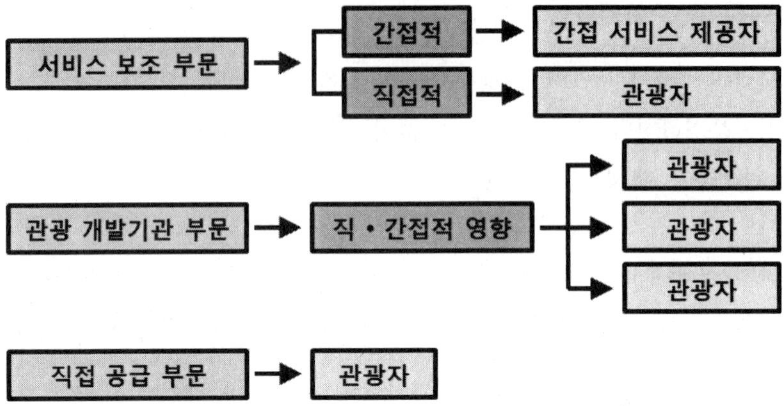

[그림 1-48] 관광산업에 있어서 구성부문간의 관계

3. 관광산업의 시스템

관광시스템*은 관광현상과 관련되어 있는 총체적인 구조로 관광업체 및 그 관련 기업, 공익단체 행정기관 등으로 구성되어 있으며, 이것들의 상호관계를 조직화 또는 구조화한 체계로 관광현상 속에서 목표를 효율적으로 달성하기 위하여 전체를 대상으로 상호 구조적 관계를 파악하고 개방적 환경에 대한 적응을 통해서 연속적으로 반영하는 하나의 체계를 의미한다.

① 기본적으로 관광현상은 관광의 3요소인 관광주체(관광자)와 관광자원인 객체, 주체와 객체를 연결시켜주는 매체가 있다. 그리고 관광행동에 영향을 주는 것은 국내 외 관광환경인 **행정**(관광정책 등), **기술**(SNS 서비스, 교통수단의 발달 등), **정치**(관광규제제한), **경제**(유가 및 환율 문제), **사회**(인구구조의 변화, 여가시간의 증가), **문화**(삶의 질 추구 등), **보건**(조류독감, SARS, 전염성 질병 등) 등이다.

② 관광사업은 관광자의 관광행동에 직접 대처하는 영리목적의 활동으로 교통, 숙박, 여행알선, 레크리에이션, 관광객 이용시설, 기타 다양한 인적, 물적 서비스 등을 제공하는 사업이다.

또한 관광시책의 추진을 통해 관광진흥의 촉진을 도모하고 관광 관련 기관 및 사기업 관광사업에 대한 지도육성과 관광자 유치활동을 강화하고 관광공급자 측면에서는 수용의 자세를 취한다. 즉 관광자원의 보호육성, 이용촉진, 관광시설의 정비 및 개선, 관광지의 개발 및 운영지도, 관광수요촉진을 위한 홍보활동, 관광서비스의 질 향상, 관광조사 연구활동, 국내외 관광 관련 기관과의 유대강화 등을 포함한다.

* 관광산업 시스템 : 한국관광학회, 관광학총론, 백산출판사, 2009, pp.756~760

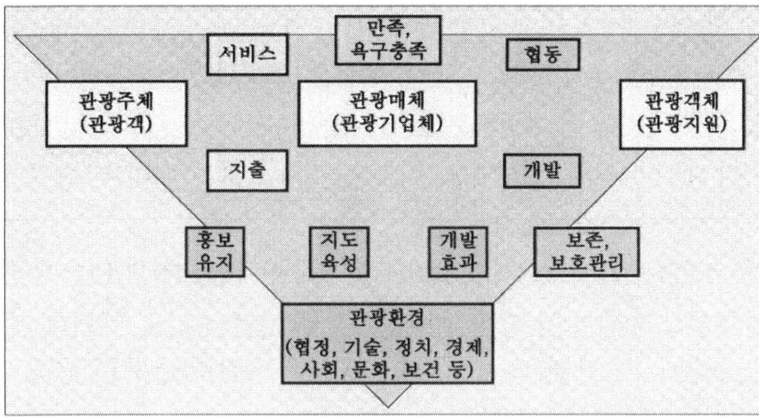

[그림 1-49] 관광사업의 구성조직

③ 관광사업의 구성조직은 [그림 1-49]와 같다. 하나의 시스템은 하나의 구조만 갖는 단순한 형태가 아니고 여러 하위 시스템을 가질 수 있다.

④ 관광도 하나의 시스템으로 생존하고 적응하는데 이러한 관광의 특징은 다음과 같다.

㉠ 관광은 하위 시스템들로 구성되어 있다. 관광은 관광주체와 관광객체 그리고 이를 연결해주는 관광매체로 구성되어 있다.

㉡ 관광 시스템은 개방형 시스템이다. 관광 시스템과 관광환경 간에는 정보의 계속적인 교환이 있다는 점이다.

㉢ 관광 시스템은 개념상 상호의존성과 전체성 그리고 시너지 효과와 같은 성격을 지닌다.

㉣ 시스템적 접근방법에는 전체를 구성하는 부분만이 아니라 상호작용하는 변환과 정이 중시된다.

㉤ 관광 시스템은 폐쇄형 시스템과 개방형 시스템의 양극단의 성질을 모두 함유하고 있다.

(1) 구조적 시스템

관광산업 시스템을 3체계론으로 보는 관점에서 정리를 해보면 다음과 같다. 관광산업의 구조적 시스템*인 3체계론은 관광주체와 관광객체는 서로 독립적이면서 상호작용적 특징을 가지고 있으며, 관광사업자의 필요와 그 역할이 강조됨에 따라 관광객체 부문에서 관광매체를 독립시켜 관광구소체계를 명확히 한 것이다.

* 구조적 시스템 : 관광학원론, 김병용, 한올출판사, 2010, pp.8~10

1) 관광주체

관광을 하는 사람을 관광주체라고 한다. 이들은 각기 관광에 대한 다양한 욕구를 가지고 있으며, 관광시장수요를 형성하는 요소가 된다. 그리고 지각, 학습, 성격, 태도 등의 심리요소뿐만 아니라 문화, 사회계층, 역할, 준거집단 등의 사회요소에 의해서 영향을 받는다.

관광자는 **환경적 배경**(관광객체와 관광매체가 제공)과 관광자의 **내적 요구**(욕구, 동기, 성격)와 **외적 요인**(가족, 문화, 생활양식) 등에 따라 관광행동이 유발되는 관광수요자이다. 이러한 관광욕구와 관광동기는 대다수 사람들의 심리에 자리잡고 있으며 이를 근거로 관광수요시장이 형성하게 된다.

2) 관광객체

관광객체 관광자를 유인하는 **관광대상**(자연 · 풍속 · 인정 · 문화 · 사적 · 산업시설)인 동시에 관광객의 욕구를 충족시켜주는 역할을 한다. 관광대상은 관광자원과 관광시설로 구분되며, 관광욕구를 충족시키는 관광행동의 대상물을 전체적으로 가리킨다. 관광자원과 관광시설은 〈표 1-21〉과 같다.

〈표 1-21〉 관광자원과 관광시설

구 분	대 상
자연자원	자연환경을 중심으로 한 경관을 대상으로 하는 관광자원 • 산악관광자원 • 내수면 관광자원 • 온천관광자원 • 동굴관광자원 • 해양관광자원
인문자원	• 문화적 관광자원 : 유형문화재, 무형문화재, 기념물, 민속자료 • 사회적 관광자원 : 풍속, 행사, 생활, 종교, 국민성, 음식, 사회형태, 인정, 예절 • 산업적 관광자원 : 산업지역의 농림업, 수산업, 공업, 사회공공시설 • 위락적 관광자원 : 주제공원, 카지노, 스포츠

관광객체는 관광자에게 만족을 제공해 주는 관광자원 및 관광시설을 포함하기 때문에 관광수용시장, 관광공급시장의 일부를 형성한다.

3) 관광매체

관광매체는 관광주체와 관광객체를 연결시켜 주면서 관광주체가 요구하는 관광서비스를 제공하고, 관광객체인 관광매력물에게는 관광개발과 진흥을 촉진시키는 역할을 수행한다. 그러므로 관광매체, 즉 관광사업의 관광의 주체와 객체 사이에 존재하여 사업을 경영하는 인간활동의 총체로 의미할 수 있다.

〈표 1-22〉 관광매체와 관광시설

구 분	대 상
공간적 매체	교통기관으로 항공, 선박, 기차, 버스 등
시간적 매체	숙박시설과 관광객 이용시설
기능적 매체	여행사업무와 관광선전, 관광행정
공익적 관광사업	관광의 공익이나 목적을 수행하는 사업으로 국가의 중앙정부, 지방행정기관, 준국가기관, 공공단체, 문화체육관광부, 한국관광공사 등에 의해 추진된다.
사기업적 관광사업	영리를 목적으로 하는 사기업으로 여행업, 관광숙박업, 관광객 이용시설업, 국제회의업, 카지노업, 유원시설업, 관광편의 시설업이 있다.

관광매체는 시간적, 공간적, 그리고 기능적 매체로 분류된다. 관광자원과 관광시설 내용은 〈표 1-22〉와 같다. 이와 같이 3대 구성요소는 모든 관광에 있어서 공통된 관광의 기본적인 골격이라고 할 수 있다.

(2) 행정적 시스템

관광산업의 행정적 시스템은 정부나 지방자치단체가 관광정책을 구체화하는 방법과 그 내용을 뜻하는 것으로서, 관광을 장려하고 규제할 뿐만 아니라 관광사업을 추진하고 조성하며 규제 및 감독하는 다양한 기능을 수행하는 것이다.

관광산업 정책의 추진 시스템은 정부 내에 관광에 관련된 행정을 담당하는 조직의 위상, 조직구도 등을 의미하는데, 여기에는 중앙정부와 지방자치단체 그리고 공기업이 포함된다.

대부분의 국가에서 관광정책을 추진하는 기구가 정부 내에 설치되어 있으며, 공간적 범위 및 정부의 수준에 따라 중앙정부 시스템, 지방자치단체 시스템 그리고 정책추진기구 시스템 등으로 구분된다.

1) 중앙정부(문화체육관광부)

관광산업 및 정책을 총괄하는 문화체육관광부는 관광행정의 국가기관으로 문화체육관광부에 관광국이 설치되어 관광에 관한 종합적인 정책의 수립·조정업무를 담당하는 곳이다.

① 중앙정부 차원에서 관광에 대한 시스템 운영은 정부수립 이후 1948년 교통부육운국 운수과에서 시작되었다.

㉠ 1950년 12월에 신설된 교통부 총무과 소속의 관광계가 1954년 교통부 육운국에 관광과가 승격되면서 시작되었다. 1961년에는 육운국에 소속되어 있던 관광과

가 관광공로국으로 승격되었으며, 1963년에 관광국으로 분리, 독립되면서 본격적인 관광행정이 시작되었다.

ⓛ 1994년 12월 세계화, 지방화 시대에 행정이 적극 부응하기 위하여 대대적인 조직 개편 및 업무 이관조치를 단행하였는데, 이에 따라 종전의 교통부 관광국은 문화체육부로 이관되었다. 이후, 문화체육관광부로 명칭이 바뀌었고 2008년 2월에는 다시 문화체육관광부로 변경되었다.

② 문화체육관광부의 변천사는 [그림 1-50]과 같다.

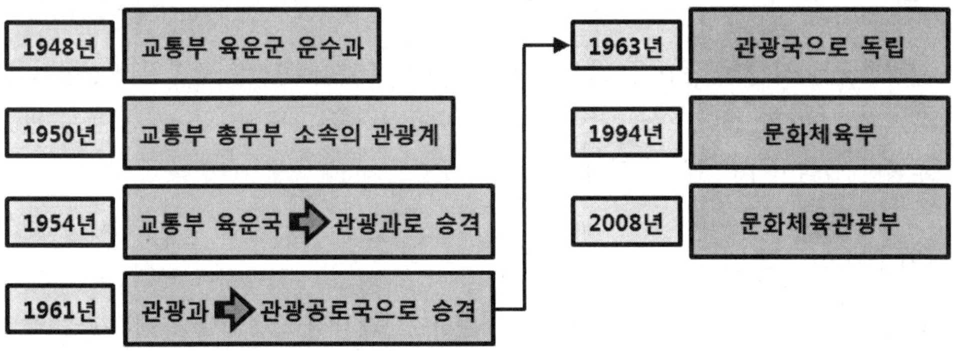

[그림 1-50] 문화체육관광부 변천사

③ 대한민국 문화체육관광부의 조직도는 [그림 1-51]과 같다. 현재 문화체육관광부 내 관광행정조직 시스템은 2009년 5월 개편되었으며, 기획조정실, 문화예술정책실, 문화콘텐츠산업실, 체육정책실, 관광정책실, 국민소통실, 종무실, 아시아문화 중심도시추진관, 동계올림픽 특구기획단으로 구성되어 있다.

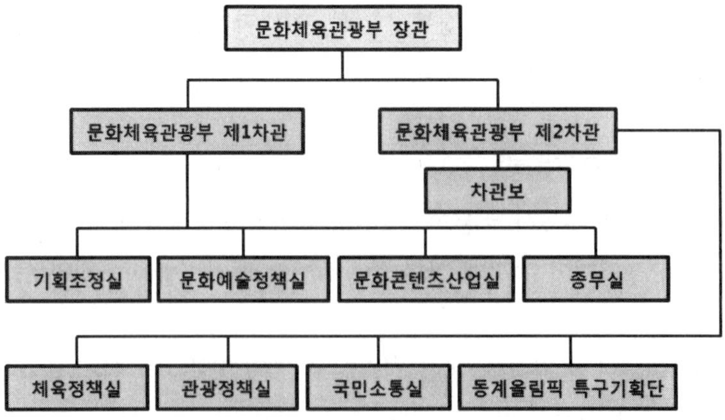

[그림 1-51] 대한민국 문화체육관광부 조직도

④ 문화체육관광부는 21세기 관광한국건설을 목표로 한 새로운 출발과 외래관광객의 유치와 국민관광의 균등발전이라는 상위목표를 설정하고 세부 실천 사업을 수행하고 있다.

⑤ 21세기 관광한국건설을 목표로 한 새로운 출발은 관광의 중·장기적 발전을 위한 토대 마련에 중점을 두고 실천사업을 추진하고 있다, 그리고 정부에서는 21세기 최대산업으로 부상하고 있는 관광산업을 생산과 복지차원에서 육성하기 위하여 각계의 의견을 수렴하여 관광진흥 10개년계획을 수립한 바가 있다(그림 1-52).

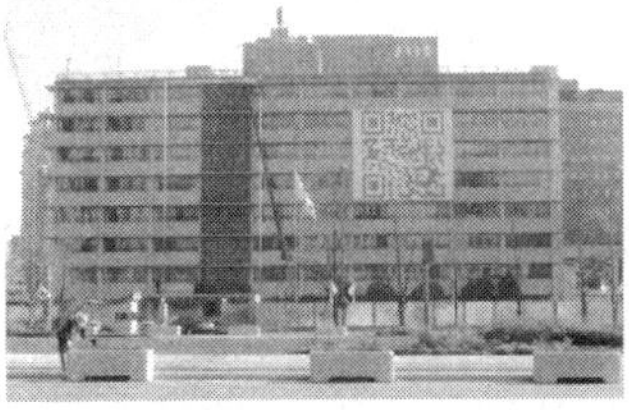
(a) 문화체육관광부 청사

(b) 문화체육관광부 로고

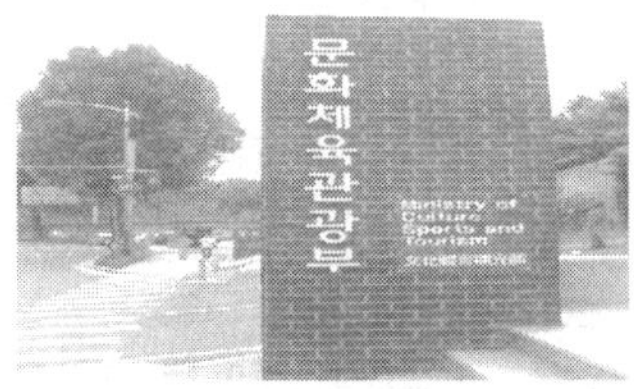

(c) 문화체육관광부 입구

[그림 1-52] 문화체육관광부

2) 지방자치단체

중앙 관광행정조직이 관광에 대한 대외적·전국적 차원의 정책을 수립, 조정하는 역할을 한다면, 지방 관광행정조직은 관광행정의 집행기능을 주로 담당한다(그림 1-53).

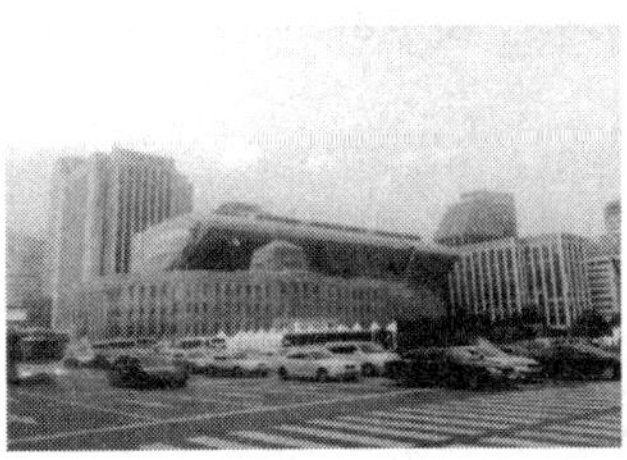
(a) 서울시청

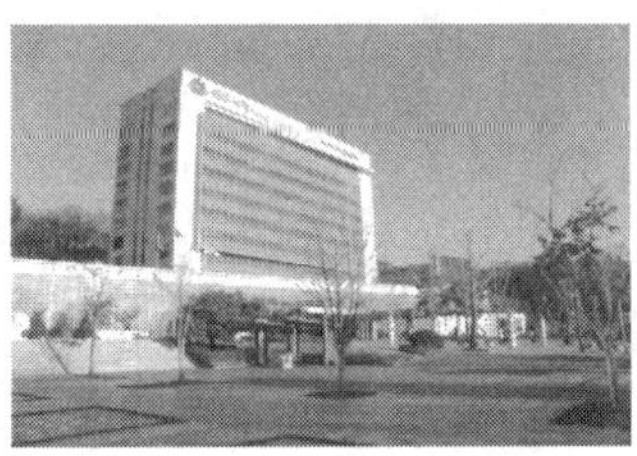
(b) 원주시청

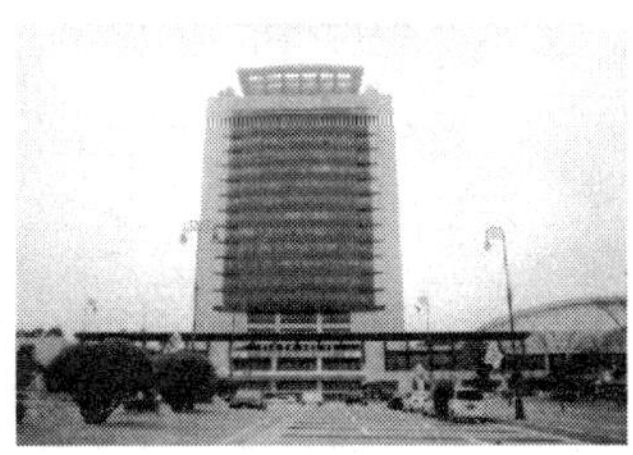
(c) 강릉시청

[그림 1-53] 지방자치단체

지방자치단체의 관광진흥은 지역 고유 이미지 개발을 촉진하게 됨으로써, 국가 전체적으로 관광상품과 자원이 다양화되는 계기가 되었다. 그러나 취약한 지방제정 등으로 지방자치단체에서 독자적인 관광진흥 추진이 어렵다. 향후 지방자치단체에 의한 관광정책의 수립과 관광행정의 추진은 이러한 문제점을 감안해서 지역별 균형발전을 통한 전국개발의 일관성 유지와 각 지역의 특성에 특화된 관광진흥개발이 요구된다.

3) 공기업 : 한국관광공사

1962년 6월 국제관광공사법에 의해 설립되어 한국관광발전의 중추적인 역할을 수행하고 있는 현재 한국관광공사(KNTO)*는 국제관광공사(KNTC)로 출발하여 1982년 11월 29일 한국관광공사로 개정하였다(그림 1-54).

① 1970년대로 들어와 영업 중심의 조직기구에서 사업기능이 축소되면서 진흥체계로 개편되었고, 1975년에는 공사법 개정에 따라 개발과 홍보업무조직을 추가하였으며, 1982년에는 공사법 개정에 따라 개발과 홍보업무조직을 추가하였으며, 1982년에는 대폭적인 조직개편을 통하여 국민관광부를 자원개발부와 국민관광부로 확대 개편한 바 있다.

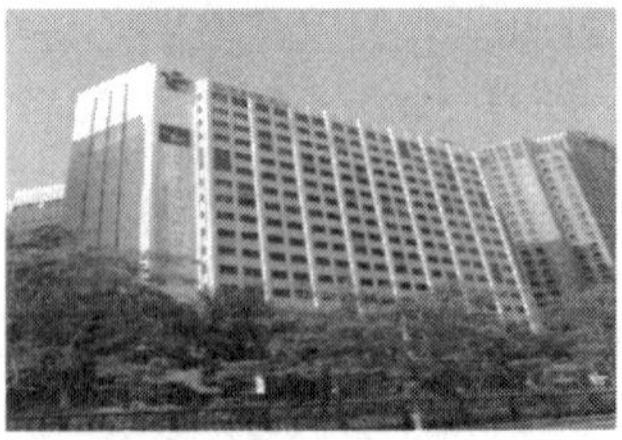

(a) 한국관광공사 구사옥

KOREA TOURISM ORGANIZATION 한국관광공사

(b) 한국관광공사 로고

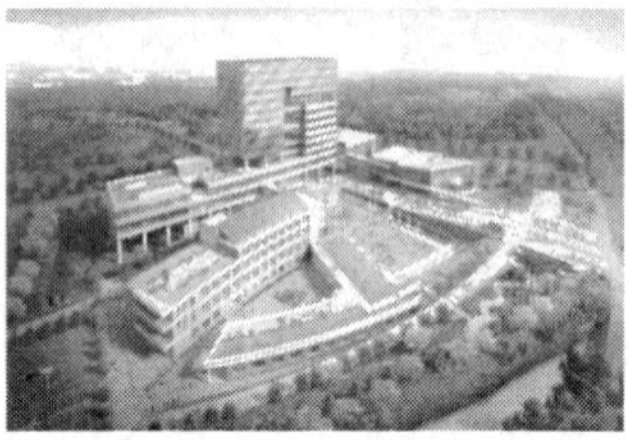

(c) 한국관광공사 신사옥(원주)

[그림 1-54] 한국관광공사

② 한국관광공사법 제12조(사업) 제1호 제1조의 목적을 달성하기 위하여 다음 사업을 수행한다.

㉠ 관광 관련 전문인력의 양성과 훈련사업을 수행한다.

㉡ 관광사업의 발전을 위하여 필요한 물품의 수출입업을 비롯한 부대사업으로서 이사회가 의결한 사업을 수행한다.

㉢ 관광산업의 연구 · 개발사업은 관광산업에 관한 정보의 수집 · 분석 및 연구를 하고, 관광산업의 연구에 관한 용역사업을 한다.

㉣ 국제관광진흥사업은 외국인 관광객의 유치를 위한 홍보를 하고, 국제관광시장의 조사 및 개척을 한다. 그리고 관광에 관한 국제협력의 증진시키고 국제관광에 관한 지도 및 교육을 한다.

㉤ 국민관광개발사업은 관광단지의 조성과 관리, 운영 및 처분을 하고, 관광자원 및 관광시설의 개발을 위한 시범사업을 한다. 또한 관광지를 개발하며, 관광자원을 조사한다.

㉥ 국민관광진흥사업은 국민관광의 홍보를 하며 국민관광의 실태조사를 하고, 국민관광에 관한 지도 및 교육을 한다.

---

* 공기업 : 한국관광공사법 제12조(사업) 제1호 제1조에 근거하여 저자가 재정리

4) 한국일반여행업협회

한국일반여행업협회는 1991년 12월 21일 관광진흥법 제46조와 관광부령 제437호의 규정에 의하여 설립된 일반여행업 단체이다. 이 협회에서 하는 일은 내 · 외국인, 여행자에 대한 여행업무의 개선 및 서비스의 향상을 도모하고 회원 상호간의 연대협조를 견고히 한다. 또한 여행업의 발전을 위한 조사 · 연구 · 홍보활동을 통하여 여행업의 건전한 발전에 기여하고 회원들의 권익의 증진 · 보호함을 목적으로 하고 있다(그림 1-55).

(a) 관광통역 안내소 (b) 한국여행업협회 로고 (c) 한국여행협회 업무협약식

[그림 1-55] 한국일반여행업협회

5) 한국관광협회중앙회

한국관광협회중앙회는 관광사업개발을 위한 업무, 관광진흥에 필요한 조사연구 및 홍보, 관광안내소 운영, 공제사업 등 업무를 수행하고 회원의 복지를 증진하는 것을 목적으로 하고 있으며, 관광진흥법 제41조에 의해 이 협회가 설립되었다(그림 1-56).

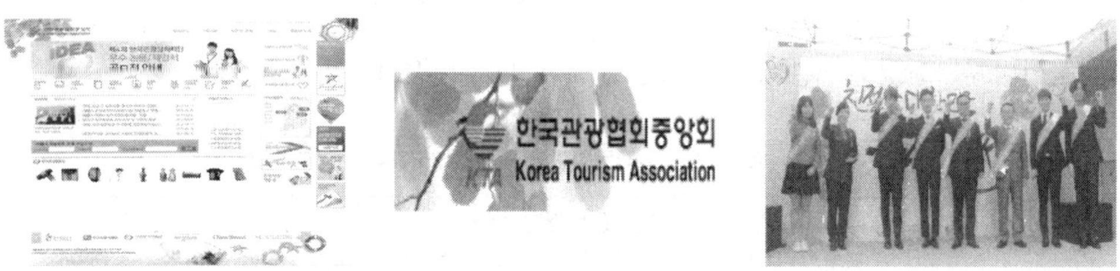

(a) 한국관광협회중앙회 홈페이지 (b) 한국관광협회중앙회 로고 (c) 친절한 대한민국 캠페인

[그림 1-56] 한국관광협회중앙회

한국중앙관광협회의 주요 업무는 다음과 같다.

① 관광사업진흥에 필요한 조사 · 연구 및 홍보를 한다.

② 관광사업의 발전을 위한 업무를 한다.

③ 관광종사원의 교육과 사후관리를 한다.

④ 관광통계를 낸다.

⑤ 회원의 공제사업을 한다.
⑥ 관광안내소의 운영을 한다.
⑦ 국가나 지방자치단체로부터 위탁받은 업무를 처리한다.
⑧ 제1호부터 제7호까지의 규정에 의한 업무에 따르는 수익사업을 한다.

6) 한국문화관광연구원

정부의 관광정책활동과 관광업체의 육성을 효율적으로 지원할 수 있는 정책대안 제시를 위한 조사·연구를 수행하기 위하여 설립되었다.

① 한국문화관광연구원의 변천과정은 [그림 1-57]과 같다.

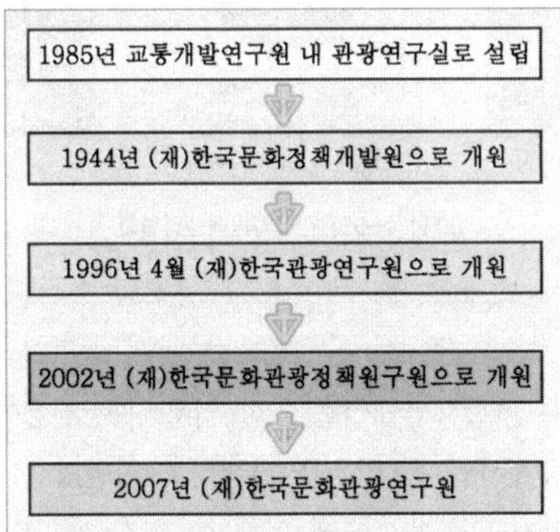

[그림 1-57] 한국문화관광원의 변천과정

② 한국문화관광연구원 연구분야는 〈표 1-23〉과 같다.

〈표 1-23〉 한국문화관광연구원 연구분야

구분	내용
문화·예술정책	• 문화·관광발전을 위한 정책개발 연구 • 정부기관 및 문화관공부 장관이 위탁하는 사업 등을 진행
문화·산업정책	문화산업 육성개발을 위한 조사·연구
관광정책	• 문화·관광 관련 연구용역의 수탁 및 위탁 • 문화·관광 정보화 개발 및 정보 서비스 • 문화·관광 관련 자료의 조사·발간·서비스 • 문화·관광 정책개발과 관련한 사업 및 행사
관광산업	관광산업·관광자원 육성개발을 위한 조사·연구
여가정책	• 문화복지·문화환경·예술진흥·전통문화진흥을 위한 조사·연구 • 남북한 문화·관광교류 및 북한 문화예술·관광연구·국민관광·국민여가생활·관광서비스 관련 조사연구

4. 관광산업의 효과

관광은 즐기기 위한 여행인 동시에 소비활동을 하는 복합적 현상이다. 관광은 한 나라의 인문자원과 자연자원을 경관자원으로 활용하는 자원절약산업으로 외화획득, 고용 및 소득의 증대, 경제구조의 개선, 관광산업을 진흥시키는 편익을 제공한다.

1) 관광산업체가 획득한 외화수입

관련 업체의 생산활동과 연계되고 파급되어 종사원의 소득증대는 물론 그 나라의 경제성장에 영향을 미친다. 이처럼 관광객의 행동 자체가 곧 소비활동이며, 여행 도중 소비된 금액은 여행하기 이전에 취득한 것이어야만 하고, 관광은 사람과 함께 금전의 이동을 뜻한다.

① 외국관광객의 소비활동에 의해 생산되는 각종 관광사업의 이윤을 경제적 효과라고 하며, 이를 보다 세분하면 국제수지 개선과 지역경제의 기여효과로 구분된다.

㉠ 외국관광객의 입국에 따라 외화가득률이 다른 산업에 비해 높을 뿐만 아니라 관광상품을 수출하는 데 있어서 일반 무역상품과는 달리 무역마찰을 일으키지 않고 외화획득과 경제발전, 기술협력과 국제무역의 증진효과를 기대할 수 있다.

㉡ 지역경제의 기여효과로는 소득효과 · 고용효과 · 산업 관련 효과 그리고 주민의 복지증진효과 및 생활환경의 개선효과와 함께 지역개발을 추진함에 있어서도 선도적인 효과를 기대할 수 있다.

㉢ 외래 관광객들이 소비하는 숙식비, 유흥비, 기념품구입 및 관광교통비 등에 부과되는 가종 세금은 중요한 국가재정수입원이 된다.

② 국제관광은 외화획득에 기여하지만 무역수지가 크게 흑자로 돌아갈 경우에는 관광지출을 증대시켜야만 국제수지의 균형을 유지하게 되면 이런 면에서도 국제수지 개선에 기여하게 된다.

㉠ 국제관광에 비해서 국내관광의 경제적 효과는 일반적으로 경시되기 쉬운데 그 이유는 국제관광은 관광외화수지에 직결되고 있고, 국내관광은 관광재화의 국내획득과 재분배를 가져다 줄 뿐이라는 평가가 있기 때문이다.

㉡ 국내관광은 지역경제발전에 크게 기여하게 됨은 말할 것도 없고, 재화의 지역적 이동의 영향을 경시할 수도 없다.

㉢ 국제관광의 경우에서도 숙박, 관광기념품 구입이라는 구체적인 소비활동은 특정지역을 중심으로 행해지는 것이기 때문에 국제 · 국내관광을 불문하고, 관광의 경제적 효과는 무엇보다도 지역경제발전에 크게 기여하게 된다.

㉣ 경제적 효과에 따른 관광사업은 단일산업으로는 세계 최대의 고용산업이며, 무공해 환경 친화적 산업이면서 여행수입은 국제수지 개선에 기여하게 된다.

③ 우리나라의 경우 관광수입은 약 56달러로 컬러 TV 5천만대 수출효과와 같으며, 외래관광객 5명 유치는 소형자동차 1대 수출효과와 같다. 그리고 연간 관광호텔 객실 1실 판매수입은 소형승용차 2대의 수출과 동일한 효과를 갖게 된다. 이것이 무역외 수입총액의 19[%], 총 수출액의 5[%]를 점유하는 것과 같으므로 이와 같이 국제관광은 외화획득에 이바지하는 것으로서 무역수지가 대폭 흑자가 나면 관광지출도 증대시켜 국제수지의 균형을 맞출 수 있게 되므로 국제수지 개선에 이바지하게 된다.

2) 국민경제의 소득효과

관광산업은 관광자와 관광대상을 결부시켜 줌으로써 그 대상자로서의 국가 또는 지역경제 발전에 크게 기여한다. 관광산업의 소비구조를 보면 대부분의 관광객들은 교통비 · 숙박비 · 식사비 · 오락비 · 상품구입비 등을 소비함으로써 이들의 관광소비는 직접적으로 국가나 지역의 소득과 직결되게 된다.

특유한 관광상품이나 서비스의 수요 증대는 지역경제뿐만 아니라 국민경제의 소득효과에 큰 영향을 미친다.

① 관광경제는 시장원리를 적용하는 것이나 수요와 공급관계와 같이 그 자체가 일반경제활동과 같은 것이라고 할 수 있으나, 수요자(관광객)가 공급자에게 직접 찾아옴으로써 경제활동이 성립된다.

② 관광객의 경비는 그 나라의 관광외화수입원이며, 외국관광객의 증가는 외화가득 증대에 직접 기여하게 된다.

③ 관광산업은 인적 교류에 의해 이루어짐으로써 관세장벽이 없어 보이지 않는 **수출무역**(invisible export)으로 국제수지 개선에 기여하며 무공해산업이다. 또, 자연 그대로가 관광자원이므로 자원이 거의 소모되지 않는 자원 절약적 산업이기도 하다.

④ 관광산업은 근로집약적 산업으로서 인적 서비스가 주가 되므로 각종 고급 인력에서부터 미숙련 근로력까지 다양한 인력을 필요로 하기 때문에 고용효과가 매우 크다.

⑤ 국민소득창출은 물론 관광 관련 업체가 각종 세금을 납부함으로써 국가재정수입에 크게 기여한다. 관광산업의 역할을 경제 · 사회 · 문화 · 정치 · 교육 · 건설 · 안보 · 심리 등 측면에서 볼 때 국가발전의 원동력이 되며, 외화가득률이 가장 높기 때문에 우리나라는 1975년부터 관광산업을 전략산업으로 규정하고 국가의 기간산업으로 발전시켜 육성해 나가고 있다.

3) 지역사회개발 촉진과 관광승수효과

관광승수효과에는 크게 소득승수효과, 고용승수효과가 있는데 이것을 살펴보면 다음과 같다.

① **관광사업의 소득승수효과** : 관광객의 관광소비는 관광지 소속 국가의 경제권으로 외화 혹은 관광수입으로 인한 관광산업의 관광수입을 **직접 수입**(direct revenue)이라고 하며, 관광사업자들이 관광수입을 재소비할 때에 직접수입의 일부는 그 지역의 경제권 밖으로 **누출**(leakage)된다. 이 경우에 관광소비의 2차 수취인이 되는 생산 및 판매업체는 그들의 상품 판매수입을 소비한다. 이러한 관광객의 직접 소비가 한 경제 내에서 유통되면서 관광소득이 소비되고 그 소비가 또 다른 소비를 촉진하여 **관광소득승수**(tourist income multiplier)를 형성한다.

㉮ 관광자들이 지출하는 돈은 지역기업으로 흘러들어 가고 그 돈은 고용된 주민들의 임금으로 지불되어 추가적인 소비가 유발되게 한다.

㉠ 승수효과를 오랫동안 연구한 대표적 학자인 아처(Archer, 1982년)는 관광소득승수를 '특정지역에 있어서 관광자가 관광지출을 한 단위 더 증가함으로써 그 지역에서 추가로 발생하는 소득의 증가분을 나타내는 계수라고 정의를 내렸다.

㉡ 국제관광수입은 외화의 획득을 의미하며, 한 국가 전반적인 경제를 향상시키는데 영향을 미친다. 또한 경제학자들은 승수가 쌍날의 칼과 같다고 하고, 투자와 수출 또는 관광수입의 급격한 감소는 승수에 의해 국민소득이 감소되는 점을 시사한다. 관광수입이 경제에 유입되면서 그 지역의 경제권에 영향을 미친다. 일부의 금액은 경제권에서 저축되고 또는 수입품의 구매를 한다. 이것을 소비의 제1회전이라고 한다.

㉢ 소비의 일부는 소비의 제2회전에서 또 소비된다. 즉 관광은 한 경제 내에서 유입되어 소비되고, 재소비되어 경제를 촉진하고 또 다른 소비를 유발시킨다. 이와 같이 한 경제권에 남아 있는 관광소득이 소비되고 재소비되어 관광소득승수가 된다. 따라서 관광소득으로 인한 화폐가 경제권에 많이 남을수록 누출이 적어지고 **수효과**(multiplier effect)는 커진다. 관광소비는 목적지의 경제권에 외화의 유입을 발생시키는 무형적인 수출이다. 따라서 관광사업은 서비스업의 특성 때문에 높은 외화가득률로 국가경제에 기여도가 크다.

② **관광사업의 고용승수효과** : 관광고용승수는 외래관광객의 최소한 단위소비가 지급증가가 그 지역 내의 고용기회를 얼마나 증대시켰는가를 나타내는 승수이다. 매치슨과 월(Mathieso & Wall)은 관광의 고용효과를 다음의 3가지로 나누어 보았다.

㉠ **직접 고용**(Direct Employment) : 관광객이 직접적으로 비용을 지출함에 따라 그들로부터 수입을 올리는 호텔과 같은 관광산업체의 고용이다.

㉡ **간접 고용**(Indirect Employment) : 간접적으로 관광산업과 연관이 있는 산업들(농업, 식음료 유통산업, 수공업, 교통 등)의 고용을 촉진시킨다.

㉢ **유발고용**(Induced Employment) : 관광지 주민들이 관광객들이 지출한 돈으로부터 얻은 소득을 재소비함으로써 관광승수 효과로부터 생긴 추가적인 고용이며, 소득이 증대된 주민들이 문화 · 여가생활에 지출을 많이 하게 되면 이와 관련된 사업은 번창하게 된다. 그러므로 고용기회의 증대는 새로운 구매력을 낳게 하고 수요를 확대시켜 이른바 고용승수효과를 나타내게 한다.

4) 관광의 사회 · 문화적 효과

사회 · 문화적 효과에는 교육적 효과, 레크리에이션적 효과, 문화적 효과, 국제친선적 효과가 있는 데 다음과 같다.

① **교육적 효과** : 관광객들은 관광을 통해서 직접적인 체험을 하는데 이러한 체험을 하고나면 뛰어난 교육적 효과를 얻게 된다.

㉠ 관광을 통해 관광객의 견문의 확대와 새로운 지식을 얻게 된다. 또한 변화에 의한 욕구충족을 하게 된다. 관광의 견학 또는 시찰여행이라는 직접적인 체험을 통해 얻어지는 교육적 효과는 새로운 지식의 증대라는 데 있다.

㉡ 레크리에이션은 건강에 공헌, 사회생활에 적응경향, 재생산력의 창출이라고 하는 3가지 여건을 가지고 있으며 관광도 이와 같은 여건을 모두 갖추고 있다.

㉢ 관광은 레크리에이션 활동에 의한 효과가 크다. 즉 관광의 직접적인 체험을 통해 심신의 피로회복과 사회적 매너 및 규율을 배우고, 일과 면학에의 활력을 증강시키는 효과는 국민생산 수준에서 평한다면 국민 후생적 효과라고 한다.

㉣ 관광객들은 일과 여가를 통해 인간의 위락욕구충족과 인간성 회복을 꾀하려고 하며, 사회변화의 영향으로 파생되는 가지각색의 많은 현대적 욕구를 일상생활을 벗어나 미지의 환경에서 직접 체험으로 충족된다고 기대하게 된다.

㉤ 관광의 교육적 효과는 직접적 체험을 통하여 얻어지는 것에 대한 평가이다.

② **레크리에이션적 효과** : 레크리에이션(recreation)은 사회생활의 범주 안에서 인간의 생활변화를 추구하는 목적으로 행하는 활동으로 관광은 레크리에이션 활동에 의하여 효과를 높일 수 있다.

㉠ 관광 레크리에이션 활동을 하면 심신의 피로를 회복하고 활력을 증진시키는 효

과를 갖게 된다. 이러한 효과를 국민생활 측면에서 국민후생복지 효과로 볼 수도 있다.

㉡ 기분전환을 위한 관광여행은 국민건강에 공헌할 뿐만 아니라 생활에 대한 의욕을 높여 주는 효과를 가져오기 때문에 사회적 학습, 매너습득, 집단훈련 등 교육적 활동과 결부되어 사용되기도 한다.

㉢ 수학여행은 교육적 목적으로 행하지만 집단생활을 체험시킨다는 점에서 레크리에이션 효과가 크다.

③ **문화적 효과** : 관광은 이질적인 문화를 전달하는 매개로서의 기능을 수행하는데 이러한 기능을 문화적 효과라고 한다.

㉮ 타국과 타지역의 문화는 상인과 여행자 또는 예술인들에 의해 전달되어 왔다. 'Silk Road'가 교역뿐만 아니라 동·서문화의 교류에 크게 기여했다는 것은 사실이다. 또 이탈리아의 여행가 마르코폴로(Malco Polo)의 체험론을 바탕으로 쓴 최초의 동양문화를 설명하는 책인 '동방견문록'이 유럽에 소개되면서, 이로 인해 유럽인들은 동양에 대해 많은 관심을 가졌을 뿐만 아니라 신항로·신대륙 개척의 원인이 된 결과를 초래하였다.

㉠ 관광은 필연적으로 '옛것'에 관한 애착과 소중함을 국민에게 인식시켜 주고 '과거'와 '현재'의 조화를 이루는 계기를 마련해 준다.

㉡ 국가 또는 각 지방의 전통문화와 풍속 등은 가장 중요한 관광자원이 되고 있어 이를 보존·계승하려는 노력을 통해서 전통문화는 더욱 발전되고, 향토애와 애국심을 고취시키며, 서로 돕고 이해하는 기반 위에 문화민족의 긍지를 갖게 한다.

㉢ 외래 관광객에게 우리의 고유 관광자원을 소개·선전함으로써 우리나라를 해외에 올바로 인식시키게 된다. 이러한 활동은 관광객의 유치를 증대시키기 위한 관광선전이면서 국가홍보로써 국위선양을 하는데 큰 의의를 찾을 수 있다.

㉣ 관광객이 찾아드는 지역에서는 반드시 그 지역주민들과 여러 가지 형태의 교류와 접촉이 이루어지고 있는데 서로간의 무지로 인해 발생되는 문제들(오해·편견·의혹·공포 등)을 해소하고 이해를 증진하며, 서로가 친밀해짐에 따라 국민총화와 협동을 이룩할 수 있으며, 이는 국제간에 있어서도 마찬가지로 관광객의 상호왕래에 의하여 국제친선과 문화교류의 향상에 크게 기여하게 된다.

㉤ 민간외교로서의 관광의 역할은 문화의 전달매개로서의 큰 효과가 있다.

④ **국제 친선적 효과** : 외래 관광객의 국제적 왕래를 통하여 여러 가지 효과를 가져오게 되는 것을 관광이라고 하는데, 이러한 효과를 국제 친선적 효과라고 한다. 관광은 지역과 지역 사이, 국가와 국가 사이에 문화를 전달하며, 국제간의 상호이해를 증진시킨다. 그러므로 국제관광왕래의 증대는 민간외교 역할로서의 기대효과가 크

다. 따라서 국제 친선적 효과를 높이기 위해서는 언어장애제거는 물론 국제적 매너 연습과 자기 나라의 문화에 대한 지식, 그리고 긍지와 자신을 가져야 한다. 그리고 상호이해를 증진시키는 데는 몇 가지 단계가 필요한 데 내용은 다음과 같다.

㉠ **접촉하는 단계**(Contact) : 먼저 대화하기 전의 단계로 상대방에게 가까이 다가가는 단계이다.

㉡ **대화하는 단계**(Communicate) : 상대방과 더 친해지기 위해서 대화를 하는 단계이다.

㉢ **신뢰하는 단계**(Confide) : 상대방과 대화를 하면서 친해지고 상대방을 신뢰할 수 있는 단계이다.

(1) 관광의 부정적 측면

관광객의 매너에 대한 부정적 효과, 지역사회에 미치는 부정적 효과, 자연환경에 미치는 부정적 효과가 있다. 이것을 살펴보면 다음과 같다.

1) 관광객 매너의 부정적 효과

관광사업의 여러 효과를 경제적 효과와 문화적 효과로 대별하고, 이들은 모두 상호유기적인 관련 성을 갖고 있다. 그러나 긍정적 관광효과(플러스 효과)에서 큰 기여를 하고 있는 측면이지만 부정적 영향을 끼치는 '마이너스 효과'도 발생하므로 여러 가지 문제가 제기된다.

① 국제관광의 활성화는 외화획득과 국제수지 개선이라고 하는 경제적 효과와 함께 국제친선이라고 하는 문화적 효과를 함께 높이는 데 있으나, '매너(관광윤리)'를 분별하지 못하는 관광객의 언행으로 인해 자국의 국위를 떨어뜨리는 역효과를 가져온다는 문제가 발생한다.

② 경제적으로도 관광객이 상품화 서비스의 수요를 급증시킴으로써 물가의 상승 등의 국민경제에 '마이너스 효과'를 가져다준다.

2) 지역사회에 미치는 부정적 효과

관광산업의 부정적 효과로는 산업구조의 불안정성, 선진국 의존심화의 우려, 계절적 수용의 편재성, 물가상승 초래 고용의 불안정성, 지역경제 누수현상에 대한 우려, 환경오염문제, 기회비용평가의 공정성 문제 등이 제기되고 있다.

① 관광산업활성화 측면에서 자연발생적으로 야기되는 지역주민들과 방문객들 간의

상호활동은 경제적 영향과 함께 부정적인 측면으로 지역주민에 대한 위화감 및 긴장감을 발생시킨다.

② 관광지에서의 도덕성 문제, 지역의 정체성 훼손, 미풍양속을 해치는 문제 등과 아울러 호화 · 사치 · 퇴폐성 해외여행 형태와 같은 사회 부정적인 관광문제를 야기할 수도 있다.

③ 관광은 그 지역의 경제적 소득효과가 크기 때문에 지역경제개발에 이바지하고 국제적으로는 외화획득 효과가 크기 때문에 저개발국가에서는 경제개발의 기반을 조성하는 데 도움이 된다.

④ 관광수입이 증대되고 고용기회가 확대되는 가시적인 효과가 나타나지만 고소득자인 관광객과 저소득자인 지역주민과의 접촉에서 발생되는 지역사회에 미치는 영향은 여러 가지 마이너스 효과를 가져올 위험성이 있으며 다음과 같다.

㉠ 관광지에 있어서 도덕성이 낮아지는 문제가 있다.

㉡ 물가상승으로 국민경제에 미치는 문제가 있다.

㉢ 관광객과 지역주민 또는 국민과의 사이에 발생되는 긴장과 위화감 문제가 있다.

㉣ 관광사업으로 파생되는 오락과 유흥 등의 사치성 사업으로 미풍양속을 해치는 문제가 있다.

3) 자연환경에 미치는 부정적 효과

관광이 가져오는 여러 가지 긍정적인 효과(플러스 효과)는 국가와 지역의 경제 · 문화 등 다방면에 기대효과를 충족시켜 주기도 하지만 관광지로 개발됨으로서 자연환경의 파괴문제도 부수적으로 생겨나고 있다.

① 규모가 큰 위락 및 숙박시설로 인해 오폐수가 다량으로 발생함은 물론, 많은 관광객들의 출입에 따른 자연환경의 훼손도 심각하며, 도로의 개설과 시설물 설치로 인한 생태계 파괴와 같은 일들이 일어나고 있다.

② 관광지 개발에서는 친환경적인 차원에서 자연환경을 훼손하지 않고 관광지를 개발하여 환경을 보존하고, 또 자연친화적인 시설을 설치함으로써 그 지역을 자연친화적인 관광지로 발전시킬 수 있도록 한다.

(2) 관광의 제반효과와 현대적 효과

관광은 국가홍보와 국제친선, 국민복지증진, 지역균형 발전의 촉진 등 다목적인 효과를 가져다주고 있다. 지방자치제 실시에 따라 최근 부각되고 있는 지역개발 측면에서 관광사업은 제조업에 비해 원재료 등의 자원소비율이 낮고 무공해 산업일 뿐만 아니라 농·어촌 1차 산업과의 연계성이 뛰어나다. 또한 고급인력에서 미숙련된 근로력에 이르기까지 다양한 인적 자원을 필요로 하기 때문에 자원이 빈약하고 낙후된 지역을 개발하는 데에는 관광산업이 가장 적합한 전략산업이라 하겠다.

① 관광은 경제뿐만 아니라 사회·문화 등 다방면에 미치는 효과가 큰데, 그 중에서 특히 전통문화의 보전발전에 큰 기여를 하고 있으며, 국제교류 및 상호간의 이해증진을 통해 세계평화에 이바지를 한다는 점에서 관광의 중요성은 더욱 강조되고 있다.

② 미국과 캐나다를 비롯한 관광선진국에서는 지방자치단체별로 관광이 지역발전에 미치는 효과 등, 관광의 중요성을 지역주민에게 자발적인 참여 유도로 획득할 수 있는 기반을 마련하고 있다. 우리나라의 경우는 일부계층의 무분별한 해외여행형태로 관광산업에 대한 올바른 이해가 부족했던 점을 고려하여 관광의 위상을 재정립하고자 관광인식제고사업을 적극 추진하고 있다.

③ 일부계층의 호화·사치·퇴폐성 해외여행형태를 근절시키고 급격히 증대되고 있는 여행지출을 억제하기 위하여 TV·라디오·잡지 등 언론매체와 밝은사회운동본부, 소비자보호단체 등을 통하여 대국민 계도와 캠페인을 전개해 나가는 교육도 실시하고 있다. 그리고 여행업체에 대한 지도, 감독도 병행하여 일반 및 해외여행업체 지도·점검도 강화해 나가고 있으며, 호화사치성 여행상품을 판매한 업체에 대하여는 사업정지, 과징금부과 등 강력한 행정처분을 하는 반면에 정부의 건전관광의지를 전파하기 위하여 여행업체 임직원에 대한 교육도 강화하고 있다.

④ 관광산업에 대한 행정규제를 완화하여 기업의 자율성을 제고하고, 관광사업자가 매 3년마다 경신등증록을 받도록 하는 제도를 폐지하여 관광사업자의 편의를 증진시키고, 관광특구제도를 도입하여 영업의 제한을 완화하여 관광외화획득을 증대시켜 나가고 있다. 그러나 앞으로는 종합적으로 체계적인 국내외의 관광정보를 제공하는 관광산업정보센터를 설립하고, 전문적인 관광연구기관을 육성해 나가는 한편, 관광인력의 적절한 수급을 위하여 관광산업 전문인력의 양성을 확대해 나가야 한다.

⑤ 우리나라의 관광은 과거 철도, 항공 교통수단을 구축으로 하는 하드웨어 중심에서 고유문화, 예술 등의 소프트웨어 중심으로 전환하여 관광의 질적 수준을 높여가고 있다.

⑥ 오늘날의 세계는 닫힌 세계(closed world)에서 열린 세계(opened world)로, 닫힌 마음에서 열린 마음으로 변화된 자세를 요구하고 있다. 범세계주(globalism)라는 무국경시대(borderless Age)를 맞아 이제 전 세계가 하나의 도시국가로 변하여 상

호작용과 상호침투가 가속적으로 일어나고 있으며, 바야흐로 21세기의 국경 없는 지구촌시대를 맞아 국민들은 시야를 넓혀 올바른 여가생활문화를 정착시켜 나가야 할 시점에 와 있다.

⑦ 우리는 부가가치가 높은 관광산업의 중요성을 더욱 인식하고 21세기의 관광선진국 입국을 위한 관광진흥은 물론 국민복지관광진흥을 위한 많은 현대적 과제를 해결하기 위하여 더욱 노력해야 할 것이다.

제2장

항공 서비스의 이해

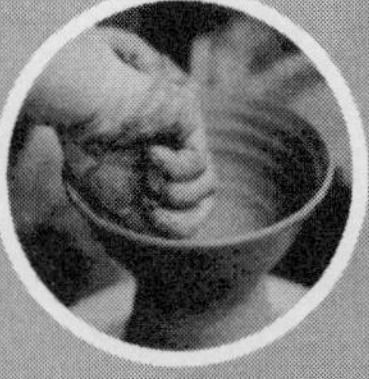

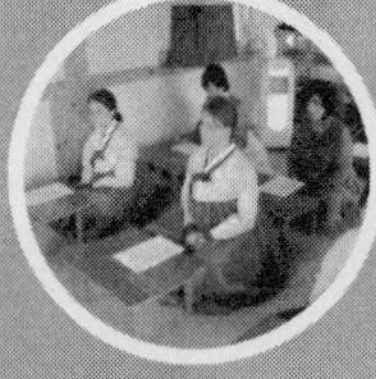

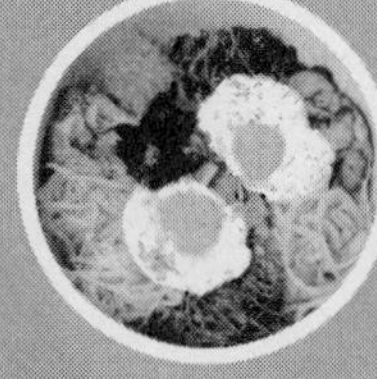

01 항공산업의 이해

항공산업은 다양한 첨단 산업분야가 복합적으로 결집되고 이루어지는 산업이다. 그래서 국내의 경우 고등훈련기 양산, 수출체제, 훈련기의 전투기 전환, 업무용, 레저용 항공기 개발 등을 들 수 있고, 중국의 여객기 생산체제 돌입 등 군수, 민수용으로 항공산업 및 부가 산업의 발달로 항공산업이 점점 발전하고 있다.

1. 항공운송업의 정의

우리나라 항공법 제2조제1항은 '항공기'란 비행기, 비행선, 활공기(滑空機), 회전익(回轉翼)항공기, 그 밖에 대통령령으로 정하는 것으로서 항공에 사용할 수 있는 기기(機器)를 말한다. 또한 항공운송업*은 관광교통업의 한 부문으로 "타인의 수요에 부응하고 항공기를 사용하여 유상으로 여객, 화물, 우편물을 수송하는 사업을 말한다"라고 정의하고 있다. 항공기에 여객과 화물 및 우편물을 탑재하고 국내외의 공항항로로 다른 공항까지 운항하는 현대식 운송시스템에 대한 대가를 받아 경영하는 사업이다.

즉, 항공운송사업은 항공법 제2조제26호에 의하면 타인의 수요에 응하여 항공기를 사용하여 유상으로 여객 또는 화물을 운송하는 사업으로 규정하고 있고, 관광교통업의 한 부문으로 항공기에 여객과 화물 및 우편물을 탑재하고 국내외의 공항항로로 다른 공항까지 운항하는 현대식 운송시스템에 대한 대가를 받아 경영하는 사업이다.

현재 우리나라의 항공법의 목적은 항공기의 **안전운항확보**(항공기, 항공종사자, 항공로, 비행장, 항공보안시설, 항공기운항 등에 관한 안전성 확보방법), **항공운송사업의 질서확립**(사업의 공공성 확보, 사업감독 등), **항공기법의 국제적 통일**(항공의 안정성, 능률성 확보를 위한 규제, 수속 등의 국제적 통일도모 등)에 두고 있으며, 항공법의 특성에는 국제성, 강제성, 국가성, 통일성이 있다. 외국과 우리나라의 항공기의 발전상황은 다음과 같다.

(1) 외국의 항공기 발전과정

여객 항공산업의 첫 시작은 1903년 12월 3일 미국의 라이트 형제가 동력에 의한 비행에 성공한 이후 1919년 독일에서 8명의 승객을 태우고 6,000[km] 상공을 비행한 것이다.

그 후 제1차 세계대전에서 전투기와 폭격기를 개발함으로써 항공기 발달이 크게 진보

* 항공운송업의 정의 : 한국관광학회, 관광학총론, 백산출판사, 2009, pp.305~310

되었으며, 1920~1940년대에는 엔진과 프로펠러가 장착된 항공기들이 개발됨에 따라 장거리운송이 가능해졌다. 1946년에는 영국에서 제트엔진 항공기 코메트 1호기를 생산하였고, 1952년에는 런던-요하네스버그 노선을 첫 취항하였다. 1960년대에 미국의 보잉사는 B707 제트여객기를 대량 생산하였으며, 1969년 시애틀-뉴욕 장거리 시험비행에 성공하며 1회에 400명을 수송할 수 있는 대량 여행 항공수송시대를 열었다.

(2) 우리나라 항공기 발전과정

우리나라는 1948년 10월 대한항공공사(Korean National Airlines : KNA)를 창설하여 1949년 7월 서울-강릉, 서울-광주-제주, 서울-옹진 각 국내선을 개설하였다. 그리고 항공행정의 방향제시, 항공안전, 항공시설, 항공운송사업의 질서, 외국항공사의 취항규정 등의 마련을 목적으로 1961년 3월 전문 10장 143조로 구성된 새로운 항공법을 제정하였으며, 1963년에는 항공과를 항공국으로 승격시키고, 1979년 정부 간 각종 국제회의와 항공협정체결 및 개정 등 국제 민간항공발전을 위하여 국제항공을 전담하는 국제과를 신설하였다.

① 우리나라는 적자 운영상태에 있던 대한항공공사가 1969년 2월 28일 한진상사에 경영권을 인계하여 오늘의 대한항공을 설립하면서 항공운송사업이 발전하기 시작했다. 그리고 항공경영을 합리화하려는 노력과 경제발전에 힘입어 획기적인 발전을 가져와 오늘의 전 세계 항공사 중 항공여객수송 부문 10위, 화물운송부문 1위를 유지하고 있다.

② 1988년 2월 항공산업의 규제완화 및 국제경쟁력 제고 측면에서 아시아나 항공의 설립을 허가하였다. 아울러 국제공항업무를 전문적으로 취급하기 위하여 1980년 5월 3일 한국공항공단을 설립하고, 국제항공 수요의 급증에 대처하기 위하여 1999년 2월 1일 인천국제공항공단을 출범시켰다.

2. 항공운송업의 현황과 유형

항공기 산업의 항공운송의 현황과 항공운송의 유형은 다음과 같다.

(1) 항공운송의 현황

최근 세계 항공운송업의 상황*이나 국내운송업의 상황은 유가의 가파른 상승으로 인한 유류할증료 부가와 노선조정 등 항공산업계 전반의 경영환경이 크게 악화되고 있다.

* 항공운송업의 현황 : 한국관광학회, 관광학총론, 백산출판사, 2009, p.311

반면에 저가항공사가 일부노선의 운항을 확대하면서 해당 노선의 소비자들의 선택권이 넓어지고 있는 경향을 보이고 있으며, 저가항공사들은 국내선 운항만으로는 이익을 내기 어렵기 때문에 수익을 낼 수 있는 국제선 시장의 경쟁에 몰입하고 있다.

(2) 항공운송업의 범위

항공운송업은 항공기를 사용하여 유상으로 여객 또는 화물을 운송하는 사업으로 항공기, 노선망, 인적 서비스, 정보서비스 등의 구성요소로 이루어지며, 운송지역, 운항형태에 따라 [그림 2-1]과 같이 분류한다.

① 항공운송사업은 운송지역에 따라 국내항공운송사업과 국제항공운송사업으로 구분하고,* 국내항공운송사업은 국내공항과 국내공항 사이를 운항하는 경우이고, 국제항공운송사업은 국내공항과 외국공항 사이 또는 외국공항과 외국공항 사이를 운항하는 경우이다.

② 소형 항공운송사업은 국내 및 국제항공운송사업 이외의 항공운송사업이다.

③ 항공운송사업은 운항형태의 정기(定期)성 여부에 따라 정기편 운항과 부정기편 운항으로도 구분하고, 정기편 운항은 일정한 노선을 정하고 수요에 관계없이 정기적인 운항계획에 따라 운항하는 경우이고, 부정기편 운항은 정기편 외의 운항형태이다.

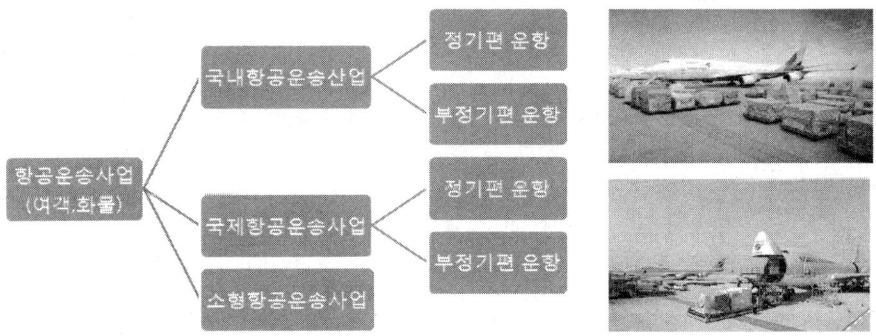

[그림 2-1] 항공운송업의 분류

④ 항공산업과 관련된 사업으로 항공기 또는 항공기 부품의 정비와 관련된 항공기정비업, 항공화물 또는 수하물 하역 등과 관련된 항공기 취급업, 공항구역이 아닌 곳에서 항공여객 및 항공화물의 수송·처리 등과 관련하여 필요한 시설을 설치·운영하는 도심공항 터미널업 등이 있다.

* 국내 및 국제항공운송사업은 항공법에 따라 일정규모 이상의 항공기를 이용하여 운항하여야 하며, 여기서 일정규모 이상의 항공기는 승객의 좌석 수가 20개 이상(화물만을 전용으로 운송하기 위한 항공기는 제외)이면서 조종실과 객실 또는 화물칸이 분리된 구조인 항공기이다(항공법 시행규칙 제14조의2).

(3) 항공운송업의 특성

항공운송시장은 철강이나 자동차, 정유산업 등과 함께 대표적인 독과점시장에 속한다. 또한 항공사의 경제적 목적에 따라 운송서비스가 이루어지지만 공공성을 지닌 운송기관으로서 각종 정부규제와 항공정책 등의 대상이 되며, 국제운송시 국가를 대표하는 국적항공사로서 국익을 지향해야 하는 역할을 담당한다.

이러한 항공운송업은 여타의 육상, 해상운송과 마찬가지로 항공우주, 기계, 전자, 건설, 금융보험 등 전후방 관련 산업에 미치는 영향이 지대하며, 경제안보 측면에서도 중요하여 각 국은 최소한 1개 이상의 항공사를 육성하려고 한다. 특히 후진국의 경우 국영항공사나 민간 항공사를 빠른 시일 내에 손익분기점에 도달시키기 위해 집중적인 지원을 하기도 한다. 항공운송업의 특성을 구체적으로 정리하면 다음과 같다.

1) 항공운송시장

대규모의 자본투자와 고도의 기술적 노하우 등 높은 진입장벽의 존재로 인하여 신규시장참여자들의 시장진입이 쉽지 않다. 또한 기존 항공사들은 신규 시장참여자의 진입을 저지하기 위해 다양한 전략을 구사하며, 운임수준이나 마케팅 전략(부정기편 취항, 여행사 마케팅 등)을 설정할 때 경쟁사업자에 대한 영향을 고려하여 결정한다.

2) 일반적으로 과점시장

경쟁기업간의 상호의존성과 이로 인한 가격경쟁의 위험을 고려하여 대부분의 경우 가격 이외의 수단을 통한 경쟁에 의존하게 된다. 과점형태인 항공운송시장도 항공운임이 항공법의 각종 규제를 받고 있기 때문에 차세대 항공기 도입, 전문인력확보, 기내식 등 서비스 차별화 등을 통해 마케팅이나 품질경쟁에 의존하는 경향이 높다.

한편 국내항공운송사업자의 경우 항공운임 결정 및 변경 시 20일 이상 사전예고를 하여야 하며, 국제항공운송사업자의 경우 해당 국제항공노선에 관련된 항공협정에서 정하는 바에 따라 국토교통부장관의 인가를 받거나 신고하여야 한다.

3) 대형항공사들의 업무

전문성 및 규모의 경제 등 선도자로서의 이점을 바탕으로 항공운송 관련 사업에 활발하게 진출하고 있다. 실제로 한국공항과 아스공항의 계열회사가 지상조업*이나 항공권

* 지상조업 : 항공기가 공항의 계류장에 머무르는 동안 항공기 운항에 필요한 제반 지원업무이며, 항공기 유도 및 견인, 화물과 승객 수하물 상·하역, 항공기 내·외부청소 등을 수행하는 업무도 포함한다.

좌석예약 등 컴퓨터 예약 시스템(computer reservation system) 운영사업 등을 수행하고 있으며, 지상조업회사 매출액현황*은 〈표 2-1〉과 같다.

〈표 2-1〉 지상조업회사 매출액현황

(단위 : 백만원, [%])

회사명	년도별	국내선 지상조업점유율	국제선 지상조업점유율
한국공항	2010년 연간	54.9	58.7
	2011년 연간	54.3	57.6
	2012년 연간	55.5	57.7
	2013년 3분기	54.3	58.6
아스공항	2010년 연간	45.1	41.3
	2011년 연간	45.7	42.4
	2012년 연간	44.5	42.3
	2013년 3분기	45.7	41.4

출처 : 한국공항, 아스공항

4) 항공운송시장

자국의 항공운송산업 발전을 위한 정책적 지원과 동시에 항공안전과 산업의 공공성을 위한 규제를 통해 정부가 직접 시장에 개입하는 경우가 많다. 최근 정부의 개입을 최소화하는 규제완화 추세가 지속되고는 있지만, 다른 산업에 비해 정부규제가 많은 편이다. 항공운송 관련 규제는 항공법을 비롯하여 항공운송사업 진흥법, 항공기 저당법, 항공안전 및 보안에 관한 법률 등에 산재하고 있다. 이 중 항공법에 규정된 항공운송사업 관련 규제현황은 〈표 2-2〉와 같다.

〈표 2-2〉 항공운송사업 관련 규제현황

구 분	규제내용
면허취득(제112조)	• 국내 또는 국제항공운송사업을 경영하고자 하는 자는 국토교통부장관의 면허를 받아야 한다. • 면허를 받은 자가 운항을 하려는 경우에는 국토교통부장관의 허가를 받아야 한다(정기편의 경우 노선별로 허가). • 면허 또는 허가의 내용을 변경하려는 경우에도 변경면허 또는 변경허가를 받아야 한다.
면허기준(제113조)	국내 또는 국제항공운송사업의 면허기준은 다음과 같다. • 해당 사업의 시작으로 항공교통의 안전에 지장을 줄 염려가 없을 것 • 사업계획서상의 운항계획이 이용자의 편의에 적합할 것 • 해당 사업에 사용할 항공기의 대수, 항공기당 좌석 수 및 자본금 등이 국토교통부령으로 정하는 기준**에 적합할 것

* KTB 제14호 구조조정조합 지분의 50[%]는 아시아나항공이 보유하고 있으며, 한편 토파스 여행정보는 주로 컴퓨터 예약 시스템 운영을 주로 담당하나, 아시아나 IDT는 기타 전산업무도 수행한다.

운항개시의무(제115조)	국내 또는 국제항공운송사업의 면허를 받은 자는 면허신청서에 적은 날짜에 운항을 개시하여야 한다.
운항증명(제115조의2)	국내 또는 국제항공운송사업자는 국토교통부령으로 정하는 기준에 따라 인력, 장비, 시설, 운항관리지원 및 정비관리지원 등 안전운항체계에 대하여 국토교통부장관의 검사를 받아 운항증명을 받은 후 운항을 시작하여야 한다.
운항규정 및 정비규정(제116조)	국내 또는 국제항공운송사업자는 항공기의 운항에 관한 운항규정 및 정비에 관한 정비규정을 제정하거나 변경하려는 경우에는 국토교통부장관에게 신고하여야 한다.
운임 및 요금의 인가(제117조)	• 국내항공운송사업자의 경우 항공운임 결정 및 변경 시 20일 이상 사전예고를 한다. • 국제항공운송사업자의 경우 해당 국제항공노선에 관련된 항공협정에서 정하는 바에 따라 국토교통부장관의 인가를 받거나 국토교통부장관에게 신고하여야 한다.
운송약관 등의 비치(제119조)	국내 또는 국제항공운송사업자는 운임표, 요금표 및 운송약관을 영업소나 그 밖의 사업소의 이용자가 잘 볼 수 있는 곳에 국토교통부령으로 정하는 바에 따라 비치하여야 한다.
사업계획(제120조)	• 국내 또는 국제항공운송사업자는 기상악화로 운항이 곤란하거나 그 밖에 부득이한 사유가 있는 경우를 제외하고는 사업계획으로 정하는 바에 따라 그 업무를 수행하여야 한다. • 사업계획의 결정 또는 변경 시 국토교통부장관의 인가를 받아야 한다.

5) 항공운송 서비스

생산에 필요한 항공로나 공항 등을 정부가 건설·소유하므로 기반시설 투자비용이 상대적으로 적다. 실제로 항공운송사업 수행을 위해 필수적인 시설인 공항은 인천국제공항의 경우 인천국제공항공사법에 따라 인천국제공항공사에서, 김포공항 등 나머지 14개 공항은 한국공항공사법에 따라 한국공항공사에서 운영하고 있으며 그 현황은〈표 2-3〉과 같다.

〈표 2-3〉 공항현황

구 분	국내공항	국제공항
민간전용	울산·여수공항	인천·김포·제주·양양·무안공항
군비행장	광주·사천·포항·군산·원주공항	김해·대구·청주공항

출처 : 인천국제공항공사, 한국공항공사

** 국내항공운송사업 또는 국제항공운송사업의 면허기준은 다음과 같다.

구분	요건	기준	구분	요건	기준
국내·국제(화물운송)	1. 자본금	법인 : 납입자본금 50억원 이상 개인 : 자산평가액 75억원 이상	국제(여객운송)	1. 자본금	법인 : 납입자본금 150억원 이상 개인 : 자산평가액 200억원 이상
	2. 항공기			2. 항공기	
	① 대수	1대 이상		① 대수	3대 이상
	② 능력	㉠ 계기비행능력 보유 ㉡ 쌍발 이상의 항공기 ㉢ 조종실과 객실, 화물칸 분리구조 ㉣ 자동위치확인능력 보유		② 능력	㉠ 계기비행능력 보유 ㉡ 쌍발 이상의 항공기 ㉢ 조종실과 객실이 분리된 구조 ㉣ 자동위치확인능력 보유
	③ 좌석수	1대당 승객좌석 수가 20석 이상 (국제화물운송사업은 제외)		③ 좌석수	1대당 승객좌석 수가 20석 이상

6) 항공운송 서비스는 일반적으로 공급탄력성이 매우 낮다

일반제조업의 경우에는 수요가 급증하면 재고품을 출고하거나, 조업률을 극대화하여 매출액을 늘릴 수 있으나, 항공사의 경우에는 항공기의 운항횟수 등이 미리 정해져 있기 때문에 수요가 급격히 증가 또는 감소하는 경우*, 운항횟수나 항공기 좌석의 공급규모를 신속히 조절하는 데 한계가 있다.

또한, 생산된 운송상품(객실 공간)은 일반 제조품과는 달리 재고로 저장할 수 없는 특성을 지니고 있기 때문에 항공운송업에 있어서 항공기의 효율적인 운영과 생산된 좌석의 유효한 판매가 항공사의 입장에서 무엇보다 중요한 경영상의 과제가 되고 있다.

7) 항공운송업

영업비용에서 신형 항공기 도입비용, 전문인력에 대한 인건비 및 유류비가 차지하는 비중이 크고, 총자산에서 항공기(리스항공기 및 엔진 포함)가 차지하는 비중이 크며(대한항공 50.3[%], 아시아나항공 32.6[%]), 총 부채에서 항공기 리스로 인한 부채가 차지하는 비중이 크다(대한항공 25.4[%], 아시아나항공 20.9[%]). 육상이나 해상운송 등 타 교통수단에 비하여 운임이 비싼 관계로 사회 · 경제적 환경변화에 따라 수요가 민감하게 반응하며, 국가간 무역화물 및 여객을 수송하는 국제간 거래의 비중이 높아 전 세계적인 경기변동도 중요한 영업 환경요인으로 작용한다.

(4) 항공운송시장 현황

우리나라의 항공운송업은 1962년 2월 대한항공공사법에 따라 국영항공사인 대한항공공사가 설립되면서 시작되었으나, 국영기업으로 운영되던 대한항공공사의 경영난으로 1969년 당시 한진상사가 주식회사에 대한항공공사가 매각되면서 민영화가 이루어져 주식회사 대한항공이 창립되고, 1988년에는 두 번째 민간항공사인 아시아나항공 주식회사가 설립되어 국내 항공운송시장은 복수민항체제로, 국적항공사간 경쟁체제로 전환되었다.

1) 항공운송사업자 현황

국내 항공운송사업자는 항공법에 따라 국내항공운송사업자, 국제항공운송사업자, 소형 항공운송사업자로 구분된다.

① 2015년 3월 기준으로 항공기를 사용하여 유상으로 여객 또는 화물을 운송하는 항

* 수요가 급격히 증가 또는 감소하는 현상, 즉 수요의 비연속성은 교통수요 전반에서 볼 수 있는 현상으로 여행자가 이용하는 시간, 요일, 계절에 따라 수요의 격차가 심한 현상을 의미한다.

공운송사업자*는 총 27개사이며 〈표 2-4〉와 같다.

〈표 2-4〉 항공운송사업자 현황

(2015년 3월 기준)

국내 항공운송사업자(7개)	국제 항공운송사업자(5개)	소형 항공운송사업자(15개)
대한항공, 아시아나항공, 제주항공 진에어, 에어부산, 이스타항공 티웨이항공	대한항공, 아시아나항공 제주항공, 에어부산, 진에어	대한항공, 아시아나항공, 제주항공, 에어부산, 진에어, 삼성테크윈 통일항공 시스템, UI헬리제트 헬리코리아, 홍익항공, 삼성전력항공, 창운항공, LG상사, 에어팰리스 코리아익스프레스에어

출처 : 국토교통부

② 우리나라의 항공운송시장은 2004년까지 대한항공과 아시아나항공 2개사의 복점 체제였으나, 〈표 2-5〉와 같이 국내 저가항공사의 시장진입이 이루어지면서 경쟁화되고 있는 상황이다.** 이들 국내 저가항공사는 기존 항공사가 포기한 직항 노선 또는 대형국적사의 시장채산성이 저조한 국내선을 주로 공략하여 시장점유율 확대의 발판을 마련하고 있다.

〈표 2-5〉 국제항공사 현황

(2015년 8월 1일 기준)

	국가수	도시수	노선수			운항횟수(회/주)		
			계	여객	화물	계	여객	화물
대한항공	41	107	155	118	37	980	878	102
아시아나	26	83	112	86	26	727	657	70
에어부산	9	14	14	14	0	113	113	0
이스타항공	5	12	13	13	0	86	86	0
제주항공	8	17	22	22	0	174	174	0
진에어	9	15	15	15	0	107	107	0
티웨이항공	4	12	13	13	0	59	59	0
에어인천	3	3	8	0	8	11	0	11
계	45	143	239	183	56	2,257	2,074	183

출처 : 국토교통부

* 한성항공은 2008년 8월 운항을 중단하였으나 국내 항공운송사업권을 보유하고 있고, 영남에어는 2008년 12월 운항중단과 함께 항공운송사업권도 반납하였다. 한편, 항공운송사업 외의 사업으로서 항공기를 사용하여 유상으로 농약 살포, 건설 또는 사진촬영 등 업무를 하는 항공기사용사업자는 대한항공, 삼성테크윈, 통일항공 시스템 등 총 34개이다.

** 진에어와 에어부산은 각각 대한항공과 아시아나항공의 계열회사로서 정기운항 중인 순수 비계열 저가항공사는 현재 제주항공, 진에어, 에어부산, 이스타항공, 타웨이항공, 에어 서울 등이 있다.

③ 국내선에서 항공사별 여객수송 점유율을 보면 〈표 2-6〉과 같이 국내 저가항공사의 출현 이후 대한항공과 아시아나항공의 여객수송 점유율은 2013년 51.0[%]에서 2015년 46.3[%]로 감소한 반면, 국내 저가항공사인 제주항공은 최초 취항 이후 조금씩 증가하고 있다.

〈표 2-6〉 항공사별 국내선 여객수송 점유율

(단위 : [%])

항공사	여객수송		
	2013년	2014년	2015년
대한항공	30.4	31.78	25.38
아시아나항공	20.6	20.38	20.92
제주항공	13.0	13.32	15.43
진에어	8.3	7.44	8.65
에어부산	11.1	10.96	11.76
티웨이	8.2	7.82	10.39
이스타	8.3	8.00	7.47

출처 : 한국항공진흥협회

④ 국제선* 운송의 경우 〈표 2-7〉과 같이 국적항공사인 대한항공과 아시아나항공 2개사의 시장점유율이 50[%] 이상이나 동남아 및 중국계 저가항공사의 시장진입이 이루어지고 있으며, 국내 저가항공사 중 최초로 제주항공이 인천-오사카 구간, 인천-기타큐슈 구간 정기노선에 취항하기 시작하였다. 이와 같은 저가항공사의 경쟁 환경이 개선된다면 향후 국제선 시장의 경쟁도 있을 것이다.

〈표 2-7〉 항공사별 국제선 항공수송 점유율

(단위 : [%])

항공사	여객수송		
	2012년	2013년	2014년
대한항공	35.6	32.6	30.1
아시아나항공	23.5	23.0	22.2
에어부산	1.3	1.8	2.2
이스타항공	1.3	1.8	2.0
제주항공**	2.5	3.4	3.9
진에어	1.7	1.8	2.4
티웨이항공	0.4	0.8	1.1

출처 : 한국항공진흥협회

* 국제선 : 이하 별도의 언급이 없는 한 국제선은 '국내발착' 국제선을 지칭한다.

⑤ 국제선의 경우 한 노선에 복수의 항공사가 취항하는 노선이 적어 상당수 노선에서 독점적 구조가 형성되어 있는 상황이다. 국적항공사간 경쟁노선*은 〈표 2-8〉과 같이 225개, 외국항공사까지 포함하여 항공사간 경쟁이 이루어지는 노선 수는 총 336개로 중복되는 것이 28개 국가, 83개 도시, 135개 노선이 있다.

〈표 2-8〉 국제항공노선 및 운항횟수 현황

(2015년 8월 1일 기준)

	국제항공노선				운항횟수		
	항공사	국가	도시	노선	계	여객	화물
국적항공사	8	45	143	225	2,257	2,074	183
외국항공사	73	34	106	246	1,515	1,348	167
계	81	51	166	336	3,772	3,422	350

중복 : 28개 국가, 83개 도시, 135개 노선

출처 : 국토교통부

2) 시장규모 및 구조

우리나라 항공운송업은 1990년대 본격적인 복수민항체제 구축에 따른 공급능력 확대와 내국인의 해외여행 증가, 주 5일 근무제의 범위 확대 및 제도 정착으로 인한 수요증가에 힘입어 꾸준히 성장하여 왔다. 우리나라의 연도별 항공수송 실적은 〈표 2-9〉와 같다.

〈표 2-9〉 연도별 항공수송 실적

구 분	국제선 여객	전년 대비	국내선 여객	전년 대비	항공화물	전년 대비
2012년 1월	3,928,860	8.3[%]	1,669,994	16.2[%]	270,510	△6.9[%]
2012년 2월	3,749,719	13.3[%]	1,618,438	12.5[%]	281,489	7.3[%]
2012년 3월	3,699,603	16[%]	1,631,412	6.2[%]	304,967	△4.9[%]
2012년 4월	3,768,483	22.6[%]	2,018,241	5.5[%]	284,292	△3.1[%]
2012년 5월	3,815,078	14.9[%]	2,108,190	5.4[%]	284,394	△0.5[%]
2012년 6월	3,904,085	13.7[%]	1,916,670	11.2[%]	289,167	1.1[%]
2012년 7월	4,344,386	10.2[%]	1,838,961	6.0[%]	294,017	△2.9[%]
2012년 8월	4,723,315	11.6[%]	1,906,276	△5.3[%]	292,748	△1.0[%]
2012년 9월	3,884,942	9.2[%]	1,637,959	△5.9[%]	291,965	2.1[%]
2012년 10월	4,089,514	6.8[%]	2,019,933	△0.3[%]	298,933	△2.3[%]
2012년 11월	3,821,198	9.0[%]	1,772,175	△1.4[%]	295,149	1.5[%]

** 제주항공 : 2009년 3월부터 일본 오사카 · 기타큐슈, 태국 방콕 노선에서 국제선 정기노선 운항을 시작하였다.

* 국제항공노선 및 운항횟수 현황 : 2개 이상의 국적 항공사가 취항한 국가, 도시, 노선은 각각 25개 국가, 48개 도시, 48개 노선이고, 국적항공사와 외국 항공사가 동시에 취항한 국가, 도시, 노선은 각각 22개 국가, 61개 도시, 60개 노선이다.

2012년 12월	3,973,461	9.6[%]	1,463,269	△9.8[%]	286,426	△4.4[%]
2013년 1월	4,325,515	10.1[%]	1,553,555	△7.0[%]	272,825	0.9[%]
2013년 2월	4,023,100	7.3[%]	1,546,501	△4.4[%]	253,282	△10.0[%]
2013년 3월	4,162,954	12.5[%]	1,601,071	△1.9[%]	311,952	2.3[%]
2013년 4월	3,871,430	2.7[%]	2,020,990	0.1[%]	291,823	2.6[%]
2013년 5월	3,874,876	1.6[%]	2,068,994	△1.9[%]	288,496	1.4[%]
2013년 6월	4,140,076	6.0[%]	1,900,283	△0.9[%]	285,395	△1.3[%]
2013년 7월	4,634,854	6.7[%]	1,931,924	5.1[%]	290,145	△1.3[%]
2013년 8월	5,126,117	8.5[%]	2,141,325	12.3[%]	296,448	1.3[%]
2013년 9월	4,271,019	9.9[%]	1,940,693	18.5[%]	288,721	△1.1[%]
2013년 10월	4,344,708	6.2[%]	2,081,550	3.1[%]	310,037	3.7[%]
2013년 11월	3,997,541	4.6[%]	1,900,759	7.3[%]	308,276	4.4[%]
2013년 12월	4,214,088	6.1[%]	1,665,725	13.8[%]	301,543	5.3[%]
2014년 1월	4,646,595	7.4[%]	1,771,481	14.0[%]	294,819	8.1[%]
2014년 2월	4,306,530	7.0[%]	1,735,613	12.2[%]	269,592	6.4[%]

출처 : 국토교통부

① 국내선 항공운송시장 : 국내선 항공운송은 [그림 2-2]와 같이 2008년 이후 2014년까지 성장과 하락세를 기록하다 2014년부터 점차 증가율이 높아지고 있다.

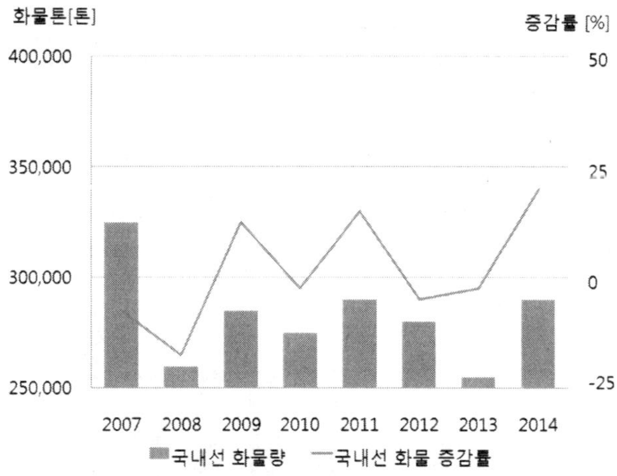

출처 : 나라지표

[그림 2-2] 국내선 화물량

㉠ 2000년 이후부터는 [그림 2-3]과 같이 완만한 하향세를 보이고 있다.

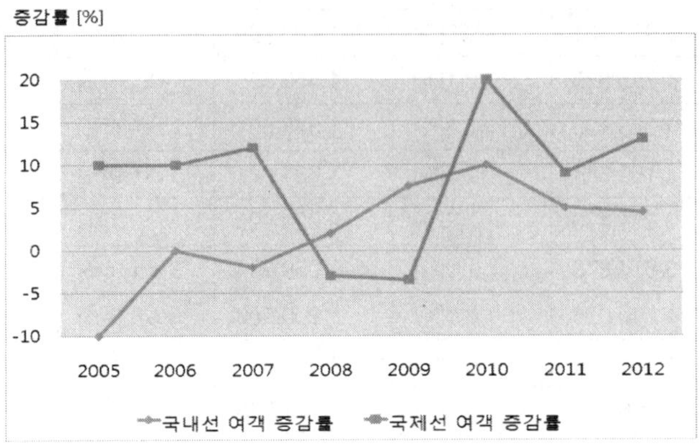

[그림 2-3] 국내선 항공운송 연평균 증감률

ⓛ 공항별 운송실적을 보면 여객은 제주공항과 김포공항을 제외한 대부분 공항의 운송실적이 감소추세이며, 〈표 2-10〉과 같이 화물 역시 감소추세를 보이고 있다.

〈표 2-10〉 국내선 공항별 운송실적

(단위 : 명, 톤)

여 객			화 물		
구 분	2013년	2014년	구 분	2011년	2012년
인천	812	657	대한항공	124,447	116,635
김포	12,542	13,117	아시아나항공	60,470	58,637
김해	4,689	5,012	제주항공	959	689
제주	13,192	13,744	진에어	719	248
합 계	31,235	32,530	에어부산	470	435

출처 : 한국항공진흥협회

② 국제선 항공운송시장 : 국제선 항공운송은 [그림 2-4]와 같이 2009년까지 하락세이후 2010년 급성장과 2011년 급하락을 겪은 뒤 조금씩 상승세를 타고 있다.

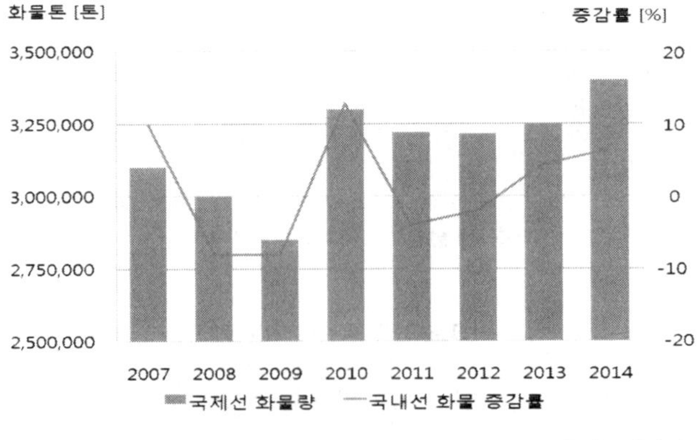

* 출처 : 나라지표

[그림 2-4] 국제선 항공운송 연평균 증감률

㉠ 국제민간항공기구(International Civil Aviation Organization : ICAO)*의 발표에 따르면 우리나라는 가입국 중 국제선 여객운송부문에서 세계 항공강국으로 부상하였다. 〈표 2-11〉과 같이 공항별 국제선 여객실적이다.

〈표 2-11〉 항공사별 국제선 여객실적

(단위 : 석, 명)

구 분	공급석			국제여객			탑승률		
연도	2013년 12월	2014년 12월	증감[%]	2013년 12월	2014년 12월	증감[%]	2013년 12월	14년 12월	증감[%]
대한항공	1,904,748	1,897,356	-0.4	1,337,015	1,368,945	2.4	70.2	72.2	2.0
아시아나	1,311,641	1,339,057	2.1	949,825	1,037,042	9.2	72.4	77.4	5.0
에어부산	111,576	141,620	26.9	78,097	108,779	39.3	70.0	76.8	6.8
이스타	107,382	117,915	9.8	91,908	101,213	10.1	85.6	85.8	0.2
제주항공	209,127	230,289	10.1	163,963	193,503	18.0	78.4	84.0	5.6
진에어	142,104	182,753	28.6	104,383	149,274	43.0	73.5	81.7	82.
티웨이	52,131	76,341	46.4	42,831	64,198	49.9	82.2	84.1	1.9

㉡ 유통구조 : 항공여객운송시장의 판매방식은 크게 직접 판매와 간접 판매방식으로 구분하고, 직접 판매는 항공사가 국내외 지점, 공항지점, 인터넷, 콜센터 등을 통해서 직접고객상대로 판매하는 방식이다.

간접 판매는 항공권을 판매하는 여행사 등 항공사의 직접 조직이 아닌 간접 판매망을 활용하여 판매하는 방식으로 판매 여행사의 성격 및 판매주체에 따라 여행사 판매, 총판여행사 판매, 외국항공사 판매로 구분된다.** 항공 여객운송의 유통구조는 [그림 2-5]와 같다.

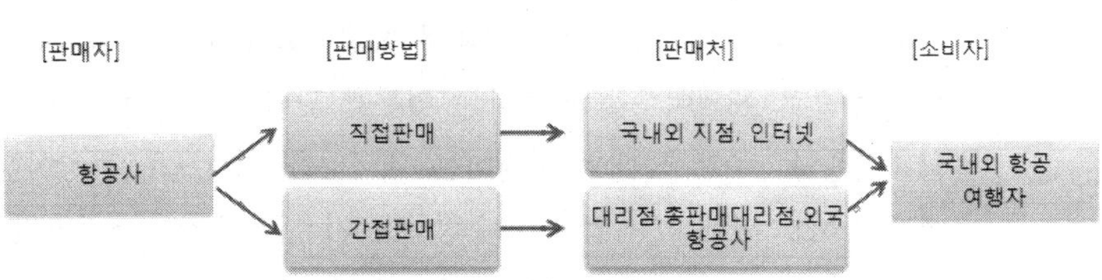

[그림 2-5] 여객운송 유통구조

* 국제민간항공기구 : 국제민간항공의 안전 및 발전을 도모하고 능률적이고 경제적인 항공운송 등을 실현하기 위해 1944년 12월 설립된 국제기구이다. 이 밖에 국제항공기구로는 세계 32개국 61개 항공사가 운임의 결정, 운송규칙의 제정 등 민간항공사의 협력을 위해 1945년 4월 설립한 순수민간의 국제협력기구인 국제항공운송협회(IATA)가 있다.

** 여행사 판매 : 지정된 여행사에서 판매를 대행하도록 하고 판매액에 따른 일정비율의 수수료를 지급하는 방식이고, 총판여행사 판매는 미취항 또는 취항지역 내에 있는 여행사를 대표하는 여행사를 통한 판매방식이다. 나머지 외국항공사 판매는 외국항공사에 당사 운항구간 항공권을 판매하고 사후 상호 판매분을 정산하는 방식을 의미한다. 한편, 간접판매는 별도의 언급이 없는 한 여행사를 통한 판매를 의미하는 것으로 한다.

③ 간접판매의 대표적인 경로인 여행사 시장의 현황은 다음과 같다.

㉠ 여행업 개요 : 관광진흥법에 의하면 여행업은 여행자 또는 운송시설, 숙박시설 기타 여행에 부수되는 시설의 경영자 등을 위하여 그 시설이용 알선이나 계약체결의 대리, 여행에 관한 안내, 기타 여행의 편의를 제공하는 사업으로 정의된다.

ⓐ 여행 편의의 제공은 여권 또는 비자 수속의 대행, 여행자 보험의 대행 업무 등을 의미한다.

ⓑ 여행업은 여타 산업에 비해 기술 및 자본이 크게 소요되지 않는 서비스업이며, 전문화된 인력과 여행 노하우로 여러 가지 서비스를 제공하고 반대급부로 수익을 얻는 산업이므로 노동집약적 산업에 해당한다.

ⓒ 여름 휴가철, 연휴 기간 등의 성수기와 비수기의 구분이 뚜렷하고 국제정세, 환율, 경기변동, 여행상품의 가격과 소득수준 등의 변화에 민감하여 대체로 수요의 탄력성이 큰 편이다.

㉡ 여행업의 종류 및 현황 : 여행업은 관광진흥법상 분류, 항공권 발권방식에 따른 분류, 주요 판매방식에 의한 분류 등으로 구분할 수 있다.

ⓐ 관광진흥법상 여행업 : 주요 업태 및 필요 자본금 규모에 따라 일반여행업, 국외여행업, 국내여행업으로 세분된다.

- 일반여행업 : 국내 또는 국외를 여행하는 외국인과 내국인을 대상으로 여행상품의 제작 · 판매, 관광객의 유치, 여행수속, 항공권 판매 등을 주 업무로 하는 여행업으로서 자본금 요건이 3억 5천만원 이상으로 그 설립요건이 가장 엄격하다.
- 국외여행업 : 자본금 1억원 이상을 요건으로, 내국인의 해외여행에 따른 여권 및 비자수속 대행업무와 국외를 여행하고자 하는 내국인 및 외국인을 대상으로 해외여행을 알선하는 업무를 담당한다.
- 국내여행업 : 주로 국내를 여행하는 내국인을 대상으로 관광여행상품을 제작 · 알선 · 판매하는 업무를 수행하며 자본금 요건은 5천만원 이상이다. 관광진흥법상 여행업 현황은 〈표 2-12〉와 같다.

ⓑ 여행사는 항공권 발권 방식 : BSP*(Bank Settlement Plan) 여행사와 ATR(Air Ticket Request) 여행사로 나눌 수 있다.

* BSP : 항공사와 여행사간 항공권 대금결제 시스템으로 국제항공운송협회(IATA)가 각 국가별로 특정 은행을 선정(한국의 경우 외환은행이며, 이를 BSP KOREA라 한다)하여 여행사로 하여금 자기가 구매한 항공권의 대금을 당해 은행의 항공사별 계좌를 통해 입금하게 하는 방식이다.

〈표 2-12〉 관광진흥법상 여행업의 현황

(2014년 12월 31일 기준)

구 분		서울	부산	대구	인천	광주	대전	울산	경기	강원	충북	충남	전북	전남	경북	경남	세종	제주	합계
여행업	일반 여행업	1,757	94	51	55	54	51	11	233	42	24	8	62	36	44	52	2	243	2,819
	국외 여행업	3,355	642	361	213	251	223	120	955	179	212	238	346	256	282	609	16	110	8,368
	국내 여행업	1,231	459	364	187	233	205	116	791	196	213	237	308	307	321	622	14	594	6,398
	소 계	6,343	1,195	776	455	538	479	247	1,979	417	449	483	716	599	647	1,283	32	947	17,585
국내외 여행 겸업업체		628	365	306	149	133	86	104	358	148	35	132	241	210	235	439	12	100	3,681
지역별 총 여행업체 수		5,715	830	470	306	405	393	143	1,621	269	414	351	475	389	412	844	20	847	13,904

- BSP여행사 : 대체로 자금력과 일정 규모를 갖춘 여행사로서 국제항공운송협회(IATA) 산하 BSP KOREA에 일정 금액의 담보를 제공하고 요건을 갖추어 인가를 획득한 후 자신의 담보금액을 기준으로 각 항공사의 항공권을 발권하고 항공사와의 정산은 BSP KOREA를 통해서 진행하는 여행사를 의미한다.
- ATR여행사 : 자체적으로 항공권을 발권할 수 없고 승객에게 요청받은 항공권을 항공사나 BSP여행사로부터 구입하여 판매하는 여행사를 지칭한다. 현재 대부분의 주요 대형 여행사는 BSP여행사 형태로 운영되고 있다.

ⓒ 여행사는 판매형태 : 홀세일여행사, 상용 · 법인여행사, 온라인(On-line) 여행사, 패키지(package) 여행사, 전문여행사 등으로 세분된다. 물론 대부분의 여행사가 하나의 형태에만 국한하여 판매하는 경우는 드물기 때문에 판매형태를 기준으로 여행사를 엄격히 분류하는 것은 쉽지 않으나 편의상 매출비중이 가장 높은 수요를 기준으로 구분할 수는 있다.

- 홀세일여행사 : 고객을 직접 모집하지 않고 일반 소매여행사와 계약 여행사 등을 통해 패키지 상품을 판매하는 여행사로 하나투어 · 탑항공 · 모두투어 등 주요 대형 여행사가 이에 해당한다.
- 상용 · 법인여행사 : 국내외 기업 임직원 등의 출장이나 인센티브 행사 수요에 대응하여 법인영업 위주로 상품을 판매하는 업체를 의미하며 세중나모여행, 레드캡투어, 현대드림투어 등이 이에 해당한다.
- 패키지여행사 : 기획 여행상품을 구성하고 광고를 이용하여 여객을 모집

하는 형태의 여행사를 의미하며 주요 대형 여행사들은 대체로 이와 같은 패키지 형태의 영업을 진행하고 있다.

- 온라인여행사 : 주로 사이버 공간에서 여행업을 운영하는 형태로서 대표적으로 온라인투어, 인터파크투어, 클럽리치 등이 이에 해당한다.

ⓒ 여행업의 경쟁상황 : 현재 전국 여행업체 수는 약 9,695개이며 이중 일반여행업체는 약 700여개 정도이고, 항공권을 직접 발권 · 판매할 수 있는 BSP여행사는 약 850개 정도이다.

ⓐ 2012년 전체 매출액 기준으로 보면 하나투어가 판매액 631,76만 원으로 업계를 선도하고 있으며 모두투어, 노랑풍선, 온라인투어, 여행박사 등 4사의 판매액 합계는 590,598,083원에 이르고 있다.

ⓑ 2012년 항공권 판매실적(BSP 기준*)을 보면 하나투어가 판매액 2위와 비교해 약 40[%] 이상의 큰 차이로 1위를 차지하고 있으며 상위 10개사가 전체 판매액의 약 60[%] 이상을 점유하고 있다.

ⓒ 2012년 상위 10대 여행사 실적점유율을 보면 〈표 2-13〉과 같다.

〈표 2-13〉 2012년 상위 10대 여행사 실적

(단위 : [%])

인원 순위	금액 순위	업체명	인원(명)	판매액(천원)
1	1	하나투어	634,924	631,760,000
2	2	모두투어	363,607	372,372,411
3	3	노랑풍선	116,302	104,293,763
4	4	온라인투어	88,673	71,682,361
5	5	여행박사	78,443	42,249,548
6	6	참좋은여행	70,561	77,431,732
7	7	한진관광	58,802	71,606,664
8	8	인터파크아이엔티	34,626	20,109,345
9	9	내일여행	33,047	43,383,718
10	10	케이알티	30,484	33,731,540

출처 : 한국관광협회중앙회

3) 항공여객 운임현황

항공여객 운임은 항공사가 여객에게 항공운송서비스를 제공함에 따른 직접적인 가격인 운임(fare)과 항공운송에 연관하여 부수적으로 여객이 지불해야 하는 제반 부가금액

* BSP 기준 : 각 여행사가 BSP KOREA를 통해 항공사에 결제한 금액이다.

(fee & charge)을 포함하여 결정된다.

① **항공여객 운임의 종류** : 항공여객 운임은 연관된 주체(항공사 · 여행사 · 여객)와 항공사의 판매정책 등에 따라 구분된다. 일반적으로 항공운임이라고 하면 공시운임을 의미하며, 모든 여행사 및 여객에게 적용될 수 있도록 항공사가 일반 대중에게 공시하는 운임으로 시장 내에서 판매되는 상한가격을 의미한다(표 2-14).

〈표 2-14〉 항공여객운임의 구분

종 류	내 용
Gross fare	항공권의 'Fare' Box에 표기되는 운임으로 공시운임(published fare)을 의미
Selling fare	고객이 항공운송서비스를 받는 조건으로 여행사나 항공사에 지불하는 운임
Net fare	여행사가 항공사를 대행하여 항공권을 판매한 후 항공사에 입금하는 운임
Commission	여행사가 항공사를 대행하여 항공권을 판매하고 항공사로부터 받는 보수

㉠ 공시운임 : 기본적으로 항공기 기내 좌석등급(좌석 크기, 서비스에 따른)에 따라 일등운임(first class), 중간등급운임(business class), 이등운임(economy class)으로 구분된다. 그리고 항공사들은 같은 등급 내에서도 여객의 여행형태, 여객의 신분 등의 수요에 따른 다양한 형태의 세분화된 운임을 적용하며 통상운임과 특별운임으로 분류할 수 있다.

ⓐ 통상운임(normal fare) : 항공권 유효기간, 적용일자, 자격조건, 예약변경 등에 제한이 없는 운임으로 주로 **상용 수요여객**을 대상으로 한 운임으로 가장 높은 운임이다.

ⓑ **특별운임**(special fare)은 항공권 유효기간, 적용일자, 자격조건, 예약변경, 환불 등에 다양한 제한사항이 적용되는 운임으로 항공사는 가격수준을 통상운임보다 낮추는 대신 여객의 여행 형태 등을 고려하여 탑승제한을 둔 운임을 운영하고, 판촉을 목적으로 다양한 제한조건을 설정하고 경우에 따라 판매기간 등을 제한하는 **프로모션 운임**(promotional fare)과 선원, 학생, 유 · 소아 등 승객의 신분에 따라 개별 제한조건을 설정한 운임(status fare) 등으로 세분할 수 있다.

㉡ 항공사는 통상적으로 상기 공시운임의 범위 내에서 직접 영업을 담당하는 국내 각 지점에 운영판매가를 통보하는바, 이는 **영업지점 일반가격**(general pricing directory), 지점 포괄 특별가격, 단발 특별가격 등으로 세분된다.

ⓐ 영업지점 일반가격 : 매년 4월 1일부터 익년도 3월 31일까지 적용되는 영업지점의 일반 판매가로서 각 노선(목적지)별, **운임별**(일등/중간등급/이등운

임 등), **시즌별**(성수기/비수기 등)로 구분하여 설정된다.

ⓑ 지점 포괄 특별가격 : 특정기간, 특정수요, 특정 여행사의 판매증대를 위해 일정기간 영업지점 일반가격보다 할인하여 운영되는 가격으로서 항공사 판매기여도가 높은 홀세인여행사 등에 제공하는 특정여행사 포괄가격, 항공수요가 많은 상용업체에 제공하는 특정업체 포괄가격, 항공·호텔·투어 등이 연계된 패키지 여행상품에 지원되는 패키지상품 특별가격, 고정적으로 발생하는 정부출장수요 등에 대한 특정수요 특별가격, 수요가 부진한 기간 중 한시적으로 운영하는 특별가격 등으로 세분화될 수 있다.

ⓒ 단발 특별가격 : 타 항공사와 경합 등의 사유로 해당 수요유치를 위해 특별히 가격을 지원할 필요성이 있을 때, 해당 수요에 한정하여 지원하는 특별가격이다.

㉢ 항공사는 판매가 인하 이외의 수단으로 판매를 촉진하기 위해 각종 가격 보조수단을 사용하는 바, Rule Waiver(특정운임에 적용되는 제한규정의 완화), Free Of Charge Ticket(특정단체 수요유치를 위하여 허용된 무료항공권 이외에 사용용도가 지정된 추가 무료항공권) 등이 이에 해당한다.

㉣ 항공사는 운임 외에도 **유류할증료**(fuel surcharge)를 추가로 부과하고 있다. 유류할증료는 항공유가가 단기간에 급등할 경우 발생하는 항공사의 원가부담을 완화하기 위해 항공운임에 일정 금액을 추가적으로 부과하는 것으로 국제항공유가변동에 따라 단계별로 인상·인하(또는 중단)하여 부과된다.

㉤ 전 세계의 많은 국가에서 항공운임과 별도로 유류할증료를 부과하고 있으며, 국내 항공사들도 2003년 국내외 화물부문에 처음으로 유류할증료를 도입한 이후 2005년 4월 10일 국제여객선 일부 노선에 대해 부과하기 시작하였고, 2008년 7월 1일 부로 국내여객선 전 노선에도 유류할증료를 도입하였다.

② **항공여객 운임의 규제 및 현황** : 항공운송업은 항공사의 운항, 정비, 영업 등 전 부분에 걸쳐 정부로부터의 규제가 많은 산업이다. 항공운임의 경우에도 각국 정부에 따라 정도의 차이는 있으나, 각종 규제를 받고 있으며 환경변화에 비탄력적으로 변화하는 등 대체로 가격경쟁이 원활하게 이루어지지 않고 있다.

㉠ 우리나라는 항공법에 따라 국토교통부에서 운임의 승인업무를 담당하고 있으며, 국내선의 경우 항공운임 결정 및 변경 시 20일 이상 사전예고를 하여야 하고, 국제선의 경우 해당 국제항공노선에 관련된 항공협정에서 정하는 바에 따라 국토교통부장관의 인가를 받거나 국토교통부장관에게 신고하여야 한다.

㉡ 일본·중국·동남아 노선 등 일부 국제선과 국내선에서 저가항공사의 시장진입

이 이루어지면서 가격경쟁이 활성화되고 있다.

㉢ 저가항공사의 운임은 기존 항공사의 약 70[%] 내지 80[%] 수준이며 일부 노선의 경우 저가항공사의 운임이 20[%] 내지 70[%]까지 저렴한 경우도 있다.

㉣ 국제선 개별 노선에서의 여객운임을 개략적으로 비교하면 〈표 2-15〉와 같다.

〈표 2-15〉 국제선의 주요 노선 여객운임(기준판매가 기준)

(기준 : 2015년 6월, 단위 : 원)

구 분	구 간	항공사	여객운임(왕복기준)	
			비즈니스(C CLS)	이코노미(Y CLS)
국제선	인천~LA	대한항공	4,852,000	2,360,000
		아시아나	4,700,000	2,290,000
		유나이티드에어라인	3,007,000	1,171,000
	인천~오사카	대한항공	802,000	540,000
		아시아나	800,000	540,000
		일본항공	736,000	380,000
		제주항공	-	350,000
	인천~북경	대한항공	902,000	600,000
		아시아나	902,000	600,000
		중국남방항공(CZ)	720,000	300,000
		중국국제항공(CA)	660,000	260,000

출처 : 각 항공사

㉤ 국내선 개별 노선에서의 여객운임을 개략적으로 비교하면 〈표 2-16〉과 같다.

〈표 2-16〉 국내선의 주요 노선 여객운임

(기준 : 2015년 6월, 단위 : 원)

구 분	김포~제주		김포~부산		부산~제주		청주~제주	
	주중	주말	주중	주말	주중	주말	주중	주말
대한항공	89,300	102,300	77,300	88,300	71,300	80,300	79,300	90,300
아시아나항공	89,300	114,300	86,300	86,300	89,300	89,300	101,300	101,300
에어부산	69,000	79,000	59,000	69,000	58,000	68,000	–	–
진에어	58,800	76,000	–	–	56,000	66,000	–	–
제주항공	65,600	76,000	–	–	53,900	63,900	57,600	66,400
이스타항공	65,500	75,900	–	–	–	–	57,500	65,900

출처 : 각 항공사

4) 항공 마일리지 제도

항공사의 상용고객우대 프로그램으로 제휴 항공사의 탑승실적에 따라 일정 마일을 적립해주는 탑승 마일리지와 제휴사의 재화 또는 서비스를 구입한 회원에게 그 이용실적에 따라 마일리지를 제공하는 제휴마일리지로 운영된다. 국내 양대 항공사의 마일리지 제도의 운영현황은 〈표 2-17〉과 같다.

〈표 2-17〉 국내 항공사의 마일리지 제도현황

(2014년 2월 기준)

항공사	유효기간	마일리지 합산	마일리지 양도	보너스 혜택 양도
대한항공	10년	가족만 가능	가족만 가능	가족만 가능
아시아나항공	10년/12년	가족만 가능 (본인포함 5명까지)	가족만 가능	회원 등급에 따라가족 한정 또는 마일리지 회원(호텔은 본인만 사용)

출처 : 대한항공, 아시아나항공

5) 세계 항공운송업의 현황

1978년 규제완화 이래, 세계의 항공운송업은 항공자유화로 인해 초대형 항공사가 출현하게 되었다. 하지만 최근 항공운항시장의 변화 때문에 항공운송시장의 20[%] 이상을 점유하던 초대형 항공사가 파산하고 새로운 시장진입 기업이 기존시장을 위협하는 등 새로운 강자가 등장하기 시작하였다.

① 일본의 에어시스템은 JAL(일본 항공)에 합병되고, KLM(네덜란드 항공)은 에어프랑스에 합병되는 등 생존을 위해서 국적을 초월한 합병을 불사할 정도로 항공업계의 경쟁이 치열하다.

② 세계 항공운송업은 항공사 간의 시장경쟁이 불가피한 상황에서 직면하게 됨으로써 이러한 변화에 적극 대처하기 위해서는 항공업계의 효율적인 성공대책이 요구되는 시점이다.

6) 국내 항공운송업의 현황

우리나라의 민항은 1970년대 2차례의 유류파동과 국내의 정치적 격변에도 불구하고 꾸준히 성장하였다. 그러나 2004년 고속전철 개통과 고속도로 확충으로 인한 항공수요가 격감하고, 가격 중심의 사고를 갖춘 고객들이 늘어나면서 항공기 산업은 힘들어졌다.

① 항공사들은 이러한 열악한 환경을 해결하기 위해서 노선을 조정하고 원가를 저렴하게 해서 가격을 낮추려고 한다.

② 우리나라 항공수요의 증감에 직·간접적으로 영향을 미친 중요한 요소는 아시안 게임, 서울 올림픽 대회, 해외여행 자유화, 중동 걸프전, 국내의 경기침체, 노사분규 그리고 운송업의 국제경쟁력 상실 등이 있다.

(5) 항공운송의 유형

항공운송의 형태는 일반적으로 운송객체, 운송지역 및 사업형태로 대별된다.

1) 운송객체에 의한 유형

운송객체에 의한 유형에는 여객항공운송업, 항공우편운송업, 항공화물운송업이 있는데 다음과 같다.

① **여객항공운송업** : 탑승에 제한이 있는 자를 제외한 불특정 다수를 대상으로 하여 유상으로 운송하고, 출발공항에서 목적지 공항까지를 운송을 원칙으로 한다.

② **항공우편운송업** : 통신비밀의 준수, 우편물의 최우선적 운송, 정시성의 확보, 우편이용자와 항공사 간 운송계약상의 의무관계 등이 매우 중요시 되는 운송이다.

③ **항공화물운송업** : 운임이 타 교통수단에 비해 비교적 고가이기 때문에 부피가 작고 비싸거나, 신선도를 요구하는 상품일 경우 화물운송을 주로 이용하고, 여객운송과는 달리 편도수송, 반복수송, 야행성을 띠며 지상 조업시설 등을 필요로 한다.

2) 운송지역에 의한 유형

운송지역에 의한 유형에는 국제항공 운송사업과 국내항공 운송사업이 있는 데 다음과 같다.

① **국제 항공운송사업** : 2개국 이상의 지역 간에 운송한다.

② **국내 항공운송사업** : 자국의 영역 내에서 항공기를 사용하여 여객, 화물 및 우편물을 유상으로 운송한다.

3) 사업운송형태에 의한 유형

사업운송형태에 의한 유형은 정기 항공운송업과 부정기 항공운송업이 있는데, 이것은 다음과 같다.

① **정기 항공운송**(Scheduled Airline)**업** : 노선과 일정한 운항일시를 사전에 공표하고, 그에 따른 공표된 시간표에 의해 여객, 화물 및 우편물을 운송하는 업이다(항공법 제2조제27조).

② **부정기 항공운송**(Non-scheduled Airline)업 : 정기 항공운송업 이외의 항공운송업으로 일정한 노선 없이 일시를 정하여 운송수요에 응하여 운항하는 운송업이다(항공법 제2조제28조).

02 항공수배업무의 이해

항공예약 시스템 및 수배업무(Global Distribution System : GDS)는 항공편의 예약 및 항공권의 발행 등 여행에 필요한 각종 서비스를 제공하는 컴퓨터 예약 시스템(Computer Reservation System : CRS)이다. 그리고 전산단말기를 통해 항공예약, 발권운송은 물론 운임 및 기타 여행에 관한 종합적인 서비스를 제공한다. 보통 우리나라에서는 CRS를 많이 쓰고 TOPAS, ABACUS, AMADEUS, SABER, WORLDSPAN, CALILEO 등이 있다.

1. 항공수배업무의 정의

고객의 요청에 의해 고객이 희망하는 교통기관, 숙박시설 등에 대해 개개의 예약을 행하여 여러 요소를 확보하고 이들을 조립해서 하나의 여행을 만들어내는 업무이다. 이러한 수배업무는 전산단말기를 통해 항공예약, 발권운송은 물론 운임 및 기타 여행에 관한 종합적인 서비스를 제공한다.

(1) 항공수배의 발전과정

항공수배의 항공예약 시스템(Global Reservation System : GRS)의 발전과 항공예약 시스템의 발전과정은 다음과 같다.

1) GRS의 발전

여객항공 운송 1960년대 초반 미국의 대형 항공사들이 자사업무의 효율화를 위해 개발한 GRS는 1970년대 말 항공사 및 여행사에 보급되기 시작하였다. 이러한 GRS가 보급되기 시작하면서 여행사들은 서로 지속적으로 경쟁하는 과정에서 전 세계 호텔과 렌터카 시스템 그리고 사실상 모든 항공사의 좌석과 항공편에 자유롭게 접근할 수 있도록 발전하였다.

2) CRS의 발전

호텔정보의 전자 유통환경은 채널들이 상호연결됨으로써 더욱 복잡해지고, 호텔과 고객을 연결할 수 있는 많은 유통채널이 발생하게 될 것이다. 따라서 호텔은 고객들에게 상품정보를 제공함에 있어서 통제와 비용이라는 관리적인 문제를 고려해야 할 것이다. 많은 다양한 데이터 베이스에 상품정보, 가격 ,이용가능성에 대해 정보를 유지하는 것은 경영적인 도전과제이며, 데이터를 실질적으로 관리하지 못하고 에러를 발생시키는 것은 고객불만족의 원인이 될 수 있다.

따라서 호텔기업은 체인 CRS와 같은 기술개발을 통해 성장하고 있는 인터넷에 기초한 시스템과 연결하고 의사전달을 할 수 있도록 함으로써 발전하고 있는 잠재 유통채널의 이점을 최대화할 수 있을 것이다.

① CRS 사용은 전문성이 요구되기 때문에 CRS는 회사에 의해 운영이 된다. 그래서 CRS 회사에서는 전문적인 훈련과정을 통해 CRS 사용자를 양성하고 있다. CRS 사용자 교육훈련을 CRS 회사의 경쟁력 확보 기반으로 삼고, 항공사 및 여행업체는 상품판매에 필요한 지식과 기술을 습득하는 교육과정으로, 사용자는 여행업분야의 전문가가 되기 위한 필수과정으로 인식하고 있다. [그림 2-6]은 한국 시장에서 약 70[%]의 시장점유율을 보이는 TOPAS CRS 시스템의 예약 엔진 구조이다.

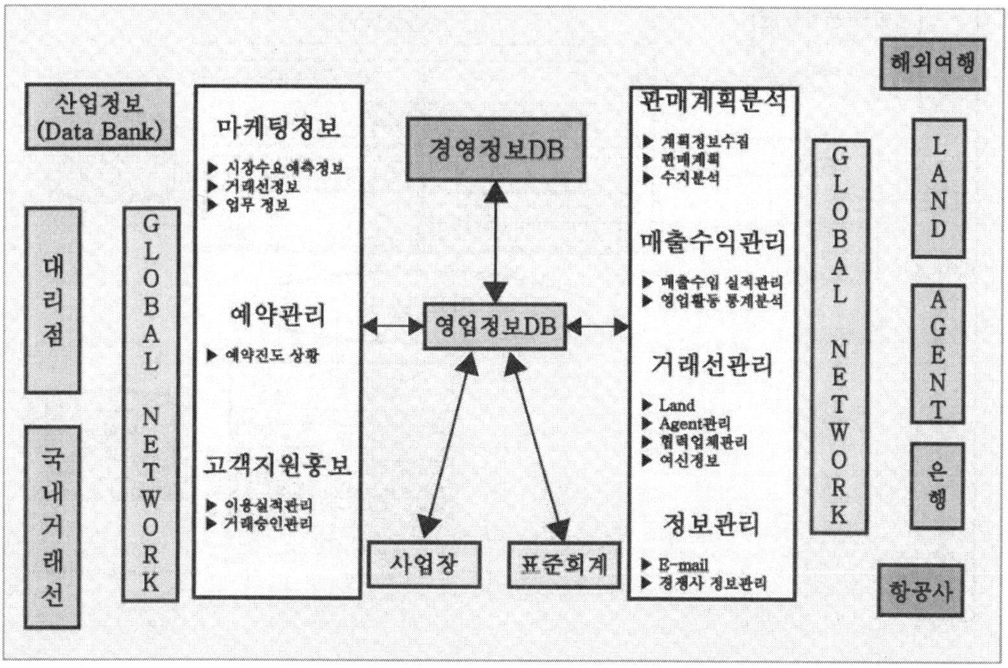

[그림 2-6] TOPAS CRS 시스템의 예약 엔진 구조

② CRS의 개발목적은 항공사의 업무자동화이다. 하지만 CRS가 여행사에 보급되면서 항공사의 영업도구로 이용되었다. 이후 CRS는 전문사업자가 나타나면서 하나의 독립적인 사업영역으로 자리잡게 되었다. 이들 CRS 회사의 시장지배력은 자사시스템의 보급률과 사용자들의 시스템 이용률에 달려 있다.

즉, 보다 많은 항공사 및 여행업체에 자사 시스템을 보급하고, 보다 많이 사용하도록 해야 하는 것인데 이러한 측면에서 CRS 회사에 있어서 사용자 교육훈련은 영업전략 실행의 첫 단계이다.

③ CRS 회사는 자사 시스템 사용자를 양성하여 이들을 통해 자사 시스템 이용률을 극대화하고자 한다. 현재 여행업체에게 있어 CRS는 자사여행상품을 판매하는 데 필요한 불가결한 수단으로 인식된다. 미국의 여행사 중 95[%]가 적어도 1개 이상의 CRS를 사용하고 있다. 국내의 경우에도 항공사 및 여행사를 통한 항공권 판매비율이 전체에 90[%]에 이르고 있다.

④ CRS는 이들 여행업체가 공급업자들의 상품에 직접 접근하여 판매 및 수배할 수 있도록 해주는 중요한 도구이다. 그래서 여행업체, 항공사, 호텔, 렌터카, 철도 등 여행상품 공급업자들은 상품을 대리판매하거나 혹은 자신의 상품화하여 판매하는데 CRS가 필요하다. [그림 2-7]은 GDS와 여행관광업무의 연관을 나타내고 있다.

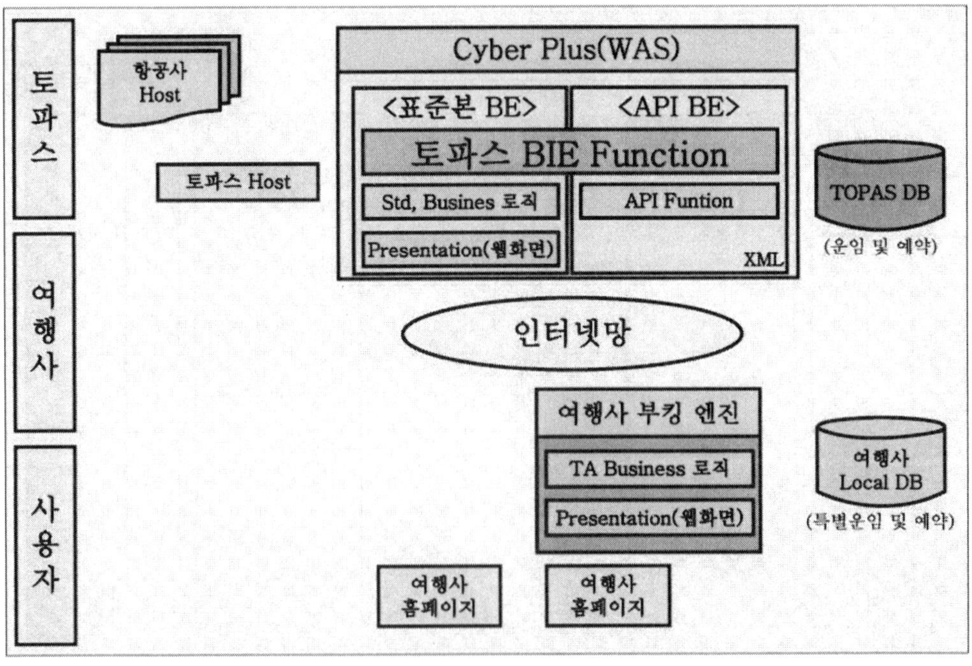

[그림 2-7] GDS와 여행관광업무의 연관도

⑤ 세계 여러 국가의 항공사는 전략적 제휴(alliance)관계를 맺어 서비스를 마치 한 회사에서 제공하는 것처럼 시스템을 운용하고 있다. 국가별로 취항노선이 제한되어 있어 이미 취항 중인 항공사들과 제휴를 통해 영업범위를 확대한 방식이다. 이처럼 여러 항공사가 하나의 시스템으로 통합되기 때문에 고객들은 이들 항공사를 이용할 때 하나의 항공사를 이용하는 것과 같이 편리함을 느낄 수 있다.
또한 제휴관계의 항공사들을 이용하는 승객들은 한 번의 탑승수속으로 원하는 목적지까지 갈 수 있고, 누적된 마일리지로 제휴항공사노선을 무료로 이용할 수 있다. 또 항공사들의 세계 각 지점에서 예약, 여정변경, 항공권 재발행 등 각종 서비스를 받을 수 있다.

⑥ 관광내용을 구성하는 요소는 항공기, 호텔, 식사, 시내관광, 가이드, 공항과 호텔 간의 송영(meeting & sending) 등이 있다. 수배담당자의 기본업무는 홀 세일러(whole sailer), 투어 오퍼레이터(tour operator)이다.

⑦ 수배담당자는 투어가 수배된 대로 진행되도록 행사종료 시까지 책임지지 않으면 안 된다. 그리고 기본업무와 관련하여 수배업무에는 예약업무 이외에 항공기좌석 예약의 재확인과 항공권 확인, IT 신청, TE 신청, TL에의 구체적인 지시와 주의사항, 바우처(voucher)의 발행 및 현지지불의 비용산출과 TL에의 외화지급, 호텔예치금(deposit)의 지불, 현지업자에의 지불 등 타 부문과 관련한 업무가 있으며, 또한 관광비용의 산출, 일정표 작성, 현지조사도 업무의 범위에 속한다. 이와 같이 수배업무는 넓은 범위를 가진 업무이다.

2. 항공수배업무의 특성

항공수배업무는 정확성, 신속성, 신뢰성, 경제성, 확인성, 서비스성, 구체성, 예약기록(Passenger Name Recode : PNR)이 있으며 이 내용은 다음과 같다.

(1) 정확성

여행 관련 시설과 교통기관 등의 이용날짜와 이용시간 및 좌석의 등급을 정확하게 기록하고 이를 고객에게 확인하도록 하고* 고객과 여행업자의 요구사항 및 수배의뢰서에 입각하여 정확하게 수배한다.

* 항공수배업무의 특성의 정확성 : http : //www.mest.kr 2007/10/01(매스타임즈 : 관광경영론)

(2) 신속성

항공기의 좌석이나 숙박시설의 객실은 한정되어 있기 때문에 수배 우선순위를 정하고 구입에 착수하는 것이다. 특히, 신속성의 가치는 전 세계 주요 도시를 거미줄처럼 얽혀 있는 항공운송시장에서 더욱 중요시되고 있다.*

(3) 신뢰성

불필요한 고객의 불안요인과 고객 불만족 요인을 제거하기 위해서는 항공사나 호텔 등으로부터 수배사항에 대한 회신이 늦어질 경우에는 담당직원이 진행상황을 친절하고 명확하게 알려줘야 한다.

(4) 경제성

항공교통은 목적지까지의 소요되는 경제적 · 교통적 능률에 따라 이용한 운송수단이 변화하고 있기 때문에 여행자의 시간의 가치가 교통수단을 선택하는 데 결정적인 요소가 된다.**

(5) 확인성

필요한 사항을 **완전**(integral)하게 담아야 하는 이유는 불완전한 의뢰사항은 문의편지 등을 써야 하기에 그만큼 손이 간다. 따라서 세부사항들을 다시 확인하고 정확하게 써야 한다. 또한, **기술적 방문**(technical visit)의 수배의 경우에는 직접 거래선에 편지를 쓸 경우와 관람회사를 중개하여 의뢰할 경우에도 방문목적을 우선 확실하게 하는 것이 중요하다. 단순히 방문하고 싶다는 것만으로는 상대방의 어떤 사람이 무슨 목적으로 오는 것인가 예상이 되지 않을시 반문을 보내야 하기 때문이다.***

(6) 서비스성

항공 관련 업무는 서비스업의 표상이다. 항공상품은 80[%] 이상이 인적 서비스에 의존하여 이루어지는 특성을 지니고 있기 때문에, 서비스 요원의 서비스 품질이 항공사업체의 성패의 관건이라는 사실을 입증해 주고 있다.****

---

* 항공수배업무의 특성의 신속성 : 한국관광학회, 관광학총론, 백산출판사, 2009, p.307

** 항공수배업무의 특성의 경제성 : 한국관광학회, 관광학총론, 백산출판사, 2009, p.309

*** 항공수배업무의 특성의 확인성 : http : //www.mest.kr 2007/10/01(매스타임즈 : 관광경영론)에서 인용

**** 항공수배업무의 특성의 서비스성 : 한국관광학회, 관광학총론, 백산출판사, 2009, p.309

(7) 구체성

의뢰 · 지시는 구체적이어야 한다. 상대방에의 수배의뢰에 있어서는 내용, 지시를 가능한 한 구체적으로 예시하고, 구체적인 지적(instruction)에 따라 서로의 업무를 간소화하고 일처리를 빠르게 할 수 있기 때문이다.*

(8) 예약기록

Address 또는 예약번호라 하며, 예약기록(Passenger Name Recode : PNR)을 정해진 영역에 따라 예약 전산 시스템에 기록해 놓은 것을 나타내는 용어이다.

1) 구성요소

PNR의 필수 구성요소로서 성명, 여정, 전화번호는 반드시 입력해야 한다. 그 밖에 승객의 타입에 따라 기내식, 사전좌석배경, VIP, 임산부안내 등과 같은 형태로 특별 전문이나 공항에서의 서비스 사항을 요청할 수 있도록 하는 메시지 작업이다.

2) 예약기록 작성 시 주의사항

① 타인 또는 대리인의 성명을 잠정적으로 대신 입력하는 것은 불가하다(양도불가).
② Full Name을 기재하며 반드시 여권상의 영문명과 동일하게 입력한다.
③ 외국인 내국인 상관없이 성을 먼저 기입하며 성과 이름은 "/"로 구분한다(예 WON/BIN).
④ 요청좌석 수와 승객명 수가 반드시 일치해야 한다.
⑤ 1개의 예약기록에 TOPAS는 50명, ABACUS는 99명의 이름입력이 가능하다.

3) 예약기록 완성 후 각종 서비스 신청과정

① 승객에 따라 휠체어, 기내식, 아기바구니 등의 서비스를 신청할 수 있다.
② 서비스 신청은 적어도 출발 24시간 전 이내에 해야 하고, 특히 아기바구니의 경우 좌석 수의 제한이 있으므로 미리 신청해야 한다.
③ 아기바구니는 6개월 미만, 신장 100[cm] 미만, 체중 15[kg] 미만의 유아만이 이용할 수 있고, 그 외 유아는 부모가 안고 탑승해야 한다. 성인은 만 12세 이상이며, 소아(child)는 만 2세 이상에서 만 12세 미만(성인 정상요금의 약 75[%])이고, 만 14일에서 만 2세 미만(성인정상요금의 10[%]수준)의 유아에 대하여 좌석을 지급하지 않는다.
㉠ 예약기록 종류에 따른 〈표 2-18〉은 Title 표기이다.

* 항공수배업무의 특성의 구체성 : http : //www.mest.kr 2007/10/01(매스타임즈 : 관광경영론)에서 인용

〈표 2-18〉 PNR 종류에 따른 Title 표기

성별에 따른 Title		신분에 따른 Title	
남자	MR	교수	PROF
여자	MS	선장	CAPT
유·소아 여자	MISS	의사	DR
유·소아 남자	MSTR	성직자	REV
		영국귀족	SIR, LORD LADY

㉡ 예약기록 상태 코드 흐름도를 보여주는 〈표 2-19〉이다.

〈표 2-19〉 PNR 상태 코드 흐름도

요청 코드	응답 코드	상태 코드
HS	⟶	HR ⟶ RR(CFM)
SS	⟶	HK(확약)
	US	HL(대기)
	UC	XS(취소)
NN	PN ⟶ KK	HK
	PN ⟶ UU	HL ⟶ KL ⟶ HK
	UC/NO	XK
LL	⟶	HL

3. 항공수배업무의 변화

전자항공권제도는 최신 전자, 정보통신기술을 적용해서 항공기 탑승 시 종이항공권 발급 없이 바로 공항에서 탑승할 수 있도록 하는 새로운 항공 전산 시스템이다. 즉, 종이항공권 발급 대신 고객의 관련 정보를 항공사의 전산 데이터베이스에 입력이 되어서 승객은 공항에서 신분확인만으로 탑승할 수 있게 된다.

또한 발권비용의 절감, 인건비 절감, 유통구조의 변화, 고객 서비스 확대 등 많은 효과를 가져왔다. 이처럼 여행 항공산업체는 인터넷을 통해 E-비즈니스를 하고 있으며, 2005년 중순경부터 BSP E-ticket 도입이 추진되어 온 한국은 현재 E-ticket 발권비율이 97~98[%]에 달하고 있다.

이처럼 항공여행업의 경쟁력강화는 국제관광객을 위한 능동적이고 창조적인 서비스 웹(Web)과 수배업무(Global Distribution System : GDS) 등의 여행정보 서비스를 통하여 구현할 수 있다. 우리나라 여행 항공업계는 그동안 인터넷을 기반으로 한 전자상거래를 이용하고 생존할 수 있는 방안을 강구하여 기존의 실물항공권을 대신할 수 있는 전자 티켓 시스템을 도입하여 온라인 기술을 예약과 발권에 적용해 왔다.

1) BSP와 ATR로 분류

전자항공은 BSP(Bank and Settlement Plan)와 ATR(Air Ticket Request)로 분류할 수가 있는데 이것은 다음과 같다.

① BSP : 항공사와 대리점 간의 여객운반판매, 판매보고, 판매관리를 간소화, 표준화한 업무절차이다. BSP에 가입한 대리점은 BSP에서 수령한 항공권으로 대리점에서 직접 발권할 수 있다.

② ATR : 여객대리점 중 담보능력의 부족으로 항공권을 자체적으로 보유하지 못하고, 승객으로부터 요청받은 항공권을 해당 항공사에서 직접 구입하는 대리점이다.

2) 국제선 주요 도시 코드

항공예약 및 발권을 위해 사용되는 전 세계 나라의 도시 코드는 IATA에서 승인받은 공식화된 코드로써 각 도시가 갖는 실제 이름과 관련이 있는 경우도 있고, 전혀 상관이 없는 새로운 코드로 만들어지는 경우도 있다. 이러한 도시들은 각각 공항 코드도 함께 갖는데, 도시와 공항 코드가 동일한 경우도 있고 하나의 도시에 여러 개의 공항 코드를 갖는 경우도 있다.

따라서, 도시마다의 공항 코드와 도시 코드를 숙지하고 있어야 항공예약 및 발권업무를 진행하는 데 있어서 어려움이 없다. 국제선 주요 도시의 3LETTER CODE, 국제선 도시 코드, 중국 내 주요 도시 코드, 국내선 주요 항공사 코드, 한 국가의 동일도시 내에 여러 공항이 있는 경우의 복수공항 코드 등으로 나타낸다.

① 비슷한 도시명(FULL NAME) 및 국제선 도시 코드(CODE)를 3LETTER CODE로서 표현은 〈표 2-20〉과 같다.

〈표 2-20〉 국제선 주요 도시의 3LETTER CODE

도시 코드(CODE)	도시명(FULL NAME)	도시코드(CODE)	도시명(FULL NAME)
TYO	TOKYO	ANC	ANCHORAGE
OSA	OSAKA	ATL	ATLANTA
FUK	FUKUOKA	BOS	BOSTON
KOJ	KAGOSHIMA	CHI	CHICAGO
KIJ	NIGATA	DTT	DETROIT
SPX	SAPPORO	DFW	DALLAS FORT WORTH
NGO	NAGOYA	HOU	HOUSTON
OIT	OITA	HNL	HONOLULU
BKK	BANGKOK	NYC	NEW YORK

GUM	GUAM	LAX	LOS ANGELES
HKG	HONGKONG	MIA	MIAMI
JKT	JAKARTA	PDX	POTLAND
KUL	KUALA LUMPUR	SEA	SEATTLE
MNL	MANILA	SFO	SAN FRANCISCO
SGN	HO CHIMINH CITY	YVR	VANCOUVER
SIN	SINGAPORE	YTO	TORONTO
TPE	TAIPEI	WAS	WASHINGTON
BJS	BEIJING	SAO	SAO PAULO
CAI	CAIRO	MEX	MEXICO CITY
SHA	SHANGHAI	AMS	AMSTERDAM
AKL	AUCKLAND	BAH	BAHRAIN
SYD	SYDNEY	PAR	PARIS
ROM	ROME	FRA	FRANKFURT
JED	JEDDAH	LON	LONDON
MOW	MOSCOW	ZRH	ZURICH
SPN	SAIPAN	NYC	NEW YORK
KUL	KUALA LUMPUR	SIN	SINGAPORE
LAX	LOS ANGELES	TPE	TAIPEI
BNE	BRISBANE	CEB	CEBU
IST	ISTANBUL		

② 국내선 도시 코드를 〈표 2-21〉에 표현한 것과 같다.

〈표 2-21〉 국내선 주요 도시 코드

도시 코드(CODE)	도시명(FULL NAME)	도시 코드(CODE)	도시명(FULL NAME)
KAG	GANGNUENG	YEC	YECHEON
SEL	SEOUL	CJU	CHEONGJU
CJU	JEJU	YNY	YANGUANG
PUS	BUSAN	KPO	POHANG
KWJ	GWANGJU	HIN	JINJU
TAE	DAEGU	RSU	YEOSU
KUV	GUNSAN	USN	ULSAN
MPK	MOKPO	WJU	WONJU

③ 중국 내 주요 도시 코드를 〈표 2-22〉에 표현한 것과 같다.

〈표 2-22〉 중국 내 주요 도시 코드

도시 코드(CODE)	도시명(FULL NAME)	도시 코드(CODE)	도시명(FULL NAME)
BJS	BEIJING	NKG	NANJING
CAN	GUZNGZHOU	SHA	SHANGHAI
CGQ	CHANGCHUN	SHE	SHENYANG
CKG	CHONQING	SIA	XIAN
CTU	CHENGDU	SYX	SANYA
DDG	DANDONG	SZV	SUZHOU
DLC	DALLAN	TAO	QINGDAO
HGH	HANGZHOU	TSN	TIANJIN
HRB	HARBIN	WUH	WUHAN
KMG	KUNMING	YNJ	YANJI
KML	GUILIN	YNT	YANTAI

④ 복수공항을 가진 도시 및 공항 코드 및 국내선 주요 항공사 코드로 〈표 2-23〉과 같다.

〈표 2-23〉 국내선 주요 항공사 코드

도시 코드(CODE)	도시명(FULL NAME)	도시 코드(CODE)	도시명(FULL NAME)
AA	AMERICAN AIRLINES	KL	KLM-ROYAL DUTCH A.L
AC	AIR CANADA	LH	LUFTHANSA GERMAN A.L
AF	AIR FRANCE	MH	MALAYSIA AIRLINE SYSTEN
BA	BRITISH AIRWAYS	NH	ALL NIPPON AIRWAYS
CA	AIR CHINA	NW	NORTHWEST AIRLINES
CO	CONTINENTAL AIRLINES	NZ	AIR NEW ZEALAND
CX	CATHAY PACIFIC	OZ	ASIANA AIRLINES
DL	DELTA AIRLINES	PR	PHILIPPINE AIRLINES
GA	GARUDA INDONESIA	QF	QANTAS AIRWAYS
JD	JAPAN AIR SYSTEN	SQ	SINGAPORE AIRLINES
JL	JAPAN AIRLINES	TG	THAI AIRWAYS INTL
KE	KOREAN AIR	VP	VASP BARAZILIAN A.L
EK	EMIRATES AIRLINF	HA	HAWAIIAN AIRLINES
SK	SCANDINAVIAN AIRLINES	SK	SCANDINAVIAN AIRLINES
SU	AEROFLOT RUSSIAN AIRLINES	UA	UNITED AIRLINE

TK	TURKISH AIRLINES	VN	VIETNAM AIRLINES
HIJ	HIROSHIMA	YTO(YYZ)	TORONTO
SGN	HO CHI MINH	YVR	VANCOUVER
UUS	SAKHALINSK		

⑤ 일반적으로 하나의 도시에는 공항이 하나인 경우가 많으나 각 국가의 HUB 도시인 경우에는 복수공항을 가지고 있는 경우도 있다.

㉠ 복수공항을 가진 경우에도 국내선/국제선 공항을 분리하여 사용하는 경우도 있고, 모든 공항이 국내/국제 공용으로 사용하는 경우도 있으므로 비행편 조회 시 확인하도록 해야 한다.

㉡ 한 국가의 동일도시 내에 여러 공항이 있는 경우의 복수공항 코드로 표현한 〈표 2-24〉와 같다.

〈표 2-24〉 한 국가의 동일도시 내에 여러 공항이 있는 경우의 복수공항 코드

NYC	JFK EWR LGA	JOHN F KENNEDY AIRPORT OF NYC NEW YORK AIRPORT OF NYC LA GUARDIA AIRPORT OF NYC
PAR	CDG ORY	CHARLES DE GAULLE AIRPORT OF PAR ORLY AIRPORT OF PAR
LON	LHR LGW	HEATHROW AIRPORT OF LON GATWICK AIRPORT OF LON
OSA	ITM KIX	ITAMI AIRPORT OF OSA KANSAI INTL AIRPORT OF OSA
TYO	NRT HND	NARITA AIRPORT OF TYO HANEDA AIRPORT OF TYO
WAS	DCA IAD	RONALD REAGAN NTL AIRPORT OF WAS DULLES AIRPORT OF WAS
SEOUL	ICN GMP	INCHEON GIMPO

⑥ 월별 코드(MONTHLY CODE) 도시 및 공항 코드 외에도 항공편 조회 시 출발/도착 일자를 지정해야 하는 경우에는 해당 월에 대한 영문 코드는 〈표 2-25〉와 같다.

〈표 2-25〉 월별 코드

CODE		MONTH
1	JAN	JANUARY
2	FEB	FEBRUARY

3	MAR	MARCH
4	APR	APRIL
5	MAY	MAY
6	JUN	JUNE
7	JUL	JULY
8	AUG	AUGUST
9	SEP	SEPTEMBER
10	OCT	OCTOBER
11	NOV	NOVEMBER
12	DEC	DECEMBER

3) 항공용어 Key Word 약어

항공용어의 약어는 항공업무 중 쓰이기 때문에 긴 단어를 쓰면 업무처리가 늦어지면서 단어를 짧게 쓰게 되었다. 항공업무에서 사용하고 있는 가장 기초적인 용어들은 〈표 2-26〉과 같다.

〈표 2-26〉 항공업무 중 쓰이는 전문용어

약 어	용 어	뜻
DEC	DECEMBER	12월
DEP	DEPARTURE	출발
DIRECT FARE	DIRECT FARE	직행운임
DVD	DIVIDE PNR	분리된 예약
EFF	EFFECTIVE	유효한
E/D CARD	E/D CARD	출입국 카드
EMBARGO	EMBARGO	탑승제한
ENDS	ENDORSEMENT	양도
EUPA	EUPA	구주노선
EXBAG	EXTRA BAGGAGE	초과 수하물
EXTRA FLT	EXTRA FLIGHT	특별기편
FEB	FEBRUARY	2월
FIX	FIX	확정
FULL BKG	FULL BOOKING	만석
GI	GLOBAL INDICATOR	방황지표
GO SHOW	GO SHOW	예약 없이 가는 것
GRPS	GROUP	단체

GV10	GROUP FARE	그룹 요금
HIP	HIGHER INTERMEDIATE FARE	중간 높은 운임
HTL	HOTEL	호텔
I	IGNER	무시하다
INF	INFANT	유아
INTL	INTERNATIONAL	국제적인
ITIN	ITINERARY	여정
JAN	JANUARY	1월
MCT	MINIMUM CANNECTING TIME	최소 연결 시간
MIN STAY	MINIMUM STAY	최소 체류 시간
MSG	MESSAGE	전문, 메시지
NMC	NAME CHANGE	이름변경
NBB	NUMBER	번호
NS	NO SHOW	예약 후 탑승하지 않은 손님
VOID	VOID	무효의

4) 항공여행용어

항공여행용어는 경유지 · 공항 코드 · 국제표준시 · 기내반수입수화물 · 스탠바이 · 오픈티켓 · 예약초과 · 유실물 취급소 · 중간기착 · 출국수속 · 출입국신고서 · 좌석공유 · 화물기 · 환승 · 음성알파벳 등의 항공여행업에서 쓰이는 용어이다.

① **경유지**(Intermediate Point) : 항공기가 운송상이나 기술상의 목적으로 정기적으로 착륙하도록 지정된 중간지점이다. 경유지에서 승객은 자사나 타사의 접속편으로 옮겨 타거나 Stop-over를 할 수 있다.

② **공항 코드**(Airport Three Leter Code) : 현재 국가를 분류하는 코드로서 국제표준규격인 ISO 3166-1(ISO 3166-1Alpha-2 Code Elements)는 2자리 코드로 2013년 239 국가가 공식적으로 등록되어 있다.

③ **국제표준시**(Greenwich Mean Time : GMT) : 영국 그리니치 천문대를 통하는 자오선에서의 평시를 세계 공통의 표준 시작으로 한 것이다. 항공기운항 시나 항공관제에서 통상적으로 국제표준시를 사용한다.

④ **기내반수입수화물**(휴대수하물, Hand-carry Baggage) : 가로, 세로, 높이의 합이 115[cm] 이내인 것으로 승객이 항공기 내로 직접 운반하여 보통 좌석 밑이나 선반에 올려놓을 수 있다.

⑤ **스탠바이**(Stand by go Show) : 항공예약 없이 공항에서 탑승대기자로 등록하는 경

우로, 좌석상황에 따라 좌석을 배정받게 된다. 성수기, 명절 등 특별히 예약이 어려운 경우를 제외하고는 탑승하는 경우가 많다.

⑥ **오픈티켓**(Open Ticket) : 보통 돌아오는 날짜를 구체적으로 정하지 않고 예약한 항공권이다. 6개월이나 1년 등 장기해외여행일 경우 돌아오는 정확한 날짜를 지정하여 우선 예약하고 현지에서 동일한 항공권으로 오픈기간에 한해서 승객이 변경예약하여 탑승할 수 있다.

⑦ **예약초과**(Over Booking) : 항공사에서 효율적인 항공좌석의 판매를 위해 일정한 비율의 승객에 대해 실제 판매가능 좌석수보다 초과하여 예약을 받는 것이다. 예약 승객이 공항에 나타나지 않을 경우를 대비한 것으로 이때에는 공항에 일찍 도착해서 탑승수속을 하여야만 한다.

⑧ **유실물 취급소**(Lost and Found) : 공항이나 역에 있는 분실물 취급소이다.

⑨ **중간기착**(Stopover) : 장거리 노선의 경우 비행기의 급유와 승무원 교대, 기체점검 등으로 중간 기착지에서 머무른다(국내선-4시간/국제선-24시간 이상). 보통 공항에서 체류하는 시간을 기준으로 24시간 이내면 Transit이고, 그 이상이면 Stop-over로 분류한다.

⑩ **출국수속**(Boarding) : 예약한 항공회사의 체크인 카운터에 자신이 구매한 항공권을 탑승권(boarding pass)으로 교환하는 절차이다. 카운터에서 여권, 항공권, 수하물을 제시하면 탑승권, 항공권, 도착지에서 수하물을 찾을 수 있는 수하물표를 받는다.

⑪ **출입국신고서**(Embarkation/Disembarkation card) : 표준절차에 의거하여 해외여행자가 출입국 시에 의무적으로 기입해서 제출해야 하는 양식이다. 국가에 따라서 신고서의 크기, 양식 등이 서로 다를 수 있으며 공항에서 탑승수속 시나 도착 전 기내에서 받을 수 있다.

⑫ **좌석공유**(Code Share) : 항공사 간의 특정 구간의 좌석을 일정부분 공동으로 사용하는 방법으로 각 항공사가 자사항공기를 직접 투입하지 않고도 운항하는 것과 같은 운영을 할 수 있다.

⑬ **화물기**(Cargo Aircraft) : 승객이송을 위한 여객기가 아닌 상품 또는 화물을 수송하는 항공기이다.

⑭ **환승**(Transfer) : 도착지 이전에 중간기착지에서 다른 비행기로 갈아타는 것을 의미하며 갈아탈 수 있는 표는 Transfer Ticket이라 한다. 이때 갈아타면서 기내에 두고 온 물건이 없도록 주의해야 하며 수하물이 없어지는 경우가 있으므로 반드시 수하물표(baggage tag)를 확인해야 한다.

⑮ **음성 알파벳**(ICAO Phonetic Alphabet) : 예약업무수행 시 특히 전화상의 영문자에

대한 의사소통을 보다 확실히 하기 위하여 주로 국제민간항공기구가 권장하는 음성 알파벳을 사용한다. 숫자와 비슷한 알파벳을 구별하기 위해 만든 음성 알파벳으로 주로 항공권예약 시에 정확한 Name을 전달하거나 확인할 때 사용한다. 항공업무 시에 사용되고 있는 ICAO(세계민간항공기구)의 음성 알파벳은 〈표 2-27〉과 같다.

〈표 2-27〉 ICAO의 음성 알파벳

LETTER	PHONETIC ALPHABET	LETTER	PHONETIC ALPHABET
A	ALPHA	N	NOVEMBER
B	BRAVO	O	OSCAR
C	CHARLIE	P	PAPA
D	DELTA	Q	QUEEN
E	ECHO	R	ROMEO
F	FATHER	S	SMILE
G	GOLF	T	TANGO
H	HOTEL	U	UNIFORM
I	INDIA	V	VICTORY
J	JULIET	W	WHISKY
K	KILO	X	X-RAY
L	LIMA	Y	YANKEE
M	MICHLE	Z	ZULU

5) 항공여행예약 및 수배 서비스 현황

항공 서비스의 예약과 수배 서비스의 현황을 설명한 것이다.

① **항공여정의 작성** : 전 세계 어느 곳이든지 최종 목적지까지 여객이 원하는 시간대로 편리하게 여행할 수 있도록 국내항공사의 좌석은 물론 외국항공사의 좌석예약도 CRS를 이용하여 신속하게 처리한다.

② **호텔예약** : 세계 주요 도시에 있는 호텔의 관련 사항(호텔명 · 요금 · 전화번호 등)을 승객에게 안내하여 승객에게 안내하여 승객이 원하는 호텔에 예약해 준다.

③ **관광, 렌터카, 기타 교통편** : 세계 주요 도시별로 관광명소, 가볼만한 곳을 안내(소요시간, 경비 등) 해주고 원하는 승객에게는 관광예약 및 렌터카, 항공여행과 연결되는 기타 교통편(선박, 육로교통 등)의 예약도 처리해 줄 수 있다.

④ **Special Meal 예약** : 종교, 건강, 취향에 의한 기내식의 특별음식을 원하는 경우 사전(출발 2일 전까지)에 예약을 받아 제공한다.

⑤ **제한여객운송준비** : 환자, 비동반 소아(12세 미만), 임산부(8개월 이상), 80세 이상 노인 등 여행 중 특별한 주의가 필요한 승객은 의사의 건강진단서, 서약서 등 소정의 서류를 예약 시 접수하여 처리한다.

⑥ **도착통지** : 여객이 목적지에 있는 친지에게 도착을 알리기를 원할 경우 전화번호, 성명, 전달내용을 접수하고 해당 지점으로 전문을 발송하여 신속히 전달해 준다.

⑦ **항공화물수송 서비스** : 관계서류를 철저히 확인하여 다양한 내용품을 보호하여 화물포장, 화물운송장 발행, 접수 후 탑재, 도착지 화물에 대한 세관반입신청을 한 후 접수인에게 화물 및 관계서류를 인도해 준다. 항공화물의 특성은 편도수송 및 반복적인 거래, 야간 수송이 많고, 계절적인 변화가 거의 없다는 것이다.

⑧ **기타 여행정보** : 여행지소개, 항공요금, 출입국절차 등 기타 여행에 필요한 모든 정보를 제공한다.

제3장

지상업무수배 서비스의 이해

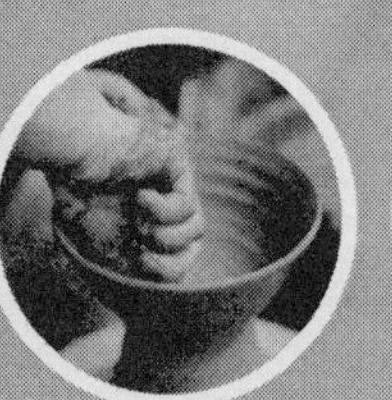

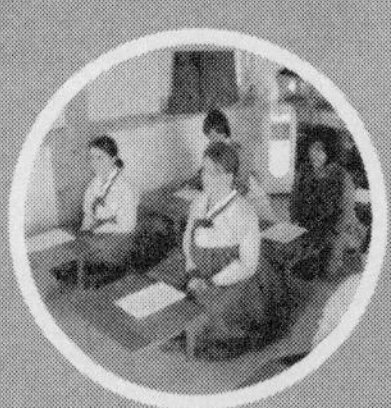

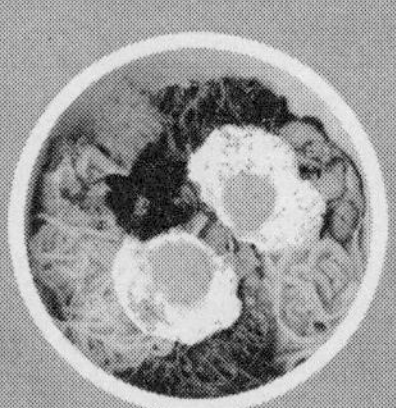

01 숙박시설의 이해

숙박업을 교환경제의 입장에서 보면 일상권에서 벗어난 곳에서 가정의 연장선상으로 생활기능을 제공하고 반대급부로 수입획득을 목적으로 한 영업형태라고 할 수 있지만 이는 아주 기본적인 기능에 한정된 정의에 불과하다. 단순히 '숙박'이 아니라 '숙박업'으로서의 숙박시설은 숙박기능 이외에 다양한 부대기능이 요구되기 때문이다. 숙박업의 가장 기초적 기능은 '기본적 생활기능' 이라고 할 수 있다.

인간에게 기본적 생활기능은 비록 의식주(衣食住)라고 할 수 있는데 숙박업은 비일상권에서 의(食)와 주(住)가 해결될 수 있는 곳이다. 즉 숙박업은 원래 거주기능을 제공하며 나아가서 생활의 다른 기본적 요건인 식(食)의 기능을 제공하게 되는 것이다.

1. 숙박업의 정의

관광객의 생활요건 제공은 물질적인 충족만으로 충분하다고 할 수 없다. 청결과 아름다움, 그리고 기능이 있어야 하며 정서적인 면까지도 충분히 충족되어야 하는 것이다. 숙박산업을 서비스 산업이라고 하는 것도 단순히 생활요건이라고 하는 물질적인 제공보다는 청결, 기능, 아름다움, 마음(환대정신) 등이 가미되어 부가가치를 창출하기 때문이다.*

(1) 숙박업의 개념

숙박업(lodging industry)은 숙박시설의 건설과 경영을 목적으로 하는 상업활동이며 호텔, 하숙, 합숙소 등과 같이 이용자들에게 숙박 서비스 수수료를 받고 설비를 제공하고, 숙박에 필요한 시설 및 설비를 갖추고 고객과의 계약에 의하여 숙박시키는 것이고, 숙박시설의 건설과 운영을 목적으로 하는 사업활동으로 일반대중을 대상으로 숙박과 음식에 관계되는 인적·물적 서비스를 제공함으로써 목적지에서의 체제를 가능하게 하는 시설사업이라고 한다. 우리나라 관광진흥법은 관광숙박업을 호텔업과 휴양 콘도미니엄업으로 분류되고 제3조제2항은 다음과 같다.

* 숙박업의 정의 : 관광상품개발실무, 교육인적자원부 지원교재, 2003

1) 호텔업

관광객의 숙박에 적합한 시설을 갖추어 이를 관광객에게 제공하거나 숙박에 딸리는 음식 · 운동 · 오락 · 휴양 · 공연 또는 연수에 적합한 시설 등을 함께 갖추어 이를 이용하게 하는 업으로 관광진흥법 시행령에서는 다음과 같이 세부적으로 분류하고 있다.*

① **관광호텔업** : 관광객의 숙박에 적합한 시설을 갖추어 관광객에게 이용하게 하고 숙박에 딸린 음식 · 운동 · 오락 · 휴양 · 공연 또는 연수에 적합한 시설 등(이하 '부대시설'이라 한다)을 관광객에게 이용하게 하는 업이다(그림 3-1).

㉠ 욕실이나 샤워시설을 갖춘 객실을 30실 이상 갖추고 있을 것

㉡ 외국인에게 서비스를 제공할 수 있는 체제를 갖추고 있을 것

㉢ 대지 및 건물의 소유권 또는 사용권을 확보하고 있을 것. 다만, 회원을 모집하는 경우에는 소유권을 확보하여야 한다.

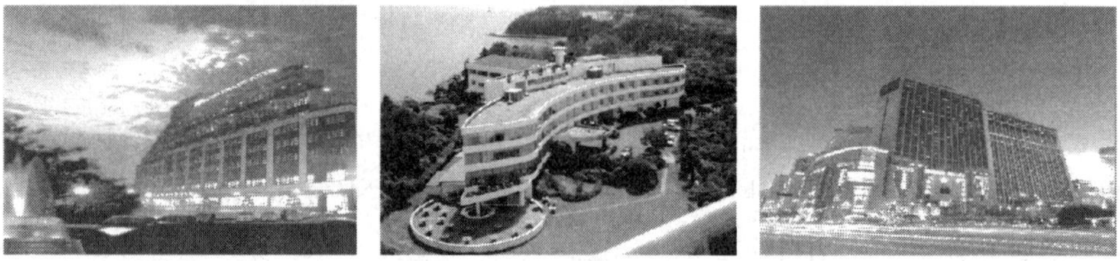

(a) 금호 훼미리 관광호텔 (b) 충무관광호텔 (c) 롯데서울호텔

[그림 3-1] 관광호텔업

② **수상관광호텔업** : 수상에 구조물 또는 선박을 고정하거나 매어 놓고 관광객의 숙박에 적합한 시설을 갖추거나 부대시설을 갖추어 관광객에게 이용하게 하는 업이다(그림 3-2).

㉠ 수상관광호텔이 위치하는 수면은 「공유수면 관리 및 매립에 관한 법률」 또는 「하천법」에 따라 관리청으로부터 점용허가를 받을 것

㉡ 욕실이나 샤워시설을 갖춘 객실이 30실 이상일 것

㉢ 외국인에게 서비스를 제공할 수 있는 체제를 갖추고 있을 것

㉣ 수상오염을 방지하기 위한 오수 저장 · 처리시설과 폐기물처리시설을 갖추고 있을 것

㉤ 구조물 및 선박의 소유권 또는 사용권을 확보하고 있을 것. 다만, 회원을 모집하는 경우에는 소유권을 확보하여야 한다.

* 호텔업 : 호텔업, 관광진흥법 제3조제2호(관광사업의 종류)

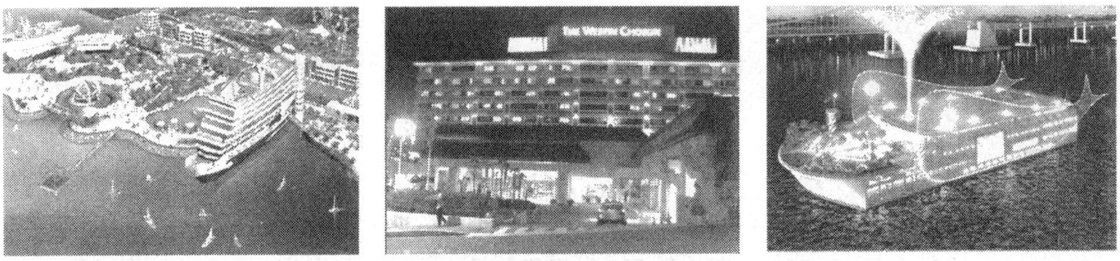

(a) 당진군 오션스해븐 수상관광 호텔 청사진　(b) 해운대 조선비치호텔　(c) 광안리 수상호텔 청사진

[그림 3-2] 수상관광호텔업

③ **한국전통호텔업** : 한국전통의 건축물에 관광객의 숙박에 적합한 시설을 갖추거나 부대시설을 함께 갖추어 관광객에게 이용하게 하는 업이다(그림 3-3).

㉠ 건축물의 외관은 전통가옥의 형태를 갖추고 있을 것

㉡ 이용자의 불편이 없도록 욕실이나 샤워시설을 갖추고 있을 것

㉢ 외국인에게 서비스를 제공할 수 있는 체제를 갖추고 있을 것

㉣ 대지 및 건물의 소유권 또는 사용권을 확보하고 있을 것. 다만, 회원을 모집하는 경우에는 소유권을 확보하여야 한다.

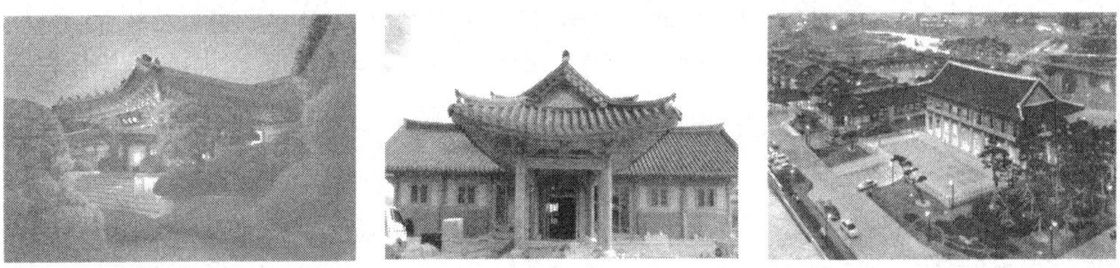

(a) 호텔신라의 영빈관　(b) 여수 한옥 호텔　(c) 송도 경원재 앰버서더

[그림 3-3] 한국전통호텔업

④ **가족호텔업** : 가족단위 관광객의 숙박에 적합한 시설 및 취사도구를 갖추어 관광객에게 이용하게 하거나 숙박에 딸린 음식 · 운동 · 휴양 또는 연수에 적합한 시설을 함께 갖추어 관광객에게 이용하게 하는 업이다(그림 3-4).

㉠ 가족단위 관광객이 이용할 수 있는 취사시설이 객실별로 설치되어 있거나 층별로 공동취사장이 설치되어 있을 것

㉡ 욕실이나 샤워시설을 갖춘 객실이 30실 이상일 것

㉢ 객실별 면적이 19[m^2] 이상일 것

㉣ 외국인에게 서비스를 제공할 수 있는 체제를 갖추고 있을 것

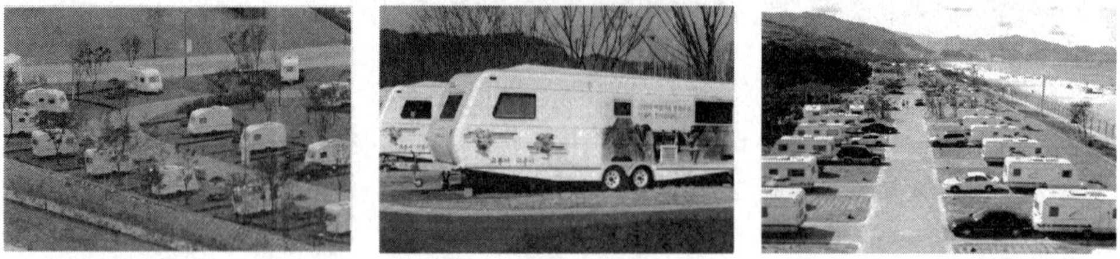

(a) 자라섬 오토캠핑장 (b) 한탄강 관광지 오토캠핑장 (c) 망상 오토캠핑장

[그림 3-4] 가족호텔업

㉤ 대지 및 건물의 소유권 또는 사용권을 확보하고 있을 것. 다만, 회원을 모집하는 경우에는 소유권을 확보하여야 한다.

⑤ **호스텔업** : 배낭여행객 등 개별 관광객의 숙박에 적합한 시설로서 샤워장, 취사장 등의 편의시설과 외국인 및 내국인 관광객을 위한 문화 · 정보 교류시설 등을 함께 갖추어 이용하게 하는 업이다(그림 3-5).

㉠ 배낭여행객 등 개별 관광객의 숙박에 적합한 객실을 갖추고 있을 것

㉡ 이용자의 불편이 없도록 화장실, 샤워장, 취사장 등의 편의시설을 갖추고 있을 것. 다만, 이러한 편의시설은 공동으로 이용하게 할 수 있다.

㉢ 외국인 및 내국인 관광객에게 서비스를 제공할 수 있는 문화 · 정보 교류시설을 갖추고 있을 것

㉣ 대지 및 건물의 소유권 또는 사용권을 확보하고 있을 것

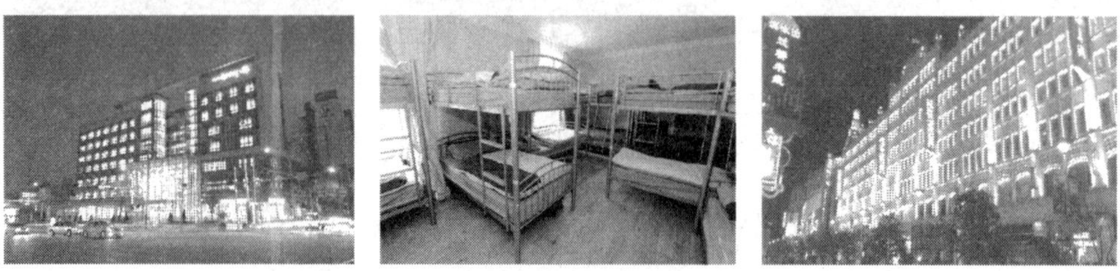

(a) 하이 서울 유스호스텔 (b) 런던 유스호스텔 내부 (c) 밍타운 유스호스텔

[그림 3-5] 호스텔업

⑥ **소형 호텔업** : 외래 관광객의 방한 관광유형이 단체여행에서 개별여행으로 변화하는 추세를 반영하여, 다양하고 특색 있는 개별 맞춤형 숙박시설을 활성화하기 위하여 소형 호텔업을 신설한다. 소형 호텔의 최소 객실수를 20실로 완화하되, 두 종류 이상의 부대시설을 갖추도록 하여 일반 '모텔'과 다른 관광숙박시설로서의 차별성을 두도록 하였다.

또한, 소형 호텔이 일반주거지역 입지 시에는 완화된 도로연접기준이 적용됨을 고려하여 주거환경 보호를 위해 풍속을 저해하는 부대시설을 둘 수 없게 하였다.

㉠ 우리나라를 방문한 환자 및 그 동반자가 불편함이 없도록 19[m²] 이상의 면적을 가진 20실 이상의 객실을 갖추도록 하였다.

㉡ 부대시설의 면적 합계가 건축 연면적의 50[%] 이하일 것

㉢ 두 종류 이상의 부대시설을 갖출 것. 다만, 「식품위생법 시행령」 제21조제8호 다목에 따른 단란주점영업, 같은 호 라목에 따른 유흥주점영업 및 「사행행위 등 규제 및 처벌 특례법」 제2조제1호에 따른 사행행위를 위한 시설은 둘 수 없다.

㉣ 조식 제공, 외국어 구사인력 고용 등 외국인에게 서비스를 제공할 수 있는 체제를 갖추고 있을 것

㉤ 대지 및 건물의 소유권 또는 사용권을 확보하고 있을 것. 다만, 회원을 모집하는 경우에는 소유권을 확보하여야 한다.

소형 호텔과 호스텔이 '일반주거지역'에 위치하려는 경우, 호텔부지(대지)가 폭 8[m] 이상의 도로에 4[m] 이상 연접(連接)하면 가능하도록 기준을 완화한다. 현재까지는 관광숙박시설이 '일반주거지역'에 위치하기 위해서는 폭 12[m] 이상의 도로에 4[m] 이상 연접해야 했으나, 주거지역 내에서 영업 중인 게스트하우스의 제도권 편입을 유도하고 관광숙박산업의 다양성 확대를 위해 도로연접기준을 완화하였다.

⑦ **의료관광호텔업** : 우리나라를 방문한 환자 및 그 동반자가 불편함이 없도록 19[m²] 이상의 면적을 가진 20실 이상의 객실을 갖추도록 하였으며, 장기체류하는 의료관광객의 식사에 대한 애로사항을 반영하여 취사도구를 갖추도록 하였다. 또한, 의료관광객의 출입이 편리한 체계를 갖추도록 하여 외국인환자가 동반자 등 투숙객을 방문하는 데 어려움이 없도록 하였다.

㉠ 의료관광객이 이용할 수 있는 취사시설이 객실별로 설치되어 있거나 층별로 공동취사장이 설치되어 있을 것

㉡ 욕실이나 샤워시설을 갖춘 객실이 20실 이상일 것

㉢ 객실별 면적이 19[m²] 이상일 것

㉣ 「학교보건법」 제6조제1항제12호, 제15호, 제16호, 제18호, 제19호 및 같은 법 시행령 제6조제1호에 따른 영업이 이루어지는 시설을 부대시설로 두지 아니할 것

㉤ 의료관광객의 출입이 편리한 체계를 갖추고 있을 것

㉥ 외국어 구사인력 고용 등 외국인에게 서비스를 제공할 수 있는 체제를 갖추고 있을 것

㉦ 의료관광호텔 시설(의료관광호텔의 부대시설로 「의료법」 제3조제1항에 따른 의

료기관을 설치할 경우에는 그 의료기관을 제외한 시설을 말한다)은 의료기관 시설과 분리될 것. 이 경우 분리에 관하여 필요한 사항은 문화체육관광부장관이 정하여 고시한다.

ⓞ 대지 및 건물의 소유권 또는 사용권을 확보하고 있을 것이며, 의료관광호텔업을 등록하려는 자가 다음의 구분에 따른 요건을 충족하는 외국인환자 유치 의료기관의 개설자 또는 유치업자일 것

ⓩ 연간 기준으로 총 숙박 가능 인원 중 내국인 투숙객이 40[%]를 넘지 않도록 하고, 의료관광호텔시설과 의료기관시설은 별개로 분리되도록 하여 의료관광호텔이 의료관광객을 위한 숙박시설이라는 취지에 충실하게 운영이 될 수 있도록 하였다.

2) 휴양 콘도미니엄업

휴양 콘도미니엄업은 관광객의 숙박과 취사에 적합한 시설을 갖추고, 이를 그 시설의 회원이나 공유자, 그 밖의 관광객에게 제공하거나 숙박에 딸리는 음식, 운동, 오락, 휴양 공연 또는 연수에 적합한 시설 등을 함께 갖추어 이를 이용하게 하는 업이다(그림 3-6).*

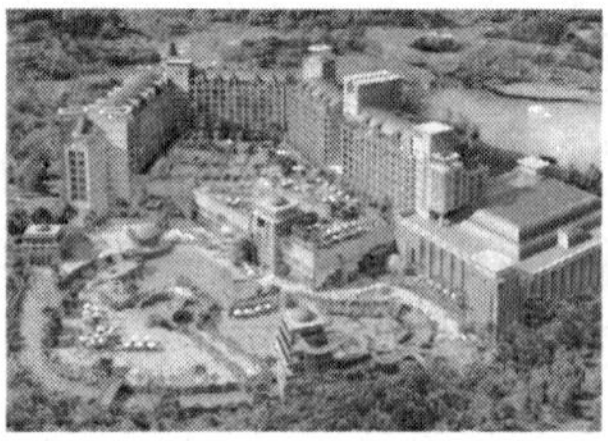

(a) 포천 칸 리조트

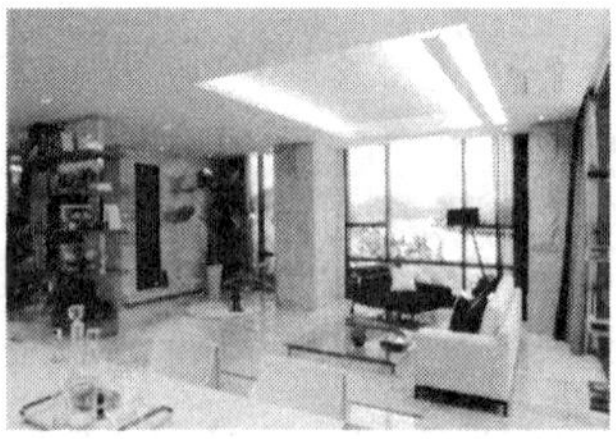

(b) 양평 휴양 콘도미니엄 내부

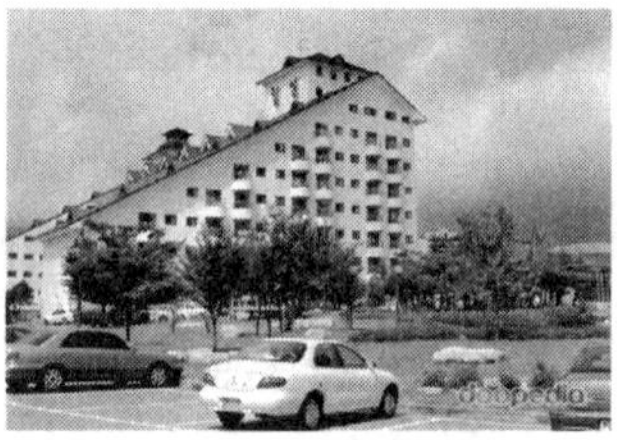

(c) 설악 일성 콘도미니엄

[그림 3-6] 휴양 콘도미니엄업

(2) 숙박업의 역사

인간의 사회행동과 이동을 같이 하며 숙박업은 발전하였으며, 이때부터 일시적으로 머물 수 있는 공간이 필요하게 된 것이 숙박업의 기원이다. 고대의 숙박시설은 상업 종교상의 목적으로 여행하는 여행자, 관리, 외교사절을 위한 비영리시설로서 지주에게만 허용되었다.

* 콘도미니엄업 : 관광진흥법 시행령 제2조제1항

(3) 숙박업의 발전과정

숙박업의 발전을 살펴보면 다음과 같다.

① **로마시대** : 교역이 성행하였으며 여행 자체를 즐기기 위한 여행자 목적으로 발달하였다.

② **중세 유럽** : 관광은 성지순례(pilgrim)의 형태로 여행자들은 숙박장소로 종교적으로 제공되는 수도원이나 교회 또는 도로변의 간이 숙박시설을 주로 이용하였다. 여행객의 증대와 함께 숙박시설의 역할을 해오던 수도원이 영리추구의 숙박업소로 변형되면서 독립적으로 운영되기 시작하였다.

③ **14세기 이후** : 문예부흥운동(renaissance)은 유럽 중심의 세계관을 파괴시켰으며, 지중해 중심의 무역을 신대륙으로 확대시키면서 상업적 여행이 증대되었다.

④ **18세기 영국의 산업혁명과 19세기 상용 여행자의 증가** : 저렴하고 쾌적한 숙박시설의 발달을 가져왔다.

⑤ **19세기 중엽** : 상류사회의 세련되고 호화로운 시설 및 서비스를 제공하는 현대호텔은 나타나기 시작하였다.

⑥ **현대** : 호텔에 대한 개념은 국제화, 대중화, 다양화 추세에 따라 기존의 편리하고 안전한 숙식과 아울러 여가, 오락, 휴식, 문화, 건강, 사교 및 비즈니스 공간의 복합적인 기능을 행사하는 공간으로 매우 다양하게 발전되었다.

(4) 리조트의 정의와 개념

리조트(resort)의 어원은 '자주 방문하는 장소'라는 의미의 프랑스어 Resortir(Re = again, Sortier = to go out)에서 유래하였다.

《웹스터사전》은 리조트를 'a place providing recreation and entertainment especially to vacationers'로 정의한다. 즉, 특별한 목적, 휴가와 건강회복 등을 위해 사람들이 찾아가는 장소이자 종합 레크리에이션센터로 중세 유럽의 순례자들을 위한 휴양과 건강과 관련된 숙박지로 정의한다.

① 우리나라에서 종합휴양지, 관광단지, 종합휴양시설 등의 개념으로 사용하고 있으며, 우리나라에서의 리조트에 대한 정의는 양호한 자연조건을 갖춘 토지를 가진 상당 규모의 지역으로 국민이 여가 등을 이용하고 체재하면서 스포츠, 레크리에이션, 교양문화, 휴양, 집회 등의 다양한 활동을 할 수 있도록 종합적인 기능이 정비된 지역이다.

즉, 특정한 장소에 단기거주 또는 체재할 수 있는 생활의 장소로서 여가를 즐길 수 있는 공간과 개인의 자기충족을 위해 다양한 여가활동을 즐기는 곳, 일상적인 생활공간을 떠나 색다른 여가공간에서 자신을 재정비하는 시간을 가지고 즐기는 활동이라는 의미를 지닌 곳이다.

② 우리나라 관광진흥법 제3조제3항에서는 관광객 이용시설업으로 규정하고 있으며, "관광객을 위하여 음식, 운동, 오락, 휴양, 문화, 예술 또는 레저 등에 적합한 시설을 갖추어 이를 관광객에게 이용하게 하는 업, 대통령령으로 정하는 2종 이상의 시설과 관광숙박업의 시설 등을 함께 갖추어 이를 회원이나 그 밖의 관광객에게 이용하게 하는 업"으로 정의하고 있다.

㉠ 동법 제2조제3항에서는 관광객 이용시설업의 종류를 전문휴양업, **종합휴양업**(제1종 종합휴양업, 제2종 종합휴양업), 자동차야영장업, **관광유람선업**(일반관광유람선업, 크루즈업), 관광공연장업, 외국인전용 관광기념품판매업으로 구분하고 있다.

㉡ 관광객의 휴양이나 여가선용을 위하여 숙박시설이나 음식점, 운동 및 오락시설, 민속, 문화자원소개시설, 관람시설 등 휴양에 적합한 시설을 갖추어 이를 이용하게 하는 업으로 규정하고 있다.

㉢ 리조트의 특성은 다양한 서비스의 제공이라는 기능적 측면과 즐거움 및 다양한 경험을 제공한다는 측면이 강조되고 있으며, 체재성, 자연성, 휴양성, 보양성, 다기능성의 요건을 갖추고 있어야 한다.

㉣ 현대의 리조트는 자연친화적 레저, 가족중심의 레저 활동을 위한 고유의 테마체험을 계절과 기후에 상관없이 즐길 수 있는 사계절 종합휴양지로 변화되고 있다.

㉤ 현대 리조트는 리조트테마를 부각시킬 수 있는 지역특성, 레크리에이션, 스포츠, 상업, 문화, 교양, 숙박 등을 위한 시설을 복합적으로 갖추고 있으며, 수영장, 스키장, 골프장, 각종 놀이시설, 콘도, 호텔 등의 시설들을 중심으로 사계절형 시설들을 마련하여 고객들의 다양한 체험과 위락을 위한 종합휴양지로 인식되고 있다.

1) 리조트의 종류

리조트의 종류는 타운리조트, 기획된 리조트, 입지유형에 따른 리조트, 격오지 리조트가 있는데 이는 다음과 같다.

① **타운리조트**(Town Resort) : 읍(마을, 촌락)리조트는 보통의 토지이용과 지역사회활동을 연결한다. 그러나 경제적으로는 리조트 활동에 중점을 두고 있으며 호텔과 그 밖의 숙박시설과 관광시설, 서비스들을 포함한다. 이 유형의 리조트는 또한 전형적으로 스노우스키, 해변, 호수, 온천시설, 중요 역사적 · 고고학적 지역 같은 특

성 시설물에 의존하여 형성된다. 지역적인 특성을 살린 상품을 중심으로 지역의 토지이용과 지역사회활동을 충분히 연계한 리조트이다. 해변, 호수, 스노우스키, 온천시설, 중요 역사 및 고고학적 테마를 살려 조성한다(그림 3-7).

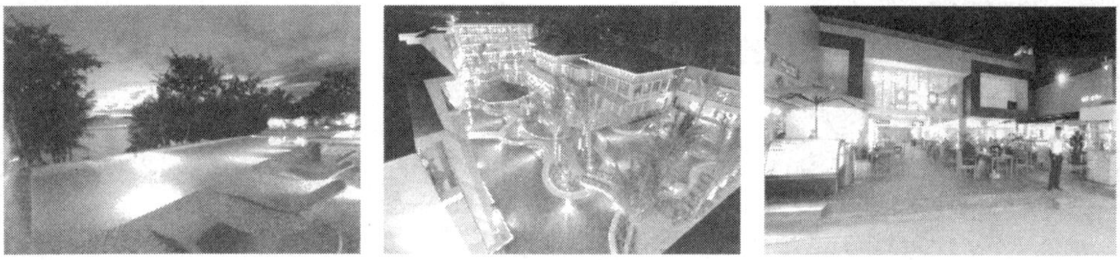

(a) 보라카이 업타운 리조트 호텔 수영장 (b) 보라카이 업타운 리조트 외경 (c) 보라카이 업타운 리조트 전경

[그림 3-7] 타운리조트

② **기획된 리조트**(Intergrated Resort) : 통합적 리조트는 village를 포함하며, 비록 그 피고용인들이 그 안에 살거나 그 리조트 주위에 살더라도, 관광자에 의해 독점적으로 사용되는(사실상 독점적으로 사용되기 위하여 계획된) 개발이다.

㉠ 통합된 리조트는 해변, 호수, 해양 위락지역, 스키장, 산악경관, 주요 자연적 형상, 주요 건축적, 역사적 지역, 건강증진적 기후지대 같은 특정 형상지형이다. 또한 이러한 것들의 연합체이다.

㉡ 전형적으로 자체 수용적이며 사업센터, 시설물, 위락, 스포츠 시설, 문화시설, 회의시설 같은 다양한 관광시설과 서비스를 포함한다.

㉢ 자체 취사 APT는 퇴직자가 살 수도 있고 단기간의 방문자에게 대여될 수 있다. 넓은 열린 공간과 경관은 일반적으로 중요한 요소이다. 비록 한 번에 통합된 리조트로서 계획되었다 하더라도 그것은 시장과 다른 조건들에 의하여 장기간의 시간동안 건축된다.

㉣ 넓은 공간과 경관이 중요한 요소이고, 조직화된 관광시설물들은 관광개발자 및 경영자가 독점적으로 사용하기 위하여 계획하고 개발된다(그림 3-8).

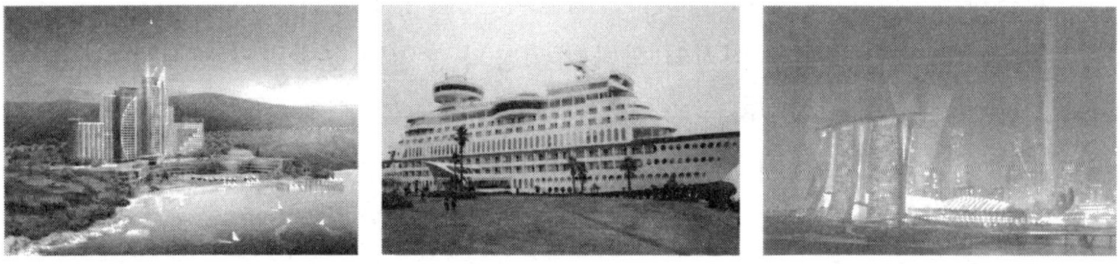

(a) 거제도 대명 리조트 (b) 동해 크루즈 (c) 마리나 베이 통합 리조트 야경

[그림 3-8] 기획된 리조트

③ **입지유형에 따른 리조트** : 산악지형 리조트, 해변형 리조트, 전원(농원) 리조트, 온천리조트 등으로 구분할 수 있다(그림 3-9).

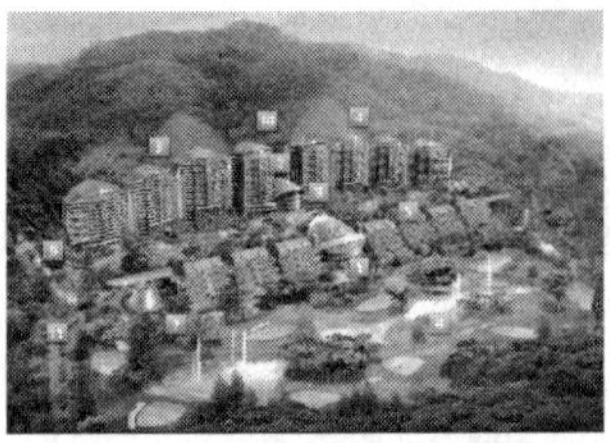

(a) 소노 펠리체

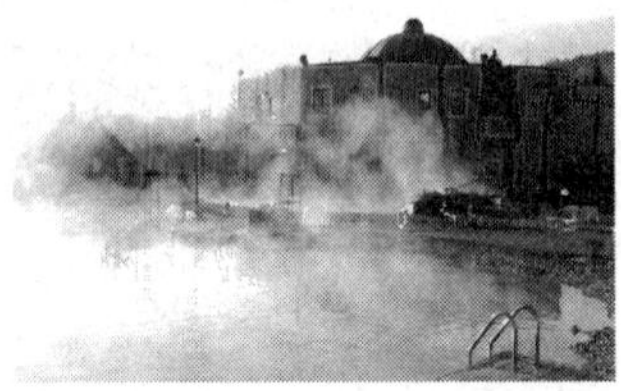

(b) 오스트리아 훈데르트 바서 블루마우

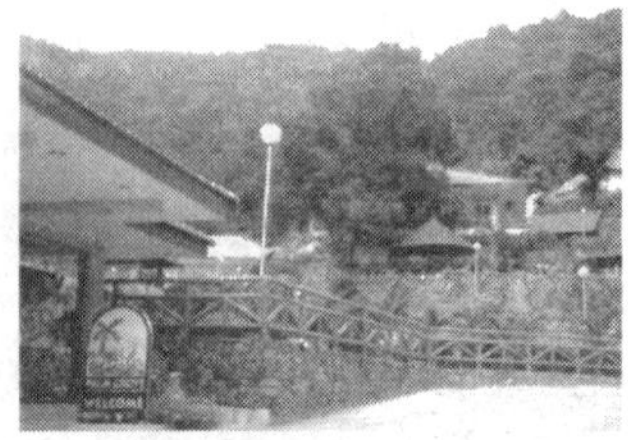

(c) 바기오 PARM CROVE 리조트

[그림 3-9] 입지유형에 따른 리조트

④ **격오지 리조트**(Retreat Resort) : 특정 지역 내에 25~50개 정도의 객실의 작은 규모이지만 작은 성이나 산에 있는 멀리 떨어진 높은 질적 수준으로 계획된 리조트이다. 조용하고 독립된 휴가 환경을 원하지만 보통 위락활동을 할 수 있길 원하는 손님이며, 주변환경이 수려한 독립된 휴가환경으로 작은 성이나 산에 있는 지역의 고유문화 및 환경과 함께 계획된 리조트이다(그림 3-10).

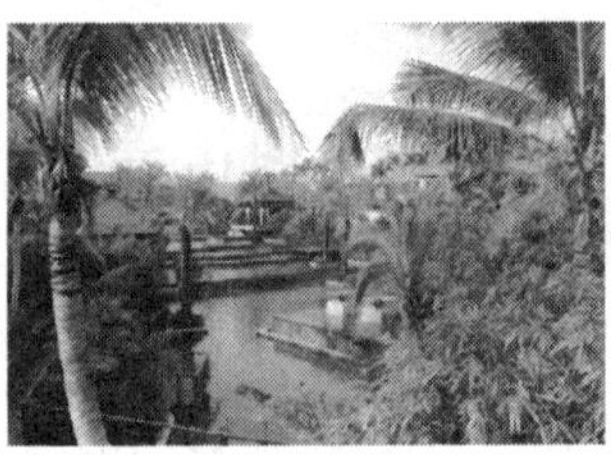

(a) 르네상스 리조트 속 자연휴양림

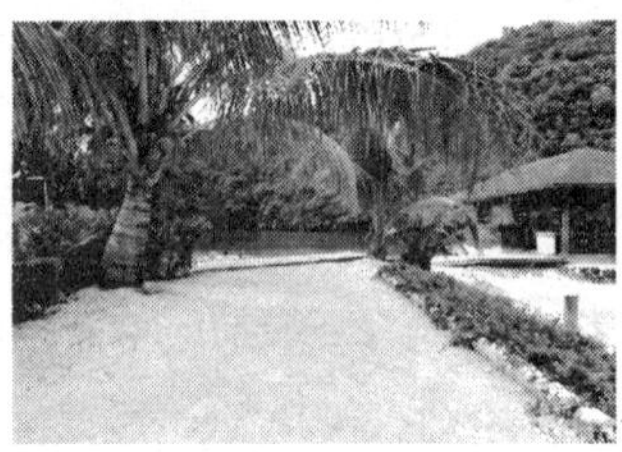

(b) 팔라우 퍼시픽 리조트

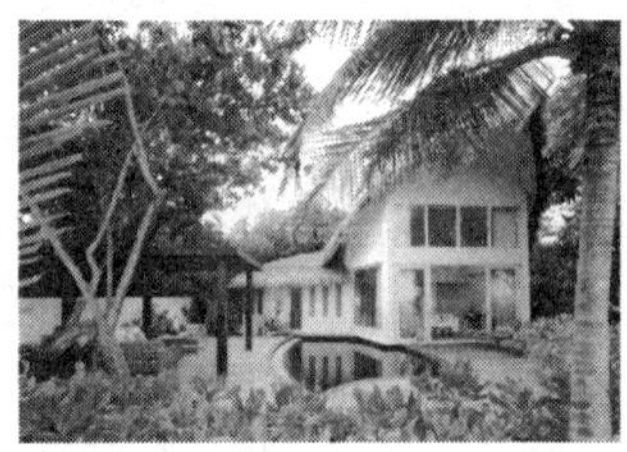

(c) 몰디브 바이스로이 리조트

[그림 3-10] 격오지 리조트

⑤ **특정 흥미관광**(Special Interest and Adventure Tourism) : 어떠한 지역에 관련된 특수한 형상들을 경험하고 배우기 위해 여행하는 작은 집단 여행이다. 주제가 종종 관광자의 장기간의 취미적이거나 직업적인 흥미에 관련된다(그림 3-11).
선택적 관광의 경제적 이점의 하나는 고용과 수입의 전반적인 경제적 수익이 관광시설과 서비스를 경영하는(수행하는) 그 지역 주민에게 직접적으로 수용된다. 이러한 소규모의 선택적 관광형태는 커다란 하부구조를 필요로 하지 않으며, 높은 투자비용도 필요 없다.

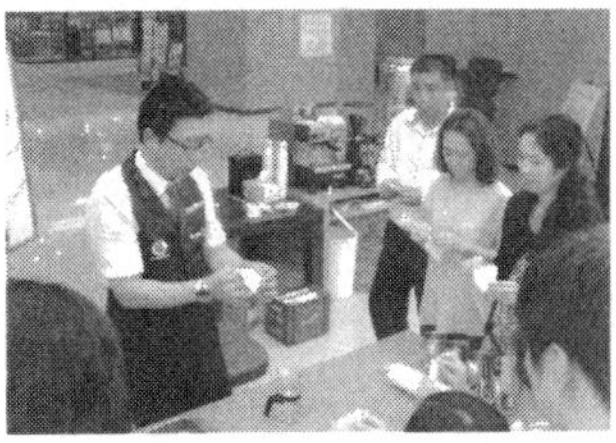
(a) 바리스타 체험관광

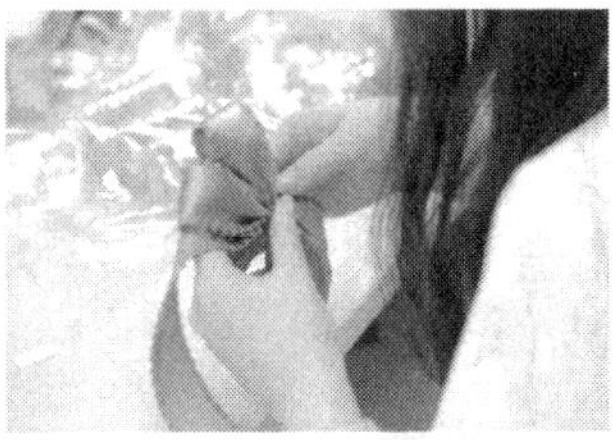
(b) 패션디자인 체험관광

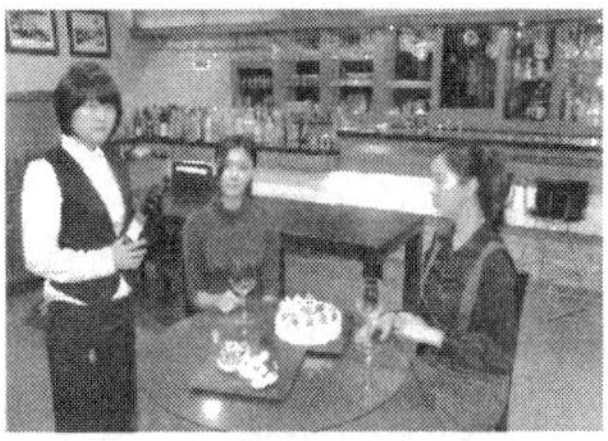
(c) 소믈리에 체험관광

[그림 3-11] 특정 흥미관광

⑥ **도시관광**(Urban Tourism) : 관광이 중요하지만 그 도시지역의 중요활동은 아닌 대도시에서 발생하는 관광의 아주 일반적인 형태이다. 호텔과 기타 관광시설과 서비스는 도시구성의 한 중요부분이며 휴일과 사업여행자 모두에게 서비스를 제공한다.

㉠ 호텔과 다른 관광시설들은 그것들이 특히 교통체계 그리고 주요 매력물들에 연관되기 때문에 도시관광계획에 있어 그 입지는 여전히 중요한 고려사항이다. 관광매력물은 관광자뿐만 아니라, 그 거주민들에 의해서도 방문되고 사용된다.

㉡ 역사적 특정지구나 관광지향적지구 그리고 지역민의 (레저)여가 이용같이 특정 도시지역을 개발하거나 재개발하는 것이 일반적이다. 회의나 집회시설은 종종 더 많은 관광자를 유혹하기 위해 여러 도시에서 개발된다(그림 3-12).

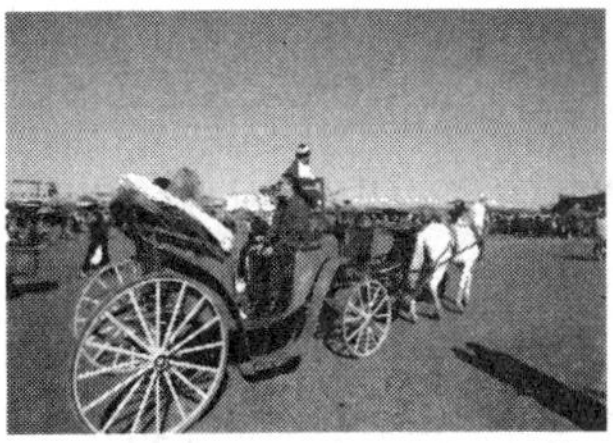
(a) 모로코의 마라케시

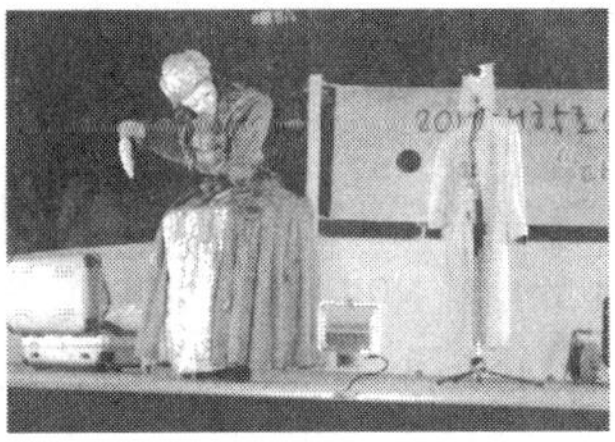
(b) 춘천 마임축제

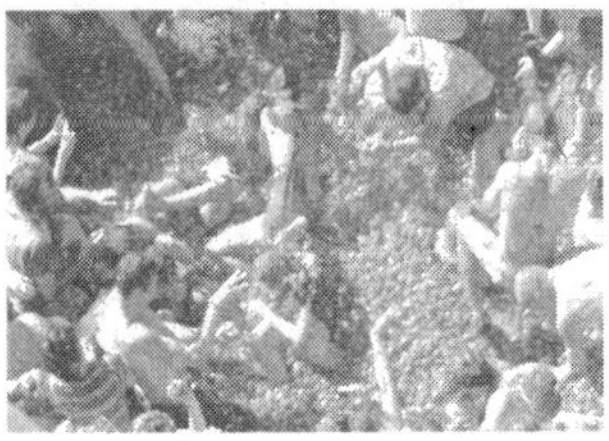
(c) 스페인 토마토 축제

[그림 3-12] 도시관광(Urban Tourism)

2) 이용목적과 시설형태에 의한 분류

스포츠 리조트(sports resort), 헬스 · 스파 리조트(health spa resort), 휴양촌(vacation village), 마리나 리조트(marina resort), 스키 리조트(ski resort) 등으로 구분할 수 있다(그림 3-13).

① **스포츠 리조트**(Sport Resort) : 관광객들이 스포츠를 즐기면서 휴식을 할 수 있게 만

든 리조트이다.

② **헬스 · 스파 리조트**(Health spa Resort) : 관광객들이 헬스를 하거나 스파를 하면서 몸과 마음을 쉴 수 있게 만든 리조트이다.

③ **휴양촌**(Vacation Village) : 관광객들이 휴가 때나 주말에 놀러와 쉴 수 있게 만든 리조트이다.

④ **마리나 리조트**(Marina Resort) : 육 · 해상의 종합 리조트이다.

⑤ **스키 리조트**(Ski Resort) : 관광객들이 스키를 타고 잠을 잘 수 있게 만든 리조트이다.

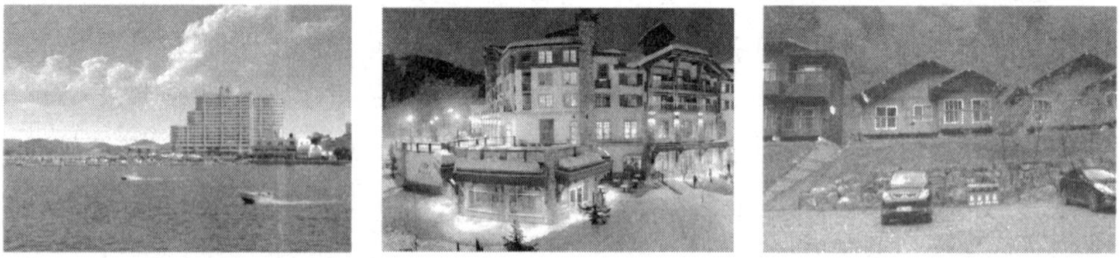

(a) 마리나 리조트 (b) 스키 리조트 (c) 양양 휴양림

[그림 3-13] 이용목적과 시설형태에 의한 분류

2. 숙박업의 종류와 특성

숙박업에는 통상적인 숙박업의 종류와 기타 숙박업의 종류가 있다.

(1) 통상적인 숙박업의 종류

호텔업을 사업활동 내용에 의하여 분류하면 다음과 같다.

1) 입지조건에 의한 분류

대도시 대형 고급 호텔(metropolitan hotel), 시티 호텔(city hotel), 다운타운 호텔(down town hotel), 교외 호텔(suburban hotel), 산간 호텔(country hotel), 공항 호텔(airport hotel), 기항지 호텔(seaport hotel), 터미널 호텔(terminal hotel), 고속도로변 호텔(resort hotel) 등이 있다.

2) 숙박목적에 의한 분류

상용 호텔(commercial hotel), 국제회의용 호텔(conventional hotel), 휴양지 호텔(resort hotel) 등이 있다.

3) 숙박기간에 의한 분류

단기체재객용 호텔(transient hotel, 주거용 호텔(residential hotel), 장기체류객 전용호텔(permanent hotel) 등이 있다.

4) 숙박시설에 의한 분류

자동차여행자용 호텔(motel), 보트여행자용 호텔(botel), 요트여행자용 호텔(yachtel), 청소년 호텔(youth hostel) 등이 있다.

5) 요금 지불방식에 의한 분류

3식+숙박요금 포함 호텔(american plan hotel), 숙박료와 식음료 별도 호텔(european plan hotel), 숙박료+아침식사요금 포함 호텔(continental plan), 호텔요금+조식+중식 또는 석식 중 1식을 택하는 호텔(semi pension plan, demi pension 또는 modified american plan) 등이 있다.

6) 경영방식에 의한 분류

연쇄경영식 호텔(chain hotel), 경영지도 호텔(franchise hotel), 단독경영 호텔(independent hotel), 주식회사 호텔(corporation hotel) 등이 있다.

7) 등급에 의한 분류

5성 호텔(무궁화 수 5개(골드)로 문화체육부장관이 지정), 4성 호텔(무궁화 수 5개(녹색)로 문화체육부장관이 지정), 3성 호텔(무궁화 수 4개로 도지사가 지정), 2성 호텔(무궁화 수 3개로 도지사가 지정), 1성 호텔(무궁화 수 2개로 도지사가 지정) 등이 있다.

8) 호텔 등급제도 전면 개편

2015년 1월 1일부터 국제적 관례에 맞추어 5성 체계로 하며 등급별 기준, 암행평가 도입으로 호텔 서비스의 전반적인 질적 제고가 기대된다(㉮ 표 3-1).

〈표 3-1〉 호텔 등급제 제도개선 비교표

호텔 등급제 제도개선 비교표

* 아래 내용은 관광진흥법 시행령, 시행규칙, 고시의 개정안 내용을 모두 포함한 것임
  - 관광진흥법 시행령 개정안 : 개정작업 진행 중(2015년 11월말 개정 및 시행 예정)
  - 관광진흥법 시행규칙 개정안 : 개정작업 진행 중(2015년 12월말 개정 및 시행 예정)
  - 호텔업 등급결정기관 등록 및 등급결정에 관한 요령 개정안(문체부 고시) : 12월말 개정 및 시행 예정(행정 예고 2014. 11. 20.~2014. 12. 10.)

(구분의 괄호 안의 조문은 개정안 기준)

구 분	신등급제	구등급제
적용기간 (시행령 부칙, 시행규칙 부칙, 고시 부칙)	2015. 1.1~2015. 12. 31. 기간 동안 호텔사업자는 신등급제와 구등급제 중 선택하여 신청할 수 있음	
	2015.1.1.부터 신청 가능	• 신규/유효기간 만료 호텔 : 2015. 12. 31.까지 구등급제로 신청 가능 • 유효기간 잔존 호텔 : 사업자가 원할 경우 현 등급의 유효기간 만료시까지 구등급 및 구등급표지 사용가능
등급체계 (시행령 22조)	5성 / 4성 / 3성 / 2성 / 1성	특1급 / 특2급 / 1급 / 2급 / 3급 /
평가방식 (고시 8조)	(현장평가) 평가일 사전통지하고 현장조사 (암행/불시) 4~5성 : 1박 암행조사 / 1~3성 : 무박 불시방문 조사 * 암행/불시평가는 등급결정 신청일로부터 90일 이내 실시	(현장평가) 평가일 사전통지하고 현장조사 (암행/불시평가) 없음
평가기준 (고시 별표2)	• 각 등급별로 별도 기준 적용 • 현장평가/암행평가(불시평가)기준을 각각 별도 마련	• 등급과 관계없이 동일한 평가기준 적용 • 암행평가(불시평가)기준 없음
등급결정기준 (고시 별표1)	• 5성(1000점 만점) : 평가점수가 90% 이상 • 4성(850점 만점) : 평가점수가 80% 이상 • 3성(700점 만점) : 평가점수가 70% 이상 • 2성(600점 만점) : 평가점수가 60% 이상 • 1성(600점 만점) : 평가점수가 50% 이상	700점 만점 특1급 : 평가점수가 90% 이상 특2급 : 평가점수가 80% 이상 1급 : 평가점수가 70% 이상 2급 : 평가점수가 60% 이상 3급 : 평가점수가 50% 이상
안전 관련 평가 (고시 11조)	「소방시설 설치 · 유지 및 안전관리에 관한 법률」 등 안전 관련 법령에 따른 6종의 검사가 유효해야 등급결정 가능	안전 관련 법령상 검사의무 준수 여부 미확인
평가위원 구성 (시행규칙 72조, 고시 별표4)	4~5성 : 현장평가 3인 및 암행평가 2인* * 이 중 1인은 한국 소비자원이 추천하는 일반인 1~3성 : 현장평가 2인 및 불시평가 1인	호텔 분야 전문가 3인 및 소방 · 건축 · 전기 분야 전문가 3인
평가절차 (시행규칙 25조, 고시 21조)	• 등급보류 결정있음 동일 등급으로 최대 3회까지 신청가능 (이 경우 재평가 비용은 모두 사업자부담, 3번째 평가시 암행/불시 평가요원의 수 2배 증가) • 재평가 사유 : 등급보류결정시(사업자가 수수료 부담), 평가요원간 점수차이가 일정수준 이상인 경우(등급결정기관이 수수료부담) 등	• 등급보류 결정없음 • 재평가 사유 : 평가요원간 점수차이가 일정수준 이상인 경우(등급결정기관이 수수료부담) 등
등급표지(시행규칙, 별도 공고)	신등급표지 부착 (별 문양, 2015년 2월 디자인 확정	구등급제도에 따라 심사를 받은 호텔은 구등급표지를 부착하여야 함(초록색/금색 바탕에 무궁화 문양)
등급수수료 (고시 별표3)	실비수준으로 현실화	
	• 4~5성급 : 246만원 • 1~3성급 : 126만원 (단, 2015. 12. 31.까지 신등급제로 신청하는 경우 사업자는 3성급은 수수료의 30%, 2성급은 수수료의 20%, 1성급은 수수료의 10%만 부담)	등급 구분 없이 252만원
결정기관 (영 66조, 별도고시)	한국관광공사	
평가공정성, 전문성 강화 (고시 12조, 13조)	• 평가요원 pool로 위촉시 윤리서약서 작성, 개별호텔 평가위해 위촉시 해당 호텔과의 이해관계 없음을 확인(확인서 작성) • 등급평가의 일관성 확보 및 암행평가단 전문성 강화를 위해 등급평가기준에 대한 평가요원 교육강화	

(2) 기타 숙박업의 종류

인(Inn), 여관(Opentube), 민박(Home Visit System), 여텔(Yeotel), 롯지(Lodge), 마리나(Marina), 펜션(Pension), 샬레(Chalet), 호스텔(Hostel), 국민숙사(Nationaldorm), 산장(Hermitage), 회관호텔(Hall Hotel), 샤토(Chateau), 캠핑(Camping), 방갈로(Bungalow), 커티지(Cottage), 빌라(Villa) 등이 있다.

1) 인(Inn)

유럽에서는 보통의 호텔보다 시설, 규모 등에서 비교적 규모가 작은 호텔이며 최근 미국에서 홀리데이 인을 비롯해 인(Inn)의 명칭을 사용하는 훌륭한 호텔이 상당히 많이 설립되어 호텔과 다름없는 것이 많이 생기게 되었다(그림 3-14).

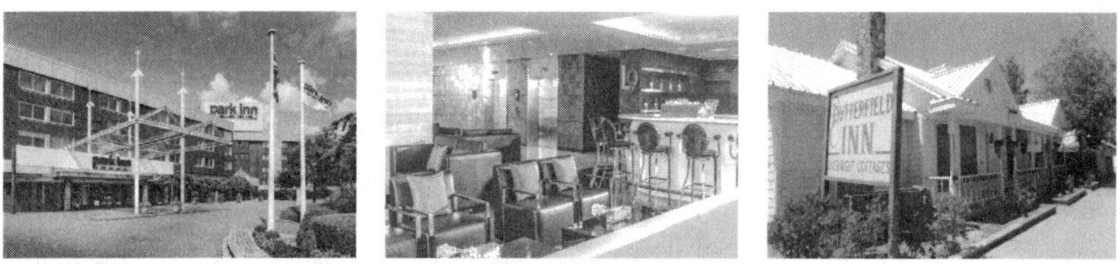

(a) Park Inn Hotel (b) 방콕 수쿰빗 (c) Butterfield INN

[그림 3-14] 숙박업소의 종류 중 인(Inn)

2) 여관(Opentube)

호텔이 등장하고부터는 전형적인 서민 숙박시설로서 애용되고 있다. 호텔의 객실이 부족한 지금은 여관의 온돌방을 순 한국식으로 개발하여 외국손님을 유치하는데 불편이 없도록 수정 발전시켜야 한다(그림 3-15).

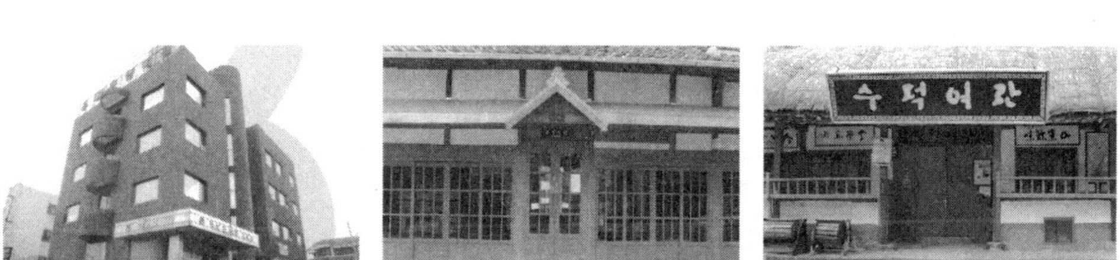

(a) 충남 대호장 여관 (b) 벌교 보성여관 (c) 수더여관

[그림 3-15] 숙박업소의 종류 중 여관

3) 민박(Home Visit System)

본래 숙식제공을 본업으로 하지 않는 민가가 방문객을 숙박시켜 영업활동을 하는 숙박시설로써 계절적, 임시적으로 영업하는 민가의 부업이다(그림 3-16).

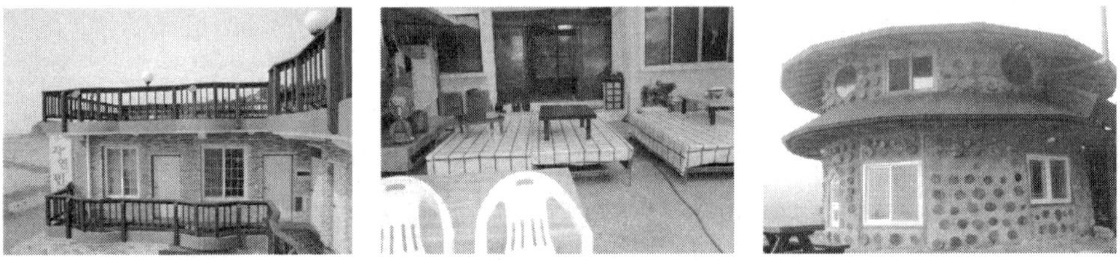

(a) 자연민박 (b) 포항 민박 (c) 남도민박

[그림 3-16] 숙박업소의 종류 중 민박

4) 여텔(Yeotel)

여관과 호텔의 복합한 형식의 숙박시설로서 객실은 양식과 한식(또는 일식)을 적당히 배합하고 호텔 형식의 서비스를 가미한 곳이다(그림 3-17).

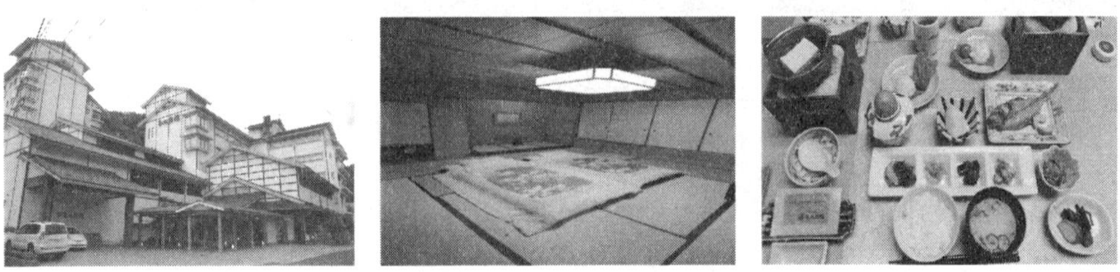

(a) 사이키 별관의 전경 (b) 사이키 별관의 침실 (c) 사이키 별관의 음식

[그림 3-17] 숙박업소의 종류 중 여텔

5) 롯지(Lodge)

일시적으로 체재하기 위한 특정기간만 개업하는 숙박시설로서 농촌에 있는 간이 호텔인데 이렇게 작은 가옥과 특정 시즌만 사용하는 별장 등의 뜻을 갖고 있는 전형적인 시골 숙박시설이다(그림 3-18).

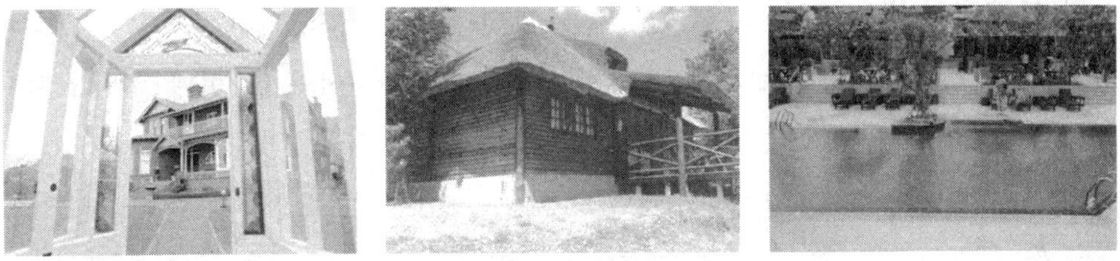

(a) 뉴질랜드 더나든 세인트 레오나르도 롯지 (b) 남아프리카 라이온스 락 롯지 (c) 파타야 사바이 롯지

[그림 3-18] 숙박업소의 종류 중 롯지

6) 마리나(Marina)

마리나는 해상관광에 적합한 유람선(pleasure boat)을 위한 정박지 또는 개항으로서의 시설 및 관리체계를 갖춘 곳이다(그림 3-19).

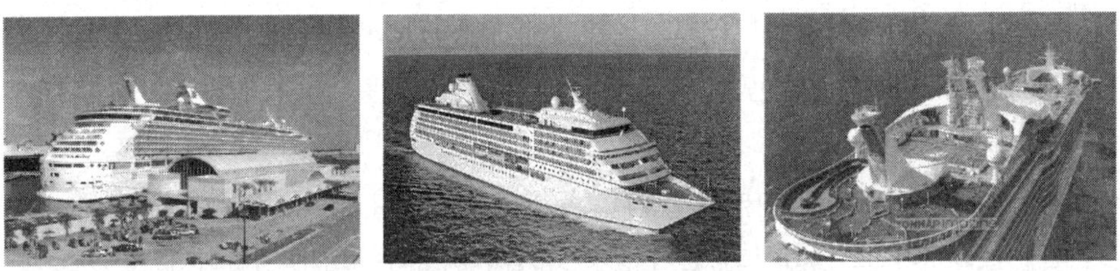

(a) 크루즈 마리나호 (b) 세븐 시즈 마리나호 (c) 로얄케리비안 마리나호

[그림 3-19] 숙박업소의 종류 중 마리나

7) 펜션(Pension)

프랑스어로 호텔보다 격이 낮은 숙박시설로 여인숙, 하숙에 가깝지만 그 중에는 호텔에 가까운 것도 있다. 펜션은 [그림 3-20]와 같은 것도 있다.

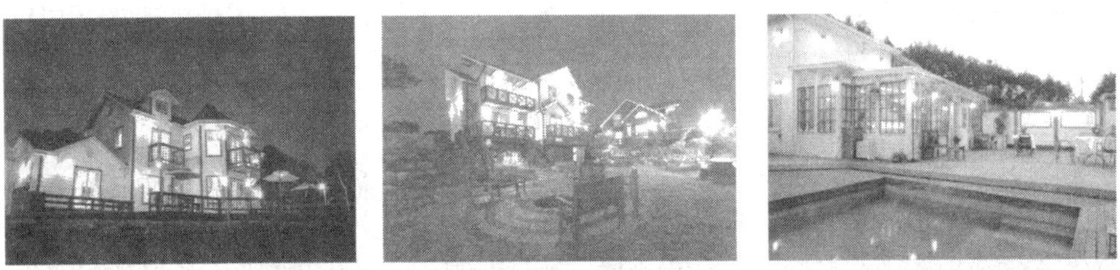

(a) 강원도 평창군 별헤는 밤 펜션 (b) 목장 길 따라 펜션 (c) 속초 계곡펜션 에코히임

[그림 3-20] 숙박업소의 종류 중 펜션

8) 샬레(Chalet)

스위스의 농갓집으로 샬레(Chalet)는 열대지방의 숙박시설의 한 형태인데 그 규모는 대체로 방갈로보다 작고 건물의 높이도 낮은 것이 특징이다(그림 3-21).

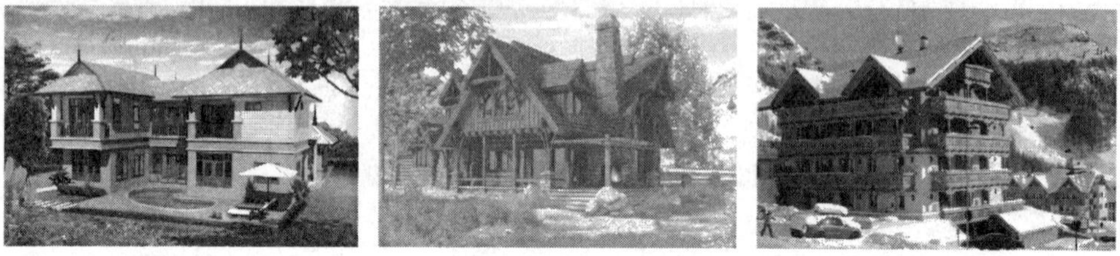

(a) Hua Hin Green Chalet (b) Timber Frame Chalet (c) Chalet Barbara

[그림 3-21] 숙박업소의 종류 중 샬레

9) 호스텔(Hostel)

펜션보다는 상위의 숙박시설로 스페인이나 포르투칼에서 흔히 볼 수 있는 저렴한 호텔이라 할 수 있다. 호스텔의 예는 [그림 3-22]와 같다.

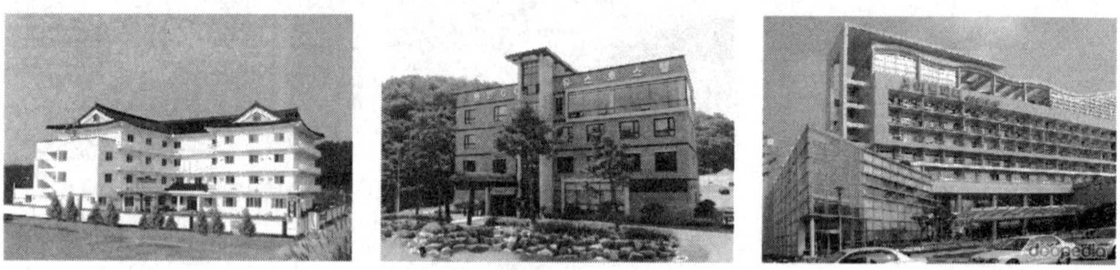

(a) 계림 유스호스텔 (b) 용인 유스호스텔 (c) 부산 유스호스텔

[그림 3-22] 숙박업소의 종류 중 호스텔

10) 국민숙사(Nationaldorm)

휴가촌사라고 하며 가족휴가 등을 즐길 수 있는 저렴한 공공숙박시설이라 한다. 정부나 공공단체에 의하여 운영되는 소셜 투어리즘(social tourism)의 일환으로 장려되는 것이다(그림 3-23).

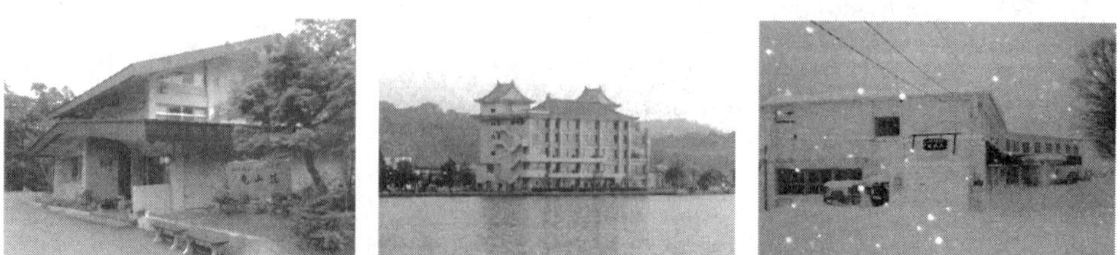

(a) 국민숙사 타츠야마장 (b) 국민숙사 스이메이소 (c) 국민 숙사 유키치치부

[그림 3-23] 숙박업소의 종류 중 국민숙사

11) 산장(Hermitage)

별장과 크게 차이는 없으나 심산유곡이나 내륙관광지에 자리 잡고있다. 산장은 주로 이용자는 휴양객과 등산객, 스키어(skier)들인데 시설도 간소하고 객실도 많이 확보하지 않는 소규모 숙박시설이다. 그러나 산간이므로 내방객이 불편이 없도록 각종 시설(객실, 휴게소, 식당, 욕실)을 갖추고 있어야 한다(그림 3-24).

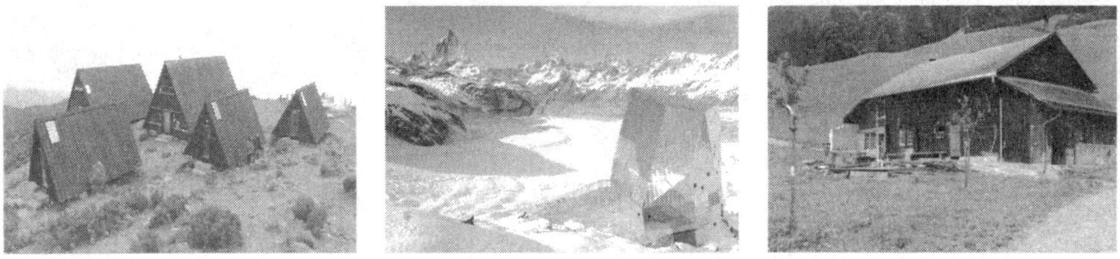

(a) 호롬보 산장 (b) 스위스의 몬테로사 산장 (c) 스위스 그린데발트 산장

[그림 3-24] 숙박업소의 종류 중 산장

12) 회관호텔(Hall Hotel)

한 빌딩에서 호텔과 회관의 역할을 함께 할 수 있는 호텔이며, [그림 3-25]는 그 예이다.

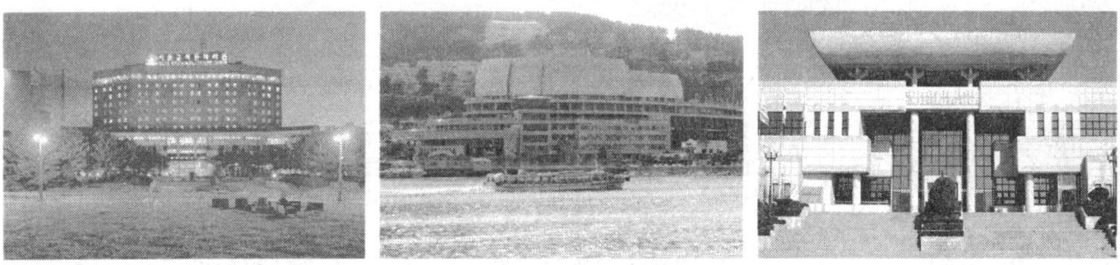

(a) 서울교육문화원 (b) 거제 뮤화회관 (c) 예천 문화회관

[그림 3-25] 숙박업소의 종류 중 회관호텔

13) 샤토(Chateau)

맨션(mansion)이라고 하는데 영주나 지주의 대저택 또는 호화저택을 지칭했으나 오늘날은 관광지의 아담한 소규모의 숙박시설이다(그림 3-26).

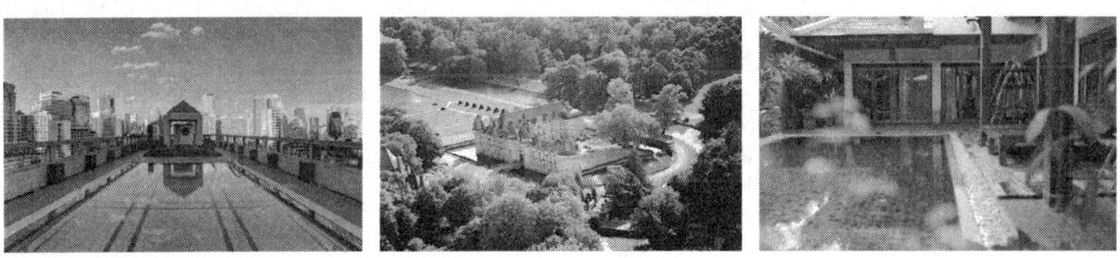

(a) 샤토 드 방콕 (b) 샤토 데스클리몽 (c) 샤토 파타야

[그림 3-26] 숙박업소의 종류 중 샤토

14) 캠핑(Camping)

야외에서 휴식과 레크리에이션 활동을 할 수 있고 텐트(tent)나 캐빈(cabin)을 이용하여 야영할 수 있도록 설비되어 있는 지역으로 화장실, 수도시설, 전기시설, 오물처리장이 갖추어져 있다(그림 3-27).

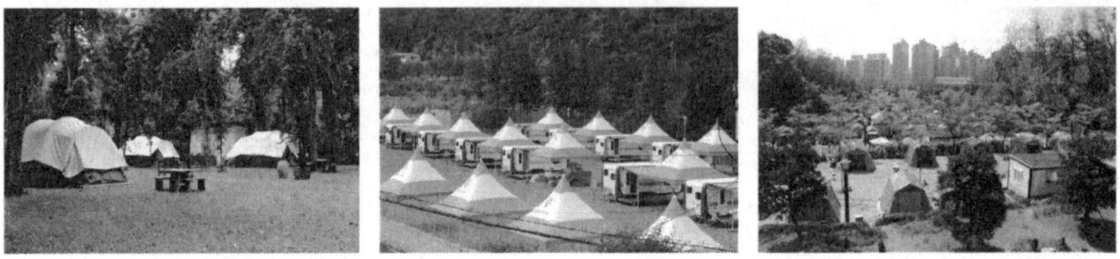

(a) 혼슈 캠핑장 (b) 도립사 오토 캠핑장 (c) 강동 그린웨이 가족캠핑장

[그림 3-27] 숙박업소의 종류 중 캠핑

15) 방갈로(Bungalow)

열대지방의 건축형태의 일종으로 주로 목조 2층 건물이다. 아래층은 없고 원두막처럼 생겼는데 지붕은 경사가 심하다(그림 3-28).

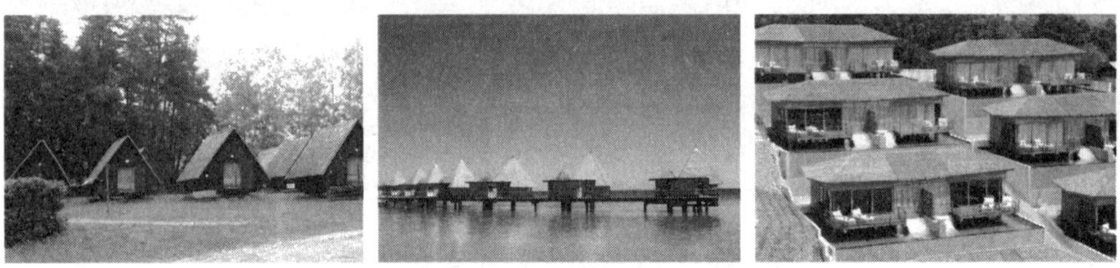

(a) 스와피에 있는 방갈로 (b) 코랄팜 리조트의 수상 방갈로 (c) 몰디브에 있는 방갈로

[그림 3-28] 숙박업소의 종류 중 방갈로

16) 커티지(Cottage)

초가 형태의 소규모 단독 숙박시설로서 1동당 1가족 소규모 단체객의 투숙에 적합하며, 고급 숙박시설에 비해 모든 면에서 뒤떨어지거나 아담하고 조용한 분위기 속에 휴양, 휴가, 레크리에이션을 즐기는데 나름대로의 장점을 가지고 있으며, 건물이 일정한 거리로 떨어져 있어서 프라이버시와 정숙을 보장받을 수 있다(그림 3-29).

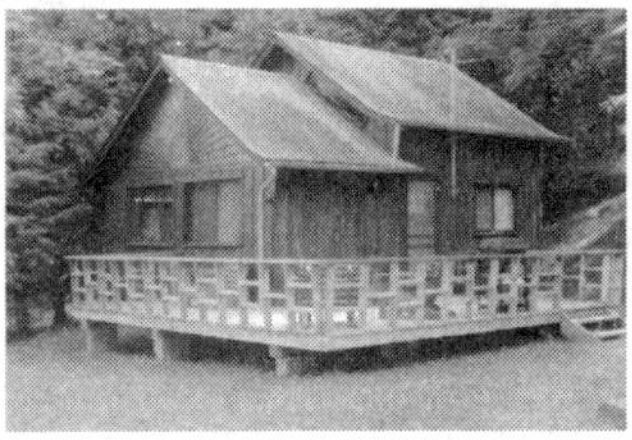
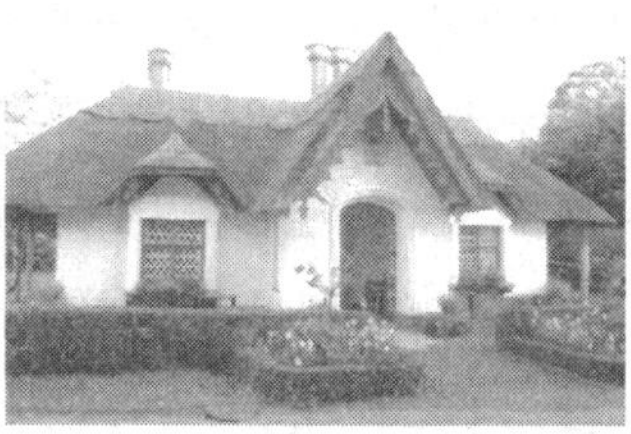
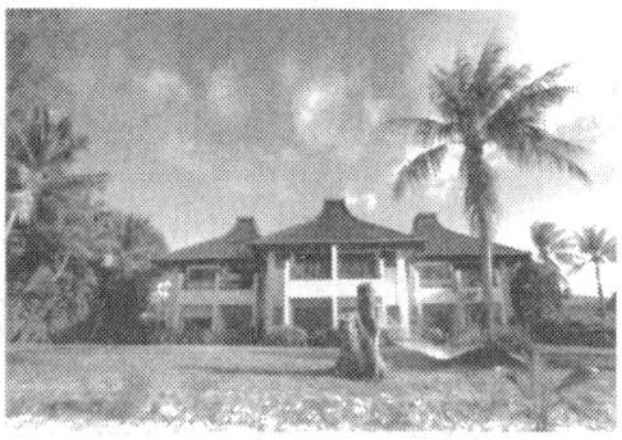

(a) 와일드 우드 커티지 리조트 (b) 칼라니 국립공원에 있는 커티지 (c) 사이판에 있는 커티지

[그림 3-29] 숙박업소의 종류 중 커티지

17) 빌라(Villa)

일반적으로 별장이라고 한다. 개인이 자기 가족전용을 위해 소유하고 있는 경우와 이를 관광객에게 개방하여 숙박시설로 제공하는 경우가 있다. 여기서는 일반관광객을 위한 숙박시설로서의 빌라를 다루고 있다(그림 3-30).

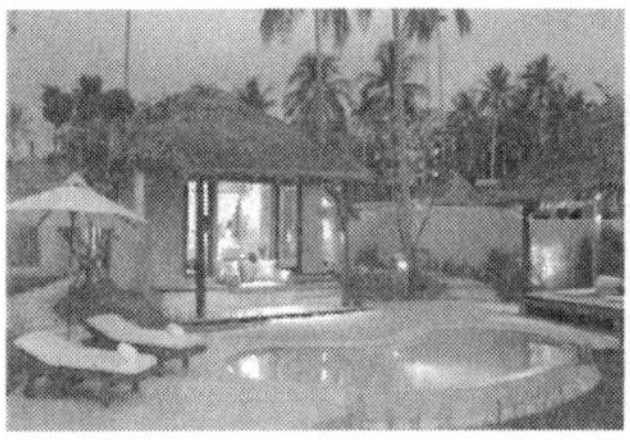
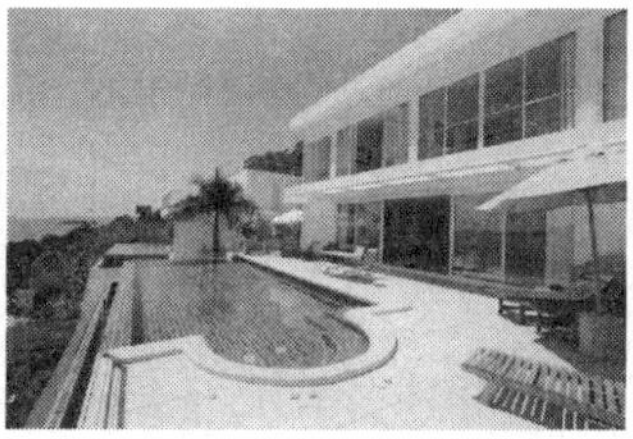
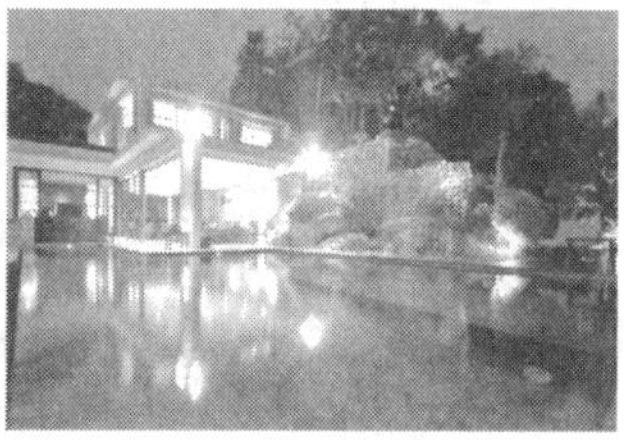

(a) 식스센스 생츄어리 풀빌라 (b) 부산 화이트 하우스 풀빌라 (c) 청주 풀빌라

[그림 3-30] 숙박업소의 종류 중 빌라

(3) 숙박업의 기능과 특성

숙박업의 기능과 특성에서는 민박(home visit system), 숙박업의 특성을 다룬다.

1) 민 박

숙박과 식사 그리고 안전이 숙박업의 고유한 기본 생활기능이다. 그러나 오늘날 숙박업은 다양한 기능을 구비하면서 인간의 이동을 위한 '수단'이 아닌 '목적'이 되기에 이르렀다. 현대의 숙박업 기능은 다음과 같다.

① **정신적 휴양의 기능** : 숙박업의 기능은 일상권에서의 안락함과 편안함을 유지하면서 기분전환이라는 비일상권이 동시에 유지되어야 한다.

② **숙식의 기능** : 숙박업의 가장 기본적이고 고유한 기능이다.

③ **보호의 기능** : 숙박업의 가장 기본적 기능 중에 하나는 관광객의 안전이다. 그래서 호텔 내에서의 신변안전은 물론이며 가정으로 돌아갈 때까지 관광객이 안전을 유

지하면서 다양한 활동에 참가할 수 있도록 제반조치를 취하는 것이 필요하다.

④ **사교와 교류의 기능** : 최근 들어 호텔에서 각종 국제회의와 이벤트 개최가 활발해지면서 사람들에게 인적 · 물적 교류의 장이 되고 있다. 시설과 장비 등의 하드웨어와 행사진행과 운영에 따른 소프트웨어에 해당하는 기술이 요구되고 있다.

⑤ **정보제공의 기능과 비즈니스 지원의 기능** : 숙박객에게 각 활동에 전념할 수 있도록 지원하기 위해서 관광정보는 물론이며 그 지역의 정보를 제공해야 한다. 그리고 첨단 · 통신장비 등을 겸하여 비즈니스를 위한 지원도 이루어져야 한다.

⑥ **여가활동의 기능** : 숙박업은 여행 · 관광을 위한 수단이 아닌 목적이 되어야 한다. 따라서 호텔 그 자체가 관광목적지가 될 수 있도록 다양한 여가활동의 기능을 갖추어야 한다. 최근 들어 각종 스포츠 시설은 물론이며 미술관, 박물관을 갖추어 문화활동의 중심적 명소가 되고 있는 세계적인 호텔이 출현하고 있다.

2) 숙박업의 특성

숙박업의 특성은 비신축성, 다기능성, 다양한 분야의 전문인력의 필요, 높은 고정비, 계절성, 비보관성 상품, 사전평가의 불가능성, 다인자성 상품, 비전매성 상품, 공공성 상품 등이 있다.

① **비신축성** : 호텔의 객실 수나 부대시설의 수용력을 상황에 따라 조정할 수 없는 단점이 있다.

② **다기능성** : 숙박업 기능은 관광지에서 가정의 역할, 즉 관광객의 신변안전과 숙식이라는 가장 기본적 기능 외에도 관광객이 체재하는 동안 모든 활동을 지원해야 하는 복합기능을 수행해야 한다.

③ **다양한 분야의 전문인력이 필요** : 숙박업의 다양한 기능을 위해서는 다양한 분야의 전문인력이 요구된다. 각종 외국어를 비롯하여, 레저 · 스포츠, 요리, 홍보 · 광보, 정보수집, 각종 첨단장비 운영, 국제회의 전문인력, 레저 및 다양한 분야의 인력을 필요로 하는 곳이다. 숙박업은 단순근로에서 전문직의 인력까지 고르게 흡수할 수 있는 것이 특징이기도 하다.

④ **높은 고정비** : 숙박업의 경우 토지 · 건축비를 비롯하여 각종 고정비가 높은 것이 숙박업의 특징이다. 그리고 초기 투자자본이 많이 든다. 더욱이 최근 들어 관광객의 다양한 욕구에 부응하기 위한 첨단장비와 기술, 시스템의 구축으로 인하여 고정비의 비율이 더욱 높아가고 있다.

⑤ **계절성** : 성수기와 비수기의 변동성이 크다. 그리고 주말과 주중의 수요변동 역시 큰 편이라고 할 수 있다. 이러한 수요의 편중현상을 보완하기 위해 각종 할인제와

패키지 상품을 기획하게 된다.

⑥ **비보관성 상품** : 숙박업 상품은 수요와 공급이 동시에 완결되는 상품이므로 보관이 불가능하다는 특성을 갖게 된다.

⑦ **사전평가의 불가능성** : 숙박업이라는 상품 역시 다른 관광상품과 마찬가지로 하나의 경험이며 과정이다. 따라서 고객이 직접 시설을 이용해보기 전에는 평가가 거의 불가능하다. 결국 평소 그 호텔에 대한 이미지나 각종 사전정보에 의존하여 시설의 이용여부를 결정할 수밖에 없다.

⑧ **다인자성 상품** : 숙박업 상품은 인적 서비스, 물적 서비스, 시스템적 서비스, 정보적 서비스, 금융적 서비스 등의 제 인자가 결합되어 판매되는 다인자성 상품인 것이다.

⑨ **비전매성 상품** : 숙박업 상품은 일정한 장소 내에서만 호텔 등과 같은 가치재를 생산, 판매하는 것이므로 다른 장소에 시장성이 좋다고 하여 이동하면서 판매할 수 없는 상품이다.

⑩ **공공성 상품** : 숙박업 상품은 이윤추구에만 급급할 수 없는 요인, 즉 국가적 차원에서 국제적 위신을 지켜야 하는 공공성을 갖고 있는 상품이다.

3. 숙박업의 조직구성과 기능

숙박기업은 경영조직의 목표달성을 위하여 조직의 구성과 계층의 설정이 필요하며 이에 대한 내용은 다음과 같다.

(1) 조직의 구성

모든 숙박기업조직은 종사원 개인의 생산활동과 이를 조정하고 통제하는 경영자의 이원화된 구성체계가 필요하다. 이원화된 구성체는 서비스 부문과 관리부문으로 나눠볼 수 있는데, 서비스 부문은 Line 조직이고, 관리부문은 Staff 조직이다. 서비스 부문은 호텔의 규모나 성격에 따라 달라질 수 있다. 그리고 관리부문은 지배인 제도에 따른 조직, 판매, 기획부서를 강화시키고 작업을 표준화하여 책임제를 확립하고, 보고 제도를 확립한다.

조직은 개인 또는 집단의 과업으로 할당되는 분업과정이 요구되고, 조정하고 통제하는 관리계층과 경영자 등의 권한계층의 경영목표 달성이 요구된다. 그러므로 숙박기업의 효율적인 경영조직의 목표달성을 위해서는 의사결정이 체계로 이루어져야 한다.

각 조직에 따라 목표가 있으며 궁극적으로 각 조직과 계층은 경영비전에 의하여 상호연결된 경영목표 체계를 형성한다. 이러한 목표계층은 조직의 목적에 따라 전체 조직구조를 구성하게 되며, 조직의 의사결정은 조직의 전체목적에 따라 체계적으로 조성된다. 모든 조직계층은 성과측정을 위한 표준을 설정하는 데 기초를 제공한다.

1) 조직의 기본구성

안전보안부, 임원위원회 식음료부, 인사 & 총무부, 조리부, 객실부, 판촉부, 시설부, 관리부분, 오락연회부문이 있다.

① **안전보안부**(Security Division) : 조직의 안전과 조직의 정보가 외부로 유출되는 것을 방어하는 부서이다.

② **임원위원회**(Executive Committee) : 조직의 임원들이 모여서 조직의 대·소사를 정하기 위해 만든 모임이다.

③ **식음료부**(Food & Beverage Division) : 손님들에게 양질의 음식과 음료수를 전문적으로 관리하고 제공하는 부서이다.

④ **인사 & 총무부**(Human Resource & General Affairs Division) : 조직원들의 인사와 조직에 필요한 물품 및 다양한 일을 하는 부서이다.

⑤ **조리부**(Culinary Division) : 양질의 음식을 만드는 부서이다.

⑥ **객실부**(Front of Division) : 손님들이 사용할 객실을 준비하고 손님이 나간 방을 청소하는 것을 관리하는 부서이다.

⑦ **판촉부**(Sales & Marketing Division) : 조직 내의 정보를 사보를 통해 전하는 부서이다.

⑧ **시설부**(Engineering Division) : 건물의 시설을 관리하는 부서이다.

⑨ **관리부분**(Back Office & Management Division) : 조직의 전체적인 부분을 관리하는 부서이다.

⑩ **오락연회부문**(Entertainment and Banquet Division) : 엔터테이너와 관련된 일을 전담하는 부서이다.

2) 기본구성의 세분화

임원위원회, 인사 & 총무부, 판촉부, 오락연회부문, 관리부분, 안전보안부, 시설부, 객실부, 조리부, 식음료부 등이 있다.

① **임원위원회**(Executive Committee)

㉠ 총지배인실 : 총지배인에게 배정된 방이다.

㉡ 임원실 : 임원들에게 배정된 방이다.

② **인사 & 총무부**(Human Resource & General Affairs Division)

㉠ 인사부 : 선발, 채용, 이동, 퇴사, 경력관리, 업적관리, 급여관리, 포상관리를 한다.

㉡ 총무부 : 복지관리, 후생관리, 대관업무관리, 직원식당 등을 관리한다.

㉢ 교육부 : 신규채용교육, 기존직원교육, 특별교육 등을 관리한다.

③ **판촉부**(Sales & Marketing Division)

㉠ 판매촉진부 : 판매를 촉진하기 전략을 세우는 부서이다.

㉡ 홍보부 : 기자관리, 기사배포, 제휴활동, 고객관리 등을 하는 부서이다.

④ **오락연회부문**(Entertainment and Banquet Division)

㉠ 회원 관리 : 호텔의 손님들의 인적사항 등을 만들어서 관리하는 것이다.

㉡ 부대시설 관리 : 기본이 되는 건축물 따위에 덧붙어 있는 시설이다.

⑤ **관리부**(Back Office & Management Division) : 객실 예약 업무와 판매, 손님 접대, 회계, 홍보 등 호텔 관리업무의 계획을 세우고 조정, 또한 호텔리어의 관리와 고객 유치를 위한 신상품 개발 업무 등도 담당하는 부서이다.

⑥ **안전보안부**(Security Division) : 시설물의 안전관리를 하는 부서이다.

⑦ **시설부**(Engineering Division) : 호텔 건물과 시설의 보수 및 유지를 위한 기술적 업무를 수행하는 부문을 호텔에서 시설부라고 한다. 일부 호텔은 영선부라고도 하고 있으며, 그 의미는 동일하다. 이 부서는 전기실, 기관실, 목공실 등으로 편성되어 있으며 호텔의 방화관리, 안전관리도 담당한다.

⑧ **객실부**(Front of Division) : 프런트 오피스(Front Office)와 하우스키핑(house keeping)은 호텔의 가장 핵심적인 상품인 객실과 관련된 모든 관련 부서를 총괄하는 부서로서, 크게 서비스를 총괄하는 프런트와 객실을 담당하는 **하우스키핑**을 주축으로 한다. FOH(Front Of House)의 꽃이라고도 할 수 있는 프런트 오피스는 고객과 호텔간의 상호작용을 담당하는 것을 주업무로 하고, **프런트 오피스** 부서에서의 고객경험은 고객의 전반적인 호텔이용에 대한 만족도에 직결될 만큼 강한 인상을 심어주기 때문에, 호텔 서비스 부문에서 가장 중요한 부서라고 할 수 있다.

㉠ **프런트 데스크**(Front Desk) : 호텔 로비에 위치한 고객안내센터로서 고객이 호텔에 방문했을 때 가장 먼저 호텔에 대한 경험을 하게 되는 부서 중 한 곳이다.

ⓐ 체크인과 체크아웃을 주 업무로 하는 프런트 데스크는 전위적인 서비스가 가능함을 표방하는 호텔의 특성에 맞게 프런트 업무외에 고객들의 다양한 요구를 만족시키도록 다양한 역할을 수행하고 있다.

ⓑ 고객 서비스의 매우 중요한 곳이며 객실 판매의 촉진을 결정하며, 조정과 통제하는 업무를 메인으로 취급하는 부서이다. 그리고 고객에 대한 정확하고 신속한 서비스와 효율적인 업무를 수행해야 한다.

㉡ **관리안내 서비스**(Concierge) / **벨데스크**(Bell Desk) : 일반적으로 컨시어지와 벨데스크를 컨시어지로 통칭하는 경우가 많은데, 정확히 하면 컨시어지와 벨 데스크의 업무는 조금 다르다.

ⓐ 벨데스크에는 크게 호텔 입구에서 고객을 환대하는 도어맨과 고객의 체크인/아웃 시 손님들의 짐을 맡아주거나 짐을 방안에 옮겨주는 일을 한다.

ⓑ 컨시어지는 기본적으로 호텔 주변지역의 안내를 담당하는 부서라고 할 수 있다. 호텔주변의 레스토랑, 편의시설, 공공시설에 대한 해박한 지식은 물론 고객이 필요한 것들(예 쇼핑, 관광 등)에 대한 문의사항에 대하여 그 즉시 해결책을 제시할 수 있는 순발력이 있어야 한다.

ⓒ 컨시어지 부서의 경우에는 고객들의 다양한 필요와 요구가 있을 수 있으므로 그러한 다양한 요구에 어떻게 즉각적이고 유동적으로 대처하는지에 대한 능력이 가장 중시된다.

ⓓ 특이하고 특별한 요구에 대한 창의적으로 신속한 해결책 제시는 고객으로 하여금 더욱 더 특별한 서비스라는 인상을 남겨주기 때문이다.

㉢ **고객 서비스**(Guest Service) : 고객관리팀은 일반 기업으로 치면 CS(Customer Service)와 비슷한 업무를 수행하는 부서로서, 호텔에 투숙하거나 방문한 고객들의 편의를 위해 각종 서비스를 수행하는 부서라고 할 수 있다.

ⓐ 고객관리팀의 주 업무로는 고객관리, Guest Relation, VIP 고객전담, 각종 컴플레인 해결 등이 있다. 이러한 부서의 특성 때문에 고객관리팀은 고객의 투숙과 호텔이용과 관련된 모든 분야에 대한 지식을 갖추어 있어야 하며, 문제발생 시 즉시 해결할 수 있는 문제해결 능력을 갖추고 있어야 한다. 간단한 문제에도 불구하고, 고객관리팀의 미숙으로 인해 문제해결이 늦어질 경우 더 큰 컴플레인을 야기할 수 있고 이는 곧 호텔 이미지 하락으로 직결될 수 있기 때문이다.

ⓑ 고객관리팀에서는 호텔내의 모든 고객 관련 문제가 발생했을 때, 호텔을 대표하여 고객과 소통하고 문제를 해결하는 것을 주 업무로 하는 중요한 부서라고 할 수 있다.

㉣ 사설교환기 / 비즈니스센터(Business Center) : Private Branch Exchange의 약자인 PBX는 호텔내의 전화교환부서이다. 과거 단순히 전화교환 업무만을 전담하던 형태의 부서에서 지금은 점차 전방위 고객 서비스 제공을 지향하는 호텔 브랜드가 늘어남에 따라 호텔의 서비스를 대표하는 부서로써의 중요성이 증대되고 있다.

ⓐ 브랜드에 따라 조금씩 상이하지만 일반적으로 호텔 대표전화로 걸려온 전화를 각각의 해당 부서에 연결해주는 기본적인 단순업무뿐만 아니라, 고객 객실에서 어떠한 서비스를 요구하고자 호텔에 전화할 때 연결되는 직통 고객 서비스 전담센터로써의 역할 또한 수행하고 있다.

ⓑ PBX의 안내원이 고객과 직접 통화를 하여 고객의 요구를 인식한 후에 각각의 개별 부서로 전달하는 시스템은 고객으로 하여금 여러 부서를 거쳐 통화를 하지 않고도 한번에 고객의 요구사항을 전달할 수 있는 고객 서비스를 가능하게 하기 때문이다.

ⓒ 비즈니스센터는 이름 그대로 고객의 편의를 위해 각종 비즈니스 업무를 수행하는 부서이다. 일반적으로 투숙객을 위한 서비스센터이며, 복사, 스캔, 프린트와 같은 기본적인 사무업무부터 우편발송, 번역, 타이핑 등의 업무를 수행하기도 한다.

ⓓ 일반적인 비즈니스호텔에서는 투숙객들이 이러한 서비스를 필요로 하는 경우가 많기 때문에 비즈니스센터의 중요성이 특히 강조된다. 비즈니스 고객을 위하여 팩시밀리, 복사기, 컴퓨터 및 각종 사무용품, 기기를 갖추고 고객의 비즈니스 업무대행을 담당한다.

ⓔ 회의실을 대여해 주고 회의진행을 도와주며, 항공기, 기차, 공항버스와 같은 교통편 등 호텔내·외의 각종 비즈니스 정보를 제공해 주면서 고객의 편의제공과 호텔 수익창출도 담당한다.

ⓜ 당직 데스크(Duty Desk) : 호텔은 24시간 근무하는 곳이다. 그렇기 때문에 많은 일들이 기약 없이 발생하며, 이러한 모든 일들에 대한 구체적인 접수창구가 바로 당직 데스크이다.

ⓑ 예약 데스크 & 오퍼레이터(Booking Desk & Operator) : 호텔을 방문한 고객이 필요로 하는 모든 서비스를 제공하고, 호텔 시설안내 외에 현지 여행정보를 얻거나 택시를 예약하는 등 관광지, 교통, 식사, 쇼핑 등의 도움을 받을 수 있다.

ⓢ 나이트 오디터(Night Ohditeo) : 야간결산 또는 야간감사이며, 호텔리어는 프런트 캐셔와 식음료부문, 객실부문, 기타 부문의 당일 매상 수입을 마감하여 최종 결산 및 검토를 하는 분야이다.

ⓞ 프런트 캐셔(Front Cashier) : 숙박객의 계산관리, 수납하는 직원이고, 고객이 등록카드에 사인을 하면 영수증이 발생하게 되는데, 객실요금과 식음료 매상을 확인하는 것이다.

ⓙ 하우스키핑(House Keeping : 주택의 유지) : 일반적으로 객실정비의 업무를 보면 객실청소와 객실의 설비, 가구, 비품류의 정비 그리고 객실용의 린넨류, 소모품류를 관리하는 부서이다.

ⓐ 객실(floor) : 가장 중심이 되는 부서로, 매일 고객이 투숙하는 객실의 청소와 관리를 담당하는 부서이다.

ⓑ 일반 구역(public area) : 호텔에서 객실을 제외한 모든 부분, 즉 공공장소에 대한 청소와 시설관리 및 유지를 담당하고 있는 부서이다. 가장 기본적인 메인게이트가 있는 로비에서부터 복도, 화장실, 레스토랑, 회의시설 등 담당하고 있는 면적이 가장 넓은 부서이기도 하다. 단순한 청소뿐만 아니라 주기적인 General Cleaning(대리석, 나무, 유리창 세척 등)의 스케쥴과 청소 등도 총괄하는 부서이다.

ⓒ 세탁(laundry) : 세탁부서는 호텔의 모든 세탁을 총괄하는 부서로서, 호텔의 규모나 경영방식에 따라 모든 세탁을 직접 처리하는 경우도 있으며, 일부만 처리하고 외부업체를 통해 대행하는 경우도 있다. 호텔에서 취급하는 세탁물은 고객의 요청에 의한 세탁물(고객 의류/잡화), 직원 유니폼, 각종 린넨류(타월, 침대시트, 레스토랑 린넨류 등)이다.

ⓓ 유니폼 부서(uniform / linen) : 세탁부서가 세탁을 주 업무로 한다면 유니폼 부서는 이러한 세탁물들의 총체적인 관리를 담당하는 부서이다. 직원들의 유니폼을 종류에 따라 분류하고, 교환해주며 린넨류의 노후상태, 재고관리, 감독 등을 책임지는 부서이다.

ⓩ 이그제큐티브 라운지(Executive Lounge) : Concierge Level / Club Lounge 등의 다양한 이름으로 일컬어지기도 하는 이그제큐티브 라운지는 **이그제큐티브 객실층**에 투숙하는 고객들을 위한 프라이빗 라운지이다.

ⓐ 일반객실보다 상위 카테고리의 객실층으로, 일반층과 구분된 층에 위치하고 있으며, 일반적으로 호텔 상층에 위치하는 것이 특징이다.

ⓑ 호텔에 따라 조금씩 다르지만 객실의 배치나 인테리어도 조금씩 다르며, 이그제큐티브층에 투숙하는 고객이 전용으로 사용할 수 있는 이그제큐티브 라운지가 별도로 마련되어 있다.

ⓒ 이그제큐티브 라운지는 일반적으로 오전 6시부터 자정까지, 혹은 상위 카테고리의 호텔에 따라 24시간 운영하는 경우도 있다. 아침식사부터 애프터눈 티와 커피, 간단한 핑거푸드가 제공되며, 저녁에는 이브닝 칵테일이 제공되고 있으며 모든 것이 무료로 제공된다.

ⓓ 체크인 / 체크아웃을 비롯한 각종 **비즈니스 서비스**(복사, 스캔, 프린트 등)와 **컨시어지 서비스**(비행기 / 열차 티켓 구매대행, 지역 레스토랑 예약대행 등)도 겸하고 있어 이그제큐티브 객실에 투숙하는 고객들을 위한 모든 서비스를 제공한다.

㉪ 헬스 클럽 & 스파(Fitness Center & Spa) : 피트니스 센터와 스파는 호텔의 부대

시설인 피트니스 센터(Gym, 실내외 수영장, 사우나 시설)와 스파(마사지, 스파 시설)로, 호텔에 투숙하는 투숙객을 위한 서비스 제공을 주 목적으로 하고 있다.

ⓐ 호텔에 따라 피트니스 센터와 스파 시설을 객실부와 별개로 취급하는 경우도 있으나, 객실부에 소속되어 있는 것이 일반적이다.

ⓑ 부대시설은 호텔에 투숙하는 투숙객 등의 편의를 주 목적으로 설계된 시설이지만 호텔에 따라 회원권 판매 등을 통해 외부 고객들을 유치하는 경우도 있다.

⑨ 조리부(Culinary Division)

㉠ 메인 주방 : 요리사가 메인 요리를 만들기 위한 장소이다.

㉡ 식당별 부속 주장(한 · 일 · 중 · 양 · 뷔페) : 요리사가 각 나라별 음식을 뷔페식으로 준비한 곳이다.

㉢ 연회장 주방 : 연회장에 쓰일 간단한 요리를 만드는 곳이다.

㉣ 육류 담당부서(Butcher) : 요리에 쓰일 육류를 총괄하는 곳이다.

⑩ 식음료부(Food & Beverage Division)

㉠ 한식, 일식, 양식, 중식, 뷔페식당 : 각 나라별 음식들을 자기가 먹을 수 있도록 뷔페식으로 차려 놓은 곳이다.

㉡ 주장 : 메인이벤트를 하는 장소이다.

㉢ 나이트클럽 : 다른 사람들과 춤을 추면서 같이 즐기는 곳이다.

㉣ 연회장 : 사람들이 대화하기 위해 모이는 것이다.

㉤ VIP 라운지 : VIP들만 따로 모이는 곳이다.

(2) 숙박업 조직의 기능

숙박업 조직의 기능은 라인 조직, 기능조직, 라인 및 기능조직, 직원조직, 라인 및 직원조직 등이 있다.

1) 라인 조직(Line Organization)

숙박기업 내의 직위를 기준으로 구성된 조직이다. 관리자와 노무자 사이의 관계가 하나의 직선처럼 연결되어 있고, 직접 상사에 대해서만이 책임을 지고 권한을 행사할 수 있는 부문의 관리기능이다. 비교적 중소규모 숙박기업에서 많이 사용된다.

2) 기능조직(Functional Organization)

경영기능의 수평적 분화를 명확히 하고 숙박기업 내의 각 부서들의 기능적 역할을 중심으로 하여 구성된 조직이며, 각 부서의 기능적 특성에 맞는 고유의 업무수행능력에 그 초점을 맞춘 형태이다.

3) 라인 및 기능조직(Line & Functional Organization)

Line 조직은 지휘와 명령의 통일성을 유지하고 조정의 원리를 확보하는 반면, 수평적 분화에 의한 책임과 권한을 확립하여 위임의 원리를 충분히 받아들이려는 조직기능이 있다.

4) 직원조직(Staff Organization)

경영활동의 원만한 업무수행을 돕고 각 부문 간의 조정을 도모하여 최고 경영자를 보좌하기 위한 조직기능이 있다.

5) 라인 및 직원조직(Line & Staff Organization)

Line 조직의 결정 · 명령 · 집행에 관한 것과 Staff 조직의 조언, 권고, 자문, 서비스를 상호 보완 · 의존하는 관계의 조직형태 기능이 있다.

(3) 숙박업 조직의 원칙

숙박업 조직의 원칙*에는 전문화의 원칙, 책임과 권한의 원칙, 명령일원화의 원칙, 감독범위 적정화의 원칙, 직능화의 원칙, 계층단축화의 원칙, 조정의 원칙, 적재적소의 원칙, 사기함양의 원칙, 권한위임의 원칙, 탄력성의 원칙이 있다.

1) 전문화의 원칙

조직의 각 구성원이 가능한 한 특수화된 업무를 전문적으로 담당함으로써 경영활동의 능률을 증진시키고자 하는 것이다.

2) 책임과 권한의 원칙

조직을 구성하는 각 구성원에게 업무를 분장함에 있어서 그 상호관계를 명백히 할 것을 강조하는 원칙이다.

3) 명령일원화의 원칙

라인에 따라 한 부하는 언제나 한 사람의 상사에게만 명령을 받아야 한다는 원칙이다.

4) 감독범위 적정화의 원칙

합리적인 업무수행을 위한 범위가 있어야 한다.

---

* 숙박업 조직의 원칙 : 호텔인적자원관리, 원융희 외, 대왕사, 2009, pp.134~137

5) 직능화의 원칙

합리적인 매뉴얼화에 의한 객관적으로 직능별 직무별, 업무수행을 위하도록 한다.

6) 계층단축화의 원칙

조직의 활성화를 위하여 명령 · 전달의 신속 정확한 전달을 위해서는 계층은 단축화하여야 한다.

7) 조정의 원칙

조직의 목적을 효율적으로 담당할 수 있도록 하기 위하여 각기 분화된 경영활동을 호텔전체의 관점에서 적절히 조정 · 통합하는 것을 의미한다.

8) 적재적소의 원칙

조직에 필요한 사람을 선발하여 가장 이상적인 조직이 운용되도록 하여야 한다.

9) 사기함양의 원칙

부하들의 사기를 높일 수 있도록 관리하여야 한다.

10) 권한위임의 원칙

담당자에게 권한과 책임을 위임하여 고객만족도를 높여야 한다.

11) 탄력성의 원칙

환경변화에 적응할 수 있도록 과감한 조직 개편이 이루어져야 한다.

4. 숙박업 예약 시스템의 이해

예약은 고객과의 사이에 이루어지는 첫 번째 업무로 숙박고객들의 수요를 적절히 관리하고 효율적으로 처리하여 수입을 극대화시키는 일이다. 숙박기업은 객실판매를 최우선으로 하고, 고객을 만족시켜 주고 수익성을 얻기 위해서 숙박고객의 예약을 취급할 때 효과적인 절차와 예약 시스템을 유지한다. 고객의 안전과 편의성을 위하여 사전예약 시스템을 도입하고 최대한 효율적인 서비스를 제공해야 한다. 숙박업은 무료전화예약, 호텔과 호텔을 통한 예약, 우편예약, 국내여행을 통한 예약 등의 방법을 사용한다. 또한 이러한 예약의 종류에는 개인예약, 단체예약, VIP(특별고객)예약, 여행사 예약, 단골고객

예약, 신혼여행객예약, 일반예약 등을 들 수 있다.*

① 차별화된 호텔경영 측면의 부대시설 홍보사례는 〈표 3-2〉와 같다.

〈표 3-2〉 차별화된 호텔경영 측면의 부대시설 홍보사례

Hardware	Software
• 첨단의 IT 설비 및 서비스 완비 • 쾌적한 공기를 위한 최신 환기 시스템, 건강을 고려한 최신 청정수 시스템 • 환경을 고려한 폐기처리시설 설치 • Business Meeting을 위한 세미나실 및 다양한 형태의 Business Function을 위한 공간 • 국제기준을 능가하는 최상의 객실 인테리어 • 현지에서 원격업무가 가능한 Business Center 시설 • 중국인의 다양한 사회적 모임을 위한 안락하고 품위 있는 만남의 공간 • 한국적 사우나 시설, 유럽식 고품격 유희공간(Bar) • 자체적으로 생산되는 광천수를 활용 차별화된 사우나 운영 • 야외 Wedding Hall 및 부대시설을 갖춘 현대적이고 다양한 기능의 호텔 • 도심의 Land Mark의 건물	• Time-value를 적용한 적시 서비스 제공 • 한국적 예절 및 응대 서비스를 통한 감성적인 서비스 제공 • 24시간 Room 서비스 등을 통한 All time 서비스 제공 • 중국어 등 해외 여행객과의 언어소통을 위한 인원운영 • 호텔 운영인원에 대한 철저한 정기적 서비스 교육실시 • 객관적이고 합리적인 호텔운영 관리감독

② 예약부서에서 이루어지는 업무의 흐름과 시스템 유형**은 [그림 3-31]과 같다.

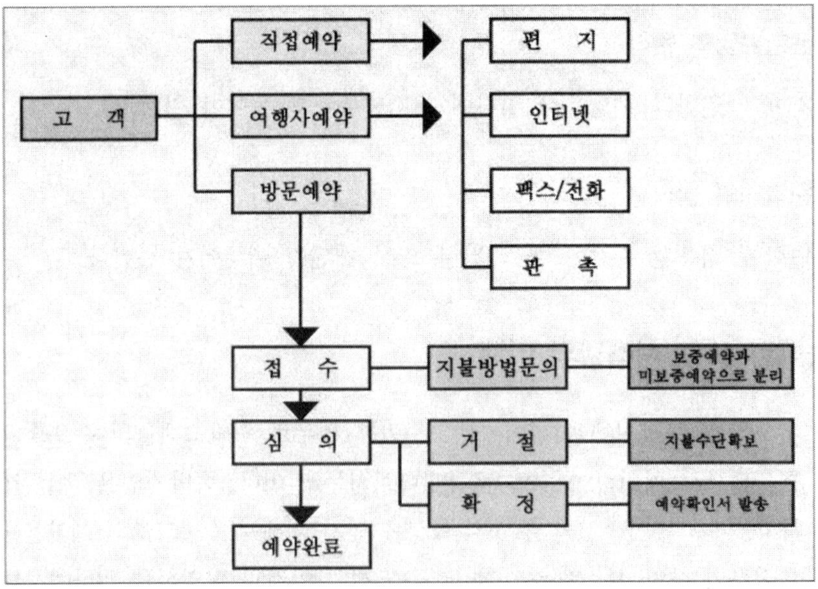

[그림 3-31] 예약의 프로세스

* 예약 시스템의 의해 : 호텔서비스실무론, 김춘호 외, 새로미, 2007, pp.111~123

** 호텔서비스실무론, 김춘호 외, 새로미, 2007, p.115

(1) 예 약

예약을 접수할 때는 항상 세심하고 정확하게 하여야 하고, 예약접수 시 고객유형별 예약접수를 정확하고 세밀하게 접수하여야 한다. 왜냐하면 예약은 여러 가지 방법을 통해 접수가 되기 때문이다.

1) 고객유형별 예약접수

① 도착일자	② 출발일자
③ 과거사용 여부	④ 객실수
⑤ 투숙객 인원 및 객실 종류	⑥ 객실 요금
⑦ 성별 및 이름	⑧ 지불조건
⑨ 도착시간 및 교통편	⑨ 예약자 및 회사
⑪ 연락처	⑩ 특이사항
⑬ 예약 접수일 및 접수인	

(2) 예약취소

해당 숙박업체의 숙박약관 및 국제호텔 약관에 따라서 예약취소를 접수처리한다.

(3) 예약변경

고객이 투숙하고자 하는 날의 객실상황을 고려하여 예약변경을 하여야 한다.

(4) 객실예약의 통제 및 초과 예약

예약의 통제는 날씨, 항공기 파업, 비행취소 및 연착, 불가항력의 경우를 제외하고는 예약현황을 정확히 파악하여 효율적인 객실판매를 하도록 하는 객실에 예약상황을 조정하는 것을 의미한다. 특히, 초과예약을 받을 때에는 인근 호텔의 예약상황, 일정기간 동안의 워크인(Walk-in) 고객의 빈도, 과거의 No-show 및 취소비율 등을 고려하여 판매가능한 객실수의 이상을 예약을 받을 수 있다.

(5) No-show 처리

No-show는 예약을 하고서 나타나지 않는 고객이다. 이러한 상황이 발생하면 객실상황에 따라 적절한 조치가 필요하다.

(6) 예약확인

고객에 의해 예약이 이루어지면 적어도 일주일 전에 예약 시 받은 연락처를 통해 예약 확인을 받아야 한다. 이는 No-show(나타나지 않는 손님) 방지 및 예약통제를 위해 꼭 필요하다.

(7) 예약의 일반적인 원칙

숙박업의 상품들은 저장했다가 다시 판매할 수 없는 상품들이며, 예약과정 중에 고객의 요구가 달라질 수 있다. 특히 성수기의 경우 고객의 예약취소나 No-show(예약한 고객이 도착시간에 나타나지 않을 경우) 시 숙박기업은 큰 타격과 혼란을 겪을 수 있기 때문에 숙박약관 동의제도를 통해 객실 기본요금의 10[%]가량을 예약금으로 받거나, 성수기의 경우 선불을 요구하기도 한다.

1) 예약변경과 예약취소가 발생한 경우

예약담당자는 즉시 도착일, 객실종류, 객실 수 등의 변경사항을 확인하고 예약 카드를 재정하고 이때 예약과 취소의 혼동이 있을 수 있으므로 신속하고 정확하게 처리한다.

2) 숙박기업의 초과예약

고객에게 큰 불편함을 주며 때로는 고객으로부터 위약금을 청구당하기도 한다. 숙박기업에서 MICE(Meeting Incentive Conference Exhibition)와 같은 단체의 예약을 받는 경우가 발생되는데, 이때 회의주최자, 세미나 담당자, 주관여행사, 관광산업체 등과 긴밀히 접촉하여 객실 타입, 가격, 식사비용 및 여러 숙박기업에 대한 부대시설 사용에 대한 정보처리에 세밀한 주의를 기울여야 한다.

3) 회의단체의 경우

단체의 성격, 단체담당자, 회의진행 시의 협조사항, 정기적인 예약, 고객명단목록을 작성확인을 비롯하여 예약인원 및 기타 상황변동 시 신속한 대처 능력이 요구된다.

4) 관광단체의 경우

숙박, 교통, 식사 및 다양한 사항을 포함하여 계약을 하므로 조정 상황표를 항상 체크하여 날짜, 희망객실 수, 여행목적, 지불조건, 선·후불 유무관계, 예약과 관련된 서신 및 답신에 대한 체크에 철저한 주의를 기울여야 한다.

5) 예약부서에서는 확실한 예약보장을 위해

① 신용카드 결제의 경우 고객의 신용카드 회사이름, 카드번호, 만료일자를 확인하고, 카드신용조회를 통하여 유효한 카드인지를 바로 확인하여야 한다.

② 현금결제의 경우에는 사전에 예약금(deposit)을 입금시키도록 하여야 한다. 또한 상호거래를 위한 은행구좌 공지, Voucher 시스템에 대한 사실 확인 등에 대한 꼼꼼한 처리가 요구된다.

③ 숙박기업에서는 객실판매를 증가시키고 예약을 효율적으로 관리하기 위하여 호텔고객, 호텔고객시장, 예약통계와 같은 사항을 상세하게 기록하여 분석할 필요가 있다. 즉, 고객인원 수, 객실점유 수(판매실수), 사전예약 수, 예약처(회사명, 고객, 여행사명, 예약문의처), 고객시장의 분포, 성수기의 시기, No-show의 발생원인과 횟수, 객실사용 연장고객의 수, 예약 없이 찾아오는 고객의 수, 주변경쟁업소와의 객실점유율 비교, 식음료 판매액과 아울러 기타 사회문화적 경쟁적 환경요인을 분석하여 그 숙박기업만의 경영관리를 통하여 안정적이고 지속가능한 기업이 될 수 있도록 노력해야 한다.

(8) 예약경로 및 유형

예약경로 및 유형에는 예약사무소, 여행사, 편지, 팩스, 전화, 인터넷, 판촉부서, 컴퓨터 예약 시스템은 다음과 같다.

1) 예약사무소

호텔의 해외 및 국내 판촉사무소를 통해 예약한다. 고객에게는 신뢰할 수 있으며, 정확한 예약이 가능하지만 비용적인 측면이 더 많이 들어 예약사무소의 역할이 미미해지고 있다(그림 3-32).

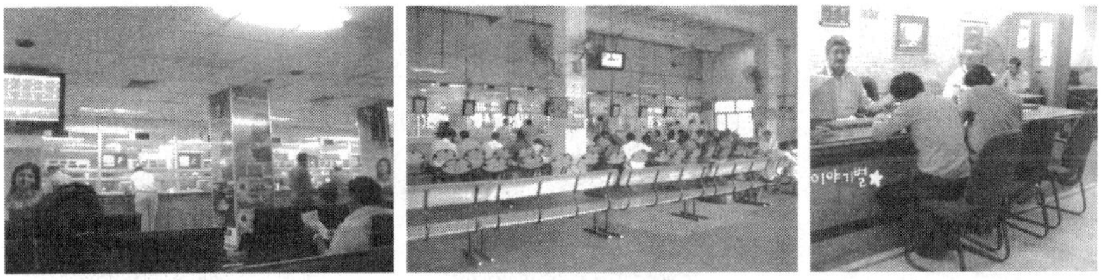

(a) 인도의 티루바난타뿌람 기차역 예약사무소 (b) 타밀나두주 첸나이 에그모어역 예약사무소 (c) 인도 꼴까따 예약사무소

[그림 3-32] 예약사무소

2) 여행사

여행사를 통한 예약은 호텔과 여행사 간의 사전 계약에 의해 예약이 이루어지는데 비수기의 경우 여분의 객실을 처분할 수 있는 장점이 있다(그림 3-33).

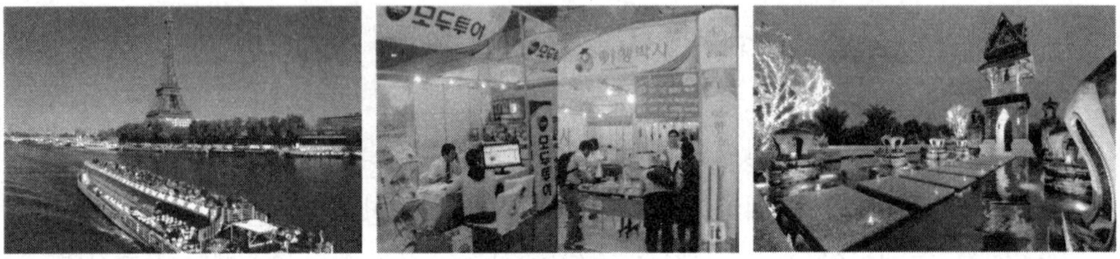

(a) 허니문 : 유럽 신혼여행 (b) 여행사 모두투어 (c) 하나투어 : 카오락 패키지 여행

[그림 3-33] 여행사

3) 편 지

편지는 고객에게 여행지의 정보와 같이 안부를 물어보는 편지를 보내면서 충성도 높은 고객확보에 도움을 준다(그림 3-34).

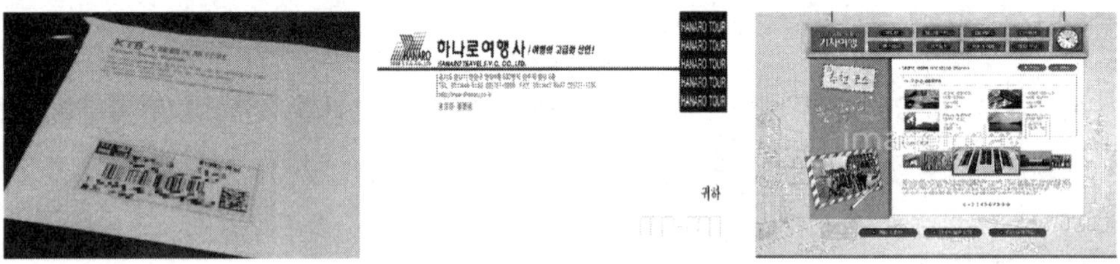

(a) 지브리 뮤지움 예약확인서 (b) 하나로여행사의 편지봉투 (c) 여행사에서의 인터넷 편지

[그림 3-34] 편 지

4) 팩 스

팩스를 사용하면 전화상의 단점을 극복할 수 있으며, 고객에게 직접 문서를 보냄으로써 좀 더 구체적이고 정확한 예약이 가능하다(그림 3-35).

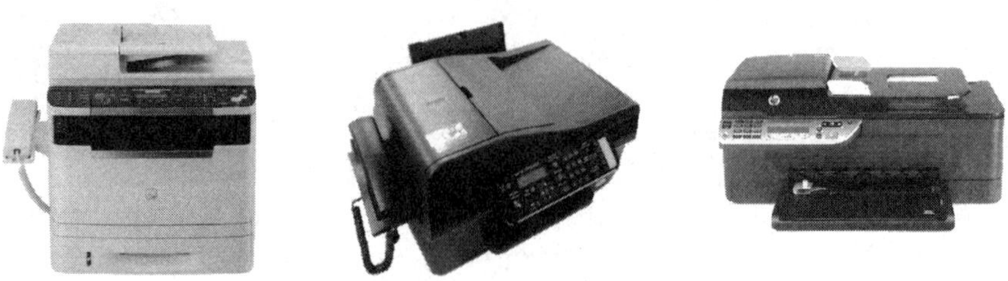

(a) 레이저 프린트 팩스 (b) 잉크젯 프린트 팩스 (c) 복합기

[그림 3-35] 팩 스

5) 전 화

전화를 통한 예약은 가장 많은 부분을 차지하고 있으며, 신속하고 직접적인 대화를 통하기 때문에 상호간에 신뢰할 수 있다는 점이 있으나, 의사소통의 문제, 시차, 전화비, 수치상의 기록이 힘들다는 단점이 있다(그림 3-36).

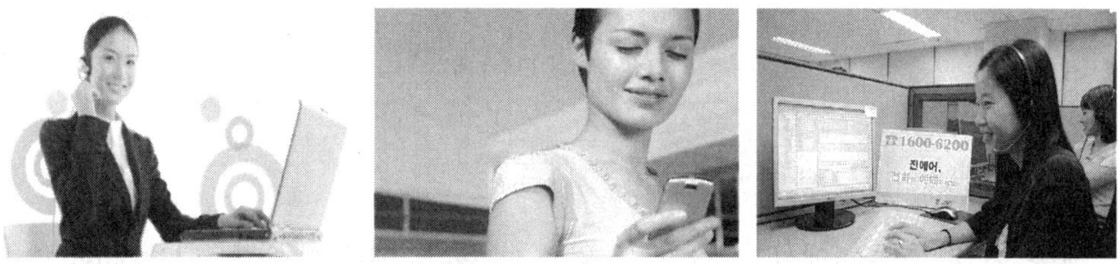

(a) 전화예약을 받고 있는 모습 (b) 전화예약을 하고 있는 모습 (c) 전화예약을 받는 상담원

[그림 3-36] 전 화

6) 인터넷

홈페이지를 통해 해당 호텔의 전반적인 정보와 객실현황 및 예약을 처리하고 있다. 실시간으로 예약을 할 수 있고 좀 더 구체적인 호텔정보를 획득할 수 있으며, 많은 정보를 획득할 수 있고 선택의 폭이 넓지만 개인정보의 유출 등의 단점도 보완해야 한다(그림 3-37).

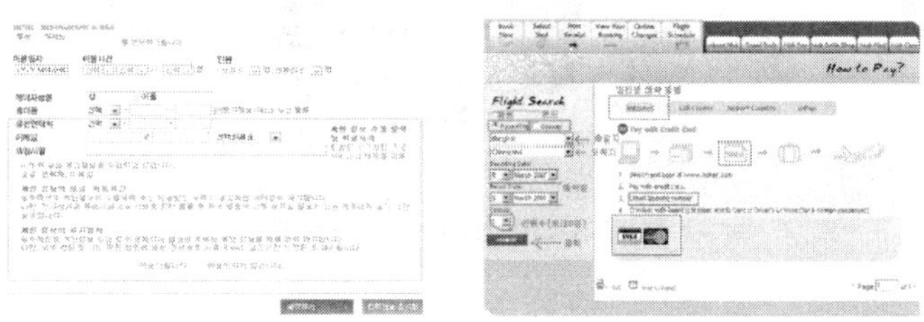

(a) 인터넷으로 호텔을 예약하기 위한 양식 (b) 인터넷으로 예약하는 방법

[그림 3-37] 인터넷

7) 판촉부서

호텔의 예약부분 중에서 가장 많은 부분을 차지하고 있다. 판촉부서는 기업이나 관공서와 계약을 맺고 일정한 할인율적용이나 특별 서비스를 제공하여 예약을 받는다(그림 3-38).

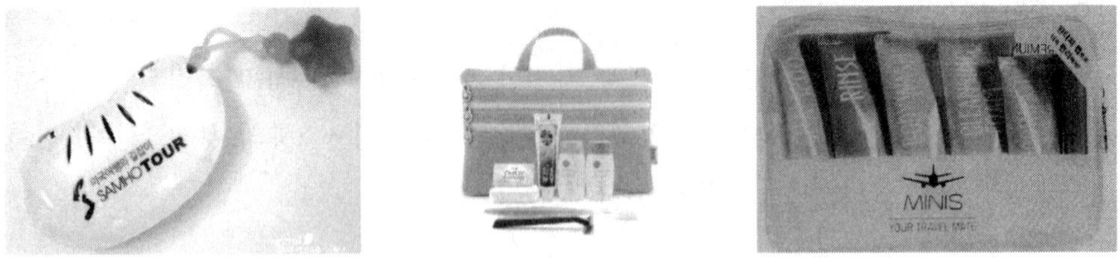

(a) 여행사 홍보판촉물 (b) 여행용품 판촉물 (c) 항공사 여행용품 판촉물

[그림 3-38] 판촉부서

8) 컴퓨터 예약 시스템

세계 유명 항공사에서 보유하고 있는 **컴퓨터 예약 시스템** CRS(Computerized Reservation System)와 **광역유통 시스템** GDS(Global Distribution System)에 의한 예약방법이다. CRS는 컴퓨터화된 예약 시스템으로 판매와 경영을 목적으로 하는 호텔 예약 시스템이고, GDS는 광역유통 시스템으로 세계 각국에서 사용되고 있는 네트워크 제공상품과 기능의 유통을 위한 한 개 이상의 CRS 체제이다. GDS는 Sabre, Galileo, Amadeus, WorldSpan 등이 있다(그림 3-39).

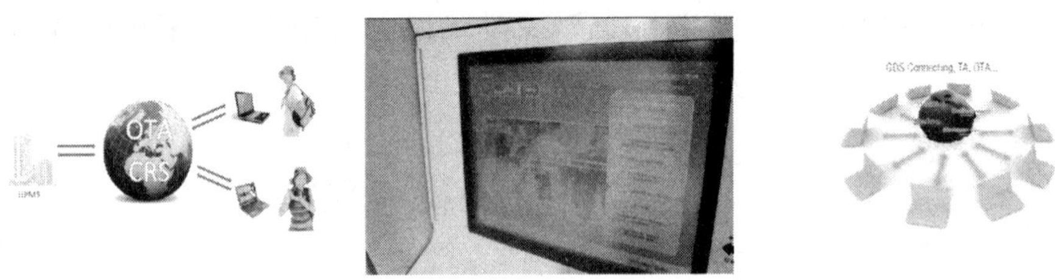

(a) OTA CRS (b) 예약기기 시스템 (c) GDS Connecting, TA, OTA

[그림 3-39] 컴퓨터 예약 시스템

02 관광교통의 이해

관광현상의 측면에서 "관광객이 일상생활을 떠나 반복적이며 체계적인 교통기관을 이용하여 관광대상을 통하여 이루어진 문화 · 사회 · 경제적 행위"라 정의하는 것을 관광교통이라고 한다.

한국교통개발연구원에서는 "교통은 사람이나 화물의 운반을 위하여 장소와 장소 간의 거리를 극복하기 위한 행위로서 인간이 자신의 신체 또는 화물의 소재를 변경한다든지 혹은 출근, 업무, 쇼핑, 친교 등과 같은 목적이나 기회를 충족시키고 한편에서는 다른 편으로 전달하는 것으로서 인간생활에 존재하는 여러 가지 장애 가운데서 장소적 격리로부터 생기는 장애를 제거하는 행위"이다.

교통업은 수송수단을 써서 사람 또는 재화를 장소적으로 이동시키는 서비스를 상품으로 하여 판매하고 이윤을 추구하는 사업이며, 민간기업 뿐만이 아니고 국가나 지방공공단체가 운영하는 공영사업을 포함한다. 관광교통의 기능에는 승객과 화물의 운송, 문화, 사회적 교류, 생산성 제고의 기능이 있다. 관광의 대중화는 교통수단의 발달과 근대적 교통업의 성립을 전제로 하여 실현되었다.

1. 관광교통의 정의 및 성격

관광교통은 관광객이 일상생활을 떠나 반복적이면서 체계있고 관광성이 있는 교통기관을 이용하여 관광자원을 찾아가면서 이루어지는 경제적, 사회적, 문화적 현상이 내포된 이동행위의 총체라고 정의할 수 있다. 관광사업 가운데서 중심적 위치를 차지하고 있다. 또한 관광개발에 있어서도 그 주도성을 발휘하고 있어 관광의 요소 중에서 가장 중요한 요소로 더욱 밀접해져가고 있다. 즉, 관광이라는 활동을 지원하기 위한 하나의 체계로서 관광객의 이동의 장애를 해소하며, 안전하고 편리한 관광이 이루어질 수 있도록 관광객을 수송하는 매개체이다.

(1) 관광교통수단과 시설

다음 관광의 교통수단과 시설, 운임, 관광서비스를 살펴보면 다음과 같다.

① **교통수단** : 자동차, 열차, 선박, 항공기, 캠핑카, 렌터카, 관광버스 등이다(그림 3-40).

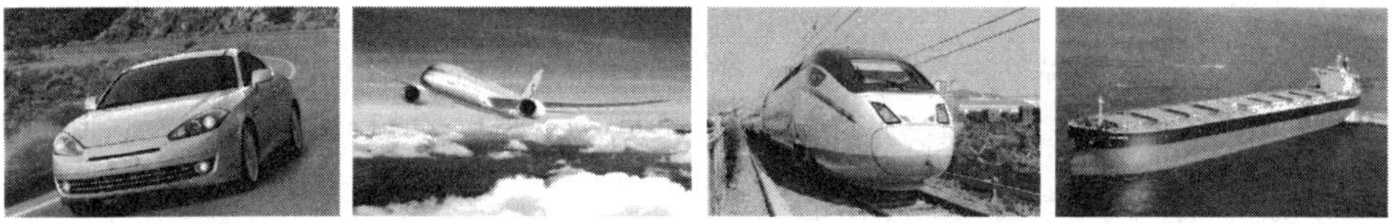

(a) 자동차 (b) 비행기 (c) 열차 (d) 배

[그림 3-40] 관광의 교통수단

② **관광교통시설** : 공항, 항만, 역, 관광주차장, 마리나, 오토캠핑장, 도로, 철도, 해로 등이다(그림 3-41).

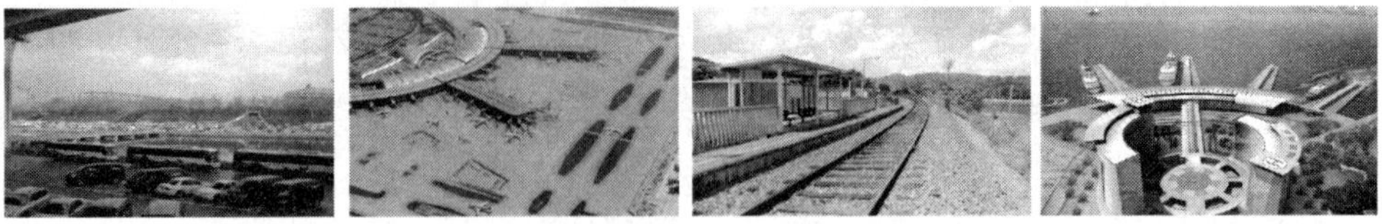

(a) 주차장 (b) 공항 (c) 기차 (d) 항만

[그림 3-41] 관광의 교통시설

③ **운임** : 일반운임, 패키지 운임, 성 · 비수기운임 등이 있다.

④ **관광서비스** : 인적 · 물적 자원이 있다.

(2) 기본적 성격

기본적 성격에는 수용의 편재성, 무형제, 독점성, 자본의 유혹성이 있는데 이것을 살펴보면 다음과 같다.

1) 수요의 편재성

관광교통 수요는 시간적 · 지역적으로 커다란 파동을 일으킨다. 또한 성수기와 비수기의 편재성도 강하게 나타난다.

2) 무형재

관광교통 용역은 즉시재 또는 무형재라 한다. 관광교통 서비스는 생산되고 있는 순간에 소비되지 않으며 실효를 거둘 수 없다. 생산 측 소비, 소비 측 생산의 성격을 띠고 있기 때문에 생산된 재화의 저장이 불가능하다.

3) 독점성

일정한 노선을 확보하고 있는 관광교통사업은 당초부터 자연적 독점형태의 성격을 띠고 있다. 그 때문에 대체 교통기관이 달리 없을 경우에는 운임이 크게 인상되었다 해서 그 교통기관을 이용하지 않을 수 없다.

4) 자본의 유휴성

관광교통수요가 시간적 · 지역적으로 편재하고 있다는 것을 성수기를 제외하면 적재력이 항상 남아돌아간다는 것이다. 즉 자본의 유휴성이 크다는 것이다.

2. 관광교통의 유형

관광의 본질적 3요소 중의 하나인 이동은 구체적 행위로서의 관광을 존재하게 하는 행위적 요소이며, 또한 이런 이동의 행위적·기능적 요소는 관광교통업의 존재근거와 일맥상통하게 된다. 관광교통업은 이동을 위한 수단의 매체로 하여 사업행위를 영위하는 유형별로 구분하였다. 즉 관광교통의 유형을 철도운송업, 해운업, 항공업, 육상운송업으로 나눈다.

(1) 철도운송업

철도는 육상교통의 가장 대표적인 수송수단으로서 세계 각국의 관광사업 발전에 크게 기여하였고 산업혁명 이후의 관광객의 왕래에 중요한 역할을 맡아왔다. 철도의 종류에는 **지하철**(subway), **노면전차**(tramway), **보통삭도**(ropeway), **모노레일**(monorail) 등이 있다. 우리나라 철도법 제2조에는 "철도란 철의 궤도를 부설하고, 차량을 운전하여 여객과 화물을 운송하기 위하여 필요한 설비를 말한다."고 규정하고 있다. 철도의 가장 큰 특성으로 거대자본의 고정성(차량설비, 통로설비, 동력설비 등)을 꼽을 수 있으며, 이외에 독점성, 공공성, 통일성, 신속성 등이 있다.

그러나 최근에 와서 항공기와 자동차의 현저한 발달로 인하여 이용률의 신장은 급속하게 둔화해 가고 있고 장거리여행은 항공기에, 단거리여행은 자동차에 여객을 빼앗기고 있다. 그래서 사양 산업 양상을 보이고 있는 **철도의 활성화**를 위해서 철도의 전철화, 스피드화, 객차설비의 개선, 열차편성의 개혁, 서비스의 향상, 철도여객의 급식개선 등과 고속·쾌적감을 실현하기 위하여 각국에서 개발연구가 진행되고 있다.

관광열차는 관광자를 목적지까지 열차로 신속, 쾌적, 안전하게 이동시키는 중간매체로서의 역할과 열차 그 자체가 관광자에게 전 일정을 책임지는 상품으로서의 기능을 수행한다. **관광열차의 종류**에는 모노레일, 강삭철도, 보통삭도, 특수삭도 등이 있다. 우리나라와 다른 나라의 관광철도 산업을 살펴보면 다음과 같다.

1) 대한민국

관광철도로는 코레일팩, KR PASS, 한·중 공동승차권, 한·일 공동승차권, 신혼열차, 바다열차, 기차 펜션, 유람선기차, 안보열차, 동굴탐사열차, 레일바이크시스템(문경, 정선, 섬신강, 기차마을 등), 계절관광 열차, 눈꽃열차, 주말 레저열차 등이 있으며, 주요 관광지와의 연계수송 체계를 통해 여행의 편의를 증진시키고 수요를 창출한다. 그러나 우리나라의 **국내관광열차의 문제점**인 노선의 단순화, 연계교통수단의 미흡, 관광열차 시설물의 낙후, 관광열차상품의 단순성, 관광성 역사개발의 미흡, 시설 특성을 살린 서비스 부재 등이 지적되고 있다(그림 3-42).

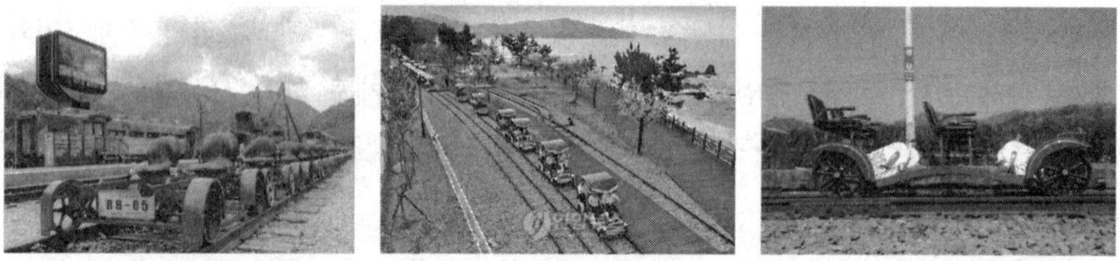

(a) 정선 레일바이크 (b) 삼척 레일바이크 (c) 경춘선 레일바이크

[그림 3-42] 우리나라의 관광산업

2) 스위스

스위스 루체른은 등산철도(cog wheel), 케이블카(aerial cable car), 곤돌라(gondola), 유람선 등 연계를 통해 관광객 유치에 노력을 기울이고 있다(그림 3-43).

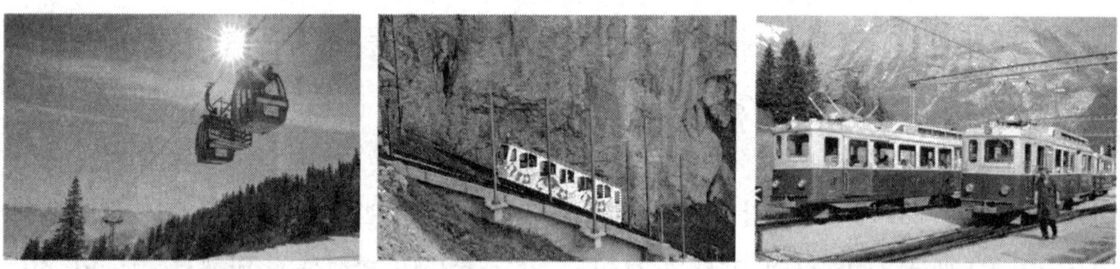

(a) 스위스 곤돌라 (b) 스위스 등산열차 (c) 스위스 등산철도

[그림 3-43] 스위스의 관광산업

3) 일 본

일본의 하코네는 산악, 호수, 온천 등과 어우어진 지역특성을 살려 [그림 3-44]와 같이 등산철도, 관광버스, 케이블카와 로프웨이, 아시노코 유람선 등을 연계하여 다양한 관광교통수단을 운용하고 있다(그림 3-44).

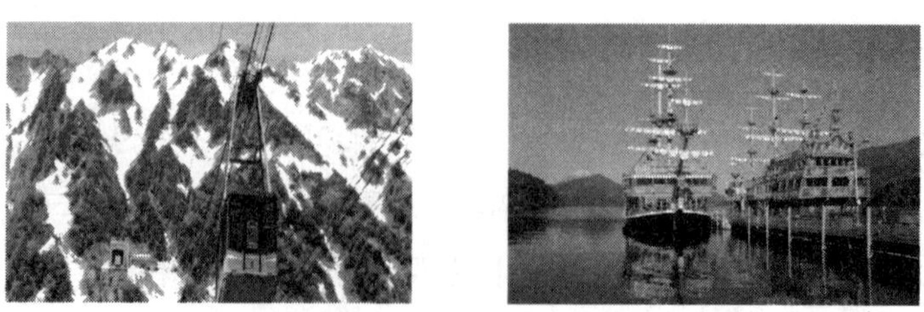

(a) 일본의 로프웨어 (b) 일본의 아시노코 유람선

[그림 3-44] 일본의 관광산업

4) 호 주

세계 3대 미항 중의 하나인 시드니의 경우 남·북쪽 해안과 연계한 페리(ferry), 캡틴 쿡 크루즈와 같은 유람선 달링하버를 중심으로 한 모노레일, 26개 관광목적지를 대상으로 한 관광 시티버스 운영으로 관광교통수단을 연계시키고 있다(그림 3-45).

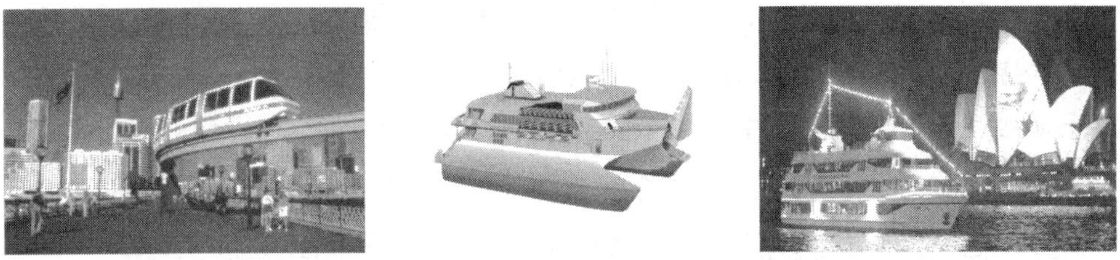

(a) 호주의 모노레일 (b) Ferry 이미지 (c) 호주의 캡틴 쿡 크루즈

[그림 3-45] 호주의 관광산업

5) 파 리

세느강과 연계한 유람선, 주·야간 관광코스로 시티버스를 운영한다(그림 3-46).

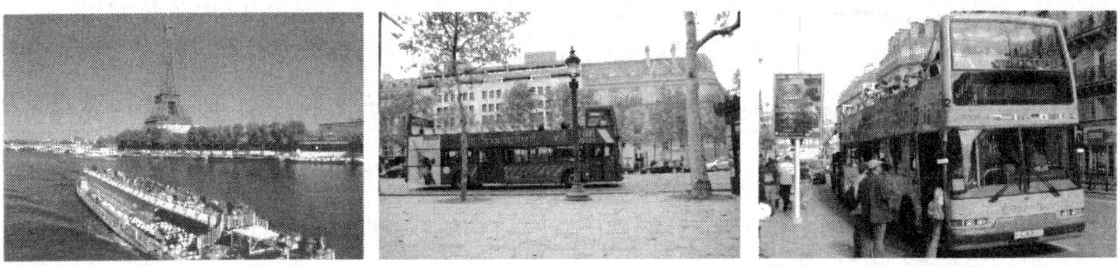

(a) 파리의 쎄느강 유람선 (b) 파리의 시티버스

[그림 3-46] 파리의 관광산업

6) 홍 콩

스탠리, 에버딘, 빅토리아 피크, 침사추이를 중심으로 동·서를 연결시킨 트램, 란타우 섬 중심의 케이블카 운용 등 교통수단을 이용하여 관광객의 편의를 증진시키고 있다(그림 3-47).

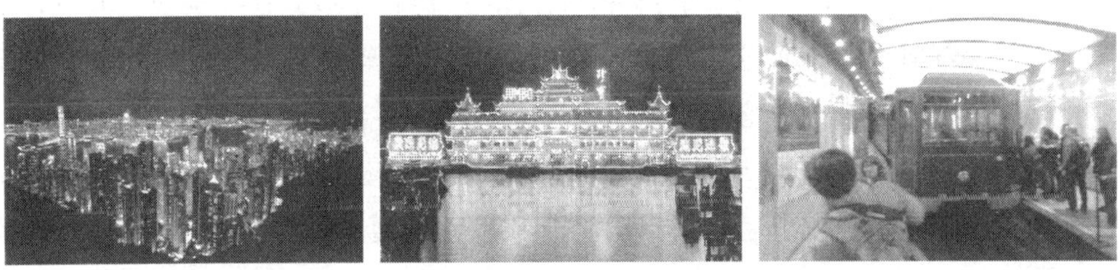

(a) 홍콩의 빅토리아 파크 (b) 홍콩의 에버딘 (c) 홍콩의 란타우, 트램 연결열차

[그림 3-47] 홍콩의 관광산업

(2) 나라별 열차산업

나라별 열차산업은 유럽의 열차 시스템, 미국, 대한민국, 일본의 신칸센, 독일의 ICE, 스페인의 AVE, 프랑스의 TGV 등이 있다.

① **유럽의 열차 시스템** : 유로피안 패스(European Pass), 내셔널 및 리저널 패스(National & Regional pass), 포인트 투 포인트 티켓(Point to Point Ticket), 프리미어트레인(Premier Train), 호텔트레인(Hotel Train) 등이 있다.

② **미국** : 미국(America)과 철도(Track)의 결합어인 암트렉(Armtrack) 시스템으로 46개 주 500여 개 도시를 연결하는 패스시스템을 운영하고 있다.

③ **대한민국** : 고속철도(KTX) 시스템과 같은 철도를 운영한다.

④ **기타** : 일본의 신칸센, 독일의 ICE, 스페인의 AVE, 프랑스의 TGV가 있다.

(3) 철도용도에 따른 분류

관광목적을 위한 철도로는 등산철도와 유람철도 등이 있고, 산악관광과 자연관광을 위한 것으로 모노레일, 강삭철도, 보통삭도, 특수삭도 등이 있는데 이 같은 관광객용 철도는 일반철도에 비해 볼 때 수송량의 획득범위는 한정되어 있고, 여객수입 이외에 따로 화물수입 등이 별도 없으며 경기변동이나 기후에 의해 크게 영향을 받는 등 경제적으로 많은 위험을 안고 있다.

1) 관광목적을 위한 철도

① **등산철도** : 등산객을 위하여 관광 겸용으로 부설된 철도, 산록에서 산복 또는 산복에서 산정 부근 사이에 부설한 것이다.

② **유람철도** : 여행객들이 관광지를 보기 위해 타는 열차이다.

2) 산악관광과 자연관광을 위한 철도

① **모노레일**(Monorail) : 선로가 하나인 철도, 재래의 철도와 달리 높은 지주 위에 콘크리트제의 빔(beam)을 주행로로 하여 세로 방향으로 복열시킨 고무타이어 바퀴를 장비한 차량이 주행하는 것이다.

② **강삭철도**(Cable Car) : 케이블 철도라고도 하는데, 철도는 선로의 구배가 가파르면, 레일과 바퀴 사이의 점착력에 의해 달리는 일반철도로는 운전이 불가능해진다.

③ **보통삭도**(Rope Way) : 공중에 설치한 밧줄에 운반기를 달아 여객 또는 화물을 운송하는 사업이다.

④ **특수삭도**(Ski Lift) : 특수한 목적으로 공중에 설치한 밧줄에 운반기를 달아 여객 또는 화물을 운송하는 사업이다.

(4) 해상교통업

해상교통은 선박을 이용하여 일정한 목적지를 단순하게 왕복 운송하는 여객선(passenger ship)과 관광을 목적으로 하는 유람선으로 나눌 수 있고, 또한 여객선을 일반여객선과 페리(ferry), 호화여객선(cruise)으로 구분할 수 있다. 유람선은 일반유람선과 호화유람선으로 구분할 수 있다(그림 3-48).

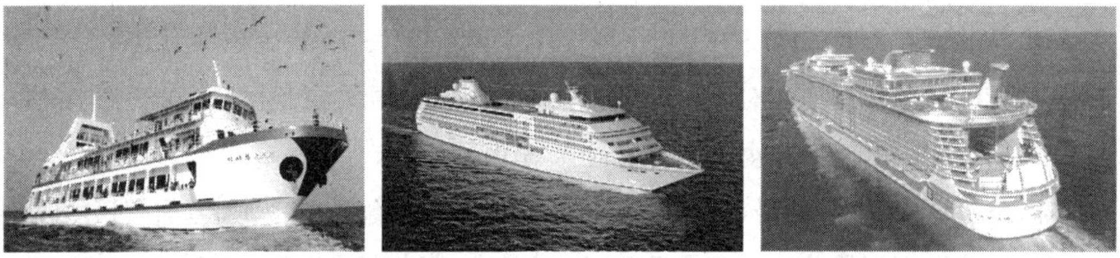

(a) 강릉유람선 (b) 리젠트 크루즈 (c) 카리브 크루즈

[그림 3-48] 해상교통업

① 해상교통의 특징은 요금이 저렴하고 대량수송이 가능하다는 점과 호화유람선의 경우 선내에 다양한 편의시설과 안락하고 낭만적인 관광기능을 들 수 있다.
② 한국관광공사에서는 크루즈의 개념을 "순수관광목적의 선박여행으로 숙박, 음식, 위락 등 관광객을 위한 시설을 갖추고 수준높은 관광상품을 제공하면서 수려한 관광지를 안전하게 순항하는 여행"이라고 정의한다.
③ 여객선이 여객의 수송을 주목적으로 하는 것임에 반해 '크루즈 여행'은 단순한 운송이라기보다는 '위락'을 위한 선박여행으로 숙박, 식사, 음주, 오락시설 등 관광객을 위한 각종 편의시설을 갖춰 놓고 수준 높은 서비스를 제공하면서 승객들을 안전하게 원하는 관광지까지 운송하는 여행이다. "휴식과 여행을 동시에 즐길 수 있는 것이 특징인 크루즈 여행은 여객선 자체가 휴식처이자 관광지"라고 정의했다.
④ 오늘날 크루즈는 과거 부유한 특권계층, 혹은 노년층의 전유물로 여겨지던 것과는 달리 다양한 계층과 연령을 포괄하고 있으며 선박들은 점차 대형화 추세로 가고 있다. 또한 많은 크루즈들이 최고급 정찬과 편안한 휴식을 최고의 가치로 두었으나, 최근의 크루즈들은 보다 활동적이고, 많은 경험과 다양한 볼거리와 배울거리를 제공하는 방향으로 변화하고 있으며, 일정과 기항지도 동서양을 넘나들면서 보다 다양화되고 있다.

⑤ 현재 세계 크루즈 시장은 매년 지속적으로 수요가 증가하는 등 성장잠재력이 확대되고 있으며, 동북아 지역을 포함한 아시아 크루즈 시장은 독특한 관광목적지로서의 지리적 · 입지적 조건이 우수하여 지속적인 경제성장과 함께 새로운 관광시장으로 부상하고 있다.

(5) 크루즈 사업의 특징

크루즈는 관광객들이 편안하게 이용할 수 있도록 하는 고도의 방음 · 방진 기술과 고급 인테리어 기술이 필요한 고부가가치선이다. 세계 선박발주시장에서의 금액 기준으로 20[%] 이상을 차지하는 크루즈는 척당 선가가 5억～10억 달러에 달한다. 2005년 세계적으로 12척의 크루즈선(70억＄)이 발주되었고, 2006년에는 16척이 발주되었다. 이탈리아 핀칸티에리, 핀란드 크베머사, 독일 메이어베르프트, 프랑스 아틀란틱 등 4개 유럽조선소가 크루즈선의 90[%] 이상 시장점유율을 보이고 있다.

국내 조선사의 경우 액화천연가스(LNG), 유조선 등 상선분야에서 1위 시장점유율을 지키고 있지만 삼성중공업이 크루즈선 전 단계에 해당하는 노포크여객선 3척을 건조해 인도한 것 외에는 크루즈선 시장에서는 후발주자로 힘이 든다.

1) 크루즈 사업의 개념

우리나라 관광진흥법에서는 크루즈의 개념을 관광유람선으로 규정하고 있으며, 관광유람업은 해운업법에 의한 해상여객운송사업 면허를 받은 자 또는 유선 및 도선업법에 의한 유도선경신고를 한 자로서 선박을 이용하여 관광객에게 관광할 수 있도록 하는 업으로서 다음과 같이 규정하고 있다.

따라서 **크루즈 여행**은 강, 해상을 대상으로 한 SIT(Special Interest Tour) 성격이 강한 위락선박여행으로, 선내에서의 다양한 여가활동과 다수의 매력적인 항구방문 및 해안에서의 수상 레크리에이션 활동 등을 통해 관광욕구를 충족시키는 여행이라고 정의할 수 있다. 현재 세계 크루즈 산업은 미국과 유럽의 대형 유럽선 산하 다국적 기업들에 의해 선도되고 있으며, 아시아지역의 대표기업으로는 일본의 NYK, MOR, Japan, Cruise Line과 싱가포르의 Star Cruise사 등이 있다.

CLIA(2001년)의 시장조사에 의하면 전통적으로 카리브해, 지중해, 그리고 북미 서안지역이 주요 3대 시장을 이루고 있으며, 호주를 기점으로 한 남태평양해역, 하와이군도, 싱가포르를 기점으로 하는 동남아시아지역, 스칸디나비아 및 영국군도 등이 부각되고 있다.

2) 크루즈 여행의 선택속성

크루즈 여행의 선택속성은 종업원의 서비스 태도, 시설의 다양성, 크루즈 상품의 요금, 크루즈 경로의 매력도, 선상의 이벤트, 크루즈 선상의 숙박 서비스 등으로 구분할 수 있으며 〈표 3-3〉과 같다.

〈표 3-3〉 크루즈 여행의 선택속성

요인명	측정항목	
크루즈 여행의 차원높은 서비스	• 종사원의 깨끗한 옷차림 • 고객에 대한 친절성 • 선내 객실 서비스 다양성	• 식음료의 질높은 서비스 • 불편사항 신속처리
크루즈 여행문화관리 속성	• 선상 유흥시설의 다양성 • 선상에서의 쇼핑 시설 • 선상의 다양한 스포츠 시설 • 해상의 기후 및 날씨	• 다양한 레크리에이션 시설 • 선상 카지노 시설 • 낭만적 독특한 분위기 • 크루즈 선박의 안정성
크루즈 경로 및 상품속성	• 기항지의 관광매력도 • 선상에서의 서비스 요금 • 적정한 크루즈의 요금 • 크루즈에서의 선상 이벤트 • 광고내용의 신뢰성	• 기항지의 자연 및 문화 • 동반자를 위한 부가 서비스 • 숙박의 안락함 • 출항지까지의 교통수단

(6) 해상교통의 분류

해상교통은 연안여객업, 카페리, 관광유람선과 같이 분류한다.

① **연안여객업** : 연안여객선은 육지와 인근 도서지방을 연결하는 선박으로 여행자를 비롯하여 주로 서민들이 이용하는 선박이다. 연안여객선을 이용한 관광상품 개발은 필수 불가결한 것으로 인식되어야 한다.

② **카페리**(Car Ferry) : 승객과 자동차를 함께 실어 나르는 배를 일컫는다.

③ **관광유람선**(Cruise) : 취항해역, 목적, 시기 등에 의해 각양각색이지만 대체로 다음의 4종류로 구분하는 것이 일반적이다.

㉠ 오션 크루즈(Ocean Cruise) : 세계일주, 태평양, 대서양횡단 등을 행하는 본격 크루즈이다.

㉡ 레저 크루즈(Leisure Cruise) : 파티 크루즈(Party Cruise)나 미니 크루즈(Mini Cruise)라고 하는 1주일 정도의 단기 크루즈이다.

㉢ 전세 크루즈(Charter Cruise) : 여행사 등이 배를 전세내서 여행행사를 실시하는 해상대학이나 문화탐방여행, 역사기행여행 등으로 이용하고 있다.

㉣ 리버 크루즈(River Cruise) : 라인강, 볼가강, 아마존강, 미시시피강 등에서 상하로 운항하는 선박여행이다.

(7) 전세버스 운송사업

단체여객이나 관광자를 대상으로 하며 영리를 목적으로 출발지부터 목적지까지 이동시키는 자동차 운송사업 종류의 하나로 우리나라의 경우 건설교통부령이 정하는 사업구역 내에서 운행계통을 정하지 않고 1개의 운송계약으로 건설교통부령이 정하는 자동차를 사용하여 여객을 운송하는 사업으로 정의하고 있다. 전세버스 운송상품의 형태로는 관광전세버스(Charter Tour), 단체관광(Inclusive Tour : ICT), 개별패키지 전세버스, 도시관광버스, 연계교통관광 등이 있다. 전세버스 운송사업의 특성으로는 무형성, 자원과 자본의 편재성, 수요의 편재 등을 들 수 있다(그림 3-49).

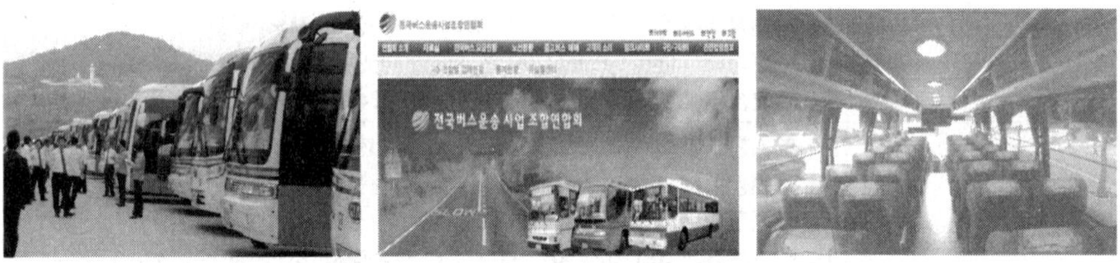

(a) 중국인 관광객을 기다리는 전세버스　　(b) 전국버스운송사업 홈페이지　　(c) 전세버스 내부

[그림 3-49] 전세버스 운송사업

(8) 자동차 대여업

차를 빌려준다는 뜻으로 Car-rental System으로 표현된다. 즉, 자동차를 이용하는 다양한 요구에 부응하여 자동차 자체와 이에 부과되는 수송 시스템 사업이다(그림 3-50).

① 관광자는 또는 이용자 요구에 부응한 자동차 자체의 대여와 다양한 서비스 시스템 사업으로 정의될 수 있다.

② 자동차 대여업(rent-a-car)은 철도, 항공기, 버스 등의 수송기관의 보완적 교통수단의 특성을 지니고 있으며, 대체 교통기관으로서의 기능을 발휘하고 있다. 그리고 경비절감 및 필요할 때마다 이용할 수 있다는 장점을 갖고 있다. 특히 장거리 여행 시 목적지에서 보조차(second car)의 기능을 담당한다.

③ 렌터카 이용 시스템 측면에서 이용자들은 새로운 차의 사용, 안심보험, 요구하는 차형의 이용, 손쉬운 예약 시스템, 편리한 영업지점망 이용, 타당한 요금수준, 타 교통기관 및 숙박시설과 연계한 경제적인 결합을 들 수 있다.

④ 자동차 대여사업은 타 관광사업과의 다양한 관계를 맺고 있으며, 철도, 항공기와의 결합수송 서비스, 여행업자와의 제휴를 통한 서비스, 각 지역특성과 연계된 관광명

소시설 등과 제휴된 상품, 여행자의 사생활보호와 자유확보, 편리성 향상에 도움을 주는 기능을 담당하고 있다.

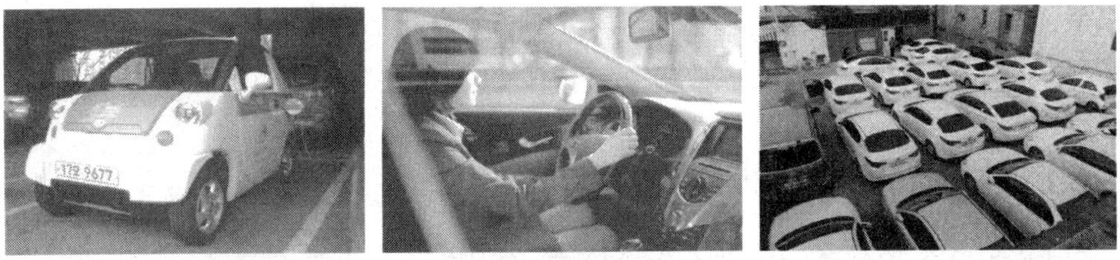

(a) CT & T 랜터카 회사 (b) 렌터카 광고의 장면 (c) 대기 중인 렌터카

[그림 3-50] 자동차 대여사업

(9) 항공업

항공교통은 관광자와 관광목적지 사이에 가장 유효한 교통수단이다. 그리고 항공교통의 중요성은 현대에 와서 국제수지의 개선, 외국과의 경제적 · 정치적 관계의 긴밀화 그리고 국위 선양이라는 측면에서 각국이 그 나라의 국제노선을 가진 항공회사에 대하여 지원 · 육성해왔다(그림 3-51).

① 항공법에서 규정하는 항공운송사업은 타인의 수요에 의하여 항공기를 사용하여 유상으로 여객 또는 화물을 운송하는 사업이다.

② 항공사가 여객, 화물, 우편물을 운송해주는 대가로 항공료와 항공운임을 승객과 화물주로부터 받아 운영하는 사업이 항공사업이다.

③ 항공교통의 특성은 안정성, 고속성, 정시성, 쾌적성을 들 수 있으며, 그 사업의 분류로 운항형태에 따라 정기운항, 부정기운항으로 구분할 수 있다.

④ 운송객체에 따라 여객운송사업, 화물운송사업으로, 운송지역에 따라 국내 및 국제 운송사업으로 구분한다.

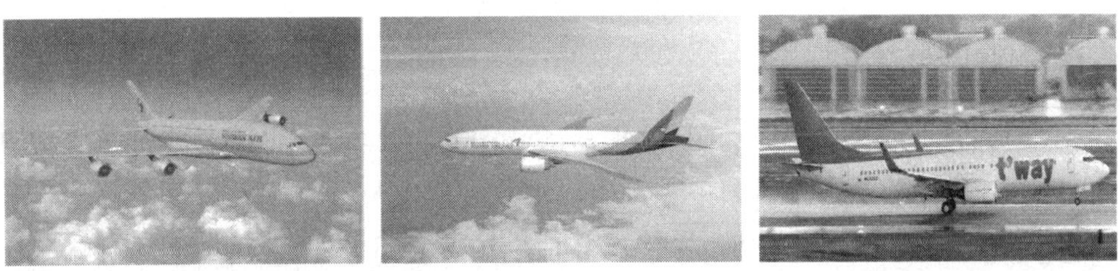

(a) 대한항공 (b) 아시아나 항공 (c) 티웨이 항공

[그림 3-51] 항공업

⑤ 현재 세계 항공운송교통은 규제완화와 자유화 추세에 있으며 지역주의가 심화되고, 거대 항공사 그룹이 탄생하며 제휴항공사 시스템과 저비용 항공사가 증가하는 상황이다.

⑥ 항공업은 특히 현대 관광은 관광객의 대량수송이라는 측면과 밀접한 관계를 유지하면서 발전해왔는데 항공운송이 차지하는 비중은 이런 점에서 매우 중요하다.

(10) 항공운송업의 역사

항공운송업의 역사는 다음과 같은 단계를 거치면서 발전을 하였다.

① 제2차 세계대전 전 : 1918년~1938년은 정기항공노선의 유아기이다.

② 제2차 세계대전 후 : 대량 항공여행시대가 열렸다.

③ 1945년~1960년 : 기차와 선박이 자동차와 비행기로 교체되었다.

④ 1960년대 : 항공료 할인으로 항공여행이 더욱 증가되었다.

⑤ 1970년대 : 큰 동체의 제트 항공의 발전으로 Mass Tourism의 시대가 열렸다.

⑥ 항공기는 주요 국가간(미국과 캐나다는 국내운송수단으로 이용) 교통형태로 제2차 세계대전 후에 주목을 받게 되었다.

⑦ 항공기는 시간이 주요 요소인 상용여행자에게 주요한 교통형태로 등장하였다.

⑧ 전세항공편은 휴가여행행태로써 유럽, 미국, 캐나다에서 점점 증가한다.

⑨ 최근 국제항공의 획기적인 발전에 따라 세계관광객의 항공이용률이 증대되었다.

⑩ SST(Supersonic Transport)의 출현과 끊임없는 기종경쟁, 체질개선, 서비스의 향상으로 관광객의 선호도가 증가하였다.

(11) 항공운송관계단체

항공운송관계단체는 국제민간항공기구, 동양관광회사협회, 국제항공운송협회 등 다음과 같다.

1) 국제민간항공기구

국제민간항공기구(International Civil Aviation Organization : ICAO)는 세계 항공업계의 정책과 질서를 총괄하는 기구로서 UN 산하 전문기구로 1944년 12월 7일 시카고 국제민간항공회의에서 국제민간항공협약(시카고협약)이 서명되었으며, 이후 전적으로 운영되다가 1947년 4월 4일 26개국이 동 협약을 비준함에 따라 정식 발족하였다. 사무국은 캐나다 몬트리올에 있으며, 국제민간항공이 안전하고 질서 있게 발전할 수 있도록 도모하며, 국제항공운송업무가 기회균등주의를 기초로 하여 건전하고 경제적으로 운영되도록 하기 위해 설립되었다.

국제민간항공기구(ICAO)의 목적은 다음과 같다.

① 세계전역을 통하여 국제민간항공의 안전하고 정연한 발전을 보장한다.
② 평화적 목적을 위한 항공기의 설계와 운송기술을 장려한다.
③ 국제민간항공을 위한 항공로, 공항 및 항공시설의 발전을 촉진한다.
④ 안전하고 정확하며 능률적이고 경제적인 항공운송에 대한 세계 각국 국민의 요구에 부응한다.
⑤ 불합리한 경쟁으로 발생하는 경제적 낭비를 방지한다.
⑥ 체약국의 권리가 충분히 존중되도록 하고 체약국이 모든 국제항공기업을 운영할 수 있는 공정한 기회를 갖도록 보장한다.
⑦ 체약국간의 차별대우를 금지한다.
⑧ 국제항공상의 비행의 안전을 증진한다.
⑨ 국제민간항공의 모든 부문의 전반적 발전을 촉진시킨다.

2) 동양관광회사협회

1966년 필리핀 마닐라에서 대한항공을 포함한 아시아지역 6개 항공사의 대표가 이 지역 내 항공사 간 협력을 목적으로 OARD(1967년) 설립을 결의하였다. 1970년 10월 제9차 회의를 계기로 기구명칭을 OAA(Orient Airlines Association)로 변경하였다. 대한항공, 일본항공, 케세이 퍼시픽 항공, 중화항공, 싱가포르 항공 등이 참여하고 있다.

3) 국제항공운송협회

국제항공수송협회(International Air Transport Association : IATA)는 세계 각국의 민간항공회사 단체가 모여 1945년에 결성되었으며, 국제항공운임의 결정이나 회사 간의 운임대차의 결제를 한다. 본부는 캐나다의 몬트리올, 아시아지역 사무소는 방콕에 있다. 운임 등에 관한 협정은 연 2회 이상 개최되는 회의에서 결정되며 가맹 각 사에 구속력을 행사할 수 있다. 일종의 국제카르텔이다. 국제항공운송협회의 업무내용은 다음과 같다.

① 인류의 이익을 위하여 안전하고 경제적인 항공운송사업의 육성과 이에 관련된 제반문제를 연구한다.
② 항공운송업무간의 협조체제를 구축하였다.
③ 항공사간의 경험 · 정보 · 지식을 교환하였다.

④ 국제선 요율선정에 따른 각 정부 간의 조정 매체역할을 하였다.
⑤ 높은 수준의 효율적인 항공운송을 보장한다.
⑥ 최저운임을 보장한다.

3. 관광교통의 특성

관광교통의 특성에는 수용의 시간적 · 지역적 재편성, 내용상의 특성수요의 시간적 · 지역적 재편성이 있다.

(1) 수용의 시간적 · 지역적 재편성

교통수요는 시간적 · 지역적 요인에 따라 변화가 있어서 성수기(peak season)와 비수기(off-season)가 존재한다. 특히 관광에 따른 교통기관의 이용이 관광대상에 따른 지역적 재편성이 크다.

(2) 기능상의 특징

유통 서비스의 창출행위와 욕구충족의 매개행위가 있다.

① **유통 서비스의 창출행위** : 이동행위 자체에 효과와 효용을 부여하고 서비스 개념을 도입하여 서비스 상품화로 질의 향상모색, 이용증대를 꾀하는 행위이다.
② **욕구충족의 매개행위** : 일정한 욕구충족을 위해 인간과 계획 간의 공간을 극복하기 위한 행위이다.

(3) 내용상의 특성수요

내용상의 특성수요의 시간적 · 지역적 재편성에는 무형재의 서비스 상품과 시한성이 있다.

① **무형재의 서비스 상품** : 교통수단에 의한 인간의 욕구충족은 무형의 교통 서비스를 근간으로 하는 사업이다.
② **시한성** : 일반적인 상품의 특성과 달리 교통용역(교통 서비스)은 생산과 소비가 동시에 존재해서 성립된다. 특정시간에 이용하지 않으면 상품가치가 소멸되고 그의 가치성을 저장할 수 없다.

4. 관광교통 시스템의 기능

관광교통 시스템에서 가장 중요한 기능은 예약기능이다.

(1) 전산예약 시스템

예약 시스템에서 가장 중요한 요인은 신속, 정확, 친절 측면의 서비스 3대 요소와 더불어 시간적, 경제적 거리단축이다. 즉, 관광교통의 이동시간을 고려한 예약 및 수배는 관광의 대중화를 촉진시키고 관광사업을 활성화시킬 수 있고, 또한 거리에서 비하여 운임이 싼 경제적 거리의 단축은 교통사업발전 및 관광대중화에 큰 역할을 하고 있다. 그러므로 관광교통예약 시 가장 중요한 사항은 관광교통의 예약을 통하여 관광목적지와 그 과정에 있어서 관광행동의 범위와 폭을 넓히는 것이다.

① 관광산업은 정보통신사업, 환경산업 등과 함께 21세기 첨단 미래산업으로 각광받고 있다. 그에 따라 관광은 우리 삶에 없어서는 안 될 중요한 부분을 차지하게 되었으며, 관광산업의 발달과 함께 호텔산업과 항공산업 또한 매우 비약적으로 발달하였으며, 관광분야에서 컴퓨터가 도입된 이래 여러 종류의 정보 시스템이 각 분야별로 개발되고 1990년 이후로 인터넷의 급속한 증가로 인하여 인터넷을 활용한 정보 시스템들이 확산되면서 항공업무를 전산화시켜서 컴퓨터를 통해 한눈에 보고 상담할 수 있게 해주는 항공예약 시스템이 나타나게 되었다. 이 시스템이 나타나게 되면서 관광산업에 막대한 영향을 미치게 되었다.

② 항공사에서 사용하는 **컴퓨터 예약 시스템**을 CRS(Computer Reservation System)라고 하며, 호텔에서 사용하는 **중앙예약 시스템**도 CRS(Central Reservation System)라고 한다. 두 용어의 약자형태가 같기도 하지만 결국엔 같은 예약 시스템인 것이다.

③ 현재 컴퓨터에 의한 예약 시스템은 항공사에 국한하지 않고 호텔과 렌터카 회사 등 관광업계뿐 아니라 철도, 영화, 연극 등 각종 문화산업에도 사용되며 우리생활 깊숙이 관여하고 있다. 또한 항공사, 크루즈가, 호텔 등 모든 관광업체는 자신들만의 웹사이트를 지나고 있으며, 인터넷을 통해 자사의 상품 및 서비스를 알리고, 지속적으로 시스템 개발에 힘쓴다면 다른 나라보다 한발 앞서 나갈 수 있을 것이다.

(2) 전산예약 시스템의 기능*

① 부대 서비스 예약 기능이 있고, 좌석예약 기능이 있다.

* 전산예약 시스템의 기능 : 항공사 예약실무, 이용구, 학문사, 1999, pp.11~12

② 특별한 주의가 요청되는 운송제한 승객 수송 준비 기능이 있다.
③ 고객의 특수사항 배려 기능이 있다.
④ 수요와 공급을 조정하는 기능이 있으며 여행정보 기능이 있다.
⑤ 항공사의 수입을 제고시키는 기능이 있다.

(3) 전산예약 시스템의 업무분장

전산예약 시스템의 업무분장에는 예약통제업무, 예약접수업무, 예약관리업무, 출발확인 업무가 있는데, 이 업무들을 자세히 살펴보면 다음과 같다.*

① 예약통제 업무사항은 다음과 같다.
㉠ 항공편 스케줄 입력 및 특별기 요청을 한다.
㉡ 좌석조정 및 초과예약 결정을 한다.
㉢ 각 지점별 예약 통제를 한다.
㉣ 다른 항공사(Other Air Lines : OAL)와의 통신 메시지를 처리한다.

② 예약접수 업무사항은 다음과 같다,
㉠ 여객의 예약접수 및 좌석예약을 한다.
㉡ 부대 서비스의 예약 및 여행정보 제공을 한다.
㉢ 요청사항 접수처리 및 기타 정보안내를 한다.
㉣ 특수여객예약(Restricted Passenger Advice : RPA) 접수를 한다.

③ 예약관리 업무사항은 다음과 같다.
㉠ 예약기록 확인 및 취소를 한다.
㉡ 예약통계자료를 종합 분석한다.
㉢ 예약 시스템 기능개선 작업을 한다.

④ 출발확인 업무(departure check)는 다음과 같다.
㉠ 예약기록 확인 및 취소를 한다.
㉡ 항공편 스케줄 변경사항 통보를 한다.
㉢ 공급좌석의 최대 이용을 취한 초과예약 시행을 한다.

(4) 전산예약 시스템의 운용

GDS 시스템은 항공사, 여행업계, 여행자 모두에게 효율성이 극대화되는 체계적인 정보 시스템이다. 항공사뿐 아니라 호텔, 크루즈사, 철도회사, 렌터카 회사 등의 다양한 관

---

* 전산예약 시스템의 업무분장 : 항공사 예약실무, 이용구, 학문사, 1999, pp.11~12

광 관련 업체들과 협력하여 좀 더 많은 정보를 포함하게 되었다. 여행사와 항공사에서는 고객의 관리, 손익계산, 청구서 발생 등 각종 업무를 예약관리용 단말기를 통해 처리할 수 있어 매우 편리하고 고객은 관광지의 기상 관련 정보, 외화시세, 세 관련 정보 등 전반적인 관광정보와 생활정보까지 편리하게 이용할 수 있다.

1) 항공사의 CRS

매출액은 항공사의 생존여부와 직결되는 문제로서 모든 항공사들이 경쟁우위를 차지하기 위한 전략적 무기로 효율적인 CRS(Computer Reservation System)의 구축 및 활용에 사활을 걸고 있다. 정보통신 · 컴퓨터 산업 등의 발전으로 등장한 CRS는 호텔, 항공, 여행업뿐 아니라 모든 기업 등의 경영환경을 급속하게 변화시키고 있을 뿐만 아니라 호텔, 항공, 여행업뿐 아니라 모든 기업 등이 CRS를 통해 직 · 간접적으로 많은 이익을 도모하고 있다.

최근에는 미국, 유럽, 아시아의 시스템들이 기술적으로나 지역적으로 상호 호환 체계를 구축하여 어느 터미널로도 상호접속이 가능하게 되었고, 여기서 이용 가능한 시스템으로는 SABRE, ABACUS, APOLLO / GALILEO, SYSTEM ONE / AMADEUS 등이 있다. 각국의 항공사가 채택하고 있는 시스템은 PNR 시스템이다. 이것은 항공여행을 원하는 승객의 항공여정(언제, 구간, 인원)을 비롯하여 호텔, 렌터카 등의 부대 서비스 예약 등의 정보가 저장되어 있는 여객기록이다. 그렇기 때문에 항공여행을 하려는 승객은 PNR이 존재하여야만 실제로 항공편을 탑승할 수 있다.

2) PNR 여정 작성의 특징

① PNR 작성에서의 필수 입력사항
② 기본 지시어는 0 혹은 N
③ 여정작성 : 항공좌석 예약요청
④ Availability 조회 후 작성하거나 Availability 없이 직접 입력
⑤ 좌석의 수와 승객의 수가 일치해야 한다(단, 만 2세 미만의 유아승객은 좌석을 점유하지 않으므로 좌석 수에 포함시키지 않는다).

03 외식업의 이해

외식업이 등장하게 된 배경은 경제적으로 사람들의 생산력이 증가하고 그에 대한 소득수준이 증가함에 따라 단순히 허기를 채우는 것을 넘어 음식을 통해 새로운 것을 경험하는 과정으로서의 외식 형태가 생겨나기 시작했다. 또한 사회·문화적으로 핵가족화에 따른 식생활 패턴의 변화 및 교통의 발달로 인한 이동의 용이성 등으로 인해 외식산업이 대두되기 시작했다.*

1. 외식업의 정의

외식업은 고객의 요구에 부응하는 음식이나 음료 등을 조리해 다양한 식음료 서비스를 동일한 장소 또는 그 내외부에서 소비되도록 제공하는 업이며, 가정 밖에서는 식사와 스낵 그리고 음료의 테이크아웃 서비스를 준비하여 판매하는 업으로 정의된다.**

관광을 하는데 있어서 음식은 하나의 문화이자 엔터테인먼트로서의 역할을 한다. 관광을 하면서 음식을 먹음으로써 의미있는 이미지와 경험을 선사하는 중요한 요소이다. 그리고 관광은 일상적으로 먹는 음식과는 달리 비일상적인 상황에서 음식먹는다는 특별한 의미와 즐거움을 준다.

관광지역의 음식은 관광목적지의 차별적인 지역정체성을 구축하는 중요한 요소일 뿐만 아니라 지역문화를 알리는 중요한 수단으로 여겨지고 있다. 따라서 관광지역의 음식은 관광객의 소비지출 중 많게는 1/3을 차지하는 중요한 지출부문이다. 외식업은 점점 자신의 라이프스타일을 표현하는 하나의 요소로 인식된다.

영어권에서는 음식 자체가 관광동기의 첫 번째 요소인지 부차적 요소인지에 따라 관광을 Food Tourism 또는 Culinary Tourism 등으로 구분한다. 그리고 와인이나 커피, 멕시칸, 이탈리안 요리 등 각 분야에서 유명한 곳을 방문하는 음식관광을 통해 관련 음식에 대한 조예가 깊어질 수 있다는 점에서 'Serious Leisure(진지한 여가)'의 한 형태로 본다.

이처럼 외식업은 문화적 엔터테인먼트이면서 라이프스타일을 표현하는 요소이기 때문에 관광객들에게 특별한 관광경험을 주어 관광목적지의 방문객수 및 방문일수의 증가에 기여한다. 또한 음식점에 방문객의 수가 증가하면서 부가적으로 지역농산물의 새로운 판로를 개척할 수 있고, 지역음식의 상품화 가능성을 높이고 요리학교의 설립 등 지역경

* 외식업의 정의 : 외식경영학, 한경수 외, 교문사, 2005
** 외식업의 정의 : 한국관광학회, 관광학총론, 백산출판사, 2009, p.422

제를 활성화시키는 데 직·간접적인 영향력 또한 크다.

(1) 학자들의 외식업의 정의

① **국어 사전적 의미** : 국어학자인 이희승 박사는 "자기 집이 아닌 밖에서 식사하는 것."이라 하였다. 이는 바로 집에서 만든 음식이 아니고 바깥에서 자신이 좋아하는 음식에 대해서 돈을 지불하고 사서 먹는 의미를 지니고 있다.

② **미야에이지** : 내식 "가정 내에서 식사를 하는 것" 외식 "외부에서 식사를 하는 것"이 역시 외식을 가정 내·외에서 식사하는 것을 구별하기 위해서 사용된 용어이다.

③ **도이토시오** : 외식은 가정 외에서 식사를 하는 행위의 의미뿐 아니라 가정 외에서 가져 온 채소와 같은 식물은 물론, 가정 내에서 만든 음식을 가지고 다니는 초밥이나 도시락도 외식으로 보아야 한다고 정의를 하였다.

④ **일본 외식산업문제연구회에서 내린 정의** : 국민의 식생활은 가정 내에서 음식을 만들거나 먹는 가정 내 식생활과 가정 외에서 음식을 만들거나 먹는 가정 외 식생활이 있다. 바로 전자를 내식, 후자를 외식이라고 정의를 내렸다.

⑤ **한국음식업중앙회** : 소비자의 외식행동에 일정한 시설과 식음료상품을 갖추고 고객의 욕구를 충족시키면서 경제적 이익을 추구하는 영업행위로 정의를 내렸다.

(2) 외식산업의 범위

외식업의 범위는 상업적 외식산업과 비상업적 외식산업으로 나누었고 외식산업의 범위는 [그림 3-52]와 같다.

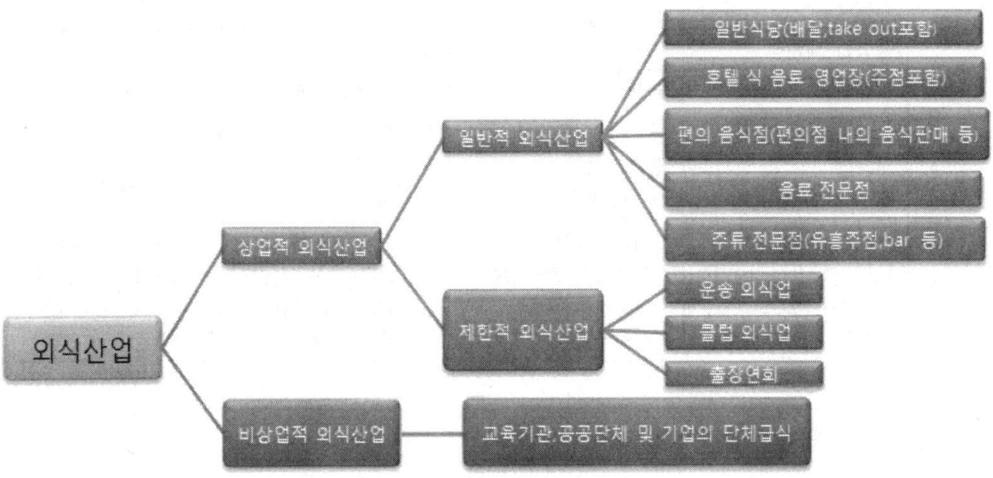

[그림 3-52] 외식산업의 범위

(3) 외식산업의 분류

외식산업은 업종과 업태로 분류한다.

1) 업 종

영위하고 있거나 취급하고 있는 상품이나 메뉴의 대분류상의 영업형태를 의미하며, 한식, 양식, 중식, 일식, 선술집 등이다. 즉, 어떤 요리를 제공하는가를 의미한다.

2) 업 태

특정의 영업방식, 서비스 형태, 금액지불방식 등의 차이로 구분되며, 상품이나 메뉴의 소분류상의 영업형태를 의미한다. 대체로 한 개 업종이 세분화되는 것을 업태라고 하는데, 양식은 업종에 해당되며, 커피숍, 패스트푸드, 패밀리 레스토랑 등은 각기 업태라고 한다. 또한 업태는 객단가, 메뉴 구성, 식사형태, 이용시간대, 출점입지 형태, 점포규모, 투자규모, 운영 시스템 등의 차이로 구분되기도 한다.

외식산업의 분류는 〈표 3-4〉와 같다.

〈표 3-4〉 외식산업의 분류

업태 업종	Fastfood	Family Restaurant	Casual Restaurant	Hotel Restaurent
한식	한식류 분식점	놀부보쌈 함흥냉면 대중한식점	늘봄공원 삼원가든 한국관	석파랑, 가야랑 호텔 한식당
일식	장우동 장터국수	기소야 미도야	부산 횟집 일반 일식집	호텔 일식당
중식	중국집 체인점	일반 중식당	로터스 가든	호텔 중식당
양식	롯데리아 맥도날드, 버거킹	코코스	T.G.I, 프라이데이 마르쉐	호텔 양식당
선술집	투다리 포장마차	칸, 소주방 하이트광장	기린비어 벨라벨라	호텔의 클럽
비고	• 메뉴 : 한정적 • 객단가 : 3천~5천원 • 서비스 : 셀프 • 주류 : 판매안함	• 메뉴 : 다양 • 객단가 : 5천~15천원 • 서비스 : 풀서비스 • 주류 : 한정판매	• 메뉴 : 폭 넓음 • 객단가 : 2천~2만원 • 서비스 : 풀서비스 • 주류 : 다양함	• 메뉴 : 한정 메뉴 • 객단가 : 2만원 이상 • 서비스 : 풀서비스 • 주류 : 와인/고급

(4) 한국의 외식산업의 발달과정

① 초기 : 외식산업은 처음 숙박업과 그 출발을 같이 하였으며 주로 여관을 숙박업과

함께 주막형태의 식당업도 겸하고 있었다.

② 19세기 : 19세기 후반부터 그 경계가 나뉘게 되고 차츰 산업화가 진행됨과 동시에 외식산업 역시 발달하게 되었다.

③ 1960년대 : 전쟁으로 인한 식생활과 침체로 외식산업은 후반에 가서야 외식업이 등장하였다.

④ 1970년대 : 산업화는 외식산업에 있어서 서구화 바람이 일어났다.

⑤ 1980년대 : 다양한 서구식 브랜드가 도입되면서 다양한 업종이 도입되었고, 1980년대 들어와서는 그 행보가 본격적으로 진행되면서 맥도날드, 버거킹 등 서구 유명 패스트푸드 업체가 들어오기 시작했고, 국내 업체와 치열한 경쟁을 치르기도 하였다. 국민소득의 증가와 함께 외식산업 역시 정비례하여 발전하였다. 특히 고급스럽고 깨끗한 분위기의 매장시설과 친절하고 독특한 서비스를 내세운 패밀리 레스토랑이 상륙하였고, 그 영향에 따라 한식 역시 브랜드화 되기 시작하였다. 한식과 중식을 중심으로 한 기업형이 아닌 자영업 형태의 음식점이 주종을 이루었다.

⑥ 1990년대 : 다양한 프렌차이즈가 생겨나고, 패밀리 레스토랑을 중심으로 도입되었다.

2. 외식업의 유형과 특성

외식산업은 특성으로는 현금회전이 빠른 사업으로 체인화가 용이한 사업이며, 사교의 장소로서 각광을 받는 사업으로 도전적인 사업을 할 수 있고, 자신의 취미를 살릴 수 있는 사업이며, 인생을 즐기면서 할 수 있는 사업으로 무대연출 사업으로, 소자본으로 할 수 있는 장점을 가지고 있다. 외식산업의 특성은 [그림 3-53]과 같다.

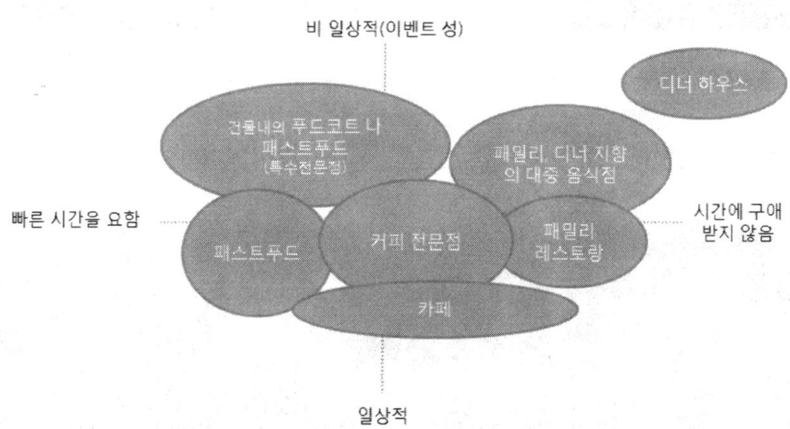

[그림 3-53] 외식산업의 특성

(1) 외식업의 유형

외식업의 유형은 미국의 외식업 분류와 Walker(1999년)의 외식업 분류, 우리나라 외식업의 분류가 있다. 이것을 자세히 살펴보면 다음과 같이 볼 수 있다.

1) 미국 외식업의 분류

미국레스토랑협회(National Restaurant Association : NRA)는 외식업을 3종류로 구분한다.

① **음식 서비스** : 평균 단가 10$ 이하이다.
② **풀서비스** : 평균 단가 10$ 이상이다.
③ **제한된 서비스** : 패스트푸드이다.

2) Walker의 외식업 분류

Walker(1999년)는 패스트푸드 레스토랑, 패밀리 레스토랑, 테마 레스토랑, 민속 레스토랑, 캐주얼 다이닝 레스토랑으로 구분하였다.

① **패스트푸드 레스토랑** : 바쁜 사람들을 위한 '빠른 서비스' 타입이며, 이러한 식당에서는 제한되어 메뉴 종류와 극도로 표준화된 서비스의 방식을 채택하고 있다(그림 3-54).

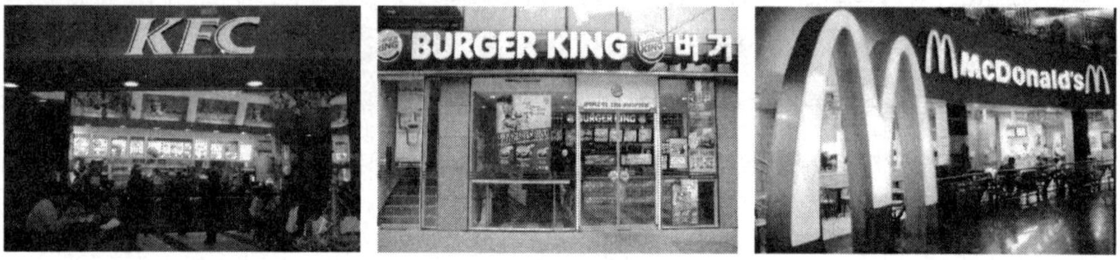

(a) KFC (b) 버거킹 (c) 맥도날드

[그림 3-54] 패스트푸드점

② **패밀리 레스토랑** : 편안한 마음으로 들어갈 수 있는 레스토랑이다(그림 3-55).

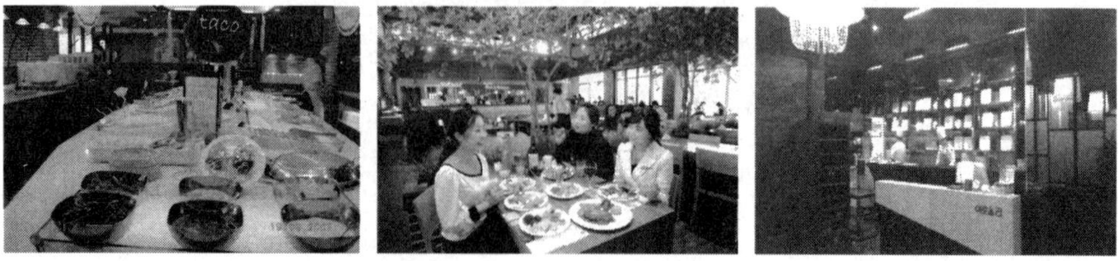

(a) 빕스 샐러드 바 (b) 패밀리 레스토랑 전경 (c) 이로울리 한정식 레스토랑

[그림 3-55] 패밀리 레스토랑

③ **테마 레스토랑** : 점포 내의 장식이나 집기 따위를 테마에 따라 통일 정비하여 이용 가치를 높인 레스토랑이다(그림 3-56).

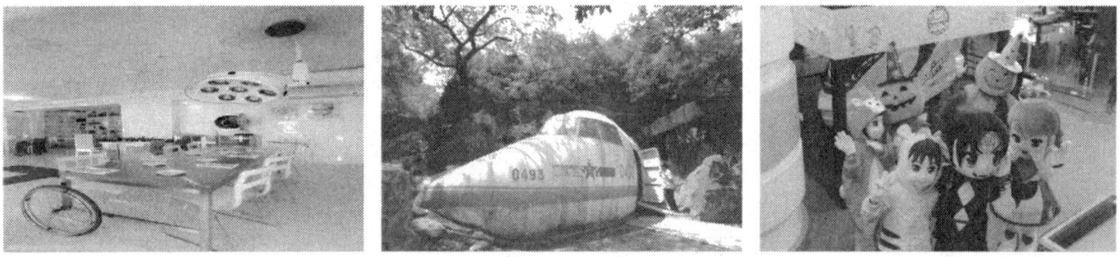

(a) 병원 테마 레스토랑 (b) 군사 테마 레스토랑 (c) 게임 테마 레스토랑

[그림 3-56] 테마 레스토랑

④ **민속 레스토랑** : 그 나라의 지역에 전통음식을 먹을 수 있는 레스토랑이 있다(그림 3-57).

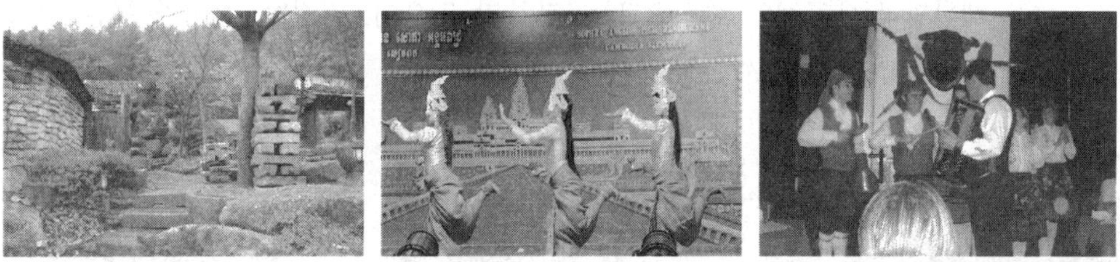

(a) 대전 민속 레스토랑 (b) 소피아 앙코르 피치 레스토랑 (c) 파두 민속 레스토랑

[그림 3-57] 민속 레스토랑

⑤ **캐주얼 다이닝 레스토랑** : 편안한 마음으로 들어갈 수 있는 레스토랑이라는 의미로, 패밀리 레스토랑보다도 고급스럽고 젊은 층의 고객을 겨냥하고 있다(그림 3-58).

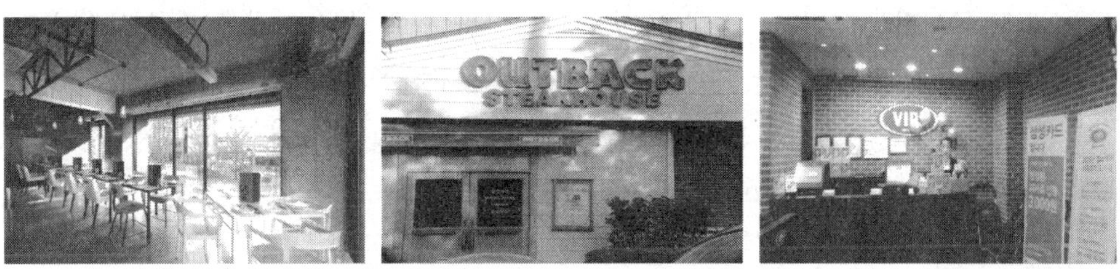

(a) 블랙스미스 레스토랑 (b) 아웃백 레스토랑 (c) 빕스 레스토랑

[그림 3-58] 캐주얼 다이닝 레스토랑

(2) 대한민국 외식업의 분류

우리나라는 1980년대 후반에 접어들면서 외식산업에 대한 연구가 활발하게 진행되었고 점차 발달하기 시작하였다.* 그러나 외식산업에 대한 정확한 개념이 정립되지 않았고, 정부주도 하에 통계청에서 외식업에 대하여 분류체계를 구분하였다. 한국표준산업분류에 의한 외식업의 유형을 분류하고자 한다.

1) 식당업(5521)

식당업은 가게에서 음식 등을 만들어 파는 영업으로 대한민국에 존재하는 모든 음식점을 나타낸 것이다.

① **한식점업**(55211) : 한국 음식을 파는 식당이다. 한식의 학술적인 의미로는 "대한민국에 전해 내려오는 조상 고유의 음식"이라고 정의하며, 대한민국 농수산물을 주원료로 가공되어 오래전부터 이어져 오는 우리 고유의 맛, 향 및 색깔을 내는 식품이다. 대한민국 대표적인 한식으로는 '김치'가 있으며, 비빔밥, 불고기 등은 이미 세계 여러 나라에 알려져 있다(그림 3-59).

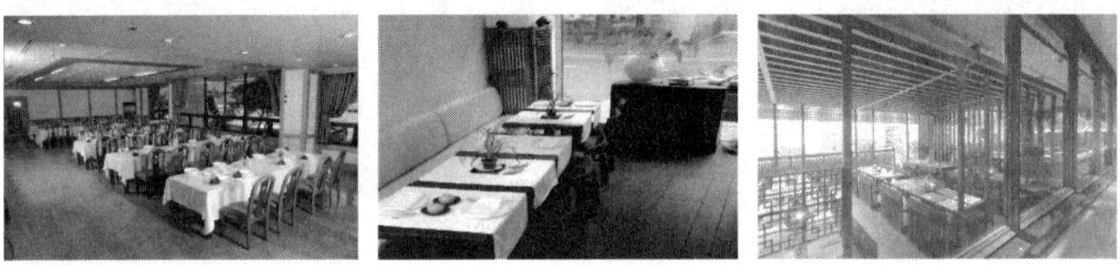

(a) 창평 한식당 (b) 프랑스의 한식당인 Gwon's Dining (c) 런던 한식당

[그림 3-59] 한식점

② **중국 음식점업**(55212) : 중국 음식을 파는 식당으로 중국 사람은 중국 음식을 다 먹어 보기 전에 죽는다는 말이 있을 정도로, 유구한 역사와 함께 조리법 또한 광범위하게 발달하였다. '중국 8대 요리'** 라고 하여 수많은 중국 음식들 중 군계일학이라고 평한다(그림 3-60).

* 우리나라의 외식산업의 발전 : 외식산업 경영의 창업, 전영직 외, 백산출판사, 2008

** 중국 8대 요리 : 1. 광동요리, 2. 절강요리, 3. 산동요리, 4. 강서요리, 5. 호남요리, 6. 사천요리, 7. 복건요리, 8. 안후이요리로 중국을 대표하는 8대 요리이다. http : //kr.people.com.cn/ 참조.

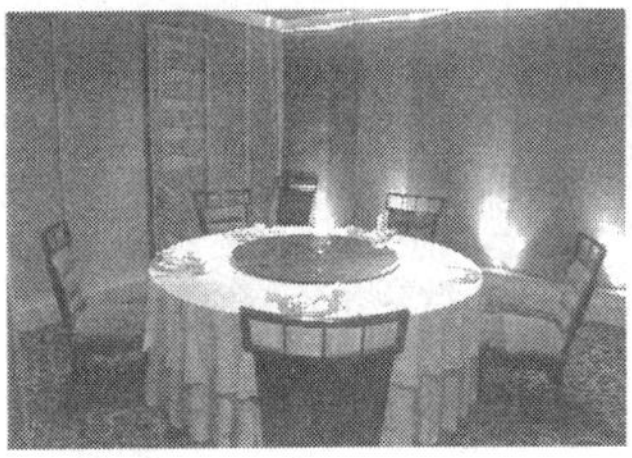

(a) 중식당 취홍 룸 원형 테이블

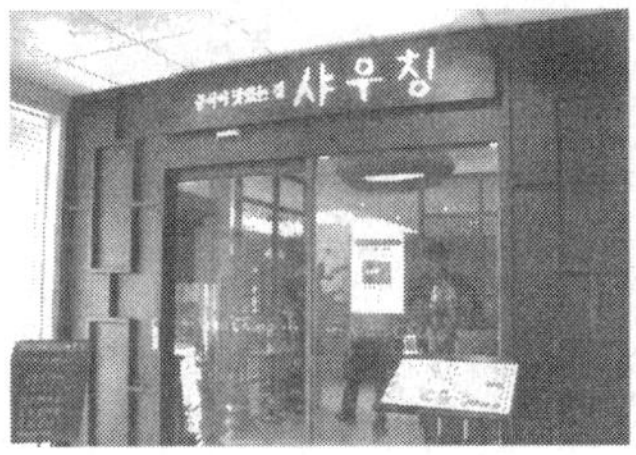

(b) 중식 레스토랑

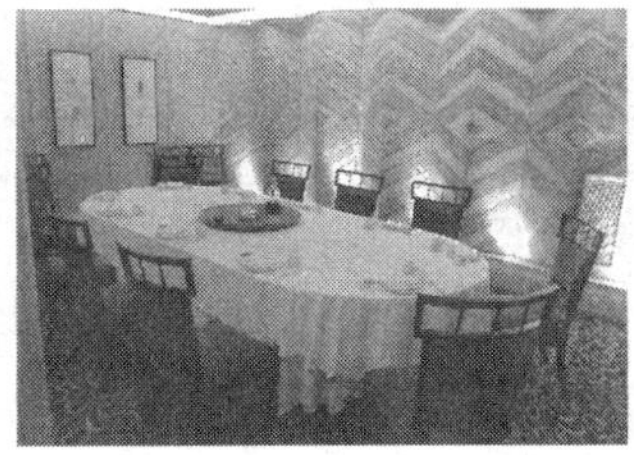

(c) 중식당 취홍 룸 테이블

[그림 3-60] 중국 음식점

③ **일본 음식점업**(55213) : 일본 음식을 파는 식당이다(그림 3-61). 일본 전통음식은 크게 관서요리, 관동요리로 나뉜다. 현대에 이르러 교통수단과 요리기술의 발달로 지역적 음식 특징은 거의 없어지고 있다. 일본도 사계절의 구분이 뚜렷하여 계절마다 음식의 조리법이 다양하게 발달하였고, 섬나라의 특성상 어류 요리가 발달하였다. 대표적인 음식으로는 '사시미(생선회), 초밥(생선초밥), 미소시루(된장국)', '야끼모노(구운요리), 소바(메밀국수)' 등이 있다.

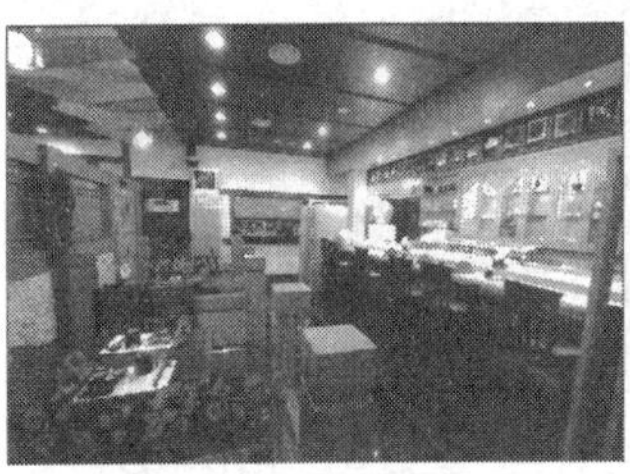

(a) 일식집 해원

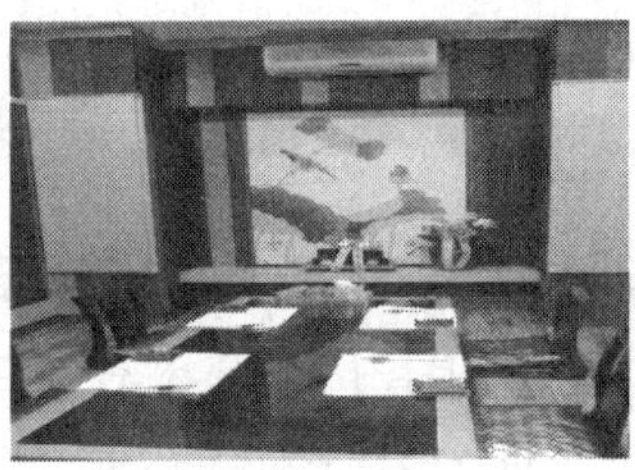

(b) 일식집 해산

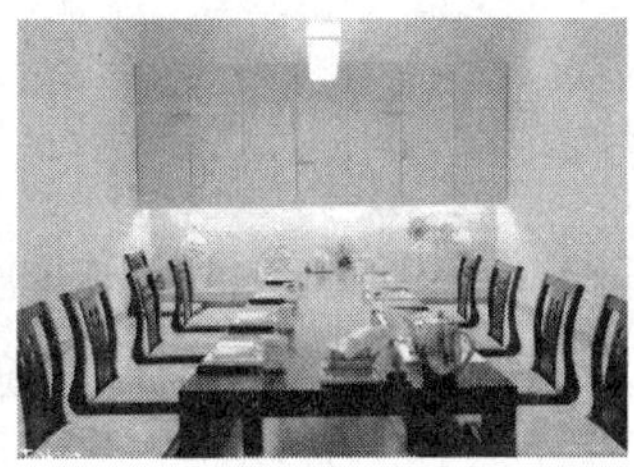

(c) 일식집 미가미

[그림 3-61] 일본 음식점

④ **서양 음식점업**(55214) : 서양 음식을 파는 식당이다(그림 3-62). 유목생활을 하던 서양문화권에서는 육류가 발달하였다. 육류와 함께 유제품의 발달도 이루어 졌으며, 육류의 많은 섭취로 인해 식생활에 술이 일반화 되었으며, '와인, 포도주' 등이 발달되었다.

또한, 서양음식에 향신료를 빼놓을 수 없으며, 요리에 쓰이는 향신료와 양념으로 그 나라의 음식의 특징이 되었다. Appetizer(전채요리) → Soup(스프) → Fish(생선요리) → Main dish(메인요리) → Salad(샐러드) → Desert(디저트) → Beverage(음료) 순으로 식사가 진행된다.

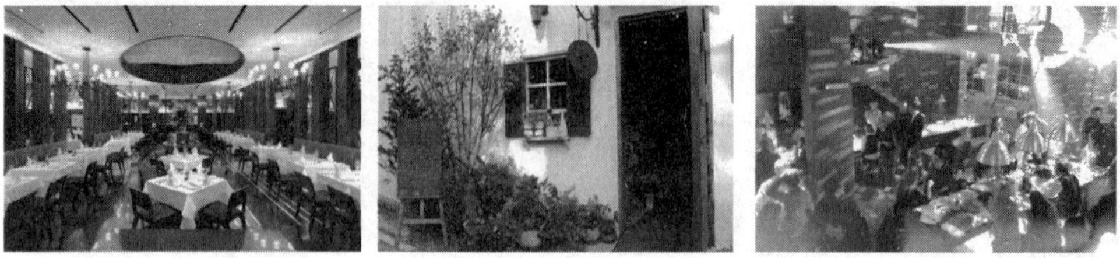

(a) 더 파리스 그릴 (b) 인나비니 (c) 이바노

[그림 3-62] 서양 음식점

⑤ **음식출장조달업**(55215) : 출장 뷔페 등이 있다(그림 3-63). 주방이 없는 곳에서 계획된 요리를 제공하는 종합 푸드, 서비스라고 할 수 있다. 학생들의 '단체 급식'도 음식출장조달업 중 포함되며, 현장에서 직접 요리하여 신선하고 따뜻한 음식을 제공할 수 있는 장점이 있다. 요리뿐 아니라 서브 및 뒷정리까지 해주는 전문적인 서비스이다.

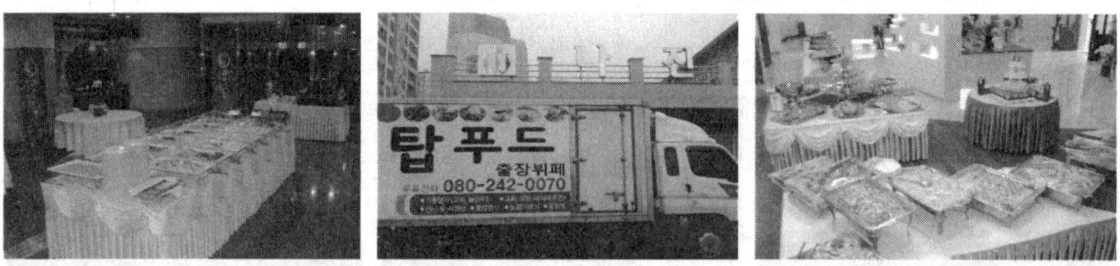

(a) 드림힐 출장 뷔페 (b) 출장 뷔페 차량 (c) 구미 출장 뷔페

[그림 3-63] 음식출장조달업

⑥ **자급식 음식점업**(55216) : 여러 가지 음식을 큰 식탁 위에 차려 놓고 손님이 스스로 선택하여 덜어 먹도록 한 식당을 말한다(그림 3-64). 자급식 음식점은 뷔페(buffet)라고 한다.

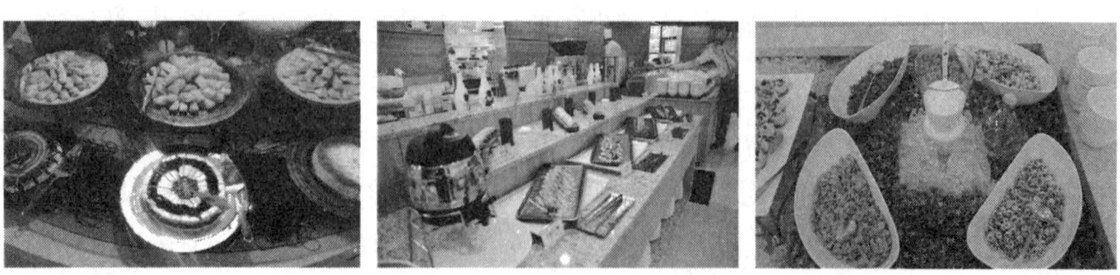

(a) 디누보 (b) 오클러스 (c) 벨라오스틴

[그림 3-64] 자급식 음식점업

⑦ **간이체인 음식점업**(55217) : 프랜차이즈 음식점이다(그림 3-65). 프랜차이저(franchisor : 본부회사)와 프랜차이즈(franchisee : 가맹점) 사이에 설립된 계약으로 프랜차이저는 자기의 상표, 상호의 사용권과 제품의 임대 또는 매매권리 등을 프랜차이즈에게 주고 그에 따른 적정의 수수료를 받는 계약이다.

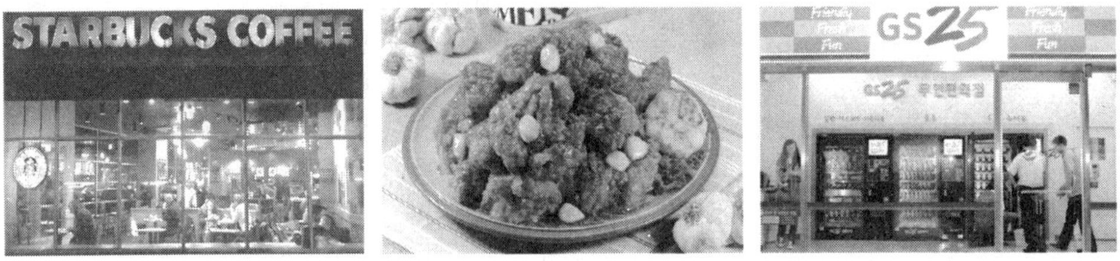

(a) 스타벅스 (b) 페리카나 통닭집 (c) 간이 무인 편의점

[그림 3-65] 간이체인 음식점

⑧ 기타 미분류된 음식점(55219)이 있다.

2) 주점업(5522)

주점업은 우리나라에 존재하는 모든 술을 파는 가게를 나타낸 것이다. 주점업은 한국산업표준분류에 의하면 요정, 바, 카바레 등과 같이 술과 이에 따르는 요리를 판매하는 사업체 및 무도, 유흥주점 등이다. 구체적으로 대포집, 선술집, 간이주점 등과 같은 접객시설을 갖추고 대중에게 술을 파는 산업활동을 주점업으로 분류하고 있다.

① **일반유흥음식점**(55221) : 일반적으로 술을 마시고 음식을 먹을 수 있는 주점이다(그림 3-66).

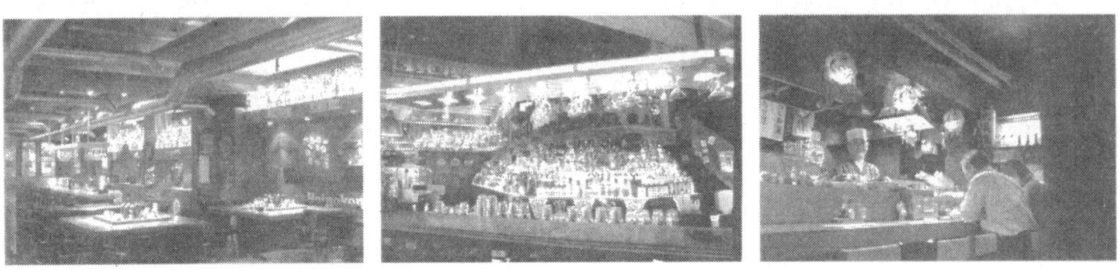

(a) 호프집 (b) 와인바 (c) 선술집

[그림 3-66] 일반유흥음식점

② 무도유흥음식점(55222) : 춤을 추면서 음식을 먹고 술을 마실 수 있는 주점이다(그림 3-67).

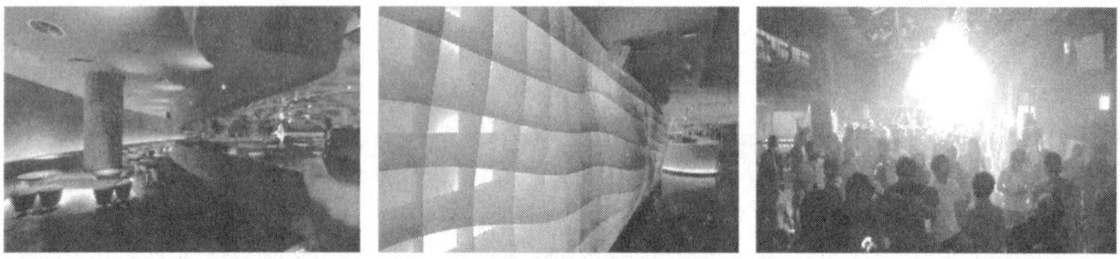

(a) 나이트 (b) 스페인 나이트 클럽 (c) 서울의 클럽

[그림 3-67] 무도유흥음식점

③ 한국식 유흥주점업(55223) : 한국 전통술집이다(그림 3-68).

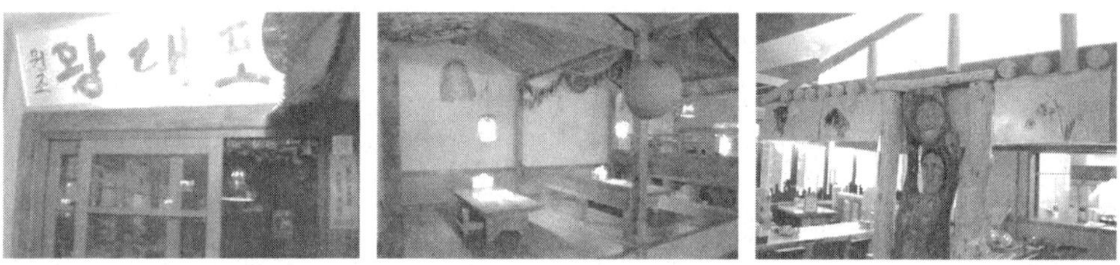

[그림 3-68] 한국식 유흥주점업

④ 극장식 주점업(55224) : 극장에서 영화를 보면서 술을 마시고 음식을 먹는 곳이다(그림 3-69).

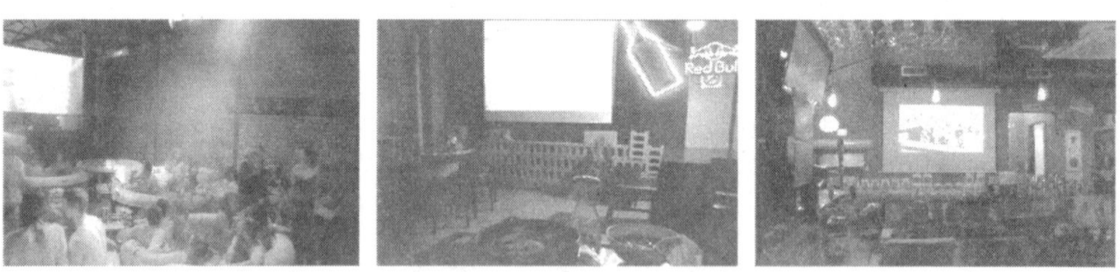

[그림 3-69] 극장식 주점업

⑤ 외국인전용 유흥주점업(55225) : 기본적으로 식품위생법에 의하여 유흥주점으로 허가를 받고 단지 관광진흥을 위해 지정제도만 있다. 외국인들만 들어가는 주점이다(그림 3-70).

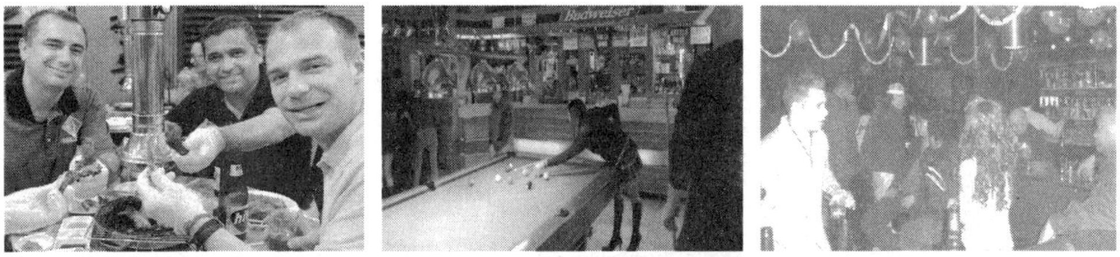

[그림 3-70] 외국인전용 유흥주점업

⑥ **기타 미분류된 주점업**(55229) : 주점업에 분류되지 않은 주점업으로 [그림 3-71]과 같다.

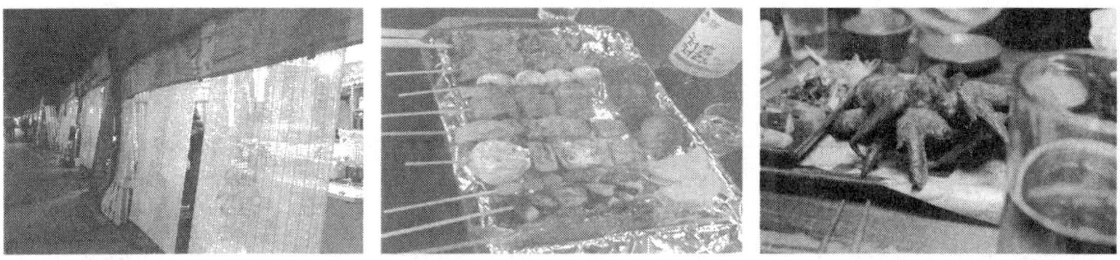

(a) 길거리 포장마차 (b) 꼬치전문 주점 (c) 치킨전문 주점

[그림 3-71] 기타 미분류된 주점업

3) 다과점업(5523)

다과업은 우리나라에 존재하는 모든 제과점을 나타낸 것이다.

① **제과점업**(55231) : 빵을 만들어 판매하는 곳이다(그림 3-72).

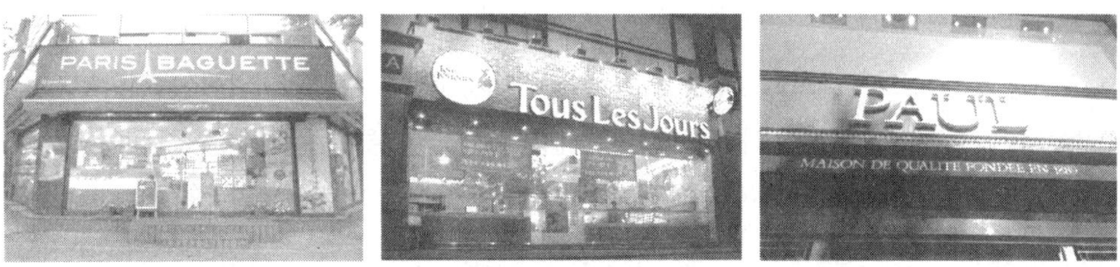

(a) 파리바게트 (b) 뜨레쥬르 (c) 프랑스 파리 베이커리 체인점

[그림 3-72] 다과점

② 다방법(55232) : 손님들에게 차와 음료를 제공하는 곳이다(그림 3-73).

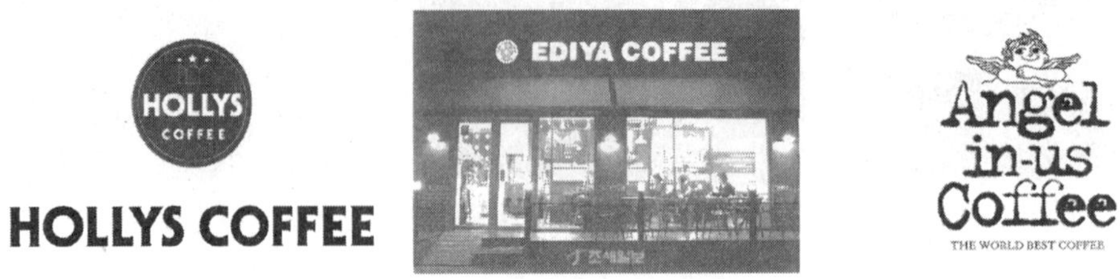

(a) 할리스 커피　　(b) 이디야 커피　　(c) 엔젤리너스 커피

[그림 3-73] 다과점

③ 미분류 다과점업(55239) : 다과점업에 분류되지 않은 다과점업으로 [그림 3-74]와 같다.

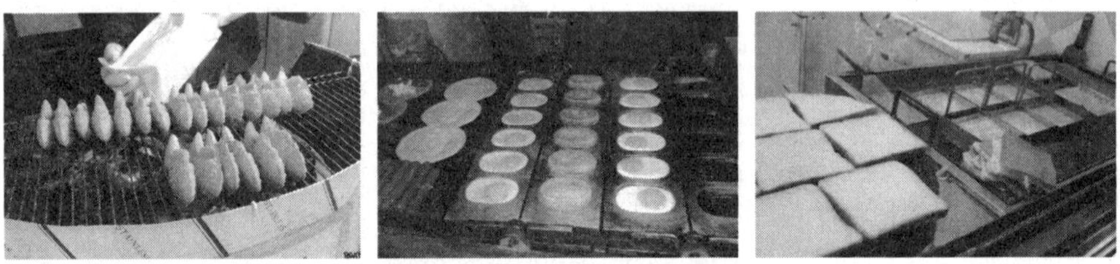

(a) 길거리 붕어빵　　(b) 길거리 계란빵　　(c) 길거리 토스트

[그림 3-74] 미분류 다과점업

4) 기타 분류되지 않은 업종

기타 분류되지 않은 업종은 위의 내용에 포함되어 있지 않는 가게를 나타낸 것이다.
① "자동차를 개조하여 판매소로 운영하는 경우(5259)가 [그림 3-75]와 같다.

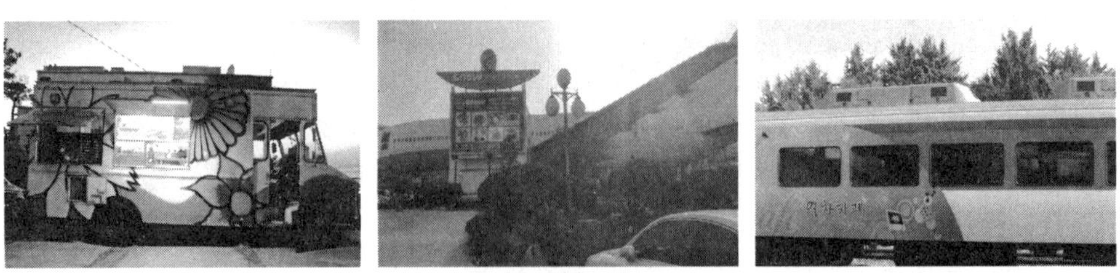

(a) 자동차 카페　　(b) 비행기 카페　　(c) 기차 카페

[그림 3-75] 자동차를 개조하여 업소로 이용

② 숙박업에 결합되어서 따로 식당으로 운영하지 않는 식사제공활동(5510)도 있다(그림 3-76).

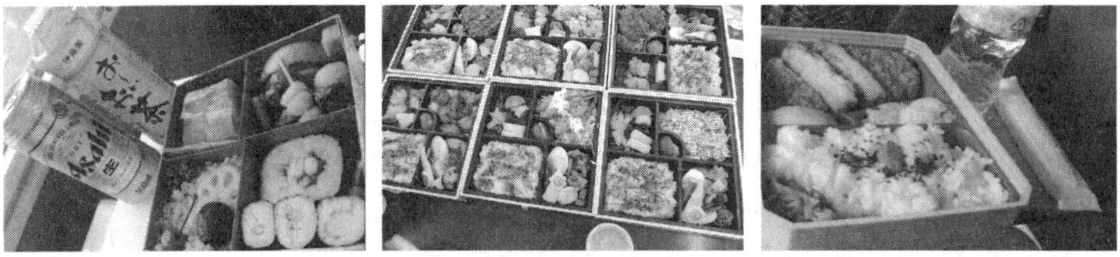

[그림 3-76] 숙박업에 결합되어 따로 식당

③ 철도운수업체에 통합되어 운영하는 식당차 운영(6010)이다(그림 3-77).

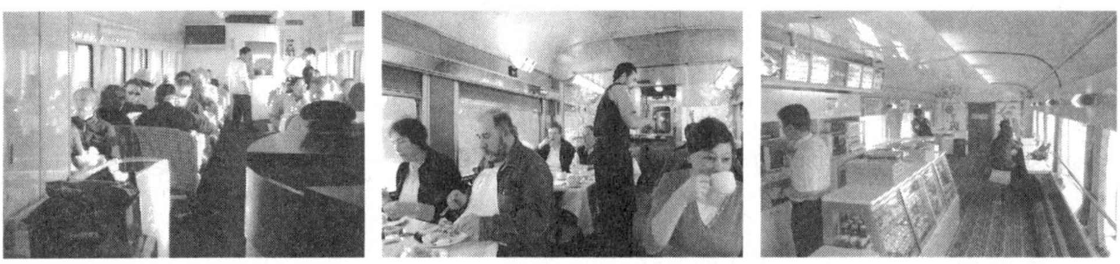

(a) 티벳 기차 식당차 (b) 캐나다 기차 식당차 (c) 무궁화 기차 식당차

[그림 3-77] 철도운수업체에 통합되어 운영하는 식당차

④ 조리사만을 공급하는 경우(7419)도 있다(그림 3-78).

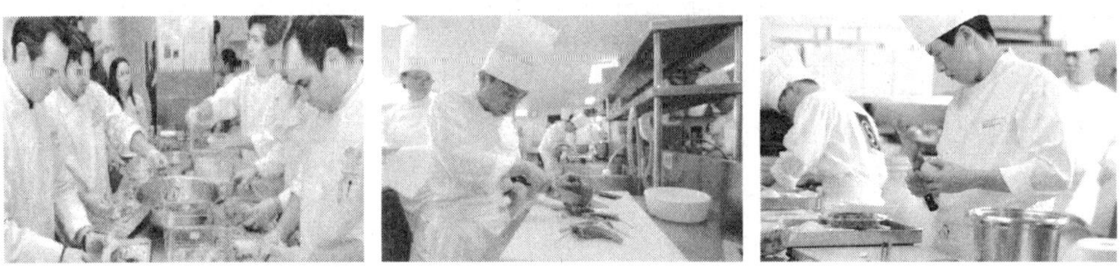

[그림 3-78] 조리사만을 공급

(3) 외식업의 특성

고객의 주문에 의하여 음식과 음료를 조리 및 준비하고 음식과 음료를 인적 서비스와 함께 제공하는 접객을 외식산업이라 하고, 사회문화와 고객의 욕구변화에 대응하는 건강식 메뉴 개발, 메뉴의 다양화, 수준 높은 서비스 제공, 인적 관리, 마케팅 전략 등 효과적으로 운영해야 한다는 특성을 가지고 있다. 고객에게 그 장소에서 직접 생산된 상품의

소비가 효율적으로 이루어지고 판매되는 유통판매업의 성격을 띤 복합적인 사업이다.

한편 관광외식사업은 지역문화와 지리적 특성과 같은 지역의 특수성이 반영되어 있기 때문에 관광객과 함께 지역주민 또한 고객이다. 따라서 관광객의 입맛뿐만 아니라 지역주민의 입맛을 충족시킬 수 있는 경영관리나 마케팅, 고객관리도 중요하다. 외식산업연구에서는 주요 성공요인은 다음과 같다.

① 외식산업의 특성을 고려한 상품, 차별화된 메뉴를 만든다.
② 입지에 경쟁력이 있어야 한다.
③ 실내외 장식, 주차시설 등 효율적인 설계를 해야 한다.
④ 경영관리 · 서비스 능력이 있어야 한다.
⑤ 양질의 서비스, 청결함, 합리적인 가격, 즐거운 분위기가 되어야 한다.

(4) 외식업 사업

외식은 집이 아닌 외부의 식음 서비스를 이용하는 행위이고, 외식업은 식음 서비스를 제공하는 일이다. 또한 외식업은 동시에 서비스업이며, 생산과 소비가 동시에 일어나므로 스피드와 프로세스가 필요하다. 그리고 고객이 일정하지 않아서, 고정고객, 즉 단골고객을 얼마나 확보하느냐가 사업의 성패에 영향을 준다. 그리고 외식업은 근로집약적 사업이라 인력관리가 매우 중요하며 가장 중요한 것은 입지선정이다.

1) 인적 의존사업

근로집약적인 사업이기 때문에 사람에 의한 영업활동에 의존한다. 서비스 산업의 특수성에 맞는 서비스 기술개발, 서비스의 향상, 서비스 매뉴얼화 등 투자와 연구가 수반되어야 한다.

2) 입지사업

점포위치를 최우선적으로 고려하여야 하며, 점포의 위치가 업소운영의 관건이 된다. 따라서 매출액, 업태결정의 중요한 요소이다.

3) 소비자의 기호가 강하게 영향을 미치는 사업

외식업은 소비산업이며, 소비자의 존재를 전제로 하는 산업이다. 외식업의 발전과정이나 시장동향을 분석해 볼 때 업계측면에서 마케팅 전략이나 계획적인 경영 스타일보다는 소비자의 의식구조, 식생활 패턴의 변화, 국민소득의 증가에 따른 가처분소득의 증대, 소비자의 생활방식과 기호에 영향을 받아 발전해왔다. 즉 소비자의 라이프스타일의 변화에 맞게 외식업 경영전략이 변화되어 왔다.*

4) 독점기업이 지배하지 않는 모방성 사업

외식산업은 일반제조업과는 달리 독점적 시장지배가 불가능한 사업이다. 업소 규모의 대형화에 한계가 있으며, 소비자들의 다양한 욕구를 어느 한 기업의 특정메뉴로 충족시키기 어렵기 때문이다. 따라서 시대의 유행에 따른 모방성으로 업태와 업종의 수명주기가 매우 불안정한 사업이다.

5) 매뉴얼화 사업

시스템 위주의 전문성이 요구되는 사업이다. 즉 외식업의 특성상 생산과 소비의 동시성을 지향해야 하고, 원가절감과 서비스의 수준을 제고하여야 하며, 업장의 특성에 맞는 차별화를 위해서는 매뉴얼화가 필요한 사업이다.

(5) 프랜차이즈 시스템

외식사업은 프랜차이즈 산업 전체의 한 부문인 동시에 외식산업 경영 시스템의 한 부문으로 서비스 산업의 큰 범위 내에서 고객을 만족시켜주고 그에 대한 대가인 경영성과를 통하여 기업의 이윤을 추구한다. 그리고 외식산업은 서비스 산업으로서 일반산업과 달리 프랜차이즈 시스템화라는 특성을 가지고 있다. 프랜차이즈 시스템은 이미 미국이나 일본에서 성공한 비즈니스 형태이다.

1) 프랜차이즈 산업선진국

미국의 경우 전체 산업 총매출의 36[%]를 프랜차이즈 산업이 차지하고 있으며, 연간 성장률은 미국 경제성장률의 10배가 된다고 1998년 발표하였다. 현재 미국의 프랜차이즈 산업종사자는 약 8백만 명이며, 12개 사업체 중 1개는 프랜차이즈 기업으로서 매 8분마다 한 개의 새로운 프랜차이즈 가맹점이 개점되고 있다.

그러나 프랜차이즈 시스템에서 오는 문제점이나 분쟁사례는 우리나라의 10~15[%] 정도밖에 되지 않는다. 국내 외식산업 프랜차이즈 시스템을 선진 외국산업 프랜차이즈 시스템과 비교해보면, 사업규모가 영세하고 본부의 운영 시스템 구조와 운영기법이 미숙하여 양적 성장에 비해 질적 측면이 기술개발과 연구가 미흡하다는 것을 보여준다.

---

* 전영직 외, dkva의 교재에서 인용

2) 프랜차이즈 산업변화의 주요 요인

사회적 요인, 경제적 요인, 문화적 요인, 기술적 요인과 연계하여 여러 분야의 산업을 성장시킨 사례를 통하여 파악할 수 있다. 프랜차이즈 시스템은 프랜차이즈 가맹점이 가맹본부의 브랜드명, 로고, 복합적 의미의 상품, 경영노하우, 마케팅 능력과 기술, 운영 및 관리 매뉴얼, 사업과 관련된 지식, 정보 등에 대해 일정한 대가를 계약에 의해 지불하고 상호 경영목표인 이윤을 달성하기 위해 지속적이면서 체계적으로 운영되어지는 시스템이라 정의할 수 있다.

3) 외식산업 프랜차이즈 시스템

기업과 사회전반의 상시 구조조정 분위기에 편승한 예비창업자 증가 및 정부의 프랜차이즈 육성정책으로 다른 산업과 비교해 보면 사업환경이 비정상적으로 빠르게 변화되었으며, 사업자 간의 경쟁심화로 인한 매출폭의 감소로 외식산업 전체의 이익성장률은 둔화된 설정이다.

① 외식산업의 비약적인 발전과 성장에도 불구하고, 한국의 외식산업 프랜차이즈 시스템은 가맹본부와 가맹점주 상호 간에 지속적인 관계를 통한 질적인 성장이 이루어지지 못하는 설정이다(그림 3-79).

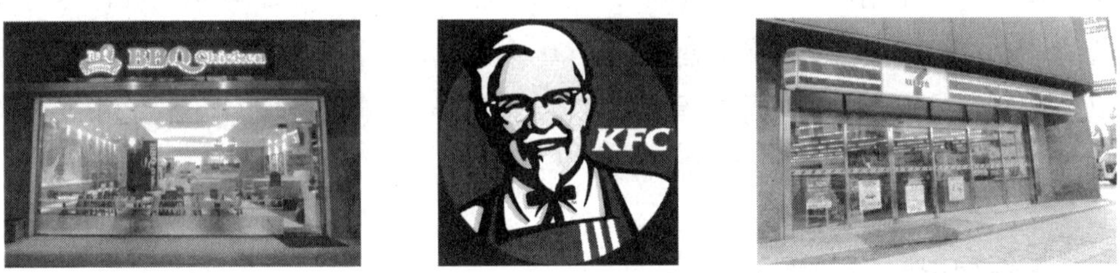

(a) BBQ 프랜차이즈 가맹점 (b) KFC 프랜차이즈 가맹점 (c) 세븐일레븐 프랜차이즈 가맹점

[그림 3-79] 프랜차이즈

② 외식업 프랜차이즈 시스템 성과결정과 관련된 연구이론은 〈표 3-5〉와 같다.

〈표 3-5〉 외식업 프랜차이즈 시스템에 대한 이론

연구자	연구주제	연구결과 및 연구요약
Zeller, Achabal & Brown(1980년)	패스트푸드 프랜차이즈 시스템에 있어서 시장침투와 고객수요에 관한 연구	잠재수요 모델을 통해서 일정 지역의 잠재수요량과 고객욕구의 다양성을 가지고 프랜차이즈 가맹점 설치 여부를 결정해야 한다고 제시하였으며, 잠재수요량과 고객욕구의 다양성을 고려하지 않은 상태에서 가맹점 설치를 결정할 경우 시장침투가 어려워져 가맹점 간의 갈등요인이 된다고 하였다. 잠재수요 및 고객욕구의 다양성이 패스트푸드점 가맹을 위한 우선적 조건이 된다.

Douit(1984년)	미국 내 패스트푸드 가맹점을 독립 소매점과 프랜차이즈 가맹점으로 구분하여 성과에 영향을 주는 주요 요인 연구	프랜차이즈 가맹점과 독립소매점 사이에 성과의 차이는 발견할 수 없었으나 서비스 제공방법과 자본에 있어서 프랜차이즈 가맹점이 독립소매점보다 우수한 성과를 보이는 것을 발견하였다. 즉, 독립소매점보다 가맹점이 서비스 제공방법이나 근로력, 자본의 조달능력면에서 우수하므로 프랜차이즈 시스템의 효과적인 운영의 필요성을 제시하였다고 할 수 없다.
김근배(1999년)	프랜차이즈 본사의 경영능력과 가맹점 만족도에 관한 연구	프랜차이즈 만족에 영향을 주는 요인으로 가맹점 개점지원, 상품공급능력, 영업지원, 문제해결능력, 직영점 운영경험 유무 등을 제시하였으며, 외식사업의 경우 식자재 물류체계의 구축 여부가 중요한 영향요인으로 작용함을 밝혔다.
신장훈 · 김민철 · 김을성(2000년)	프랜차이즈 가맹점 재계약 의도의 결정요인에 관한 연구	본부 입장에서 직접 제공하는 식자재와 완전제품의 관리를 통해 전체 가맹점들의 동일한 음식맛과 수준을 유지하여야 기대하는 고객만족을 얻을 수 있으며, 가맹점 입장에서 본부의 일정 품질 이상의 식자재를 저렴하게 안정적으로 공급받는다. 즉, 본부에서 제공되는 것들이 가맹점의 성과와 만족에 영향을 미치고 있다고 밝혔다.
김소영(2003년)	외식산업 프랜차이즈 가맹점의 성과결정요인에 관한 연구	본부특성, 가맹점특성, 관계특성, 고객특성, 경쟁특성, 성과, 만족, 재계약으로 구분하여 만족과 인과관계모형을 설정하여 만족요인변수가 프랜차이즈 가맹점의 만족에 얼마만큼 영향을 주고 있는지를 분석하였다. 연구결과 가맹점의 입지, 경쟁특성 등이 가맹점의 성과에 인과관계가 있는 것으로 나타났다.
고재윤 · 이상건(2004년)	프랜차이즈시스템의 영향력이 가맹점의 만족에 미치는 영향에 관한 연구	직접영향으로 명령, 위협, 조건부 보상, 법적 소원 등을, 간접적 영향력으로 권유, 동기부여, 정보교환 등을 요인화하였으며, 아무리 본사의 영향력이 크다고 하더라도 본사와 가맹점과의 관계가 인간적인 관계성격을 지녀야 시스템의 활성화를 기여할 수 있다고 하였다.

4) 외식 프랜차이즈 시스템 측면에서 가장 중요한 평가요소

① **본사경영** : 본사 경영자의 능력과 마인드, 조직 및 인적 자원의 구성, 경영전략(사업의 실현성, 경영의 목표달성 가능성, 경영기법 등), 사회 환경에 적합한 사업전망 및 경영성과(수익성, 생산성, 효율성 등), 본사의 사업기반의 안정성 및 지속성 등이 있다.

② **마케팅** : 차별성 고객선호도 자산가치 등의 서비스 및 브랜드화, 개발팀 운영연구투자기술력확보, 전문인력, 연구장비 등의 연구개발, 상품별 사이클 분석, 기획수준, 광고, 광고홍보 전담팀, 전력예산, 홍보, 광고물 등이 있다.

③ **운영 시스템** : 가맹점의 조직 및 인사관리시스템, **점포개발 시스템**(사업타당성, 점포컨셉, 이미지, 가격전략 등), **식자재의 공급**(공급기간, 배송시간 신속성, 식자재개발), **재고관리**(교환, 재고방지), **물류 시스템**(자체물류 시스템 보유, 과학화, 입 · 출고관리, 공동물류, 효율성 분석 등), **정보화 시스템**(가맹점과의 네트워크, POS, CRM, 각종 관리, 전자주문, 정보화 등), **교육훈련 시스템**(본부요원의 직능교육, 핵

심인재양성, 장기 교육계획 등, 법률 및 **점포계약관계**(계약의 공정성, 본부 및 가맹점 간의 계약사항 등)가 있다.

④ **가맹점운영 매뉴얼 : 점포관리 매뉴얼**(영업과 관련된 매뉴얼), **품질관리 매뉴얼**(상품과 재료 관련 매뉴얼), **접객 서비스 매뉴얼**(서비스, 고객만족 등), **판매 및 회계관리 매뉴얼**(주문 및 판매, 계산, 매출정산, 회계장부관리 등), 고객불평처리 매뉴얼, **상품주주 발주 매뉴얼**(매입, 검수, 선입선출, 수량, 품질지침서 등)이 있다.

⑤ **가맹점 지원 : 가맹점 지원정도**(개점 전후관리, 정보, 운영지표, 세무회계관리, 판촉물지원, 시장조사지원, 고객만족, 문제해결 등), **가맹점 슈퍼바이저 운영지원**(정기순회지원 및 지도), **상품공급률 및 지원**(공급기준 명확성, 상품자율성 보장, 상품관리 등), 가맹점 개점 시 계약 및 법률관계 지원, 본사와의 원활한 의사소통 등이 있다.

⑥ **교육부문 : 가맹본부 교육**(업무수행을 위한 본부사원) 및 **가맹점 교육**(점주, 종사원), 매뉴얼 수행, 지속적이고 정기적인 가맹점 교육 프로그램, **예비창업자 교육**(사업타당성 분석교육 등)이 있다.

⑦ **점포성장** : 지역본부 개념의 직영점포의 증설, 가맹점 간 상권이 보장되는 프랜차이즈 가맹점포의 증설, 기존 가맹점주에 의한 증설, 직영과 프랜차이즈 복합형태 증설 등이 있다.

⑧ **동질성** : 가맹점별 상품의 동질성, 가맹점별 서비스의 동질성, 가맹점별 운영 매뉴얼의 동질성, 가맹점별 시설 · 집기비품의 동질성 등이 있다.

⑨ **지역적응** : 지역경제사정을 고려한 가격정책, 지역의 여러 가지 재료공급, 지역종사원의 고용, 지역에 적합한 자체 마케팅 전략 등이 있다.

⑩ **시스템 적응** : 점주, 전문가의 새로운 아이디어 산출, 새로운 아이디어의 실험과 평가, 새로운 아이디어의 실행의사결정, 새로운 아이디어의 시장반응을 분석해야 한다.

⑪ **고객평가** : 고객의 상품 및 품질평가, 고객의 인적 서비스 평가, 고객의 물리적 서비스(시설, 집기비품평가), 고객의 가맹본부 이미지 평가 등을 고려하고 있다.

3. 국가별 외식문화의 특성

세계에는 많은 음식문화가 있으며 크게 동양의 음식과 서양의 음식으로 분류해 볼 수 있다. 그리고 동양에서는 동북아시아, 동남아시아가 있다. 그리고 서양에서는 유럽, 북미, 중남미가 있다. 이외에도 아랍권의 음식문화, 아프리카의 음식문화이다.*

* 국가별 외식문화의 특징 : 마빈 해리스의 《음식문화의 수수께끼》, 임상래 외 2명의 《중남미 사회와 문화》, 맥킨토시 일레인의 《미국의 음식문화》, 최병헌의 《미국문화와 사회》 교재를 참고하여 저자가 재정리함.

(1) 동양의 식문화의 특성

아시아대륙은 넓은 만큼 지역에 따라 식생활의 차이가 크고 지역에 따른 음식문화의 특성구분이 뚜렷하다. 북부의 매서운 추위와 중부와 남서부의 뜨겁고 건조한 사막기후 그리고 남부의 무덥고 습한 열대기후를 비롯해 다양한 기후가 나타나며, 계절풍의 영향으로 농업이 가장 중요한 경제활동이다. 실제로 아시아인 60[%] 이상이 농업으로 생계를 꾸려나가고 있으며 농산물이 아시아 수출품의 대다수를 차지할 정도로 영향력이 크다. 이러한 생활형태는 곡류를 주식으로 하는 식습관(밥, 국수 등 다양한 활용)이다.

1) 동북아시아

동북아시아에서는 한국, 중국, 일본의 음식문화가 두드러지는데 세 나라의 음식문화를 살펴보면 다음과 같다.

① **한국** : 한상차리기가 상당히 발달했으며 '정' 이라는 이유로 숟가락과 젓가락이 한 접시로 오가는 문화가 있다. 중국도 예외는 아니나 중국보다 한보 더 나아간 수준이다. 주식은 역시 쌀이며 요즘은 차차 밀과 반반을 이루려하고 있다. 싱거운 맛을 좋아하지 않고 담백하거나 구수하고 맵고, 짠 음식을 좋아한다(얼큰한 걸 좋아한다고 표현) 또한 식혜, 김치 등 발효음식을 즐긴다. 아침을 간단히 먹고 점심이나 저녁을 잘 먹는 민족으로 다른 민족과는 다르게 국과 쌈이 상당히 발달해 있다. 국이 없으면 못살 듯 하는 민족은 드문데 한국이 그 중 하나이다. 화식과 생식을 모두 좋아하지만 비교적 화식을 좋아하는 편이다(그림 3-80).

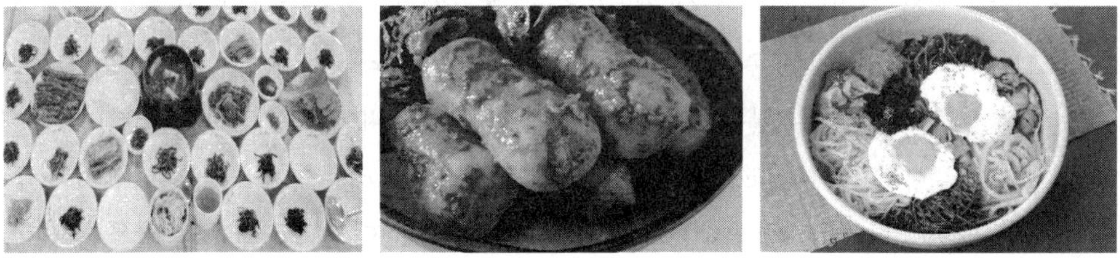

(a) 한식 (b) 한국의 김치 (c) 한국의 비빔밥

[그림 3-80] 한국 요리

② **중국** : 중국은 서양의 프랑스처럼 다양한 식재료를 갖고 있고 먹는 국가이다. 4000년 역사를 지니고 있다는 중화요리는 '생'이 드물다는 것을 제외, 대부분의 조리법을 구사한다.

㉠ 중국 사람들도 기본은 한상차리기이지만 좀 비싼 곳은 코스 요리가 즐비해 있다.

아침은 대개 밖에서 간단하게 끝낸다. 단, 집에서 먹는 일은 드물다고 한다. 또한 포장마차가 상당히 많은데 꼬치류는 기본이요, 테이크아웃 순두부도 있고, 상상을 초월하는 특이한 포장마차도 많다. 점심은 주변사람들과 저녁은 가족끼리 같이 한다.

㉡ 중국 사람들의 주식은 쌀이며 특히 볶음밥(차항)이 많이 발달해 있다. 날것과 맛이 담백한 것을 별로 좋아하지 않으며 기존의 것을 피하려고 새로운 맛을 좋아하는 민족이다. 특히 기름진 걸 좋아한다는 편견이 있는데 확실히 중국 요리는 기름진 게 많지만 그렇다고 해서 기름진 것만 좋아하는 건 아니다.

㉢ 중국이 차의 원산지라 하지만 차 마시는 문화는 많이 발달하지 않았고, 식사의 일부분 정도지만 그 종류만큼은 많은데 발효 정도에 따라 녹차부터 홍차까지 구분하고 이것들이 지방을 씻어준다. 주로 젓가락을 사용하며 숟가락도 가끔 쓴다(그림 3-81).

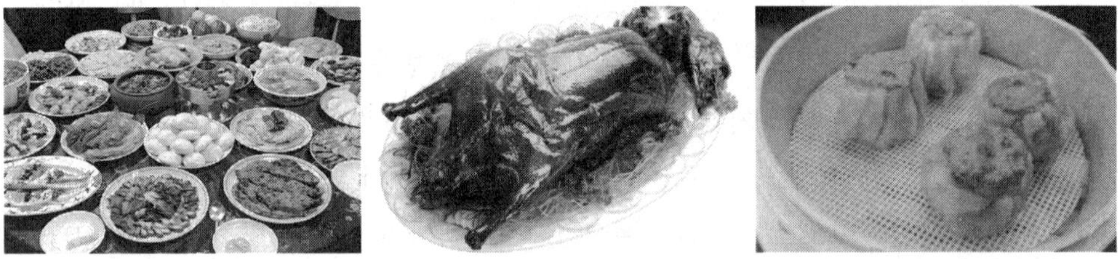

(a) 만한전석 (b) 북경 오리구이 (c) 중국 딤섬

[그림 3-81] 중국 요리

③ **일본** : 일본 사람이 매운 것과 뜨거운 걸 못 먹는다고 하는데 뜨거운 것을 못 먹는 건 사실이지만 매운 것을 못 먹는다는 건 사실이라 할 수 없다. 불이 날 정도로 매운 그런 매운맛은 싫어하는 사람은 좀 있지만 알싸한 매운 맛은 즐기기 때문이다.

㉠ 일본은 요리에 기교가 부족하다. 하지만 '생'요리문화가 발달했다. 여기서 '생' 요리는 회와 샐러드 같은 것만 가리키는 것이 아닌 그 재료의 맛을 최대한 끌어내는 그런 요리가 발달되어 있다.

㉡ 일본 사람들은 생식과 화식, 둘 다 좋아하지만 비교적 생식을 좋아하며 문화도 그런 쪽으로 발달했다. 또한 사면이 바다인 까닭에 해산물이 요리재료로 많이 사용된다. 주식은 쌀과 밀 그리고 생선이다(그림 3-82).

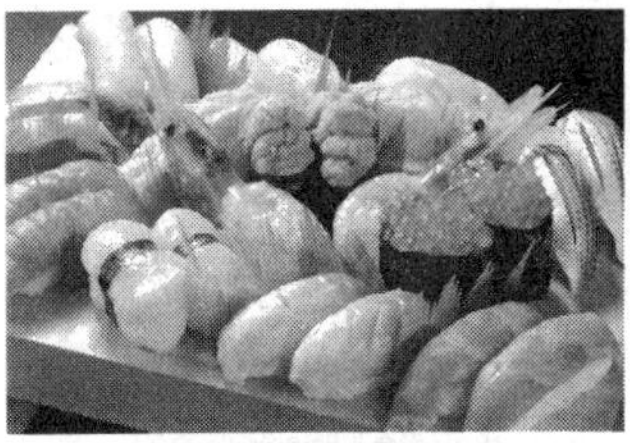

(a) 초밥

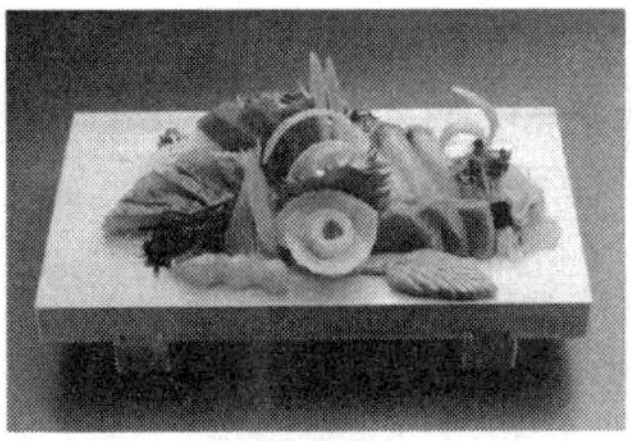

(b) 회

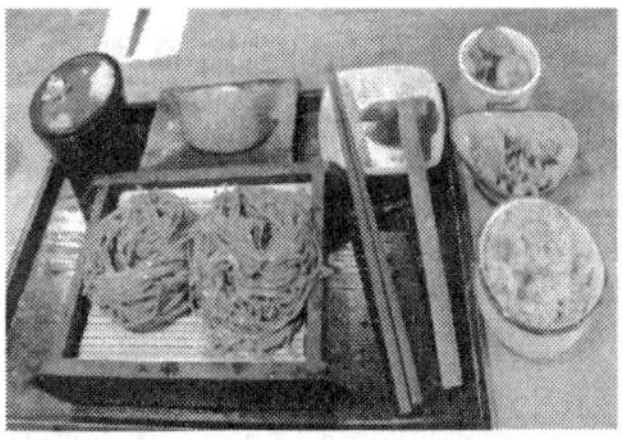

(c) 소바

[그림 3-82] 일본 요리

2) 동남아시아

동남아시아에서는 베트남, 태국, 필리핀의 음식문화가 두드러지는데 이 세 나라의 음식문화를 살펴보면 다음과 같다.

① **베트남** : 베트남의 주된 양념은 장류이다. 그러나 베트남 사람들은 생선을 발효시켜 만든 어장인 '누크맘'을 매우 중요한 양념으로 사용한다. 메콩강 하류에 펴져 있는 남부지역은 베트남 제일의 곡창지대이다. 음식의 맛은 대체적으로 단데 양념의 주가 되는 '다레'는 누크맘에 라임이나 매운 고춧가루를 섞어 만든 것이다.

㉠ 중국식 국수를 만들 때에 국수에 섞는 천연 소다수인 '간수이'가 들어간 노란 면이나 튀김 면을 볼 수 있는 것도 남부 지역이다.

㉡ 베트남은 프랑스, 미국, 타이 요리의 영향을 많이 받았다. 중부지역은 요리로 자주 '후에' 요리가 등장한다. 후에는 한때 베트남의 수도였기 때문에 아직도 그 당시의 격식을 갖춘 궁중요리가 전해 내려오고 있다. 이 지역의 요리 중 특징적인 것은 제육과 콩을 찐 요리인 '가온 치엔돈' 등이 있다.

㉢ 북부지역의 겨울은 점퍼를 입어야 할 정도로 서늘하다 못해 추운 곳이다. 남부보다는 음식이 덜 달고, 덜 시면서, 간이 약해서 담백한 맛이 특징이다. 대표적인 요리로는 가느다란 면과 함께 채소로 싸서 먹는 '깨'에다 돼지고기, 새우, 표고 등을 섞어 튀긴 '넴쿠아베'와 게와 뱀장어를 넣고 볶은 잡채인 '멘쿠우루 웅사오' 등이 있다(그림 3-83).

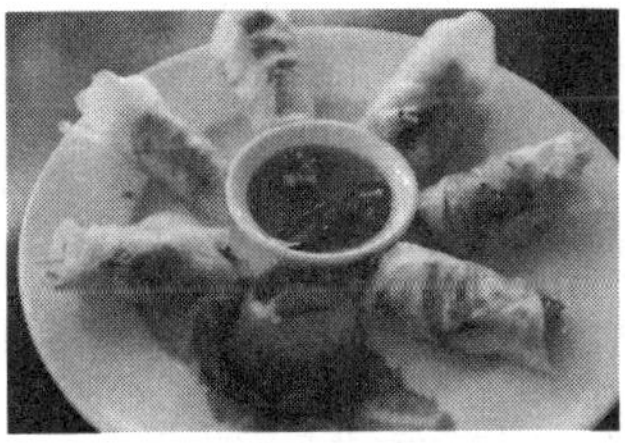

(a) 베트남 월남쌈

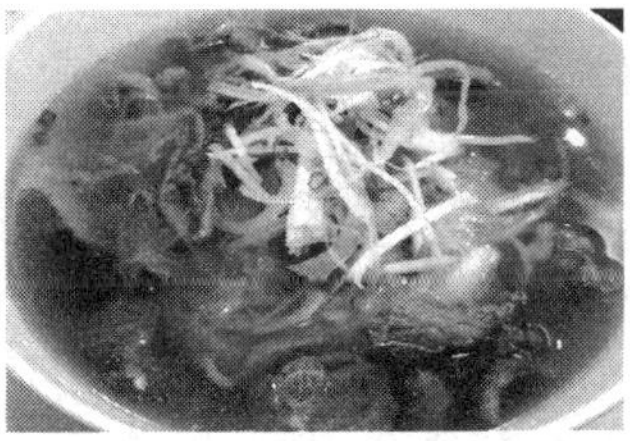

(b) 베트남 쌀국수

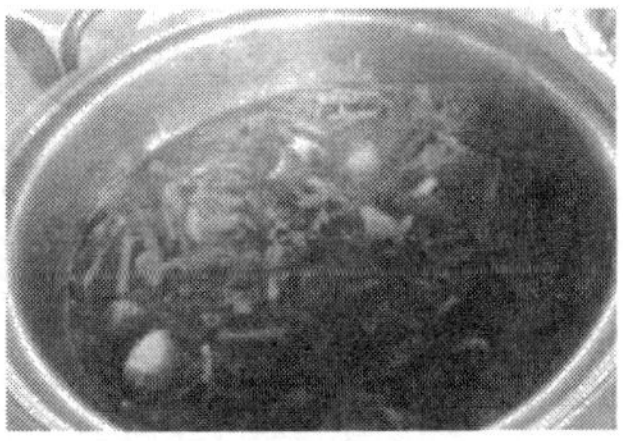

(c) 베트남 러우

[그림 3-83] 베트남 요리

② **필리핀** : 필리핀의 경우 미국 식민지배의 경험 때문에 미국과 식생활이 비슷하다. 육류가 아니고 밀과 쌀이 주식이다. 젓가락을 가장 많이 사용한다(그림 3-84).

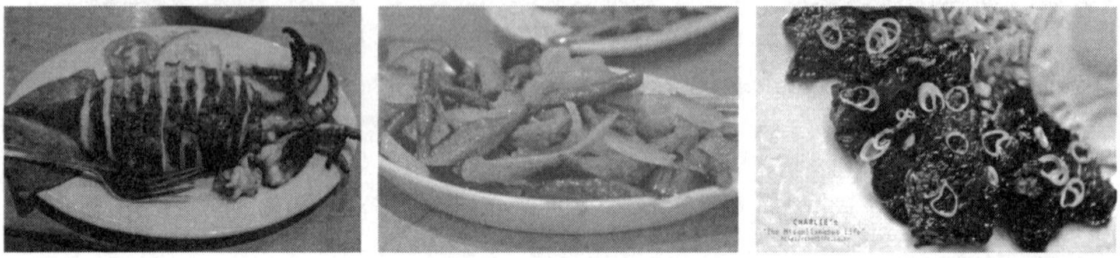

(a) 스쿼드 이하우 (b) Pinakbet (c) 비프 타파

[그림 3-84] 필리핀 요리

③ **태국** : 동남아시아의 인도, 중국 및 서구의 영향을 많이 받은 지역이지만 태국의 경우는 식민지가 된 적이 없기 때문에 그 영향권에서 벗어날 수 있었다. 또한 동남아시아는 그 중에서 인도의 영향을 많이 받았는데 식생활의 측면에서 향신료를 많이 사용한다.

태국의 독특한 음식문화는 향기를 통해 전해져 온다. 코코넛 열매의 달콤한 향기와 마늘, 생강잎 등의 향신료가 듬뿍 들어가 독특한 향기의 요리 등 매운 맛이 특징이다. 태국의 요리는 달짝지근한 맛이 전혀 없는 특징을 가지나 음식과 같이 먹게 되는 음료수는 상당히 단맛이 강한 것이 특징이다(그림 3-85).

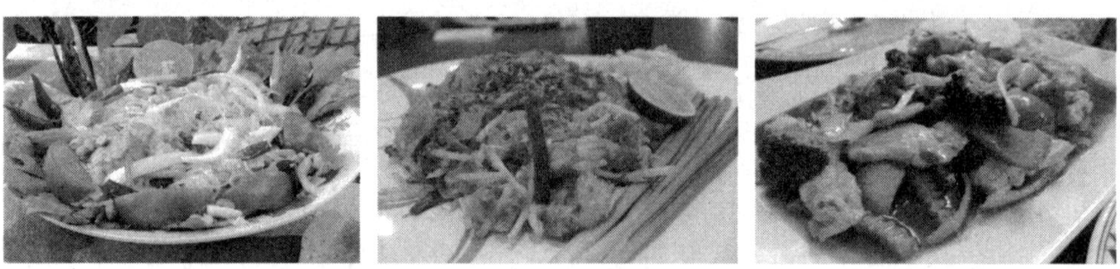

(a) 얌 (b) 팟 (c) Blue Siam

[그림 3-85] 태국 요리

(2) 서양의 식문화의 특성

서양음식의 특징은 향신료의 사용이 다양하고, 음식에 소스를 곁들인다. 그리고 오븐을 사용하는 건열조리방법을 많이 이용한다. 그리고 상차림이 시간전개형이다. 음식에 따라 식기가 다르며 재료의 분량과 배합이 과학적이다.

1) 유 럽

유럽은 크게 서 · 남유럽 국가, 동 · 북유럽 국가로 나뉘는데 이 나라들의 요리는 다음과 같다.

① **서 · 남유럽 국가** : 영국, 프랑스, 독일, 이탈리아, 스페인 요리가 가장 두드러지는데, 이 나라의 요리는 다음과 같다.

㉠ 영국 : "영국사람들이 날개 있는 것으로 먹지 않는 것은 비행기뿐이라고 발이 네 개 있는 것으로 먹지 않는 것은 책상뿐이다"라는 말이 있는 것처럼 영국요리에 대한 평판은 좋지 않은 편이다. 프랑스인들은 영국음식을 두고 '혀에 대한 테러'라고까지 비하할 정도로 영국의 음식은 유럽에서 맛없기로 유명하다. 한마디로 영국요리를 표현한다면 '단순하다'는 것이고 요리방법을 극단적으로 말하면 삶거나 오븐에 넣어 익히는 것이 고작이다. 프랑스인들이 영국인들을 말할 때 가장 멋없이 생활한다고 하여 약간은 깔보는 것도 이런 이유에서이다.

ⓐ 영국의 음식문화는 영국인들의 요리감각이 떨어져서라기보다는 역사적 배경에서 그 이유를 찾는 것이 옳다. 중세시대부터 내 · 외적으로 있었던 많은 전쟁과 잦은 왕조의 교체는 다양한 요리법과 재료의 발견보다는 전쟁 시 빠르게 먹을 수 있도록 고기를 통째로 익히는 등 단순한 요리법이 발달하게 하였다.

ⓑ 영국인들은 요리할 때 조미료를 거의 사용하지 않고 먹을 때 소금이나 후추 등의 향신료를 기호에 따라서 사용한다. 그러나 영국식의 아침식사는 즐겨 볼만하다. 영국에서 맛있는 식사를 하려면 아침식사를 세 번 하라는 말이 있다. 영국이 자랑하는 영국식 아침식사는 우선 과즙 100[%]의 포도 주스나 오렌지 주스로 식사가 시작된다. 다음은 콘플레이크인데 여기에 우유와 식성에 따라 설탕을 넣어서 먹는다.

다음은 주 요리로 베이컨, 소시지, 프라이드 에그 등이 나온다. 달걀요리로는 포치드 에그나 스크램블 에그 요리가 있는데 한국식 달걀 프라이와 같은 요리는 없다. 곁들여지는 요리로는 송이버섯이나 토마토를 프라이팬에서 구운 요리가 나온다. 하루를 든든히 보낼 수 있는 영양가 풍부한 아침식사인데 특히 영국의 차 문화는 다른 어떤 나라보다 발달되어 있다.

ⓒ 영국 요리로는 '로스트비프'를 꼽을 수 있다. 로스트비프는 고기를 넝어리 채로 오븐에 구운 것으로 고기를 구울 때 나오는 육즙에 적포도주를 넣어 만든 그레이비소스가 곁들여진다. 보통 영국의 가정에서는 일요일 점심식

사들이 로스트비프로 하는 경우가 많다. 옛날에는 금요일에 생선밖에 먹을 수 없었고, 일요일 교회를 다녀와서 온 가족이 모였을 때 모처럼 고기요리를 해먹던 습관이 남은 것이라 한다. 레스토랑에서는 이 로스트비프 덩어리를 급사가 잘라주지만, 집에서 먹을 때는 그 집의 가장이 잘라서 나누어주는 것이 전통이라고 한다.

ⓓ 섬나라인 영국은 생선요리도 풍부한데 그 중에서 서민들이 즐겨먹는 생선요리는 [그림 3-86](a)의 '피쉬칩스'가 대표적이다. 주로 대구에 튀김옷을 살짝 입혀 튀긴 것으로, 소금과 몰트비네거(식초)를 듬뿍 쳐서, 튀긴감자와 같이 먹는다. 피쉬칩스 전문식당도 있고, 들고 나와서 먹는 테이크아웃 전문점도 있다고 한다. 싸고 양도 많아서 여행자들에게 인기가 있다.

ⓔ 영국이 홍차로 유명하다. 애프터눈 티(Tea)는 그저 오후에 마시는 홍차 한 잔이 아니다. 영국에서는 아침을 잘 먹고, 점심은 가볍게 먹고, 저녁은 일러도 8시 정도로 늦게 먹는 편이므로 당연히 오후 4시경이 되면 출출해지기 마련이다. 이 출출한 오후에 우아하게 즐기는 것이 애프터눈 티를 마시는 것이다.

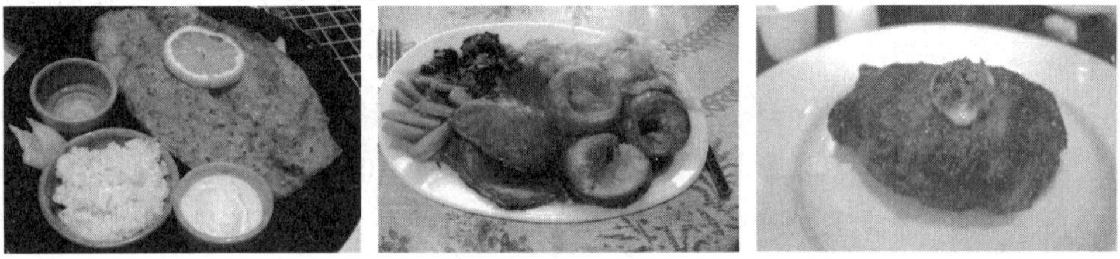

(a) 피쉬칩스 (b) 요크셔 푸딩 (c) Hereford Ribeye

[그림 3-86] 영국 요리

ⓛ 프랑스 : 요리라는 하나의 형태가 갖추어진 것은 14세기이다. 이전에는 직접 불에 고기를 굽거나, 커다란 냄비에 고기, 채소를 넣어 요리를 만들었다. 오늘날과 같이 화학조미료, 스파이스, 조리기구설비 등이 충분하지 않았으며, 조리법을 명기한 책도 없었고, 어떻게 하면 맛을 낼 수 있을까 하는 조리학도 발생하지 않았다.

물론 요리에 소스를 얹어서 먹는 것은 아무도 몰랐고 사람들은 식생활을 즐기는 일도 없고, 자신들의 민족을 내세우려는 전쟁으로 나날을 보내는 시대였다. 이 당시에는 포크나 나이프로 먹는 습관도 없었다.

ⓐ 유럽 요리의 고향은 이탈리아이지만 이 모체가 15세기경에 각국에서 별도로

발전해 갔다. 국가로서의 독립이 강해짐에 따라 요리도 특이성이 현저하게 나타났다. 그리하여 유럽의 중심이 파리가 될 즈음에는 모든 길이 파리로 통하게 되고, 그 중간에 있는 마을의 지방요리에 관한 책이 출판되었다.

ⓑ 중세에서 근대로 넘어가는 이 시대의 프랑스는 전쟁 없는 안정된 생활이 가능한 평화로운 시대였다. 귀족인 지주들은 자신의 성을 얼마나 호화롭게 지울 수 있는가에 삶의 보람을 느끼고 있었고, 우아하고 사치스런 생활은 성 안에서 밤마다 연회가 열렸다.

ⓒ 귀족들이 다투어 최고를 누리는 생활 중에서 사교에 이기기 위한 방법은 누가 최고의 접대를 할 수 있는가에 따라 결정된다고 믿었다. 때문에 매일 밤의 파티는 요리경연대회 같아서 능력이 있는 조리사는 연금도 생활도 보장되고, 미식의 연구와 발전에 대한 일만 할 수 있는 최상의 환경이 되었다. 이런 와중에서 전문인이 생겨난 것이다. 권력이 뒷받침된 요리는 지나칠 만큼 좋은 환경 속에서 최고급으로 연마되어 갔고 마침내 유럽 각국을 재패해 갔다. 그리하여 천재적인 조리사가 속속 나타나서 명성을 떨쳤다.

ⓓ 프랑스인들의 일상 식생활에서부터 고급 레스토랑 요리까지 그 다양성과 풍부함은 동양의 중국요리와 세계 최고의 명성을 듣고 있다(그림 3-87). 프랑스는 제과기술이 발달하여 주식이 빵과 더불어 수십 가지의 양과류가 일상화되어 있기도 하다.

ⓔ 미국인들이 프랑스에 제일 많이 유학하는 분야가 바로 요리일 정도로 그 명성은 세계적이다. 섬세한 맛이 특징인 프랑스요리에서 가장 중요한 역할을 하는 것은 소스이다. 소스는 종류가 수백 가지나 될 정도로 다양하며 1가지 음식에도 소스가 2~3가지씩 들어간 경우가 많고, 음식의 이름 뒤에는 반드시 소스의 종류가 표시된다. 왜냐하면 같은 안심 스테이크라도 어떤 소스를 곁들이는가에 따라 전혀 새로운 요리가 되기 때문이다.

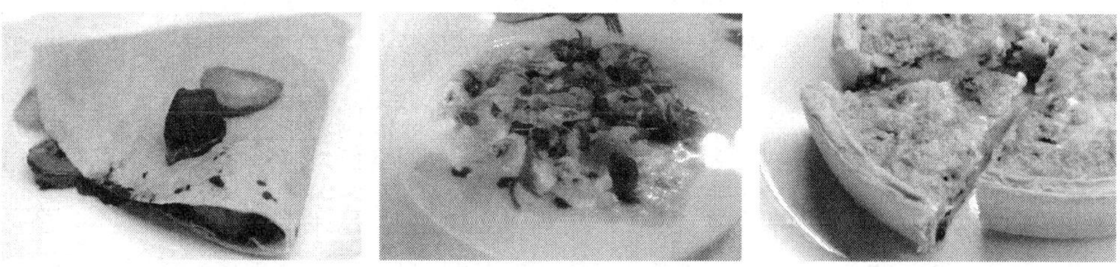

(a) 크레이프 (b) 라코치즈 샐러드 (c) 카슈

[그림 3-87] 프랑스 요리

ⓕ 프랑스인들은 소스를 미리 만들어 두지 않고 각 음식에 적합하도록 그때그때 만들어 쓰며 소스에 여러 가지 재료를 넣어 풍부한 맛을 내는 점이 특이하다. 또한 **전채요리**(Hors d`oeuvre)의 다양함도 빼놓을 수 없는 특징이며, 각 지방의 특산 요리도 많이 발달되어 있다.

㉢ 독일 : 독일에는 2가지 두드러진 요리문화가 있다. 전통적인 요리를 첫번째로 꼽을 수 있는데, 소시지, 아이스바인이라고 하는 돼지 허벅지살 요리, 경단, 감자 샐러드, 슈페뵉 빵, 사우어크라우트, 그리고 흑빵이 이 범주에 속한다. 이 요리는 독일이 춥고, 습한 날씨를 견디게 만들어준다. 또 다른 범주는 현재의 음식이다.

독일에는 가금류, 버섯, 민물고기, 달콤한 버찌, 온갖 열매, 딸기, 녹색 채소, 다닥냉이, 콩류, 양상추들이 풍부한데, 이 풍 부함은 세상 어느 나라에서도 찾아보기 어렵다. 정확함을 좋아하는 독일인의 성격은 요리에서도 그대로 반영되고 있다(그림 3-88).

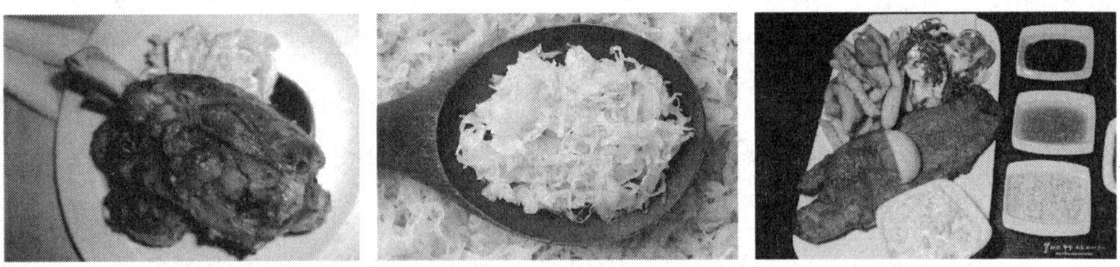

(a) 슈니첼 (b) 사우어크라우트 (c) 슈바인 학센

[그림 3-88] 독일 요리

㉣ 이탈리아 : 요리는 크림을 많이 써서 열량도 높고 좀 느끼한 편이다. 이탈리아 요리도 북쪽으로 갈수록 크림을 많이 쓰기는 하지만 보통은 올리브유를 많이 쓴다. 올리브유는 몸 안의 노폐물을 걸러주는 역할을 하고 몸에도 좋으며, 남쪽으로 갈수록 마늘도 많이 사용하는데, 특히 시칠리아섬은 역사적으로 아랍권과 많이 밀착되므로 풍습 또한 아시아족들의 풍습과 음식문화를 보존하고 있다.

ⓐ 이탈리아 요리에서 빼놓을 수 없는 것은 토마토인데, 소스용으로 익혀 먹을 때는 작고 갸름하게 생긴 토마토를 사용한다. 아침식사를 콜라찌오네(Colazione)라고 하는데, 이탈리아인들은 아침식사를 거의 하지 않는다. 직장인들은 단지 Bar에서 우리의 소주잔만한 커피 잔에 진하게 탄 에스프레소(Espresso)나 카푸치노(Capuccino)를 마실 뿐이다. 곁들여 뭘 먹는다 해도 코르넷토(cornetto : 우리나라에서 불어로 크로와상이다)나 프리오쉬(Brioche)

같은 빵을 하나집어 먹을 뿐이지만, 실제로 이 빵들은 설탕이랑 버터가 많이 첨가되어 있어 하나만 먹어도 열량은 높은 편이다. 오전 중의 간식시간은 스푼티노(Spuntino)라고 하는데, 이 시간에 학생들은 갖고 온 빵을 먹고 직장인들은 커피나 차를 마시고, 오후의 간식을 메렌다(Merenda)라고 한다.

ⓑ 이탈리아인들은 보통 점심식사(프란조 : Pranzo)나 저녁식사(체나 : Cena) 둘 중 한끼는 정식으로 먹는다. 대부분의 유럽인들처럼 보통 이탈리아 사람들은 근사한 식당에서 식사하는 것 보다는 집에서 온 가족이 엄마가 한 요리를 먹는 것을 더 선호하며, 일반적으로는 가정요리가 오히려 더 훌륭하다. 친구들끼리 모여 조촐한 파티를 할 때에도 집에서 손수 구운 케이크를 가져오곤 하는데, 여자든 남자든 서로 좋은 요리법에 대해 얘기하는 것을 굉장히 즐기는 편이다(그림 3-89).

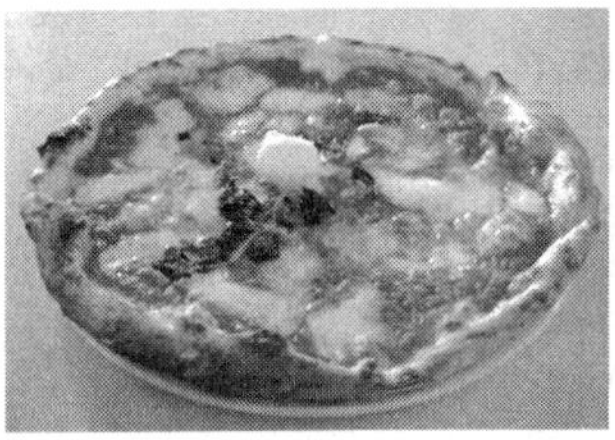
(a) 피자

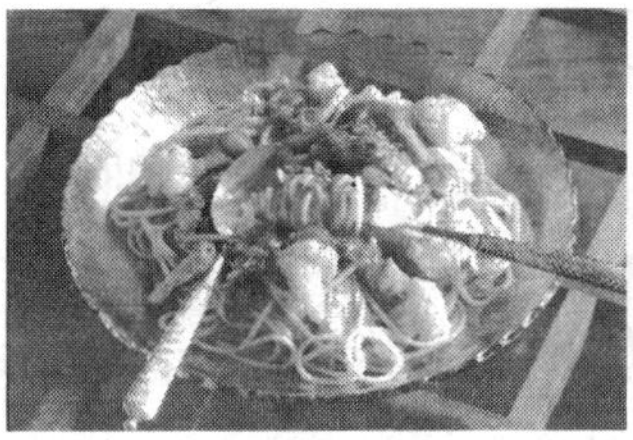
(b) 스파게티

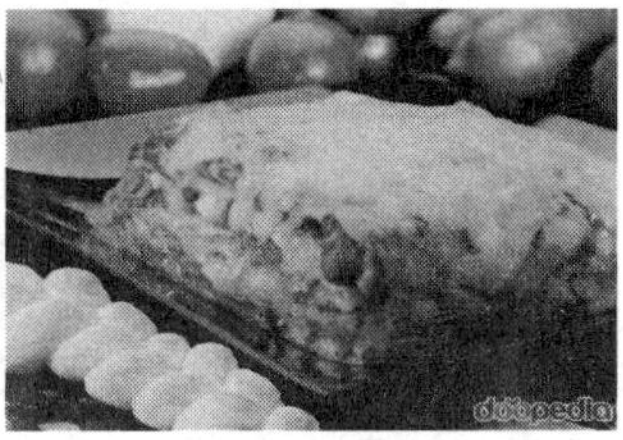
(c) 라자냐

[그림 3-89] 이탈리아 요리

㉤ 스페인 : 다양한 맛과 종류의 스페인 요리는 수백년에 걸쳐 문화와 각 지역별로 다른 특성 등 역사로부터 많은 영향을 받았나. 스페인의 전통요리는 기본적으로 아라비아와 유대인의 영향을 받아 혼합된 것이다. 거기에 미대륙의 발견으로 감자, 토마토, 고추, 옥수수, 코코아 등을 들여오게 되어 진정한 요리의 혁명이 유럽전역에 일어났다(그림 3-90).

ⓐ 스페인 요리의 특성하나가 다양성이다. 고기와 야생고기, 생선이나 해산물 등을 스페인 전역에서 나는 각양각색의 채소들과 조리하는 그 종류와 방법이 매우 풍부하다. 더욱이 스페인은 와인, 치즈, 햄, 소시지 그리고 과일도 종류가 다양하며, 특히 올리브유의 사용은 지역별로 서로 요리와 식습관이 다른 가운데서 스페인 전역에 걸쳐 공통된 특성이라 할 수 있다. 스페인은 올리브유의 선도적인 생산국이며 수출국이다. 올리브는 페니키아 시대부터 재배되었으며 고대 로마인들로부터 많은 사랑을 받았다.

ⓑ 스페인은 기후조건에 따라 하루의 생활패턴도 특이한 개성을 갖게 되었다.

일반 가정에서의 아침식사시간은 7시 30분~9시 사이로 한국과 그다지 차이가 없지만, 점심시간은 오후 2시~4시로 매우 늦은 편이다. 또 저녁식사 시간은 오후 9시~11시 사이로 보통 한국인이라면 잘 시간에 식사를 하는 것이 특이하다. 이는 '시에스타'란 낮잠시간 때문인데, 점심식사를 하고 난 후 시에스타를 즐기고 다시 오후의 일과에 들어갔다가 일을 마칠 시간이 8시이기 때문이다.

상점 등도 오후 1시 또는 2시부터 약 3시간 동안은 폐점하고 4시경부터 8시까지 영업을 재개한다. 아침식사와 점심식사, 점심식사와 저녁식사 사이의 시간이 길기 때문에 식사와 식사 사이의 간단한 간식을 하는 사람들도 많다. 이렇게 해서 스페인에서는 하루 5식의 관습이 생겨났다. 이 습관은 신대륙발견 시대의 스페인 귀족층의 생활상을 그대로 이어받기도 했다.

ⓒ 스페인 귀족들은 신대륙에서 들여온 많은 보물과 황금 등으로 풍족한 생활을 누렸으며 저녁 늦게 시작된 연회에서 밤새도록 놀다가 새벽녘에 잠자리에 들고 아침을 가볍게 먹었다. 점심 때는 가족과 풍성한 식사를 즐기고 나서 밤새 여흥을 즐기고 부족한 잠을 보충하는 시간이 바로 시에스타가 되었고 이후 다시 저녁식사로부터 파티가 시작되는 것이다. 남부유럽은 건조하고 더운 기후로 인해 열량소비량이 높아 신진대사가 빨라지고 그에 따라 식사량이 많아지는 게 당연하지만, 특히 스페인 사람들 하루에 다섯끼를 먹을 정도로 먹고 즐기는 파티문화를 좋아한다.

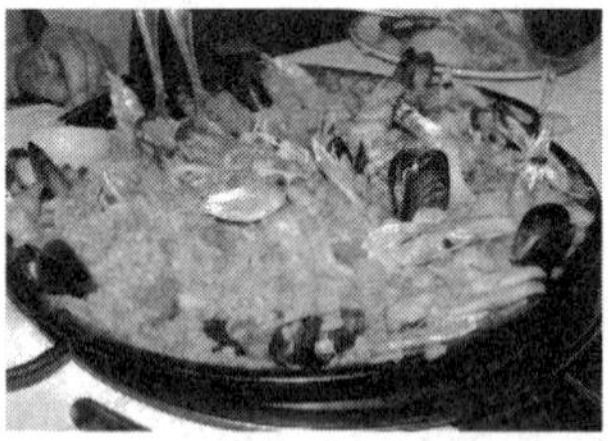
(a) 파에야

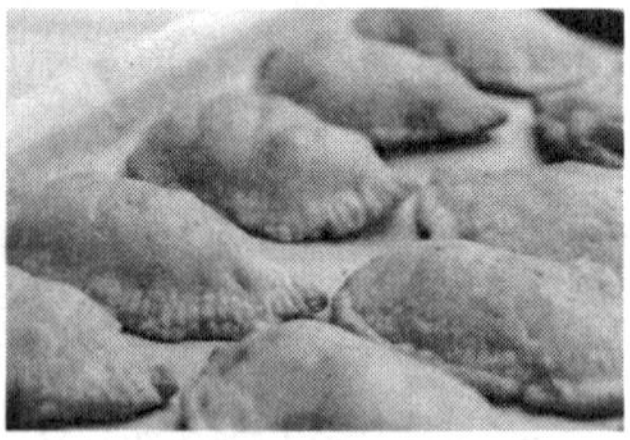
(b) 엠파나다

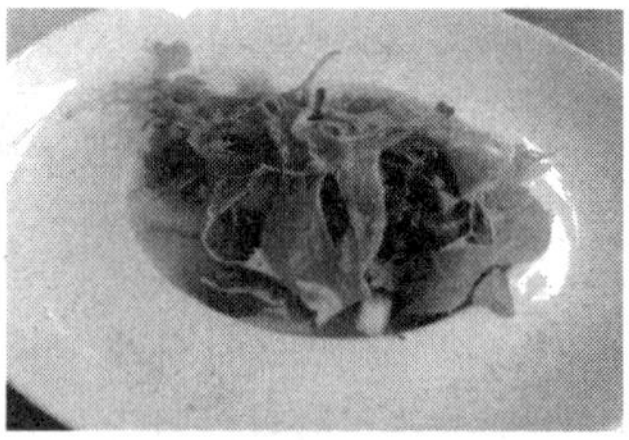
(c) 하몽 세라노

[그림 3-90] 스페인 요리

② **동·유럽 국가** : 러시아, 루마니아, 불가리아, 그리스, 터키 요리가 가장 두드러지는데, 이 나라의 요리들을 살펴보면 다음과 같다.

㉠ 러시아 : 음식문화는 귀족적인 것과 민중적인 것이 각각 확연히 다른 발전의 길을 걸어왔다. 러시아의 귀족들은 그들 나름대로 서구유럽의 스타일을 모방하는 음식습관을 유지해왔다. 평민들 역시 그들 나름대로 자신들의 고유한 음식 문

화를 지켜왔는데. 바로 이 평민들의 식생활 문화가 바로 고유한 러시아 음식 문화라고 할 수 있다.

빵과 고기가 주식이며, 추운 자연환경 때문에 주로 지방질이 많은 고기를 선호하는데 이러한 이유로 돼지고기가 소시지에 비하여 훨씬 비싸다. 그리고 물이 안 좋기 때문에 대용으로 차(러시아어로 '차이')를 주로 마신다. 또한 과거 러시아인들은 겨울에는 과일을 거의 먹을 수 없었으므로, 과일을 냉동 저장하여 겨울에 먹었다. 러시아의 토속음식들 속에서는 과거 러시아 민중들의 소박함을 볼 수 있다(그림 3-91).

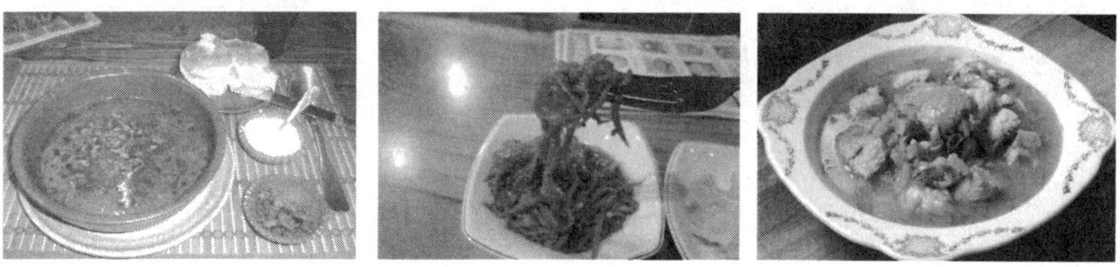

(a) 보르시 스프 (b) 마르꼬프 빠 까레이스키 (c) 우하 스프

[그림 3-91] 러시아 요리

㉡ 루마니아 : 동유럽 국가들 중 유일하게 라틴 문화권에 속해 있는 루마니에선 이탈리아나 프랑스의 음식문화가 일찍부터 도입되어 발달한데다 그리스나 터키 등 발칸 지역의 고유한 음식문화가 접목되면서 독특하고 다양한 음식들이 개발되었다. 루마니아는 다른 유럽 국가와 마찬가지로 주식은 빵이다. 그리고 옥수수 죽을 많이 먹는다. 음식의 맛에 있어 가장 큰 특징은 신맛을 들 수 있다. 거의 모든 루마니아 음식에 식초가 양념으로 첨가된다고 해도 과언이 아닐 것이다(그림 3-92).

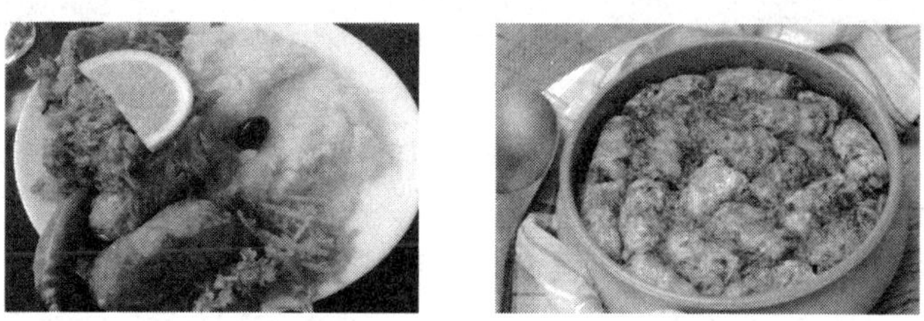

(a) 마말리가 (b) 사르말레

[그림 3-92] 루마니아 요리

㉢ 불가리아 : 세계적으로 유명한 농업국가이므로, 신선한 채소와 고기를 이용한 음식이 풍부하다. 요리의 특징은 약한 불로 푹 익도록 찌는 것이며, 부드럽고 섬세하게 맛을 낸 램이나 송아지고기는 별미이다. 맛있는 요리는 치즈와 와인을 곁들이는데 '시레네'라고 하는 흰양의 치즈는 불가리아에서 가장 인기있는 치즈이다. 그리고 요구르트는 불가리아가 또한 식사 시에는 물 대신에 맥주나 음료수를 마신다(그림 3-93).

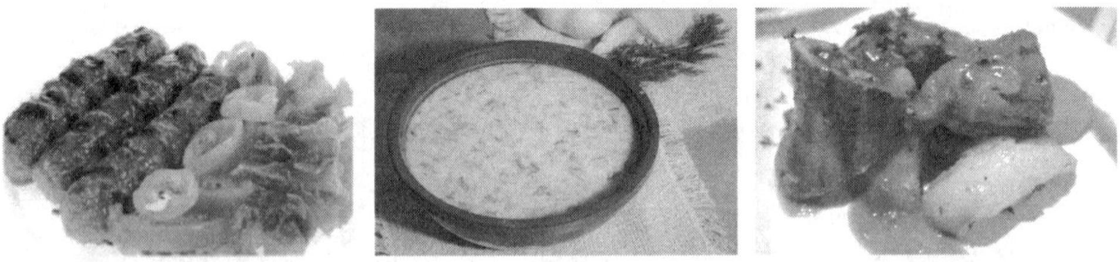

(a) 케바프체 (b) 타라토르 (c) 스빈스코브레타노

[그림 3-93] 불가리아 요리

㉣ 그리스 : 유럽 문화의 시초인 그리스 음식은 프랑스 · 이탈리아와 함께 서양의 3대 요리이며 특히 해산물 요리와 각종 채소를 주재료로 한 음식들은 다른 지역에 비해 무척 발달되어 있다. 그리스 요리는 화려하진 않지만 재료에 관하여 신선한 것만을 사용한다. 채소는 싱싱하며, 어패류는 갓 잡은 것을 재료로서 사용한다(그림 3-94).

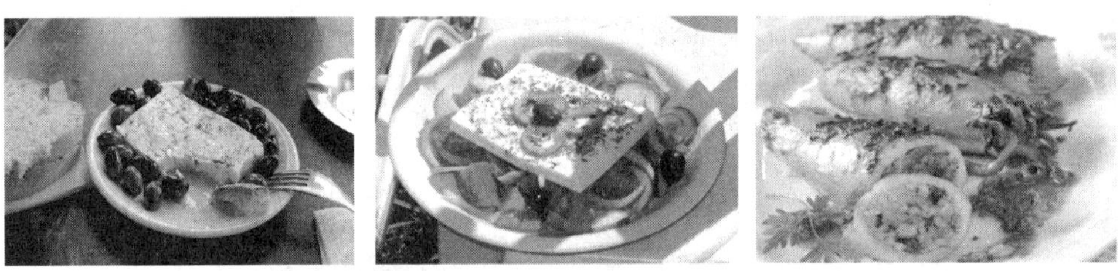

(a) 페타치즈 (b) 절인 올리브 (c) 칼라마라키아

[그림 3-94] 그리스 요리

㉤ 터키 : 터키의 요리는 세계적으로 유명하다. 신선한 재료를 사용하여 더욱 맛있는 요리를 접할 수 있다. 하지만 터키인들은 아침은 빵 두 조각에 수프와 차를 마시는 정도로 한다. 차는 홍차맛과 비슷하지만 끓이는 시간과 넣는 향료에 따라서 맛이 다르다. 점심은 육류에 샐러드를 곁들여서 먹는다. 저녁은 가족이 함께 음식을 먹는다. 음식은 수프, 육류, 음식, 밥, 마카로니, 만두의 일종인 '뵤

렉'을 먹고, 후식으로는 과일, 과자를 먹는다.

터키 요리는 향신료와 향미 채소가 많이 들어간다. 대표적으로 소스는 토마토 소스로 음식점에 가면 빨간 빛깔의 요리가 눈에 띄는데, 이것은 익힌 토마토를 넣고 끓인 양고기와 콩요리이다. '딜'이라는 향채나 고추를 넣어 매운맛을 내고, 고추는 양파와 함께 고기요리에 넣는다. 흰색 치즈와 요구르트도 빠질 수 없는 향신료이다. 대표적인 요리는 '케밥'을 들 수 있다(그림 3-95).

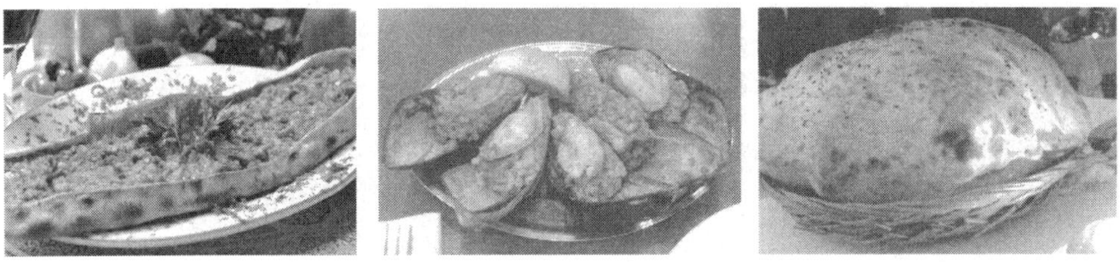

(a) 케밥 (b) 마디예 돌마 (c) 라와시빵

[그림 3-95] 터키 요리

2) 북 미

캐나다와 미국으로 나눠지는데 이 두 나라의 음식을 살펴보면 다음과 같다.

① **캐나다** : 이민자들의 구성이 다양한 캐나다는 요리에서도 그 색깔이 드러난다. 토론토나 몬트리올 등의 대소사에는 특히 많은 나라의 사람들이 모여 살기 때문에 각국의 음식을 전통으로 즐길 수 있다.

㉠ 요리의 천국이라고 할 정도여서 프랑스 요리, 이탈리아 요리, 멕시코 요리, 그리스 요리 등은 물론이고 중국요리에서부터 일본 요리, 베트남 요리, 한국 요리 등 동양 요리도 풍부하게 만날 수 있다. 게다가 많은 국적의 요리들이 접한 콤비네이션 형식의 복합적인 요리들도 가끔 만날 수 있는 것도 캐나다 음식의 특징 중 하나이다.

㉡ 굳이 캐나다 요리라고 한다면 벤쿠버, 빅토리아, 핼리팩스 등 해안가에 위치한 도시에서 값싸고 맛있게 즐길 수 있는 연어나 가재 등의 시푸드(Seafood) 요리와 캘거리를 중심으로 한 앨버타주의 대평원에서 많이 사육되는 양질의 소를 재료로 해서 만든 스테이크가 세계적으로 유명한 캐나다 요리이다(그림 3-96). 그리고 카페테리아에서 자주 발견할 수 있는 것 중 하나가 콤보스타일(Combo Style)의 메뉴로 한 쟁반에 자신이 선택한 음식을 한꺼번에 담아주는 형식으로 푸짐하고 싸게 즐길 수 있다. 주로 중국 요리나 멕시코 요리 등이 이런 형식이 많다.

ⓒ 캐나다 어느 도시를 가든지 간에 이탈리아나 멕시코 요리가 많은 것이 특징인데, 이것은 그만큼 캐나다인들이 즐겨 먹고 좋아하기 때문이다. 또 하나 캐나다인들은 어디를 가나 간식 메뉴는 시저스 샐러드(Ceaser's Salad)로, 담백하게 만들어진 소스를 싱싱한 채소에 끼얹어 먹는다. 술은 독한 것보다는 주로 맥주나 와인을 많이 먹는데, 바(Bar)나 펍(Pub)에 가면 20~100여 종류의 맥주를 다양하게 즐긴다.

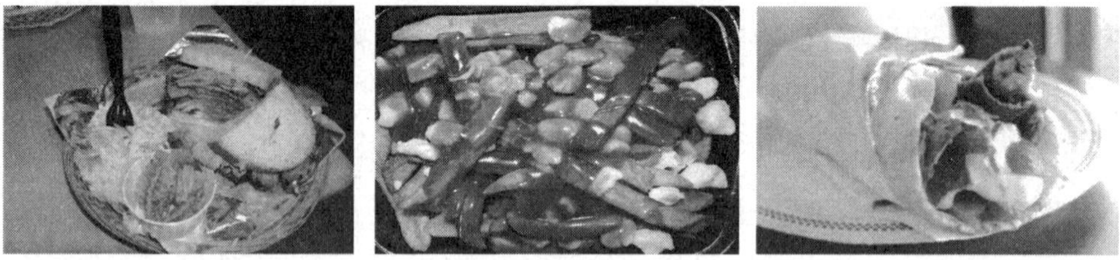

(a) 샌드위치 (b) 푸틴 (c) 돈에어

[그림 3-96] 캐나다 요리

② **미국** : 빠르고 바쁜 생활에 맞추어 음식의 능률성을 중요시한다. 다양한 인종이 섞여있는 미국은 그만큼 음식도 다양하다. 산업혁명과 근대화 이후, 미국은 바쁘게 세계 시장을 누벼왔고 그런 전통이 그들의 생활에서 점심 정도는 간단하게 해결하고자 하는 습관을 가져온 것이다.

㉠ 미국은 인종이 많은 만큼 음식도 다양해 그 문화가 단순하게만 보이지만 여러 나라의 음식이 섞여 그 나라만의 다른 특징을 가지고 있다.

ⓐ 1492년 스페인의 콜롬버스가 신대륙을 발견하고 1565년 최초의 이주민이 정착하여 살게 되는 등 유럽과 아시아 등 전 세계 다민족이 모여서 살고 있기 때문이다. 그러나 이들은 나름대로 인디언, 유럽 등의 음식문화를 그대로 계승하거나 나름대로 유형화시켜 특유의 음식문화를 이루고 있다.

ⓑ 초기에는 토착민인 인디언의 영향으로 멕시코와 마찬가지로 옥수수를 많이 사용했다. 삶아 먹거나 구워먹는 것 외에도 옥수수 가루로 쑨 죽, 빵 등 가공음식을 만들어 먹었고, 이외에 콩, 호박이 중요한 식재료가 되었다.

㉡ 노예로 데려온 아프리카인들은 여러 가지 곡물의 씨앗을 가져와 식탁을 더욱 풍성하게 하는데 일조했으며, 잡은 고기를 바베큐로 조리하는 방법, 연기에 그을려 훈제하는 방법을 알려줘 미국 음식문화에 중요한 키워드를 제공한 셈이다.

ⓐ 짧은 역사와 다양한 인종이 공존하는 미국은 뚜렷한 음식문화의 특징이 없지만, 그러면서도 현대 음식이라고 하면 곧 미국 음식이라고 할 정도로 전

세계의 음식문화를 받아들여 새로운 음식문화를 만들어나가는 것이 미국 음식이라고 할 수 있다.

㉮ 독일의 햄버거스테이크를 들여와 토마토케첩을 뿌려 빵 사이에 끼워 먹는 햄버거를 만들었고, 유럽이 생 토마토로 토마토소스를 만들어 사용하는데 반해 토마토케첩을 다량 생산하여 사용하고 있다.

㉢ 미국 음식은 육류 위주이고, 1인분 양이 매우 많으며 매우 달고 기름진 후식을 선호하는 경향이 있어서 비만이나 성인병으로 고생하는 사람들도 많지만, 요즘은 점차 건강을 생각하는 식생활패턴으로 변화하고 있다. 또한 간편성과 실용성을 강조하는 문화적 특성으로 통조림이나 즉석식품 같은 가공식품 등을 많이 사용한다(그림 3-97).

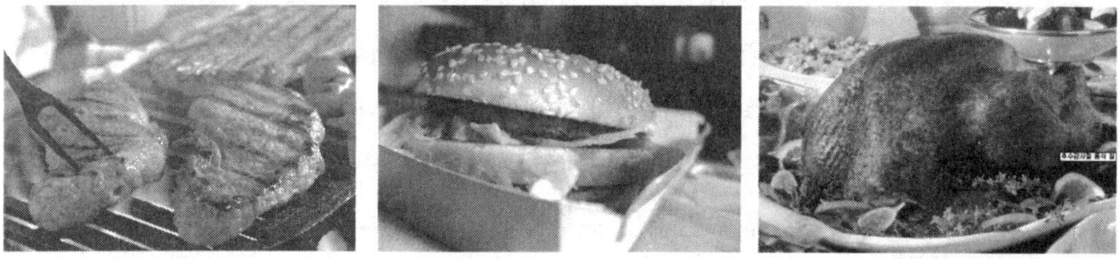

(a) 스테이크 (b) 햄버거 (c) 칠면조 통구이

[그림 3-97] 미국 요리

3) 중남미

중남미 역시 원래 살고 있던 여러 종족 외에 유럽인들이 건너온 후에 그 사이에 혼혈민족이 태어나는 등 미국 못지않게 여러 민족들이 공존하는 인종 전시장 같은 인종구성을 보인다. 마치 인종 전시장과 같은 인종구성을 보이는 만큼, 음식문화 또는 굉장히 다채롭다. 이 지역의 식생활은 옥수수, 감자, 호박, 고추, 토마토 등 원산물의 기초한 인디언 식문화와 스페인과 포르투갈계의 식문화의 2가지 스타일이 기초를 이루고 있기 때문이다. 거기에다 아프리카 노예의 영향까지 가세했으니 정말 다양하다고 하지 않을 수 없다.

백인, 원주민, 흑인들의 음식이 수백년의 세월이 경과됨에 따라 중남미의 지리에 적응하면서 다양하게 변화되어 왔기 때문이다. 또 구대륙의 문화, 특히 카톨릭 역시 중남미의 식문화에 적지 않은 영향을 미쳤다.

① 스페인의 중남미 정복은 원주민의 생활과 문화에 결정적인 변화를 가져왔고 조리방법도 다양화 되었으며 정복기간 동안 새로운 음식요리법들이 개발되었다. 따라서 원주민 토착음식은 스페인의 중남미 정복 이후 내용이나 형태면에서 많은 변화

를 겪었다. 또 독립 이후에는 프랑스의 식문화가 중남미에 도입됨에 따라 상류층에서는 옥수수 대신 빵을 주식으로 하게 되었다.

② 중남미 음식의 기본이 되는 작물은 옥수수, 만디오카 감자인데 이 중 옥수수는 중남미에서 가장 많이 재배되는 식물이다. 안데스가 원산지인 옥수수는 메따떼란 맷돌로 갈아 반죽하여 또르띠아로 만들어 주식으로 사용한다.

㉠ 요리방법에 따라 타코, 엔칠라다, 케사디아, 브리또가 된다. 옥수수 요리의 대표격인 타코는 또르띠아에 소시지, 돼지고기, 닭고기, 양고기 등과 내장을 요리하여 쌈처럼 해서 먹는 음식으로 길거리 어느 곳에서나 흔히 볼 수 있는 포장마차로부터 호화스러운 고급 레스토랑에 이르기까지 이 지역에서 가장 사랑받는 음식이다. 이처럼 중남미인들의 사랑을 받은 옥수수도 식민초기에는 그 독특한 향과 맛으로 유럽인들로부터 천한 음식으로 대접받기도 하였다.

㉡ 감자는 주로 안데스지역에서 재배되는 식용작물이며 오늘날 전 세계적으로 애용되는 음식재료가 되었다. 육류 역시 오늘날 중남미 음식의 주재료이다. 정복 이전 남미지역의 원주민들은 운송수단으로 사육하였던 야마, 털을 얻기 위한 알파카 등을 식용하기도 하였다고 한다.

③ 중미의 경우에는 오리, 칠면조, 식용개 등을 먹었으며 사냥을 통하여 다양한 동물들을 음식의 재료로 사용하였다. 오늘날 중남미인들의 육류 섭취는 서양식의 스테이크식 요리가 일반화되어 있는 실정이다. 유럽의 신대륙 정복으로 생긴 음식문화의 변화에서 가장 두드러지는 것의 하나가 밀의 도입이었다. 쌀도 중남미의 중요한 음식이 되었다.

④ 19~20세기를 거치면서 인구가 증가하게 되자 종자가 개량된 쌀의 보급으로 그 소비는 더욱 증가하였다. 향신료와 양념의 사용 또한 중남미 음식에서 다양하고 풍성하다. 멕시코가 원산지인 고추는 페루, 브라질 등 중남미 전역의 공통적인 양념이 되었다. 고추를 사용하는 가장 대표적인 것이 멕시코의 몰레요리인데 '몰레를 싫어하면 반역자'란 소리를 들을 정도로 국민들로부터 사랑받는 음식이다. 이외에도 바닐라, 후추, 생강, 아니스 등 동서양의 모든 향신료들이 중남미의 요리와 음식을 풍성하게 만들었다.

비록 영양가가 부족하다 할지라도 설탕은 초콜릿, 커피, 차의 감미료로 널리 사용되고 있으며 서양인들의 음식이었던 우유와 달걀 역시 중남미의 요리뿐만 아니라 디저트로 사랑받고 있다. 이처럼 정복 이후 수백년 간의 동서양의 만남은 오늘날 중남미의 요리와 음식의 기초가 되었다. 그러나 2차 대전 이후 서구, 특히 미국의 식문화의 유입되면서 중남미의 음식문화에도 옥수수와 햄버거가 공존하는 변화의 조짐이 서서히 나타나고 있다.

⑤ 중남미인들의 식생활을 보면 우선 식사시간은 계층에 따라 약간의 차이를 보이고, 그들이 가장 중점을 두는 것은 점심이다. 그러나 최근 들어 생활이 서구화되면서 가족이 모두가 모이는 저녁을 넉넉하게 먹는 쪽으로 변하고 있다.

⑥ **멕시코** : 토착 인디오들의 고유의 음식문화에 16세기 이후 건너온 스페인, 프랑스 침략자들의 음식문화가 결합한 것으로 이후 세계 여러 곳에서 온 이민자들의 음식문화까지 결합되어 역사적, 문화적으로 퓨전화된 음식형태를 보여주고 있다. 기존의 아메리카 원주민 문화는 옥수수 문화라고 말할 수 있을 정도로 옥수수를 매우 즐겨 먹었다.

㉠ 옥수수는 주식으로 쓰일 뿐만 아니라 음료수의 일종으로 차갑게 해서 마시는 오르차따, 추운 지방에서 큰 양동이에 가득 끓여 마시는 아똘레 등의 재료로도 쓰인다. 이밖에도 고구마, 콩, 감자, 호박, 땅콩 등을 즐겨먹었으며 야마와 같은 동물의 고기를 익히거나 날 것으로 먹기도 하였는데 아직도 세상과 접촉이 많지 않은 산골에서는 이러한 옛날의 식생활을 그대로 유지하고 있는 원주민들이 많이 있다.

㉡ 16세기 스페인의 중남미 정복은 메스티조(중남미 원주민과 유럽인의 혼혈인 종)라는 새로운 인종을 만들어 냄과 동시에 음식문화에서도 혼합된 형태를 만들어냈다. 요리에서 육류의 사용이 다채로워졌고, 밀의 경작으로 인해 옥수수와 함께 빵이 주식으로 이용되기 시작했으며, 포도주와 식용유의 사용으로 식탁은 더욱 풍성해졌다. 이렇듯 스페인 정복기간 동안 새로운 요리법이 무수히 개발되었다.

㉢ 멕시코의 음식은 우리 입맛에도 잘 맞는데 이는 곡물과 육류가 어우러져 있고, 음식재료에 고추를 즐겨 사용했기 때문이다. 멕시코 음식은 칠리, 파, 마늘을 많이 사용하여 자극적이고 매콤한 맛을 내며, 향신료를 이용하여 음식에 독특한 향을 가미한다(그림 3-98).

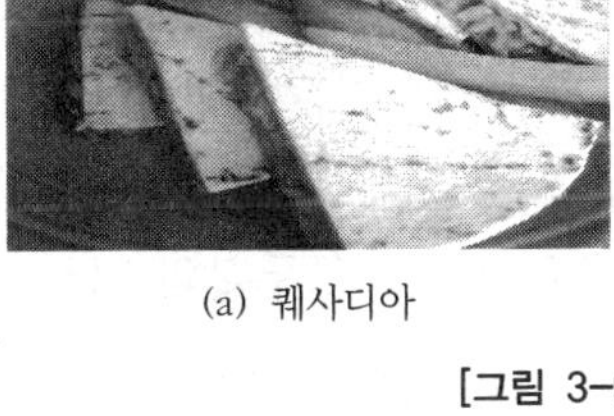

(a) 퀘사디아

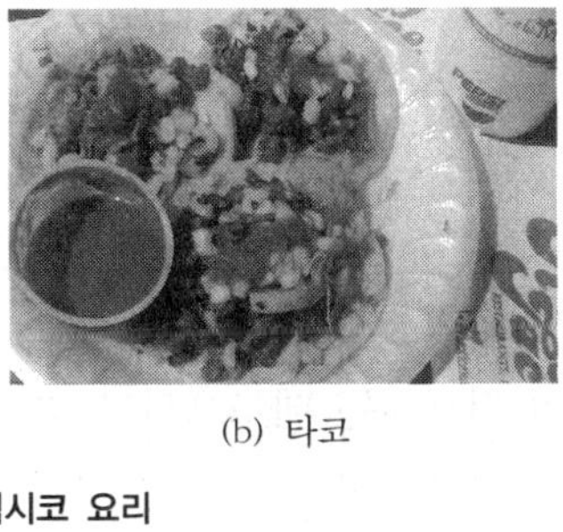

(b) 타코

[그림 3-98] 멕시코 요리

⑦ **브라질** : 인디오와 유럽인, 흑인의 다양한 인종이 모여 탄생된 나라로 음식 역시 이들 여러 민족 고유의 특성이 융합되어 있다. 먼저 인디오의 음식문화는 인디오의 음식은 주로 브라질 오지인 북부 및 북동부 지역에서 발달하였다. 브라질은 '자연의 천국'이라고 할 만큼 풍부한 천연자원을 가지고 있는 나라이기 때문에 풍부한 과일이나 사냥으로 잡은 고기만으로도 먹고 사는데 큰 지장이 없었다.

㉠ 인디오들은 음식문화를 발달시킬 필요성을 느끼지 못하고 자연 그대로를 식품으로 대용했다. 지금도 브라질의 여러 지방에서는 길가의 과일을 따서 그 즙을 마시기만 해도 훌륭한 아침식사를 대신할 수 있다. 즐겨먹는 열대과일로는 바나나, 오렌지, 파인애플 등이 있는데 그 중에서도 바나나를 가장 많이 먹는다. 또한 인디오들은 만지오까라는 식물의 뿌리에서 가루를 내어 이를 생선에 묻혀 튀긴 뒤 고추기름을 발라먹는 '피렁'이라는 음식을 즐겨먹기도 하였다.

㉡ 16세기 초 브라질은 사탕수수밭에서 일할 노동력이 부족하자 아프리카의 세네갈, 가봉, 모잠비크 등지에서 흑인들을 데려오기 시작하였다. 흑인 음식의 가장 큰 특징은 소금과 마늘이다. 소금은 더운 지역에서 힘든 일을 할 때 땀을 많이 흘리게 되므로 염분을 보충하기 위해서 필요했고, 마늘은 열병을 막아준다고 믿어졌기 때문에 많이 사용했다.

㉢ 흑인들이 아프리카에서 직접 가져온 야자수의 일종인 '덴데(Dende)'라는 열매로부터 기름을 짜서 음식을 튀길 때 사용하였다. 덴데 기름은 끓이기 전까지는 아무 맛이 나지 않지만 음식을 튀기면 독특한 맛과 향을 내주며 풍부한 지방분을 함유하고 있어 노동을 많이 하는 아프리카에서 온 노예들에게는 매우 귀중한 식품이었다.

㉣ 아메리카 대륙의 다른 나라들과 마찬가지로 브라질 역시 포르투갈, 이탈리아, 독일 등 유럽으로부터 백인들이 많이 이주해 왔기 때문에 음식 역시 자연스럽게 유럽의 영향을 많이 받게 되었다. 이러한 모습은 주로 남부지방에서 찾아볼 수 있는데 원주민이나 흑인들의 영향을 받아 비교적 브라질 고유의 문화를 지니고 있는 북부와 달리 남부지방은 마치 유럽문화를 옮겨다 놓은 듯 유럽과 매우 흡사하다.

㉤ 이탈리아인들이 많은 지역에서는 스파게티가, 독일인들이 많은 지역에서는 낙농업을 이용한 버터나 치즈를 이용한 음식이 발달하였다. 백인의 음식 중 대표적인 것으로는 대구요리가 있다. 대구요리는 포르투갈의 가장 전통적인 요리로써 포르투갈인들이 많이 사는 상파울로나 리오데자네이루의 유명한 대구 요리로는 '해산물 대구요리'와 '달걀 감자 대구요리'가 있다.

㉥ 현재 브라질의 경제권은 유럽계의 백인들이 잡고 있지만 문화의 측면에 있어서는 흑인 중심의 것이 대부분이다. 이러한 배경으로 인해 브라질의 음식은 흑인 노예들로부터 유래된 것이 많다. 브라질의 식사는 대체로 짜고, 올리브유를 많이 섞어 조리하는데, 이는 열대국이라는 지리적인 배경으로 인해 땀으로 빠져나간 염분을 보충하고 식물성 지방을 섭취하기 위해서이다(그림 3-99).

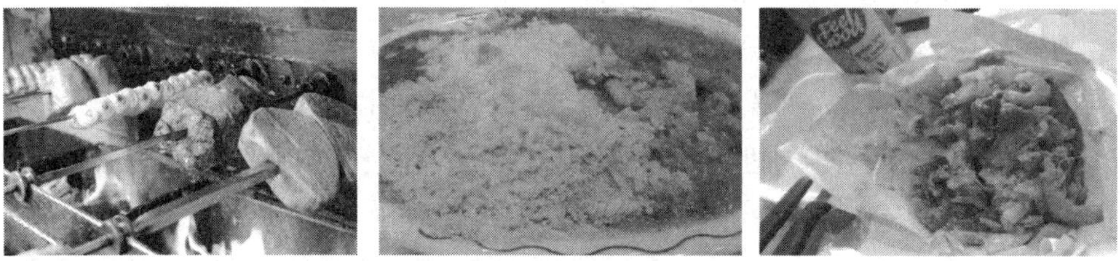

(a) 슈하스코 (b) 모께까 (c) 아까라제

[그림 3-99] 브라질 요리

(3) 아랍권 식문화의 특징

아랍인들은 동으로 서아시아의 아랍 걸프 국가들에서 서로는 북아프리카의 모로코까지 광활한 지역에 다양한 정부형태를 가진 22개국으로 나뉘어 살고 있다. 국적은 비록 다르지만 이들은 이슬람이 출현한 7세기 이래 민족, 언어, 종교가 같고 동일한 역사와 문화 속에서 동일한 생활관습과 전통을 이어 온 한 공동체의 사람들이다. 현재 아랍의 인구는 크게 유목민 베두인과 농부, 도시생활인으로 구분된다. 한때 대부분의 아랍인들이 경험한 유목민 생활은 생활수준의 향상과 교육환경의 개선으로 이제 거의 사라지고 정착민으로 전향되었다.

① 아랍인구의 절반 이상은 농사일에 전 식구들이 종사하고 있는 농부들이다. 이들은 낫을 쓰고 가축을 이용하여 관개를 하는 등 아직도 재래식 농경법으로 농사를 짓고 있다. 도시생활인들은 기능직에 종사하는 사람들과 전통적으로 시작에서 일하던 상인들이 주축을 이루고 있다.
아랍의 음식은 빵과 양고기 그리고 요구르트, 세 요소로 이루어진다. 서양음식처럼 따로 코스가 정해져 있지 않다. 빵은 진흙으로 바른 아궁이에 불을 지펴 달군 다음 밀가루 반죽을 한 빵을 뜨거운 면에 붙여 구워 낸다. 얇게 민 빵에서 두터운 바게트 빵에 이르기까지 다양한 종류의 빵을 만들어낸다(그림 3-100).

② 육류는 주로 양고기와 닭고기를 사용하여 조리한다. 특히 양고기 요리가 발달하였다. 숯불에 요리하는 고기를 일반적으로 케밥이라 한다.

㉠ 케밥(Kebab)은 페르시아에서 유래되어 오스만 제국을 거치면서 터키의 대표적인 음식으로 자리잡게 되었고, 아랍의 여러 나라에서 통용되고 있다. 케밥은 양 한 마리 부위를 차곡차곡 동글게 쌓아 숯불에 빙글빙글 돌려 구워내는 샤부르마(터키에서는 됴네르)와 고기를 다져 둥글게 구워내는 코프타, 양고기 꼬치구이인 쉬시 케밥 등을 비롯하여 땅 속에 넓고 깊은 구덩이를 파고 표면에 진흙을 발라 불을 지핀 다음 양 한 마리를 통째로 넣고 밀봉하여 그 열기에 구워내는 진흙 통구이 등 수백 가지의 양고기 요리를 발달시켰다.

㉡ 케밥과 함께 유제품도 중요한 음식이다. 양 젖과 낙타 젖은 물론 요구르트와 마시는 발효유인 라반을 만들어 널리 먹고 마신다. 양 젖으로 빚은 수백 가지의 치즈도 음식문화를 발달시킨 주요한 요소이다.

③ 튀니지, 모로코 같은 북아프리카, 아랍 국가에서는 꾸스꾸스라는 음식도 널리 알려져 있다. 좁쌀 같은 작은 밀가루 알갱이에 생선이나 고기를 넣고 양념으로 맛을 낸 대표적인 음식이다. 식물성 음식으로는 검은 올리브와 대추야자가 선호된다. 더욱이 대추야자는 라마단 단식 기간 동안 저녁 일몰과 함께 단식이 깨어질 때 맨 먼저 먹는 음식이기도 하다.

④ 사막을 횡단하는 캐러밴에게는 대추야자가 비상식품의 역할도 한다. 샐러드를 만들어 먹을 때는 반드시 올리브 오일을 사용하고 그 위에 레몬즙을 뿌린다. 올리브는 중동 일부지역과 북아프리카가 주산지이며, 지중해성 기후의 대표적인 작물이다. 올리브는 식용뿐만 아니라 절여서 피클을 만들고, 비누를 만들기도 한다. 주로 즐기는 채소로는 오이, 당근, 양파 등이 있다. 토마토는 채소로 분류되고, 불에 굽거나 삶아서 함께 먹는다(그림 3-100).

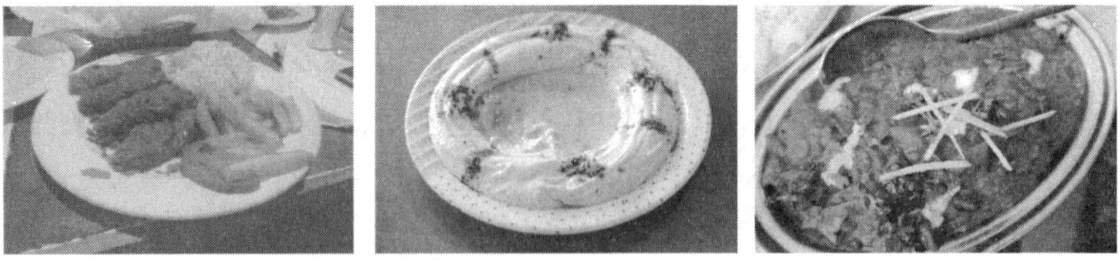

(a) 코프타 (b) 따미스 (c) 할랄

[그림 3-100] 아랍권 나라의 요리

(4) 아프리카 식문화의 특성

아프리카 대륙은 적도와 남북 회귀선이 대륙을 가로지르고 있어서 다양한 기후풍토를 보이고 있다. 즉 적도 부근의 중부와 서부 아프리카는 고온다습한 열대우림지대가 있고 이 지역의 해안가에는 맹그로브 나무가 발생하여 바다 속에 녹색의 제방과 물고기 세상을 조성하고 있다. 적도의 남, 북쪽에는 사바나와 스텝 지대가 전개된다. 그리고 남, 북회귀선을 따라서는 광대한 사막지대가 펼쳐져 있다.
북회귀선이 지나는 라인을 따라 세계 최대의 사하라 사막이 위치하며 남회귀선을 따라 칼라하리 사막이 있다. 양쪽의 회귀선의 바깥인 대륙의 남단과 북단에는 지중해성 기후를 보이고 있어 최고의 날씨를 만끽할 수 있다(북부의 튜니지아, 남아공의 케이프타운).
아프리카에 열대우림지역, 즉 정글은 생각보다 많지 않으며 지대가 높은 동부 아프리카에서는 마다가스카르 섬 외에는 열대우림지대를 찾아 볼 수가 없을 정도이다.
동부 아프리카는 고산지대가 광범위하게 펼쳐져 있어 고산 및 사바나 기후지역이 많고 천혜의 서늘한 기후조건 이외에도 그 옛날 빙하기를 거치지 않은 관계로 하여 생물이 매우 다양하게 분포·서식하고 있다(케냐, 탄자니아, 우간다 등). 아프리카 사람들은 그들의 환경에 맞게 식생활을 영위하고 있다. 아프리카 대륙이 광대하고 여러 기후가 나타나며, 각 부족의 생활방식에 따라 다양한 음식문화가 존재한다.

1) 빅토리아 호수 연안의 열대우림지역

열대우림지역에서 가장 쉽게 구할 수 있어서 주식은 바나나이다. '마토케(Matoke)'라는 이 바나나는 삶거나 쪄서 먹어야 하며, 그 맛은 바나나와 감자의 중간 정도 맛의 특이한 바나나이다. 보통 양배추, 토마토, 양파 등을 넣고 끓인 수프와 함께 먹는다(그림 3-101).

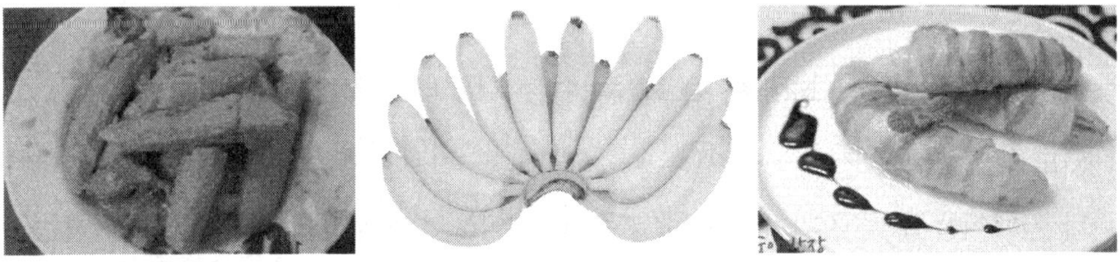

(a) 마토케 (b) 바나나 (c) 바나나 요리

[그림 3-101] 열대우림지역

2) 케냐 고원 지역의 키큐유족

콩과 옥수수 주식, 케냐 고원지역은 비옥한 토지를 차지하고 살고 있는 키쿠유족은 콩과 옥수수가 주식이다. '우갈리(Ugali)'라는 음식인데 키쿠유족뿐만 아니라 아프리카 전체에서 가장 흔한 음식이다(그림 3-102).

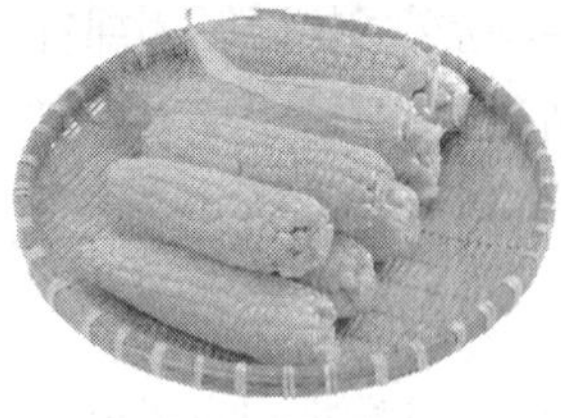

(a) 옥수수

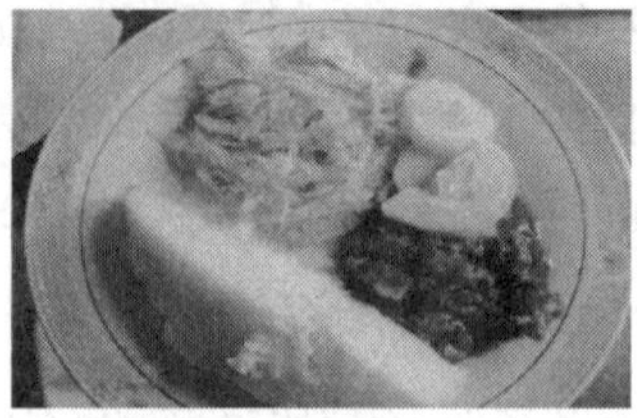

(b) 우갈리

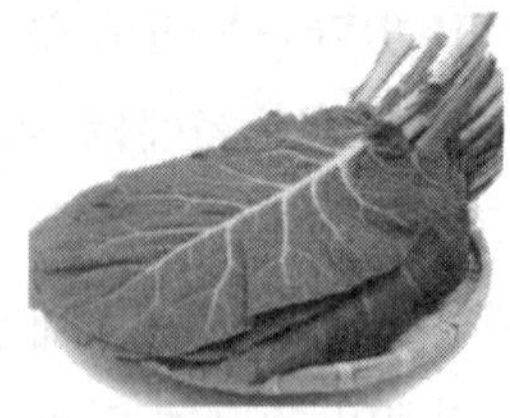

(c) 수쿠마

[그림 3-102] 키큐유족의 음식

3) 해안에 사는 스와힐리인

해안에 사는 스와힐리인들은 해안가에 있는 코코넛 열매를 이용해서 밥을 한다. 그들은 활리에 튀긴 생선과 소고기 수프인 '카랑가(Karanga)' 등과 함께 먹는다. 스와힐리인들은 독실한 이슬람 신자인데 '라마단'이라는 단식 기간이 끝나는 날, 잔지바르의 야시장에서는 음식축제가 벌어진다. 삶은 문어(pweza), 양고기 꼬치구이(mshikaki) 등을 사탕수수 주스와 함께 먹는다(그림 3-103).

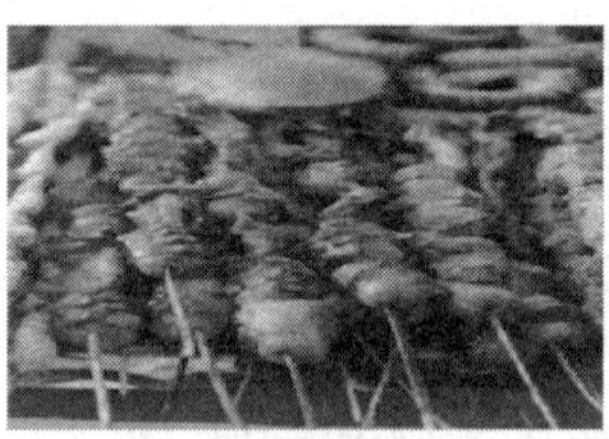

(a) 삶은 문어

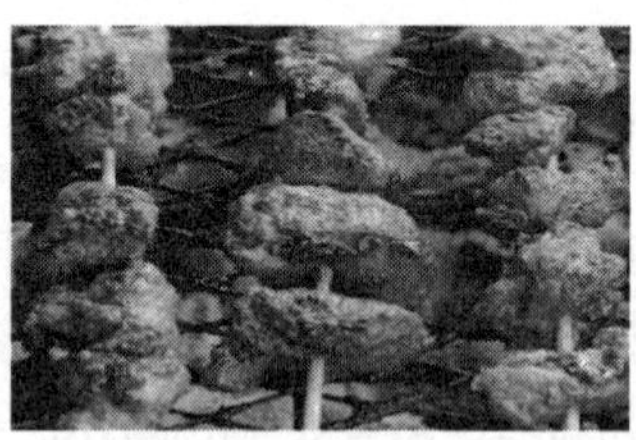

(b) 양고기 꼬치구이

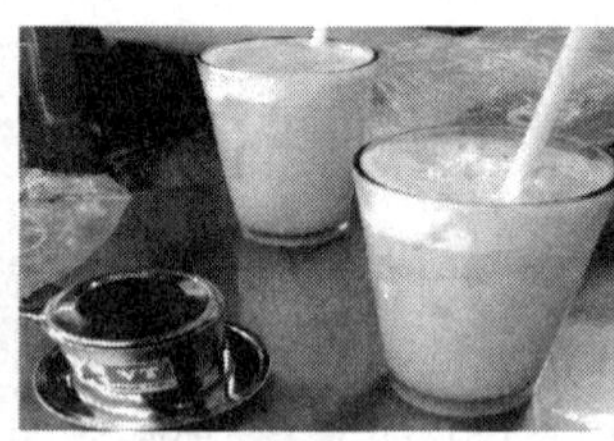

(c) 사탕수수 주스

[그림 3-103] 스와힐리인의 음식

4) 사바나 지역의 마사이족, 삼부루족 등

사바나 지역에서 소를 치며 살아가는 마사이족, 삼부루족 등 건기와 우기가 뚜렷한 사바나 지역에서 소를 치며 살아가는 부족이다. 이들의 식생활에서도 소가 차지하는 비율이 매우 크다. 이밖에 우유와 소, 염소의 고기는 그들의 주요한 식량이다(그림 3-104).

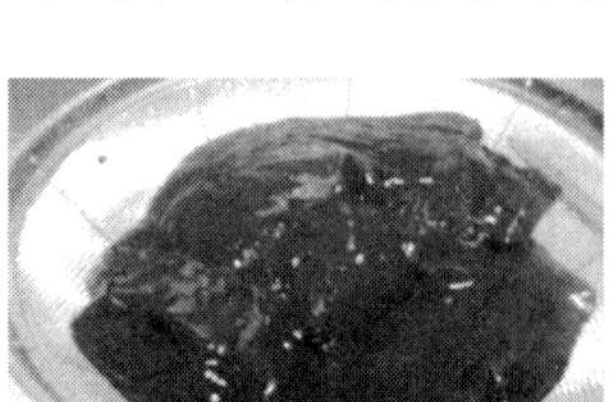

(a) 소의 피

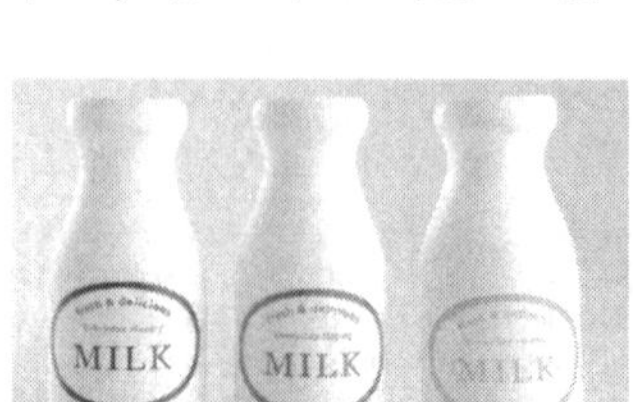

(b) 우유

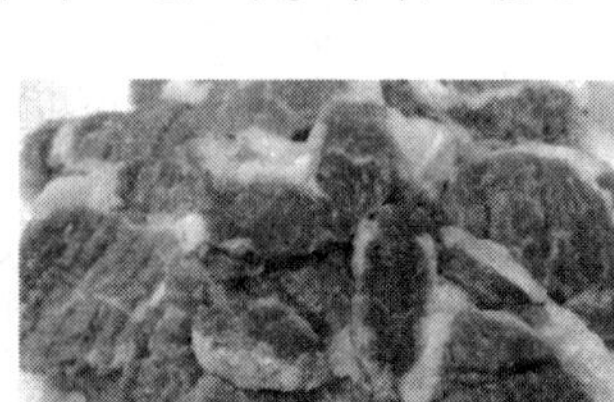

(c) 염소고기

[그림 3-104] 마사이족과 삼부루족 등 기타 부족의 음식

5) 영국, 인도, 아랍의 영향을 받아서 생긴 음식문화

동부 아프리카 지역의 사람들은 '차이(Chai)'라는 차를 마신다. 이것은 우리의 홍차인데 우유와 설탕을 곁들여 마시며, 해안지역에서는 생강을 이 차에 넣기도 한다. 인도의 음식으로는 밀가루 반죽을 후라이팬에 구운 '챠파티(Chapati)', 양고기에 갖은 양념을 한 후 밀가루로 싸서 튀김 만두같이 만든 '싸모싸(Samosa)' 등이 있다(그림 3-105).

쌀을 소고기, 양고기, 닭고기 등의 고기와 양파, 고추 등의 양념과 함께 볶은 '필라우(Pilau), 비리아니(Biriani)' 등의 음식은 아랍의 영향을 받은 것이다.

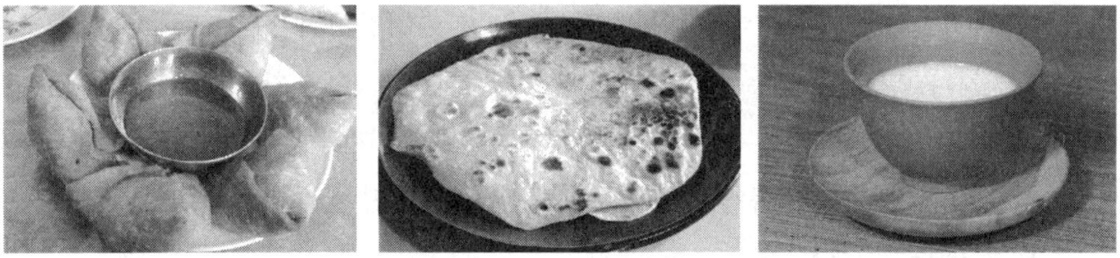

(a) 싸모싸 (b) 챠파티 (c) 차이

[그림 3-105] 영국, 인도, 아랍의 영향을 받은 음식

(5) 오세아니아 및 태평양 섬 국가들

호주, 하와이, 괌으로 나눠지는데 이 3나라의 음식을 살펴보면 다음과 같다.

1) 호 주

오세아니아 사람들은 단순히 배를 빨리 채우기 보다는 가족과 또는 친구와 대화를 나누며 여유있게 음식을 즐긴다. 이들의 음식은 고기요리가 주를 이루며 해산물도 인기가 있고 다양한 과일, 치즈와 함께 술 또한 빼놓을 수 없다.

① 호주는 가장 살기 좋은 나라로 알려져 있고 국민 스스로가 가장 행복한 나라라고 자부한다. 다수의 민족으로 이뤄진 이곳은 1770년 영국의 제임스 쿡 선장이 발견하여 영국이 지배하였고, 금광이 발견되면서 중국, 이탈리아, 유고 등지로부터 대량의 이민자들이 유입된 것이 그 다민족국가가 형성된 배경이다. 이렇듯 다수의 민족이 공존, 입맛도 다양하다. 음식 또한 전통보다는 오히려 세계 각국의 요리가 다양하게 발달되었다. 소고기와 양고기가 주식이고 최근엔 원주민의 요리 부쉬 터커(Bush Tuker)가 건강식으로 주목받고 있는 오스트레일리아의 음식과 들판에서 바베큐를 즐기는 여유로운 그들의 식문화를 소개해 본다.

② 호주의 대표적인 요리는 토마토소스를 얹은 고기파이와 칩, 스테이크라고 들을 만

큼 특별한 전통요리는 없다. 그러나 국토가 광활하고 다양한 기후대가 형성되어 있어 그 풍부한 산물을 토대로 다양한 민족으로부터 도입된 세계 각국의 요리가 잘 발달되어 있다. 그 때문인지 고유의 요리보다 호주인의 여유로운 식습관이 이색적으로 보이고 관심을 끈다.

③ 호주인들은 집밖 야외에서 식사하는 것을 무척이나 좋아한다. 가족끼리 마당에서 또는 근처 공원에서 바베큐 요리를 즐겨하는 것은 물론 직장인들은 점심시간에도 레스토랑보다는 음식점에서 샌드위치나 생선프라이, 채소샐러드 등을 가지고 나와 먹는 테이크 어웨이(take away)를 하곤 한다. 공원에 가져온 점심을 시에서 제공한 음악회를 보며 동료들과의 담소 속에 먹는 직장인의 식사도 매우 낭만적으로 느껴진다. 단순히 배를 빨리 채우기 보다는 가족과 또는 친구와 대화를 나누며 여유있게 음식을 즐기는 것이다. 이런 여유에서는 느껴지듯이 양보와 우애를 소중히 여기며 삶 자체를 여유롭게 누리는 호주인들은 어떤 음식과 요리를 가졌는지 알아보면 다음과 같다.

㉠ 고기요리가 주를 이루며 해산물도 인기가 있고 다양한 과일, 치즈와 함께 술 또한 빼놓을 수 없다.

㉡ 풍부한 식재로 다양한 요리가 발달했고 세계적으로 육류 소비량이 제일 높은 것으로 알려진 것처럼 호주인들의 주식은 소고기와 양고기이고 그 품질도 아주 좋다. 지역적 산물에 따라 다르지만 각 지방 레스토랑의 메뉴를 살펴보면 '일라보'에서는 송아지고기 등이 유명하고, 이밖에도 독특한 고기요리로 캥거루 고기나 비둘기, 토끼, 야생오리 고기 등도 있다. 이러한 고기요리는 유럽과 아시아로부터의 이민자들이 각각의 전통적 요리법을 소개하는데 따라 시간이 지나면서 변모되어 왔다.

④ 정통 유럽요리들이 여전히 인기가 있으나 최근엔 아시아 요리가 각광받고 있다. 조리방법을 보면 볶기, 꼬치요리, 바베큐요리 등이 많다. 호주인들은 여전히 전통적인 방식의 불에 구운 소고기나 새끼 양, 돼지고기의 맛을 좋아한다.

㉠ 바베큐는 캐주얼한 라이프스타일의 사람들과 야외식사를 좋아하는 사람들에게 인기가 있다. 보통 소고기나 소시지, 토마토 등을 크고 두껍게 구워 볶은 양파와 먹는데 양념은 소금과 후추만을 사용한다. 대부분의 가정에서는 마당에 바베큐기기 또는 이동 가능한 화덕을 갖추고 있다.

㉡ 공원이나 해변도 바베큐 먹기엔 좋은 장소로 숯불위에서 고기가 지글지글 구워지는 소리를 여름저녁이나 휴일이면 곳곳에서 들을 수 있을 정도로 대중적이다.

㉢ 오세아니아 사람들이 좋아하는 음식으로 연어나 참치, 새우류를 비롯한 갑각류,

단살 심해 게, 산호 빛 킹아일랜드 게, 바닷가재, 시드니 바위굴, 각종 조개, 전복 등 이루 셀 수가 없을 정도다(그림 3-106).

⑤ 호주인들이 역시 좋아하는 것은 치즈로 염소젖, 양젖, 또는 우유로 만든 다양한 치즈를 생산한다. 세계로부터 습득한 전문제작기술을 사용하여 스위스나 네덜란드, 영국 등의 치즈 스타일은 테이스티와 체다 치즈, 이외에도 더블 트리플 크림, 블루스와 딱딱한 스타일 등이 각 지역의 치즈 제작자들에게서 생산된다. 가장 좋은 치즈는 우유로 만든 것이나 치즈업자들은 새로운 맛과 질감의 폭넓은 영역을 위해 염소젖을 섞기도 하는 것이다. 호주산 치즈는 순수함에서 명성을 지켜간다.

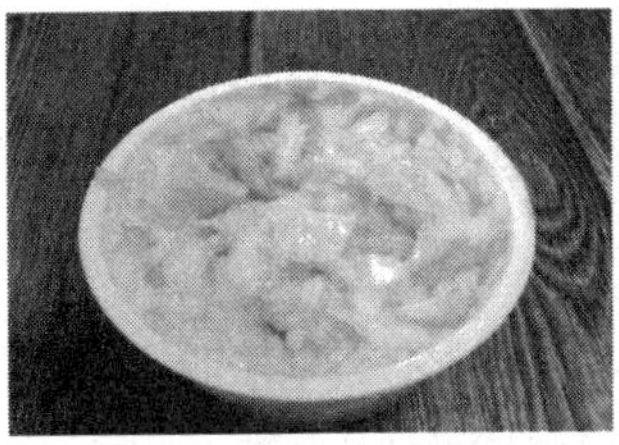

(a) 코울슬로

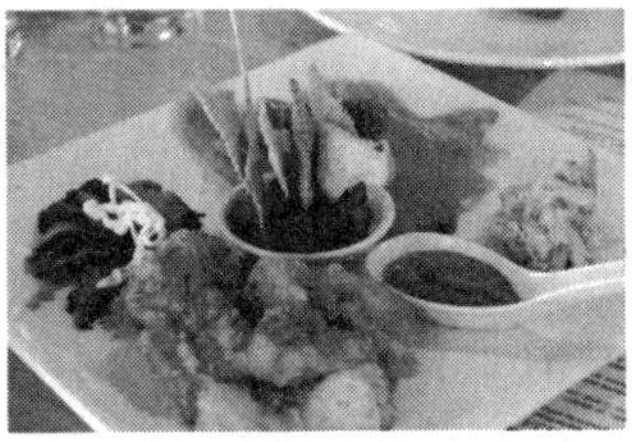

(b) 아뮤 간 요리

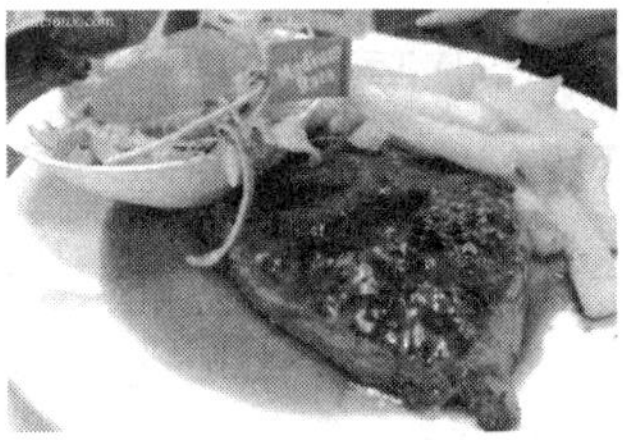

(c) 캥거루 스테이크

[그림 3-106] 호주 요리

2) 하와이

하와이의 전통음식은 일반적으로 카우카우라고 하며, 조리된 요리는 카피하키, 끓인 것은 '카오라'라고 한다. 하와이 전통음식 잔치로는 루아우(Luau)라는 하와이언 축제이다. 이무(Imu : 땅속으로 파놓은 일종의 오븐)를 땅 속을 파고 불을 놓는 곳 위에 돌을 얹어 놓는다. 그리고 티 잎이나 바나나 잎으로 싼 칼루아 돼지고기를 뜨거운 곳에 놓고 내장을 빼내고 더 뜨거운 돌을 안에 채운 후 불을 지피면 이 돌들이 달아오르면서 엄청난 열을 갖게 되어 불피운 나무와 재를 치우고 요리를 한다. 하와이의 해물요리는 적절한 가격에 풍부한 요리를 즐길 수 있다. 일단 주식으로는 감자 같은 포이(Poi)가 있다.

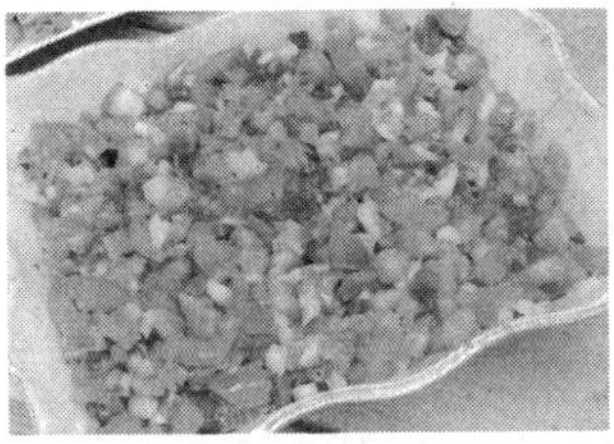

(a) 로미살몬

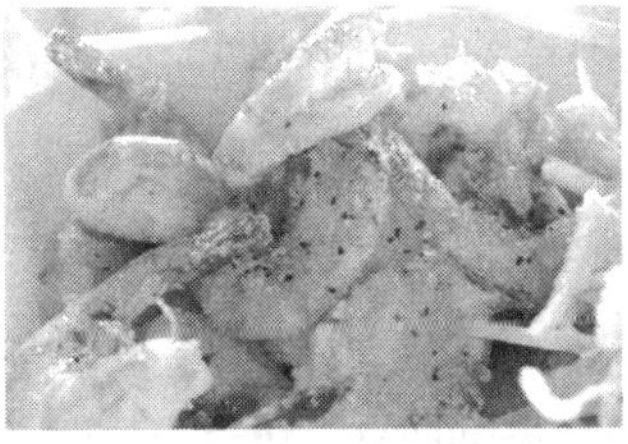

(b) 하와이 새우요리

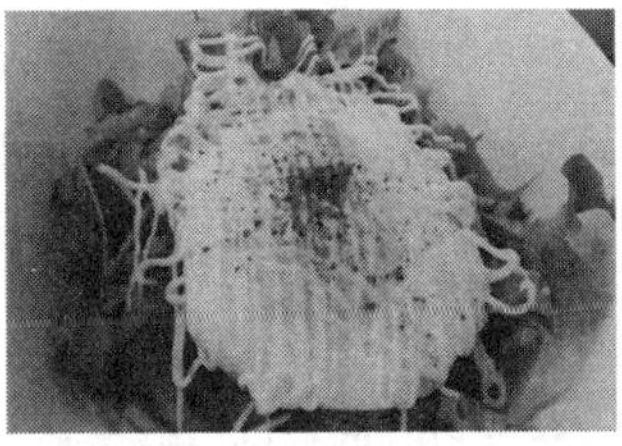

(c) 로코모코

[그림 3-107] 하와이 요리

그리고 타로 잎에 돼지고기를 싸먹는 라우라우(Laulau)와 샐러드인 로미살몬(Lomi Salmon)이 있다(그림 3-107).

3) 괌

괌의 문화는 한마디로 복합적이라 할 수 있다. 애초의 주인인 원주민 문화와 열강의 침략시기에 겪은 스페인의 역사와 문화, 일본의 점령, 다시 미국으로 이어지는 다양하고 바쁜 역사가 그들의 생활에 고스란히 녹아 있다. 또한, 최근에는 차모로족의 음식을 취급하는 식당들이 늘어가고 있는 추세이다. 차모로족들의 대표적인 음식 중 레드라이스라는 것이 있다.

① 아나토라는 식물의 씨앗에서 붉은 빛을 내는 분말가루와 베이컨을 넣고 만드는데, 붉은 빛을 띤다고 하여 레드 라이스라고 한다. 이외에 괌의 전통 닭고기요리 켈라구엔, 필리핀 스타일의 국수 팬싯, 닭고기, 소고기, 생선 바비큐, 음식 등도 차모로족이 즐겨먹는 음식들이다(그림 3-108).

② 한국의 김치처럼 이들은 망고나 파파야를 식초에 담가먹는다. 차모로 음식의 특징은 유럽, 동남아, 일본 등의 어울리지 않을 것 같은 음식들의 영향을 받아왔으며 그 결과 매우 독특한 소스를 사용한다.

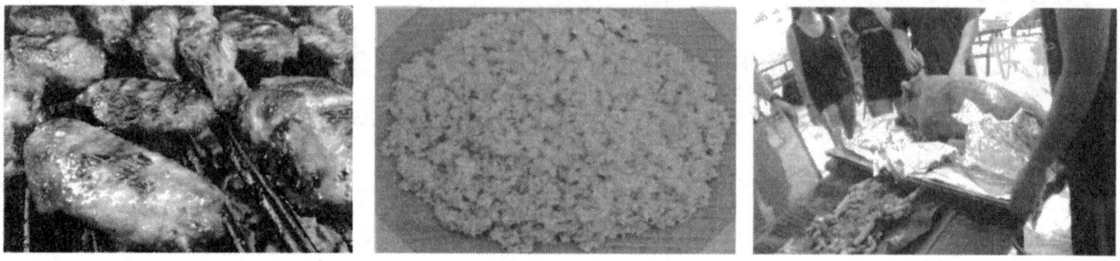

(a) 켈라구엔 (b) 레드 라이스 (c) 통돼지 바베큐

[그림 3-108] 괌 요리

(6) 남 · 북극 지역의 식문화의 특성

에스키모, 이누이트족의 음식문화는 에스키모, 즉 '날고기를 먹는 사람들'이라는 어원과 같이 날씨가 매우 추워서 익혀먹지 못하는 자연환경 때문에 대부분의 음식을 날것으로 먹는다. 주로 바다표범이나 물개를 잡는 수렵생활을 하고 있으며 에스키모들이 즐기며 사냥한 동물의 고기이다. 이런 식생활을 가질 수밖에 없었던 것은 온도가 매우 낮은 추운 날씨 때문에 연료로 쓸 만한 땔감도 없고 불을 피울 수가 없기 때문에 날고기를 먹을 수밖에 없는 것이다.

그러나 사람은 여러 가지 영양소를 고루 갖추어 먹어야 건강하게 살아갈 수 있는데, 에스키모에게는 음식이라곤 날생선이나 날고기 밖에 없는데 건강을 유지할 수 있는 것이 에스키모는 채소나 과일 대신 날고기를 먹기 때문에 비타민 걱정이 없는 것이다. 날고기에는 비타민이 고스란히 살아 있기 때문이다. 하지만 고기를 굽거나 삶으면 열이 비타민을 파괴하기 때문에 이런 날고기가 에스키모에게는 건강에 도움을 주고 영양소를 공급하는 중요한 식사법으로 사용되고 있다.

04 관광쇼핑과 공연안내 서비스의 이해

관광쇼핑은 관광자가 그들의 욕구에 따라 관광지에서 물건을 구매하는 행위를 포함하여 먹고, 구경하는 과정에서 부수적으로 일어나는 모든 행위이고, 공연안내 서비스는 경제발전으로 기본적인 의 · 식 · 주 문제가 해결되고 소비자들은 점점 개성화, 다양화, 고급화 추세로 나아가고 있는 가운데 문화의 중요성은 갈수록 커져가고 있다. 오늘날에는 한 국가의 경쟁력이 물질적, 경제적 요인에서 문화적 요인으로 전환되어가고 있다. 문화예술분야는 문화산업의 핵심이며 미래 성장산업 분야라고 할 수 있다.

㉮ 싱가포르의 머라이언파크, 벨기에의 오줌싸개 동상, 프랑스 파리의 몽마르뜨 언덕, 로마의 트래비 분수와 진실의 입(Mouth of Truth), 독일의 로렐라이 언덕 등이 있으며, 그 지역을 방문한 관광자들은 대부분 그 여행지에 대하여 다시금 회상하고 그 관광지에 좋은 기억을 남긴다.

이처럼 문화예술은 문화산업 자체의 성장뿐만 아니라 여타 관련 산업과 소비를 진작시키는 등 높은 파급효과를 가지고 있다.

1. 관광쇼핑 서비스의 이해

관광객이 관광목적지 또는 관광을 하기 위한 경유과정에서 물건을 구매하는 행위와 그 과정에서 식사와 같은 부수적으로 일어나는 모든 행위까지를 의미한다.

(1) 관광쇼핑의 정의

관광기념품(Souvenir)은 관광지의 이미지 구축에도 중요하지만 관광지의 홍보매체로서도 중요한 역할을 하는데 그 이유는 관광지에서의 쇼핑을 통해 관광객뿐만 아니라 기념품을 받을 사람들에게까지 그 나라의 역사, 문화, 문물에 이르기까지 다양한 관심을 갖게 하기 때문이다.

(2) 관광쇼핑 대상인 상품의 범위

관광쇼핑상품은 관광쇼핑의 대상물로 향토특산품 외에도 토산품 · 농가공산품 · 산업공예품 · 전통공예품 · 특산품 · 관광토산품 · 관광기념품 외에도 수입품 등이 포함된다. 특히 지역의 특산품만을 의미하는 것이 아니라 관광객의 구매욕구를 채워주는 모든 대상이 포함되는 것이다. 그래서 관광쇼핑은 더 이상 관광의 부수적 행위가 아니라 숙박이나 볼거리 등과 같은 관광객들의 중요 활동의 하나이다.

관광객들은 관광지를 선택할 때 그곳에서 좋은 물건을 살 수 있는지, 또 여행지에서 구입한 물건의 품질이나 가격 등이 신뢰할 수 있는 것인지에 대해 점점 더 많은 관심을 보이고 있다. 그리고 관광쇼핑상품은 관광산업에 있어 외화가득률이 가장 높은 업종인 동시에 각 지역문화, 풍습, 기술수준 등이 집약되어 있다는 점에서 관광정책에서 중요한 관심대상이라고 할 수 있다.

또한, 쇼핑경험은 관광목적지의 이미지 형성에 큰 영향을 미치고 있다. 이러한 측면에서 쇼핑을 통한 만족감과 욕구충족을 통해 관광의 활성화를 기하는 것으로, 상품을 구매한 관광객은 그 국가의 전통문화를 이해할 수 있다.

1) 관광쇼핑 콘텐츠의 특징

싱가포르는 오차드로드를 세계적인 쇼핑거리로 복구하기 위한 계획을 세우고 있다. 싱가포르관광부(STB)에 따르면 오차드로드 복구계획은 2015년에 관광객유치 170만 명, 관광수익은 300억 싱가포르달러 달성을 목표로 하였다. 민간과 공공부분에 의해 16억 달러가 투자된다. 오차드로드는 이미 싱가포르 관광객들에게 최고의 쇼핑지역으로 평가받고 있다.

싱가포르는 오차드로드를 매력적인 쇼핑지역으로 건설하기 위해 도시재개발국(Urban Redevelopment Authority), 국토국(Land Transport Authority)의 전문가들로 TF팀을 구성하였다. 오차드로드 복구 TF팀의 비전은 오차드로드를 다이나믹하고 활기 있는 지역의 중심거리로 만드는 것이다. 새로운 오차드로드는 이곳의 방문객들에게 잊을 수 없는 쇼핑, 음식, 오락 등의 경험을 끊임없이 제공할 계획이다. 이들의 쇼핑 관광품 콘텐츠의 주요 전략 3가지는 다음과 같다.

① **관광업 및 소매업 진흥이다** : 소매업을 더욱 혁신하기 위해 오차드로드의 새로운 주요 지역에 대한 제한을 폐지하며, 주요 중심지를 푸드, 식음료, 엔터테이먼트 시설

로 사용될 수 있도록 임차할 계획이다. 건물외관을 볼 수 있게 할 예정이다. 또한 오차드로드를 젊은이들의 공간으로 개발하기 위하여 1.2헥타르 넓이의 지역에 젊은이들의 공동공간을 조성하고, 이곳은 사회활동, 레크리에이션 활동, 공공 이벤트와 퍼포먼스 등을 위한 활동적이고 생기있는 공간으로 활용하게 한다.

② **보행 여행객 등을 더욱 유치하는 것이다** : 오차드로드를 최고의 쇼핑목적지로 확립하기 위해 싱가포르 관광청(Singapore Tourist Board : STB)은 주요 이벤트 무대의 개조에 대해 3년 동안 4천만 싱가포르 달러를 투자할 계획이다. 또한 이 작업에는 가로공간시설물을, 거리조명, 신호 등 보행자통로를 향상시키기 위한 작업도 포함되어 있다. 이러한 작업으로 세계 방문자들에게 오차드로드의 매력을 증진시킨다. 민간과 공공부분으로 구성된 오차드로드는 더 많은 방문자들을 유치할 것이며, 거리행렬을 포함하여 거리 퍼포먼스, 그랜드 싱가포르 세일과 같은 주요 이벤트, 열대지역의 크리스마스와 싱가포르 패션 축제 등 더욱 흥미있는 행사와 활동을 개최한다. 또한 오차드로드의 도보여행자들을 위해 교통이 개선된다. 오차드 링크 교통계획은 오차드로드를 가로지를 수 있도록 계획하여 보행자들이 안전하고 쉽게 오차드로드를 왕래할 수 있게 된다.

③ **투자자들과의 협력이다** : 오차드로드의 모든 투자자들과의 제휴하기 위해서 정부는 오차드로드 산업협회를 구축하고 있다. 오차드로드의 복구를 위한 장려금 지급계획과 아울러 새롭고 혁신적인 개발을 장려하기 위한 투자공제계획(investment allowance scheme)은 소매업, 식음료업, 엔터테인먼트 등 주요 협력업체에 지급되고 있다.

2) 싱가포르 정부의 관광쇼핑 콘텐츠의 특징

싱가포르 정부는 이벤트 회사 및 승인받아 자격을 갖춘 관광 이벤트에 대해 10[%]의 양여세*(Concessionary TAX Rate)를 교부할 계획이다. 이러한 쇼핑 관광상품기획은 쇼핑의 만족을 유도하고 계속적인 구매 및 유대관계를 맺게 해주는 촉매제로서 관광객의 욕구를 충족시키며, 그 나라의 전통문화를 보급시킴은 물론 국제친선과 우호의 매체역할도 가능하게 하며 비수기 관광산업육성의 촉진제 역할도 할 수 있다. 또한 관광쇼핑으로 인하여 관광수요의 증대, 창출을 유발할 수 있고, 겸목적관광의 활성화와 균형적인 빌전에 직간집으로 기여할 수 있다(그림 3-109).

* 지방양여세(地方讓與稅) : 국가가 징수한 국세 중 일부를 특정사업에 사용하도록 용도를 지정해 주지방단체에 넘겨주는 조세. 네이버 지식백과 참조.

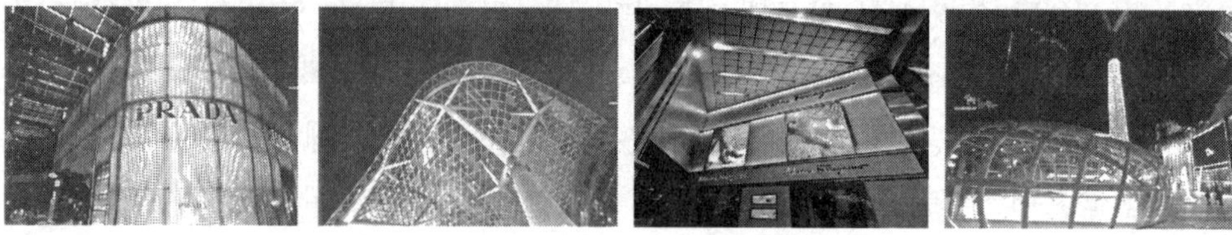

(a) 쇼핑센터 전경 (b) 쇼핑센터

[그림 3-109] 싱가포르의 오차드로드 쇼핑센터

(3) 관광쇼핑상품의 특성

계절성에 따른 수요의 변동, 과잉경쟁, 관광활동의 부수적 서비스, 업무의 비효율화, 전문업종화, 유통판매의 불합리성, 외화가득률과 부가가치성 제고, 유휴근로력 활용 등이 있다. 관광쇼핑상품의 특성은 다음과 같다.

① 민족문화를 배경으로 한 예술적 가치가 있어야 한다.
② 튼튼하고 부피가 작아 휴대에 편리해야 한다.
③ 다양한 관광객 기호를 충족시켜야 한다.
④ 미관뿐만 아니라 운송이 용이한 포장이어야 한다.
④ 가격이 적절해야 한다.
⑤ 보존성이 좋아야 한다.

(4) 관광상품의 종류

풍토입지조건에 따른 향토특산품, 농가공산품, **관광기념품**(목공예, 나전칠기, 김치, 수정제품, 옥과 휘석, 인삼, 고려청자, 조선백자, 기타 토산품 등)이 있으며, 관광쇼핑장소로는 면세점, 백화점, 재래시장, 이태원과 인사동, 기타 관광기념품점 등이 있다.

(5) 세계 각국의 쇼핑 품목

세계 각국의 쇼핑 품목을 살펴보면 다음과 같이 볼 수 있다.

1) 유 럽

유럽은 많은 나라들이 모여 있는 만큼 많은 특산품들이 있다. 그리고 이러한 많은 특산품들은 오늘날 관광상품이 되어 관광객들에게 많은 사랑을 받고 있다. 이처럼 유럽의 관광상품들을 나라별로 분류해서 살펴보면 다음과 같다.

① **헝가리** : 자수, 목공예품, 가죽제품, 금속세공, 도자기 등이 있다. 특히 헝가리에서

는 손자수가 유명하며, '칼로차'로 손자수레이스는 모양도 화려하게 예쁘며 일일이 손으로 수를 놓아 정성이 느껴지는 정교한 제품이다. 또한 헝가리 특산품 중 세계적으로 알려진 고급 제품인 '헤렌드' 자기 제품이 있다. 이 도자기는 일일이 한 제품마다 손으로 그림을 직접 그려 넣는다 하는데 특히 초록색의 자기제품이 유명하며, 그 모습이 우아하면서 은은하게 화려하면서도 부드러운 모습을 같이 나타내 주고 있다(그림 3-110).

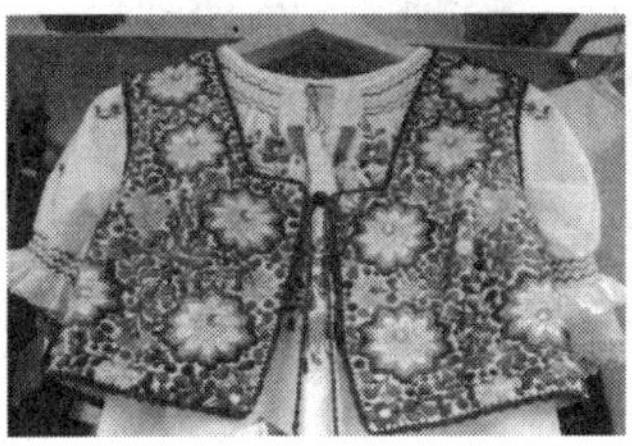
(a) 칼로차 자수

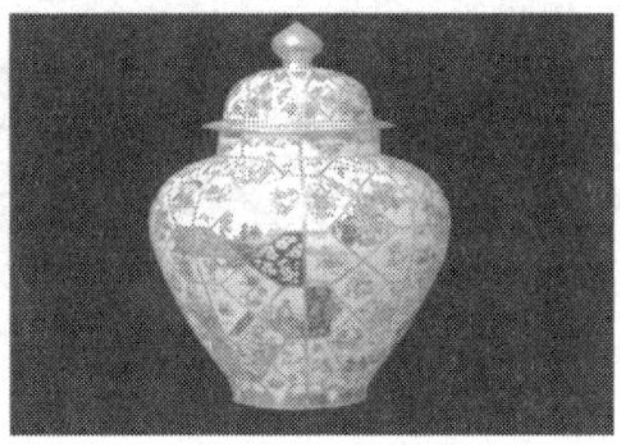
(b) 헤렌드

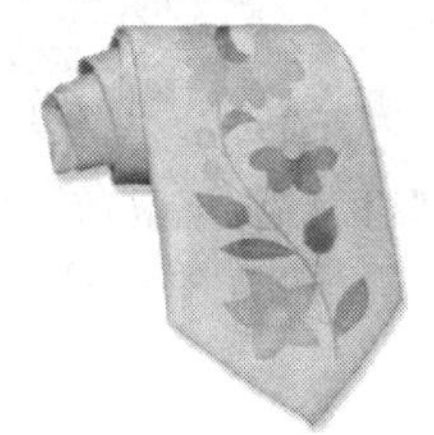
(c) 꽃자수 넥타이

[그림 3-110] 헝가리 특산품

② **폴란드** : 폴란드의 특산품이라면 바로 그 유명한 보석인 호박이 있고, 러시아처럼 보드카가 유명하다. 그중에서도 '주브로우카(Zubrowka)*'라는 약초를 넣은 보드카도 유명하다. 그 중에서 특히 폴란드 도자기인 '볼레스와비에츠'가 유명한데, 그 이유는 독특한 색상과 아름다운 디자인을 가지고 있기 때문이다.
이 도자기는 체코 국경의 보브강 유역 볼레스와비에츠에서 생산되고 있는데, 볼레스와비에츠는 13세기에 건설된 도시로 폴란드의 남서쪽에 위치하고 있으며 인구는 약 4만명이다. 그리고 볼레스와비에츠의 그릇이 유명한 이유는 백토, 장식이 풍부해 도자기로 만들면 그 품질이 우수하기 때문이다(그림 3-111).

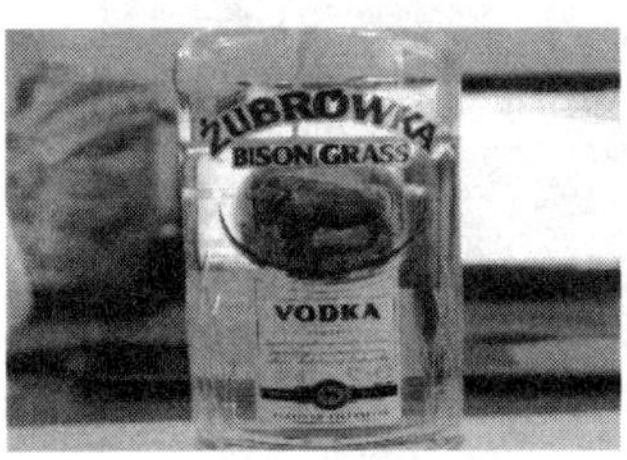

(a) 주브로우카

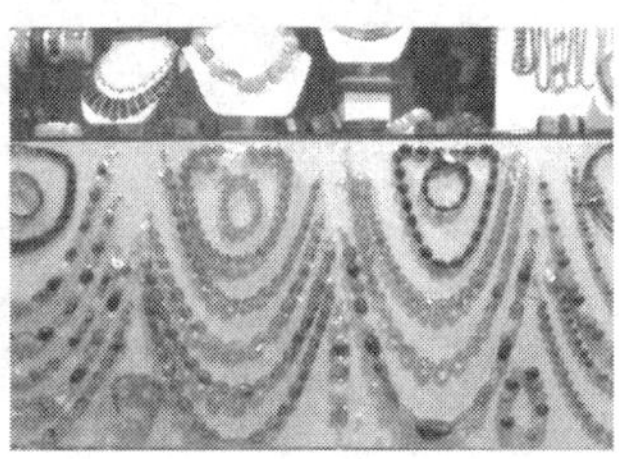
(b) 크라카우 호박

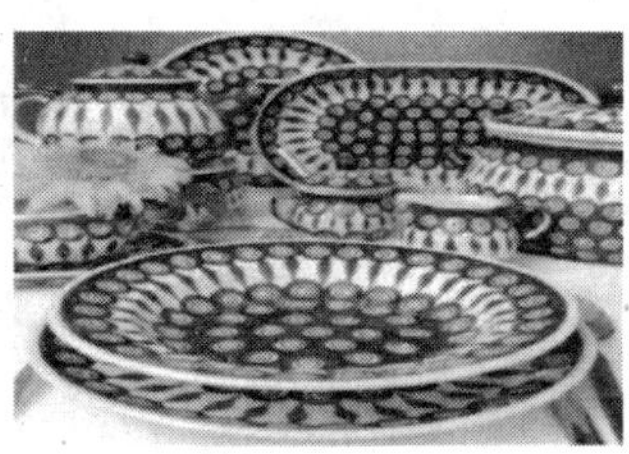
(c) 볼레스와비에츠

[그림 3-111] 폴란드 특산품

* 주브로우카(Zubrowka) : 주브르우카 초는 폴랜드 동부인 뱌로비에자의 숲에서 군생하는 향이 강한 풀. 유럽의 바이슨이라고도 불리우는 풀로, 들소가 즐겨먹는다는 점에서 바이슨 초라고도 불린다. 이 풀로 향을 낸 보드카를 주브로우카라고 한다. 네이버 지식 백과 참조.

③ **체코** : 꼭두각시 인형, 크리스탈, 호박제품 등이 있다. 그 중에서 세계에서 가장 사랑받는 것은 가넷이라는 보석이다. 가넷은 옛날에는 열을 내리는 약으로도 쓰였으며, 먼 길을 가는 여행자에게는 건강을 지켜주는 신비한 돌로도 여겨졌다고도 한다. 탄생석으로 쓰일 때는 사랑, 진실, 정조를 뜻한다(그림 3-112).

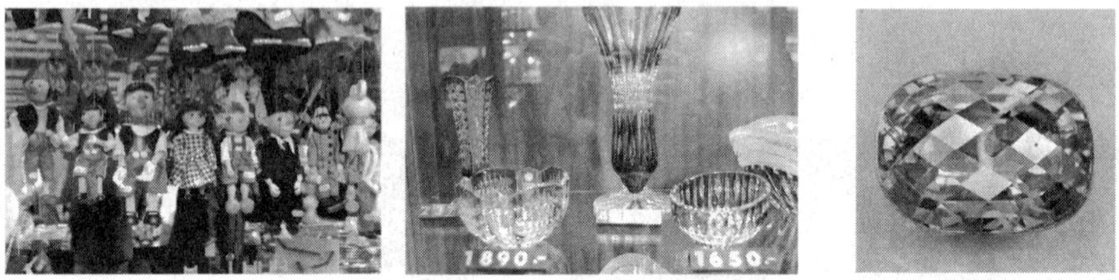

(a) 꼭두각시 인형 (b) 크리스탈 유리 (c) 가넷

[그림 3-112] 체코 특산품

④ **영국** : 자기, 구두, 바바리, 고급 패션제품 등이 있다. 그리고 영국에서는 차문화가 많이 발달했는데, 이러한 차문화가 발달하면서 영국차가 주요 쇼핑 대상이 되었다. 영국에서는 열한시경 티 브레이크, 오후 3시경에는 Afternoon티가 일상화될 정도로 티를 애용하며, **다즐링**(Darjeeling : 인도기원), **우바**(Uva : 스리랑카기원), **얼그레이**(Earl Grey), **오렌지 패코**(Orange Pekoe) 등이 명차로 꼽히고 있다.
영국인은 홍차에 우유를 섞어 'white tea'로 마시는 것이 일반적이다. 피카딜리 근처의 **포트남 앤드 메이슨**(Fortnum and Mason)의 홍차는 순수한 실론차를 팔고 있는 것으로 유명하고, 영국 왕실의 시종장이었던 윌리엄 포트남이 왕의 각별한 배려로 피카딜리에 점포를 차린 후 왕실에 홍차를 공급하고 있으며 250년의 역사를 갖고 있다(그림 3-113).

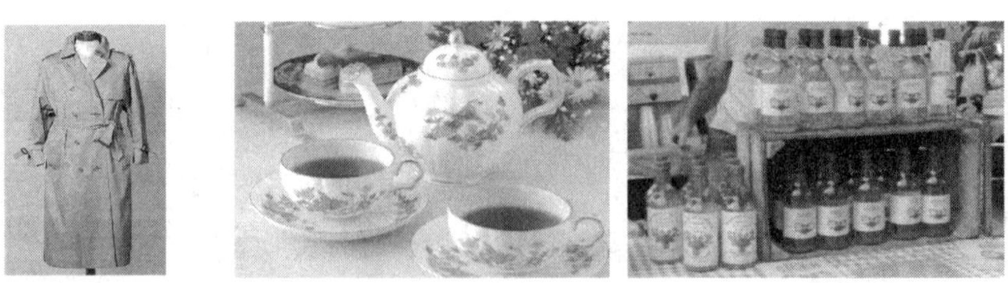

(a) 바바리 코트 (b) 홍차 (c) 사이더

[그림 3-113] 영국 특산품

⑤ **프랑스** : 이브생로랑 등 유명 화장품, 유명 패션 제품 등이 있다. 이 중에서 패션으로는 샤넬이 유명한데 샤넬은 패션뿐만 아니라 향수로도 유명하다. 샤넬은 1921년에 세계 패션계의 역사적인 사업을 시작하는데, 그것이 바로 샤넬 향수이다. 샤넬

은 여성복에서 혁신을 이룬 것처럼 향수 이름을 짓는 데에서도 기존의 방식을 따르지 않았다. 그녀는 단지 개발된 순서에 따라 번호만으로 향수 이름을 붙였다. 그러니까 'No.5'는 다섯 번째로 개발된 향수다. 당시 대부분의 향수 이름은 '봄의 욕망', '저녁의 도취'와 같은 시적인 이름이 붙었다. 여기에 이미 파리에서 자신의 의상실이 유명하다는 사실에 자신감을 얻고 '샤넬'을 덧붙여 향수 이름을 짓게 된다. 그리고 특이한 것은 샤넬의 로고는 향수와 화장품, 욕실용품에만 사용되었다(그림 3-114).

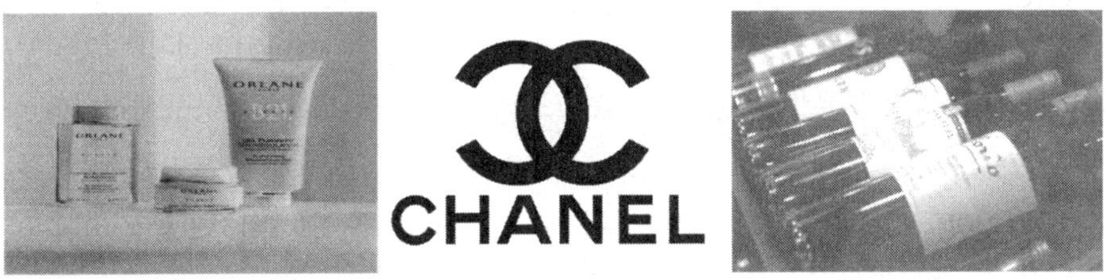

(a) 올레앙 화장품 (b) 샤넬 로고 (c) 와인

[그림 3-114] 프랑스 특산품

⑥ **스위스** : 시계와 보석, 오르골, 초콜릿, 군용칼 등 물품들이 유명하다(그림 3-115).

㉠ 스위스 사람들에게 매우 인기가 많은 초콜릿은 19세기 스위스인이 카카오의 초콜릿에 우유를 섞어 만들었다. 스위스에는 혀에서 살살 녹는 초콜릿을 처음으로 만든 린츠, 스위스 최초로 초콜릿 공장을 만든 카이에, 알프스산의 모양을 본떠 만든 삼각형이 트레이드마크인 토브레로네 등 유명한 메이커가 많다. 또한 수제 초콜릿을 판매하는 거리의 작은 초콜릿 가게나 과자 가게도 많이 있다. 스톳토라나 카사브랑데에서 판매하고 있는 생초콜릿은 유통기한이 짧은 단점이 있으나 스위스만의 독특한 맛을 느낄 수 있으며 선물로도 좋다.

㉡ '스위스 메이드'라는 것이 큰 브랜드가 되어버린 시계는 메커니즘, 장식 부분 모두 전문가의 기술이 들어가 있다. 확실한 품질과 보석 세공의 아름다움이 높은 평가를 받고 있으며, 로렉스, 오메가, 론진, 오데마, 피게, 피아제, 파텍필립, 프랑크 유러, 쇼팔 등의 유명 브랜드가 있다. 그 외에도 스워치를 비롯하여 캐주얼 시계도 많다.

㉢ 칼이나 병따개, 가위, 와인 오프너 등 여러 기능이 하나가 된 다기능 칼로 스위스에서는 실제로 군대에서 이 칼을 사용하고 있다. 캠프나 낚시 등 아웃도어에도 편리하며, 빅토리녹스와 벤가라는 메이커가 유명하다. 최근에 빅토리녹스에서 발매된 카드형 다기능 툴 셋트인 스위스 카드는 가벼워서 선물로 적당하다.

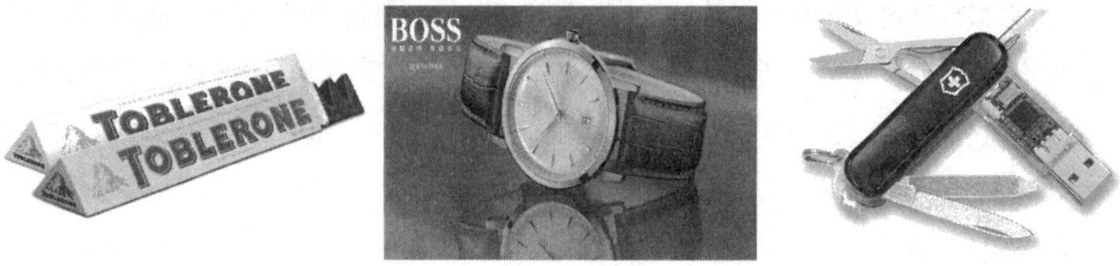

(a) 초콜릿 (b) 명품시계 브랜드 (c) 다용도 칼

[그림 3-115] 스위스 특산품

⑦ <u>오스트리아</u> : 유리잔, 티롤산 꿀, 훈제돼지고기, 고전음악 CD 등이 있다. 그 중에서 모차르트 초콜릿이 인기가 많은데, 모차르트 초콜릿은 그 포장이 금색과 빨강, 녹색으로 포장되어 있다. 하지만 오리지날은 은색과 청색 포장지에 포장되어 있다. 은색과 청색 포장지에 포장된 오리지날 모차르트 초콜릿은 잘스부르크 시내 게트라이데 거리의 'First'라는 카페에서 팔고 약 1유로 정도의 가격에 판다(그림 3-116).

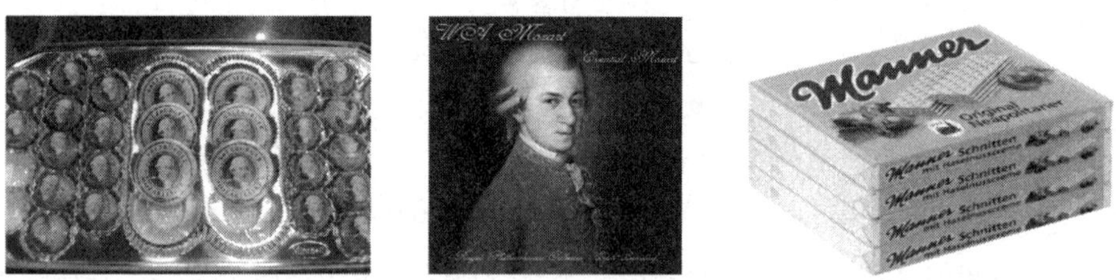

(a) 유리잔 (b) 모차르트 교양곡 (c) 유명 과자

[그림 3-116] 오스트리아 특산품

⑧ 네덜란드 : 다이아몬드, 치즈, 나막신, 수공예품, 도자기, 꽃 등 물품들이 유명하다(그림 3-117).

㉠ 다이아몬드 : 스테르담은 벨기에의 안트베르펜과 앞다투는 세계적인 다이아몬드 가공지역이다. 가장 아름다운 빛을 내는 브릴리언트 컷트는 400년 이상 기술이 축적되어 노하우가 대단하다. 다이아몬드의 가격을 결정하는 것은 4가지의 'C'(무게 : Carat, 색조 : Color, 투명도 : Clarity, 커트 : Cut), 무게뿐 아니라 투명도의 중요성을 잘 설명해주는 곳이라면 안심하고 구입해도 된다. 고가의 물건이지만 국내의 가격에 비하면 단연 싸다. 진열된 상품이 많고, 심플한 디자인이 많은 것도 매력이다.

㉡ 델프트 도자기 : 네덜란드 특산품으로 인기가 많고 진주빛과 같은 흰색 바탕에 파란색으로 그려진 문양이 아름답다. 이 스타일은 해운국 네덜란드가 황금시대를 맞이한 17세기에 중국 자기의 영향을 받아 생겨났다. 그러나 현재는 전성기

에 30곳을 헤아리던 델프트의 가마터가 쇠퇴하였고, 당시의 색조를 전하는 것도 왕립 포르셀레이네 플레스사뿐이다.

델프트 도자기의 제조 마크에는 그림을 그려 넣는 17명의 도안가가 자신의 이니셜과 알파벳으로 코드화된 제조일자를 써넣는다. 정통 델프트 도자기는 이것이 표식이 된다. 델프트 도자기에도 다양한 색을 사용한 아름다운 것이 있고 마컴 도자기 역시 분위기가 있다.

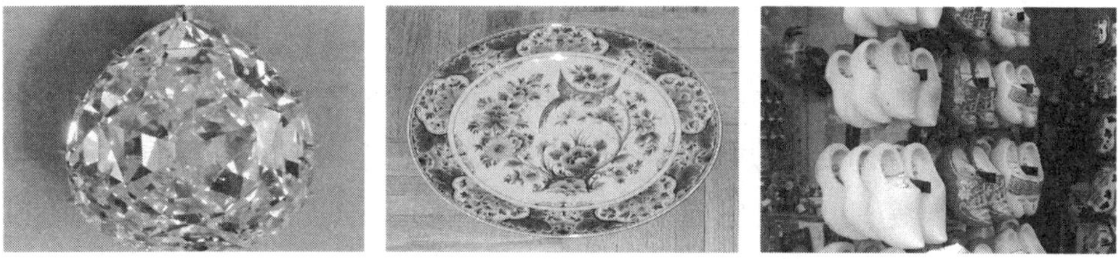

(a) 다이아몬드 (b) 델프트 도자기 (c) 앤티크

[그림 3-117] 네덜란드 특산품

⑨ **이탈리아** : 의류 및 가방, 크리스탈 제품, 각종 수공예 양가죽제품 등 물품들이 유명하다. 이 특산품 중에서 잔두야로 유명한데 이 잔두야는 판 형태의 다크 초콜릿이 개발된 지 5년이 지난 1852년, 헤이즐넛이 특산물인 이탈리아 투린(Turin : 토리노) 지방에서 분쇄한 헤이즐넛에 다크 초콜릿을 섞어 잔두야 초콜릿을 개발했다. 잔두야 초콜릿은 헤이즐넛의 기름성분과 고소한 맛이 다크 초콜릿에 더해져 훨씬 부드러운 질감과 입에 감기는 고소한 맛이 난다.

헤이즐넛을 초콜릿에 30[%] 정도 섞은 다음, 손가락 두 마디 크기의 보트를 뒤집어 놓은 모양으로 가공한 후 은박지에 싸서 초콜릿 숍에서 판매하거나 전문 초콜리티어의 재료용으로 2[kg] 이상씩 대형 포장되어 유통된다. 이탈리아의 유명한 초콜릿 회사인 페레로(Ferrero)의 빵에 발라 먹는 초콜릿 스프레드 누텔라(Nutella)는 헤이즐넛을 섞은 초콜릿 크림으로 원래 잔두야 페이스트라고 하였다(그림 3-118).

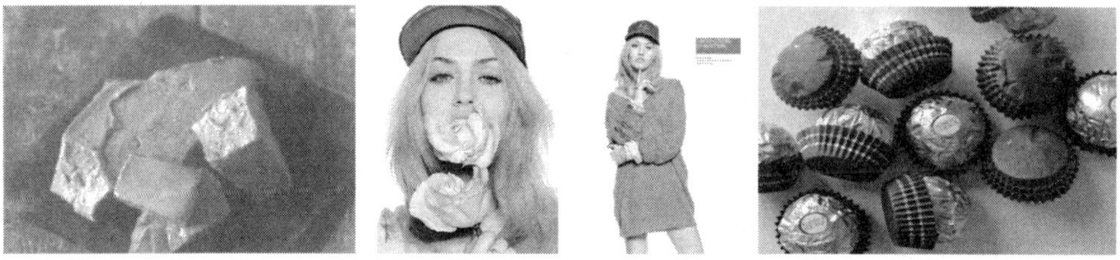

(a) 톤카토 우노 (b) 베네통 광고 (c) 페레로로쉐

[그림 3-118] 이탈리아 특산품

⑩ **포르투갈** : 금세공제품, 와인 등이 있다. 그 중에서 와인이 유명하다. 포르투갈 와인은 대표적인 주정강화 와인인 포트와인(Port Wine)은 포르투갈 북부 도루강(Douro R.) 상류의 알토도루 지역에서 재배된 적포도와 청포도로 주로 만들어진다.

포트와인이라는 명칭은 이 지역의 수출을 담당한 항구 이름이 '오포르투'인데서 유래하였다. 1670년대부터 영국으로 선적됐는데, 1800년대 들어와 오랜 수송기간 동안 와인의 변질을 막고자 선적자들이 브랜디를 첨가하였으며, 이것이 오늘날 주정강화 와인인 포트와인이 되었다. 포트와인은 1756년부터 원산지 관리법이 시행되어 세계 최초로 관리되었고, 일반와인은 1907년부터 시작되었다.

포르투갈은 1986년 EU에 가입하면서 최근 와인 산업의 품질향상에 과학적인 방법을 도입하여 힘쓰고 있다. 이러한 일환으로 신품종을 재배하기도 하지만 포르투갈은 여전히 원생종이 많은 국가이며 이러한 고유의 포도품종을 고집하는 생산자들이 많다. 포르투갈 와인은 대부분 여러 품종을 섞어 사용하며 각 지역의 고유 품종이 있다. 대표적인 품종으로는 토우리가 나시오날, 틴타 카웅, 틴타 로리즈, 틴타 바로카, 토우리가 후란세사, 틴타 아마렐라 등이 있다(그림 3-119).

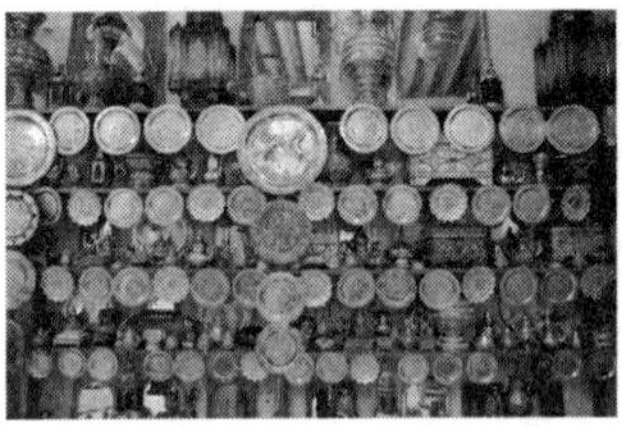

(a) 금속세공제품

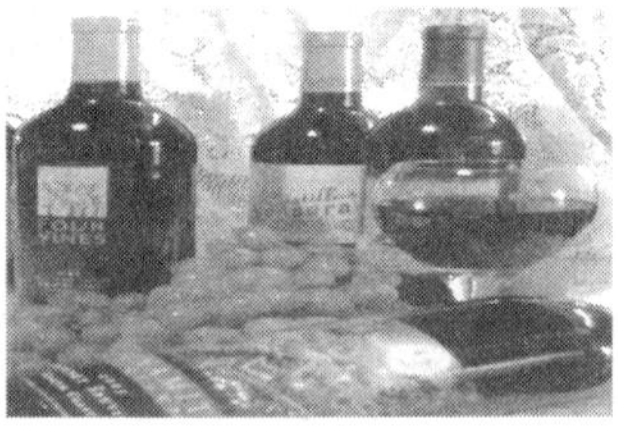

(b) 포르투갈 와인

[그림 3-119] 포르투갈 특산품

⑪ **그리스** : 금 · 은세공제품, 민속인형, 모직카펫, 피혁제품 등 물품들이 유명한 쇼핑 품목이다. 그 중에 매스틱이 있는데, 이것은 에게해의 키오스 섬에서만 자라는 세계적으로도 독특한 특산품이다. 이것은 유칼립투스 나무의 수지로 만든 제품으로 어떠한 화학처리나 가공 없이 먹을 수 있다. 의학의 아버지인 히포크라테스는 매스틱의 다양한 치료효능, 그 중에서도 위에 관련된 질환의 특효성분을 강조했다. 현대 들어서는 치아질환에 효능이 있는 것으로 알려지면서 이 성분이 치약 등에 사용되고 있는데, 국내에도 매스틱 성분이 함유된 치약제품이 나와 있다. 그리스 꿀은 좋은 품질과 향, 뛰어난 맛으로 인해 세계적으로 유명하다. 이는 수많은 야생화로 구성된 그리스의 식물군이 다양한 맛과 향을 지니고 있기 때문이다. 그리스의 꿀은 과즙이나 감귤류(레몬, 오렌지, 광귤 등), 비길 데 없는 향을 지닌 백리향(허브), 침엽수에서 채취한 것 등 대부분 꽃에서 채취된다(그림 3-120).

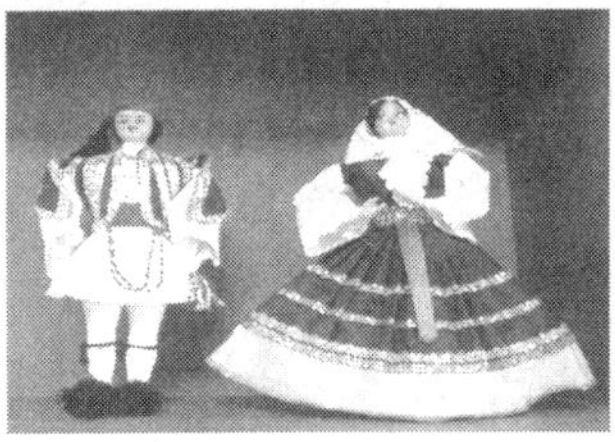

(a) 그리스 민속인형

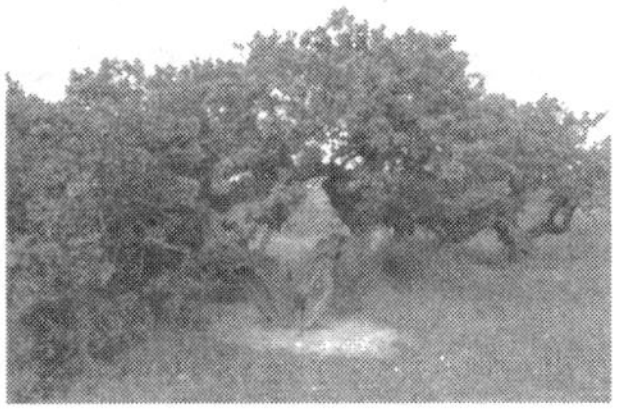

(b) 그리스 매스틱

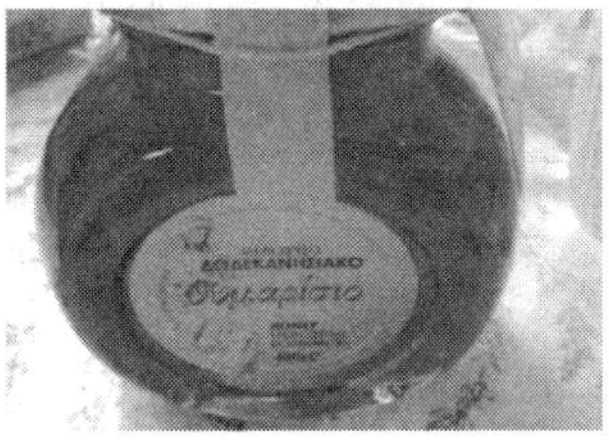

(c) 그리스 꿀

[그림 3-120] 그리스 특산품

⑫ **러시아** : 목각인형, 호박류 제품, 보드카 등 물품들이 유명하다. 이 중에서 러시아에서 유명한 것은 보드카인데, 이것은 러시아에서 12세기경부터 만들어졌다. 보드카라는 명칭은 지즈나야 바다(생명수)의 바다(물)가 애칭형인 보드카로 변한 것이라고 한다. 생명수라는 표현은 연금술사가 증류주를 가리키는데 이용한 것이므로, 보드카의 시작도 연금술 덕분인 것이 확실하다. 보드카라는 말이 문헌에 나타나기 시작한 것은 16세기부터이다. 12세기경 보드카는 벌꿀을 원료로 했을 것으로 추측된다. 그 후 18세기경까지는 라이보리가 주원료였던 것 같다. 후에 대맥이나 소맥, 미국 대륙에서 가져온 옥수수, 감자 등도 사용하게 되었다.

현재의 보드카는 이런 농산물에서 알콜농도가 높은 그레인 스피리츠를 만들고, 그것을 물을 섞어서 40~60[°] 사이로 희석한 후에 활성탄으로 여과한다. 이렇게 하면 알콜에 잘 안녹는 성분이 활성탄에 부착해서 순도가 높아지고 색도 크리스탈과 같은 깨끗한 상태가 된다. 그 결과, 보드카는 무색으로 순하면서도 원료에서 나오는 미묘한 향을 극히 조금 남기는 상큼한 술로서 탄생하는 것이다. 또한 러시아나 폴란드 등에는 보드카 원액에 다양한 향을 넣거나 과일 껍질을 담근 리큐어 타입도 많다(그림 3-121).

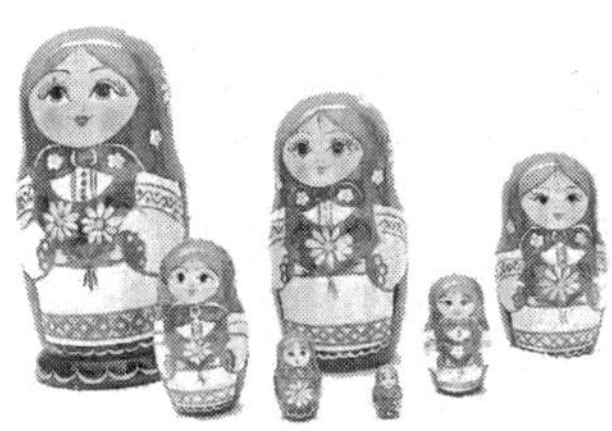

(a) 러시아 목각인형

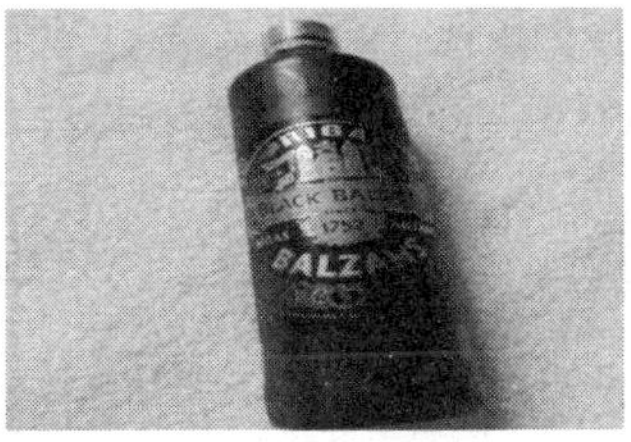

(b) 러시아 블랙발삼

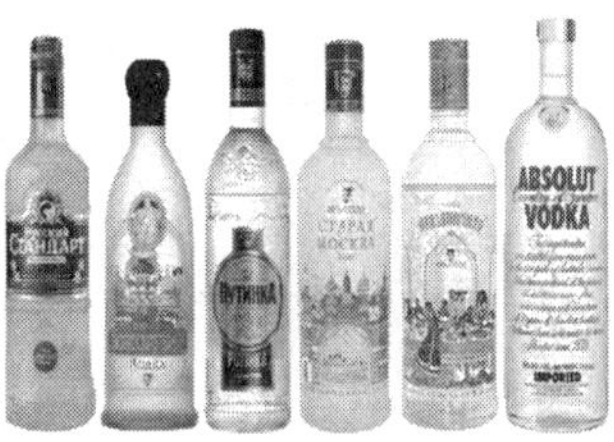

(c) 러시아 보드카

[그림 3-121] 러시아 특산품

⑬ **벨기에 :** 자수레이스, 자수손수건, 크리스탈 제품, 초콜릿, 치즈, 햄 등 물품들이 유명하다. 특히 타피스트리가 유명한데 이것은 다채로운 선염색사(渲染色絲)로 짜서 만드는 실내장식물. 마(麻)의 날실에 대하여 씨실인 색모사(色毛絲)를 나무바늘 따위로 적당히 짜서 임의의 회화적 주제를 표현한다.
타피스트리의 기원은 고대 이집트까지 거슬러 올라가는데, 유럽에서는 플랑드르나 프랑스를 중심으로 성행되었다. 그 중에서도 17세기에 창립된 프랑스의 고블랭 제작소의 제품이 유명하다. 20세기에 들어와서는 뤼르사(Jean Lurçat)가 중심이 되어 타피스트리의 부흥이 기도되었다. 1941년 타피스트리 다자이너 집단이 결성되는 등 근대적인 출발을 하였으며, 피카소(Pablo Picasso), 루오(Georges Rouault), 뒤피(Raoul Dufy), 그로메르(Marcel Gromaire) 등이 여기에 참가하였다(그림 3-122).

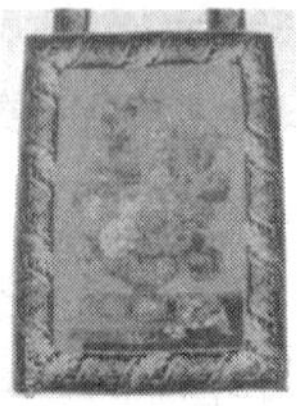
(a) 벨기에 타피스트리

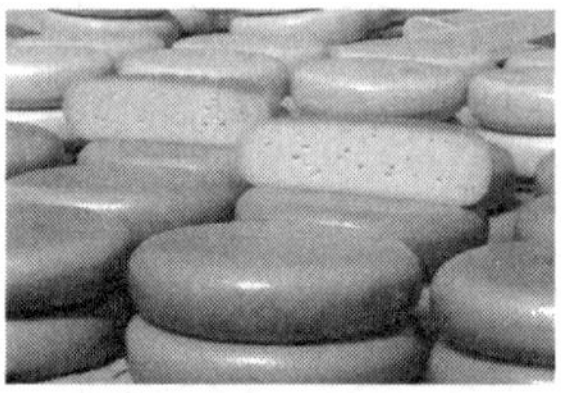
(b) 벨기에 치즈

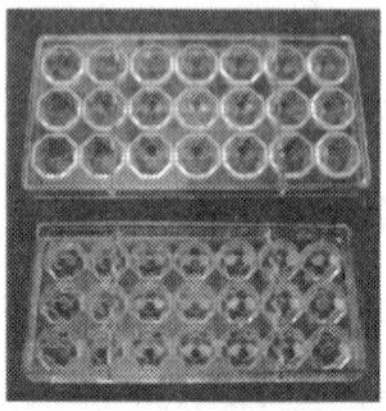
(c) 벨기에 초코몰드

[그림 3-122] 벨기에 특산품

⑭ **스웨덴 :** 로스트란드, 스포츠용품, 직물, 수공예품, 모피, 크리스탈, 보석류와 은제품, 가구, 자동차 등 물품들이 유명하다. 특히 로스트란드가 유명한데, 스웨덴의 도자기 생산의 역사는 로스트란드의 역사와 함께 해왔다. 로스트란드는 1726년에 설립되었고 18세기 스웨덴 역사의 한 장을 차지한 '자유시대'로 알려진 기간 이래로 스웨덴의 가장 오래된 공장들 중 하나이다(그림 3-123).

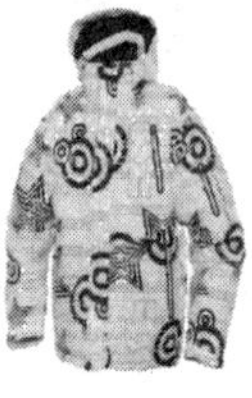
(a) 스웨덴 스포츠용품

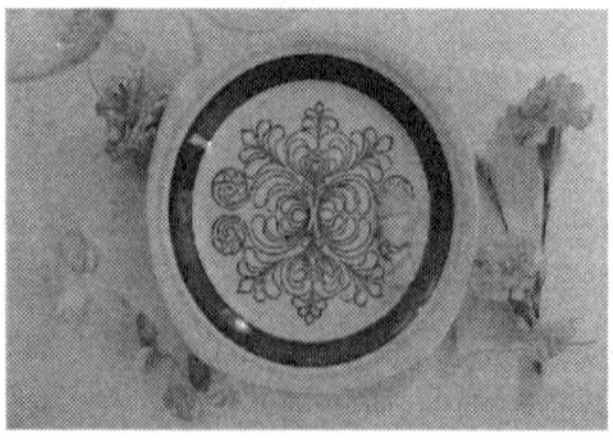
(b) 스웨덴 도자기

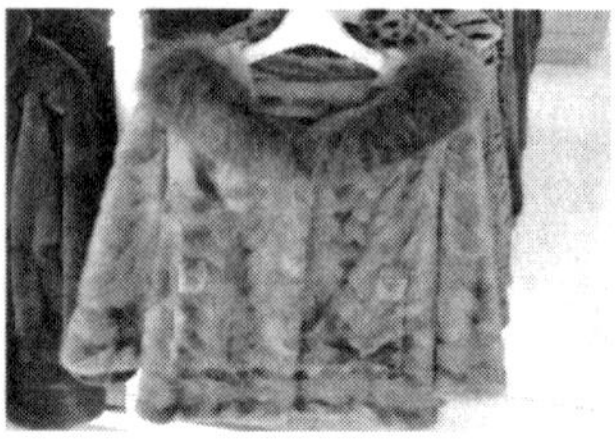
(c) 스웨덴 모피코트

[그림 3-123] 스웨덴 특산품

로스트란드는 러시아와 교역을 위해 1873년에 '아라비아 핀란드'를 세웠고 1914년에는 '고텐보그' 도자기공장을 매입하여 이곳에서 공장을 가동했다. 1726년 스웨덴 왕실 납품가마로 설립된 '로스트란드'는 도자기 제조업체로서 유럽에서 2번째로 오래된 회사이다. 스웨덴 왕실 도자기공급 브랜드이며 스웨덴 가정에서도 특별한 날 뿐 아니라 일상에서도 우아한 품위의 로스트란드 도자기를 좋아했다. 그리고 로스트란드는 심플하고 예술성이 뛰어난 '스칸디나비아 디자인'을 추구하고 있다.

2) 아시아

아시아도 유럽과 같이 많은 나라들이 있는 만큼 많은 관광상품도 있다. 아시아의 관광상품을 나라별로 살펴보면 다음과 같다.

① **오스트레일리아** : 각종 보석류, 맘보, 양모, 아쿠보라 모자, 캥거루 인형제품, 드리자본 레인코트, 부메랑 공예품이 있다. 이 중에서 특히 인기가 많은 제품은 오팔과 애버리지널 아트가 있는데, 오팔은 호주의 원주민인 애버리진 사이에서 신이 내린 선물로 여겨진 오팔은 크게 나눠 세 종류가 있다. 아름다운 광택이 나는 블랙 오팔과 그것과 비슷한 색상이지만 모암이 표면에 나와 있는 볼더 블랙 오팔, 화이트 오팔이라고도 하는 라이트 오팔 등이다. 고르는 방법의 포인트는 색의 강도, 투명도, 크기, 커팅의 좋은 정도이다.

그리고 애버리지널 아트는 오스트레일리아의 원주민 애버리지니의 예술품들은 그들에게 전해지는 신화가 기하학적 모양으로 표현되어진 것들로 호주의 대표적인 토산품으로 되어 있다. 그 개성적인 색채감각과 기하학적 모양은 예술적으로 높은 평가를 받고 있나. 악기나 창 능의 생활용품이 대표적인데 특히 사냥도구인 부메랑은 유명하다(그림 3-124).

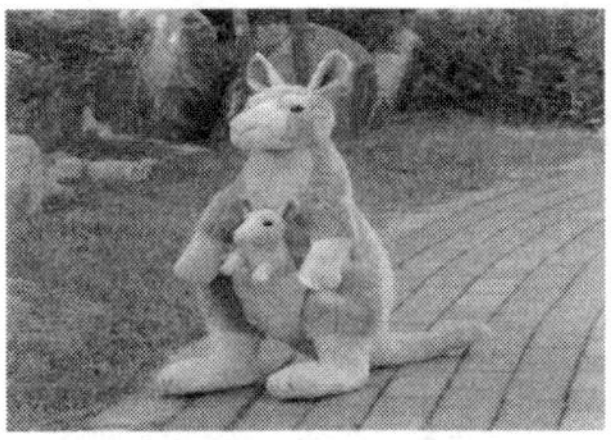

(a) 오스트레일리아 캥거루 인형

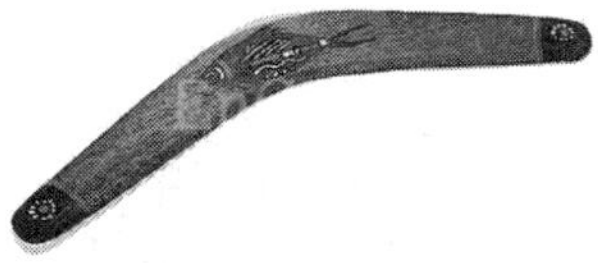

(b) 오스트레일리아 부메랑

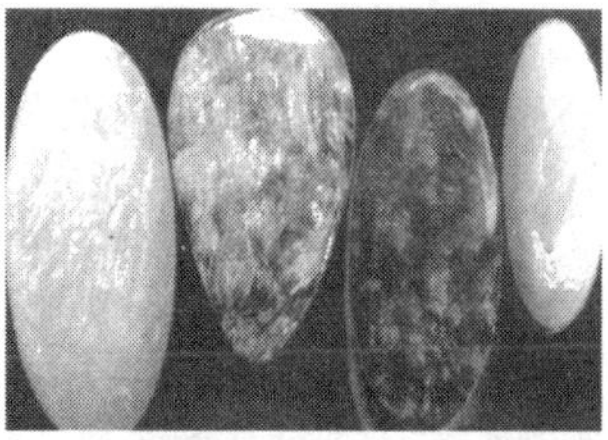

(c) 오스트레일리아 오팔

[그림 3-124] 오스트레일리아 특산품

② **일본 :** 칠보, 한방약, 문방사우, 도장재료, 차, 각종 공예품 등 물품들이 유명하다. 그 중에서 나무세공 제품이 인기가 많은데, 하코네의 '가마쿠라보리(謙倉彫) 조각, 오다와라(小田原), 나무쪽 세공 · 나무박이'의 칠기가 있다(그림 3-15).

㉠ 가마쿠라보리 조각 : 12～14세기 때 중국에서 선종이 전래되면서 옻칠을 이용한 공예품 등도 함께 전해졌는데, 그 기법을 모방하여 불교행사에 사용하는 책상이나 향상자 등이 만들어진 것이 가마쿠라보리 조각의 시초이다. 그 후 차도구나 쟁반, 과자접시와 같은 일상용품도 만들어지게 되었다. 화초 등의 일본적인 무늬와 나무와 옻칠을 고집한 섬세하고 부드러운 작품은 많은 사람들로부터 사랑을 받아 왔고, 요즘에는 가마쿠라를 중심으로 200명의 기술자가 제작을 담당하고 있다.

㉡ 오다와라의 칠기 : 오다와라는 가나가와현 남서부의 바다에 면한 도시로서, 15세기 이후 하코네산 속에서 자라는 풍부한 목재를 '녹로'를 이용하여 깎아 만든 그릇에 옻칠을 한 것이 바로 오다와라 칠기이다. 요즘에는 그릇이나 쟁반 등 일용품도 생산되고 있다. 오다와라 칠기의 생산에는 특별히 뛰어난 '녹로' 기술이 요구되고, 또 자연의 고운 나뭇결을 최대한으로 살리기 위한 독특한 옻칠기술이 큰 특징이다.

㉢ 하코네의 나무쪽 세공 · 나무박이 : 하코네 나무쪽 세공은 200년쯤 전에 하코네에서 시작되었다. 자연목의 색조를 살려서 수십 종류의 나무들을 사용하여 다양한 기하학 모양을 표현한다. 선물용 작은 상자가 유명하지만, 가구 등도 생산되고 있다. 나무박이는 나무판을 파내고 그 위에 여러 가지 종류의 나무를 끼워 넣어 그림이나 무늬를 표현하는 기법이다. 하코네 나무쪽 세공과 나무박이는 모두 가나가와현 고유의 특산품으로, 그 정교하고 치밀한 조형은 많은 사람을 매료하고 있다.

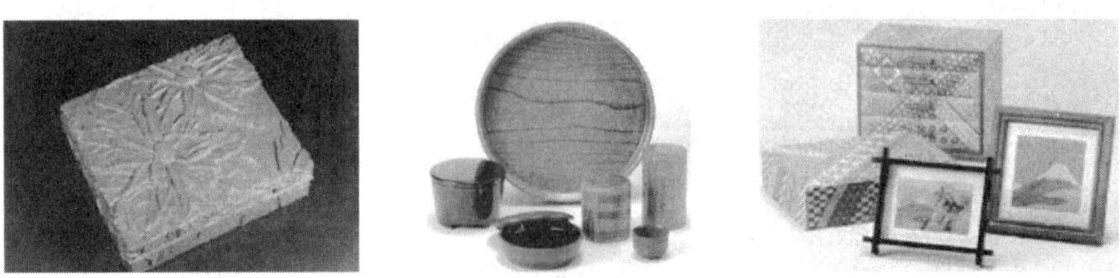

(a) 가마쿠라보리 조각 (b) 오다와라(小田原)의 칠기 (c) 하코네의 나무쪽 세공 · 나무박이

[그림 3-125] 일본 특산품

③ **홍콩** : 중국 전통제품, 실크제품, 카펫, 시계와 보석, 전자제품, 구두 핸드백 등 맞춤상품, 패션과 뷰티제품이 있다. 특히 홍콩은 세계 유명 패션 브랜드가 많으며, 홍콩 도시 자체가 거대한 면세점과 같아서 가격도 시가보다 낮다. 그래서 많은 관광객들이 홍콩에서 관광을 와서 쇼핑을 하면 많은 명품 옷들을 구매하고 간다(그림 3-126).

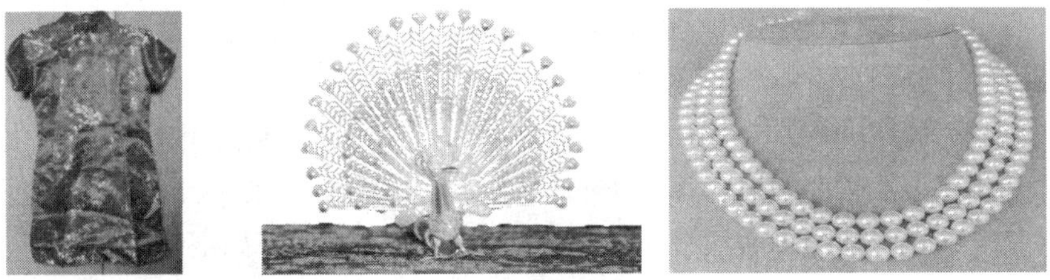

(a) 치파오 (b) 통해 은장식 (c) 홍콩 진주목걸이

[그림 3-126] 홍콩 특산품

④ **태국** : 실크제품, 카펫, 은제품, 수공예품, 가죽제품, 진주크림 등 물품들이 유명하다. 그 중에서 라텍스 제품과 손으로 만든 파우치 & 동전지갑이 인기가 가장 많다. 라텍스는 태국 내에서도 꽤 비싼 편이다. 물론 우리나라에 비해서는 저렴한 가격대를 갖는다. 매트리스 같은 상품은 가격도 가격이지만 부피도 부담되니, 목베개나 손목 받침대를 구입하는 것이 좋다. 그리고 파우치 & 동전지갑은 많은 돈을 들이지 않고도 생색내기 좋다. 특히, 여성이라면 대부분 만족스러워하는 물건이다. 그리고 태국에서 로컬 브랜드인 '나라야(Naraya)'가 있는데, 다양한 디자인에 실용성까지 겸비해 태국 관광객이라면 누구나 산다(그림 3-127).

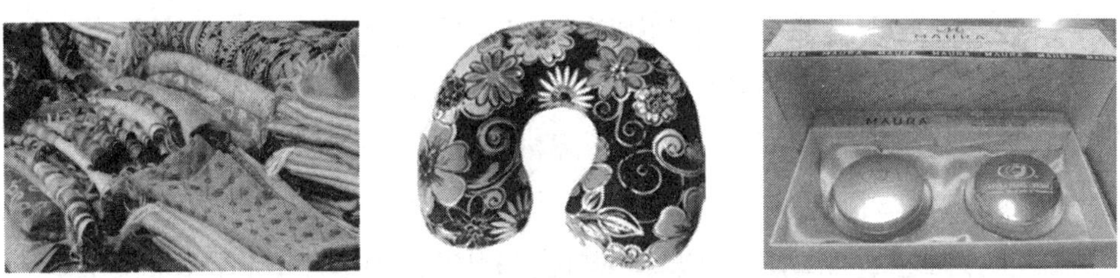

(a) 태국 실크제품 (b) 태국 라텍스 (c) 태국 진주크림

[그림 3-127] 태국 특산품

⑤ **싱가포르** : 술, 담배, 각종 브랜드 제품이 있다. 그 중에서 가장 인기가 많은 것은 카야 잼과 차그리고 호랑이연고가 유명하다. 차의 종류는 TWG차, BOH차, OWL 커피, 알리 커피가 있다(그림 3-128).

㉠ 카야 잼 : 특히 야쿤 카야 토스트의 카야 잼이 유명하다. 야쿤 카야 토스트의 카야 잼은 3개월 정도의 유통기한이 있고, 가격도 별로 비싸지 않으면서 병에 담아주니 선물하기가 제격이다.

㉡ 호랑이 연고 : 타이거 밤이라고 하는데, 이것은 근육통증 및 긴장성 두통치료용 일반의약품 연고이다. 통증이 심하거나 벌레 물린데 발라주면 좋고 정신적 스트레스나 압박감에 의해 발생하는 긴장성 두통 완화에도 도움이 된다. 또한 빨간색, 하얀색 포장 2가지가 있는데, 두 제품의 가장 큰 차이는 허브 성분이다.

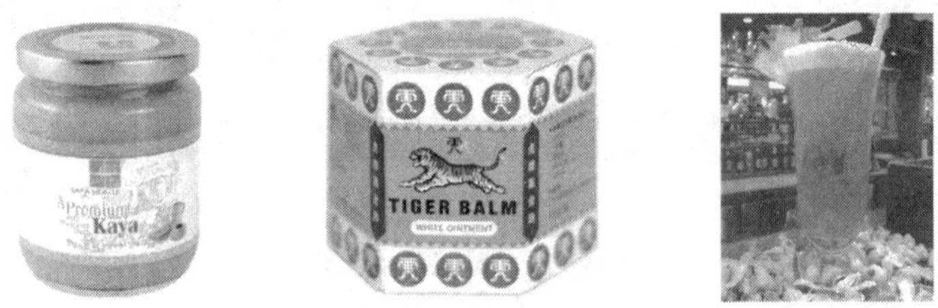

(a) 카야 잼 (b) 타이거 밤 (c) 롱바 칵테일

[그림 3-128] 싱가포르 특산품

⑥ **인도** : 카펫, 인도면사, 실크, 수공예품, 가죽, 등나무와 대나무 제품이 유명한 쇼핑 품목이다(그림 3-129).

㉠ 인도 카펫 : 면과 비단으로 만든 카펫은 수세기동안 인기있는 수출품목이었다. 무굴시대의 디자인 감각으로 완성된 플러시 비단 카펫은 오늘날까지 관광객에게 많은 사랑을 받는 제품이다.

ⓐ 인도산 수직 매듭 양탄자 두리(Durrie)와 투박한 깔개, 이슬람교 기도용 깔개 또는 라자스탄 산 칼림(Kilim : 보풀 없이 평평하게 직조된 카펫) 역시 구입할 가치가 있다. 가벼운 두리(바닥 깔개)에는 셀 수 없이 많은 종류가 있다. 펀잡, 하르야나, 라자스탄(양모두리), 우따르 프라데시(기하학적 무늬) 및 타밀 나두(정형화된 무늬) 지역은 카펫의 중심지이기도 하다.

ⓑ 양모 카펫은 15세기경 이란에서 카슈미르로 전해졌다. 이곳의 카펫은 전통적인 솔직조법을 따랐으며 기본 디자인은 페르시아와 중앙아시아 스타일이다. 카슈미르는 남다(Namda), 훅(Hook), 가바(Gabba) 같은 바닥깔개 산지로도 유명하다. 펠트제 모직 및 면직 남다는 방모사 사슬수놓기 방식으로 만들어지는데 아리(Ahri)라는 훅이 이용된다. 두꺼운 황마 옷감은 완전히 자수 처리되므로 기본 재료는 보이지 않는다.

ⓒ 가바는 낡은 모직 담요위에 아플리케 처리를 한 것이다. 아그라와 암리트사

르에서 생산되는 카펫은 붉은색, 상아색, 초록색 및 검은색 배경에 정교한 무늬를 이루고 있다. 라자스탄주의 자이뿌르에서는 1[inch^2] 80개에서 120개의 매듭이 들어가는 양질의 카펫이 생산된다. 이중 대부분은 기하학적 무늬를 자랑한다. 미르자뿌르와 바도이 역시 우수한 카펫 생산지이다. 안드라 프라데시는 1[inch^2]당 30개에서 60개의 매듭이 들어가는 기하학적 무늬의 고급 카펫을 생산한다.

㉡ 인도면사 : 잠다니는 최고급 모슬린의 일종이다. 이 모슬린은 샤브남(밤이슬)이나 말말 카스(국왕 전용 모슬린), 아브라완(흐르는 물)처럼 그 이름도 시적이다.

ⓐ 잠다니를 만드는데 필요한 기본 직물은 표백과정을 거치지 않은 면사지만 디자인을 할 때는 표백한 면사를 사용해야 확실한 음영효과를 낼 수 있다. 벤카타기리는 잠다니 제조기법에 정형화된 주제를 혼합하여 면과 금실을 반씩 섞어 만든 사리다. 카르나타카산 이카트 사리와 안드라 프라데시산 나라얀페트 섬유 또한 오랫동안 사랑받아 온 면직물이다.

ⓑ 가드왈과 와나파르티는 두꺼운 면소재의 주요 산지로 이곳의 면사는 대부분 선명한 대조를 이루는 비단 테두리와 금박이 수놓인 팔루가 특징이다. 난데르는 비단테두리에 금실로 엮은 양질의 면직사리로 유명하다.

ⓒ 반다니 원단은 보통 '홀치기 염색'이라고 하는 방염기법을 이용하여 만들어지는데, 이 원단의 무늬는 긴 스카프(추니), 사리 및 터번 등에서 공통적으로 발견된다. 구자라트주와 옛 번왕국 라자스탄은 이 양식을 사용한 것으로 그 명성을 떨쳐왔다.

ⓓ 인도 코로만델 해안의 카람가리는 인도에서도 가장 아름답기로 소문난 꽃무늬 면직물의 원산지로 무늬표현에는 주로 솔이나 펜이 사용된다. 인도 동남부에서 생산되는 이 채색 옷감은 포르투갈인에게는 '핀타도(Pintado)', 영국인에게는 '친츠(Chintz)'로 더 잘 알려져 있다.

㉢ 인도 수공예품 : 델리, 뭄바이, 콜까타, 뱅갈로르, 첸나이 등 인도 각주를 대표하는 대도시에서는 인도의 특산품을 정찰가격에 판매하는 가내 수공업 특산품점을 어렵지 않게 찾아 볼 수 있다. 주로 청동, 황동, 상아, 대리석 또는 나무로 만든 공예품을 판매하는 이곳에서 여행자들은 조각상, 전등갓, 의자, 섬세한 상아 및 은세공품, 다채로운 보석이 박힌 대리석, 에나멜 제품 '쿤단(Kundan)' 또는 라자스탄의 보석 미나카리(Meenakari), 오리사의 은과 하이데라바드의 진주를 발견하는 기쁨을 누릴 수 있다.

ⓐ 자이뿌르의 황동제품, 펨바르티의 정형화된 검은 꽃병과 단지, 아란물라의

연마된 황동거울 등은 오늘날 디자인의 전형이 되었다.

ⓑ 인도를 여행하다 보면 사원과 거리를 장식한 신상과 조각상을 외면하기가 쉽지 않다. 인도에서 조각기술이 발달한 것도 어찌 보면 당연한 일이었다. 남인도의 화강암과 청동조각은 천년 전 촐라 시대부터 끊이지 않고 이어져 온 전통의 산물이기 때문이다. 식을 줄 모르는 인기를 자랑하는 번영의 신 가네시는 인도 각지에서 여러 가지 형상으로 표현되며, 그 재료도 일반 점토나 돌에서부터 금속까지 다양하다.

ⓒ 대리석 조각은 대부분 북부에서 발견되며, 전형적인 수제항아리, 접시 및 격자무늬 창에서 '풍요의 뿔'을 포착할 수 있다. 남인도 마을의 재래시장에서는 여행자의 손길을 기다리는 사암이나 활석으로 만든 주발, 장식판 및 상자를 쉽게 찾아볼 수 있다.

ⓓ 암청색 천매암은 벵골의 산탈 파르가나 지방에서 조각가들이 주로 사용하는 재료이다. 인도예술의 영원성은 원시의 동굴벽화에서부터 M.F. 후세인에게 영향을 준 입체파 화가에까지 이르며, 인도를 구성하는 모든 색깔은 미술관이나 상점에서 그 모습을 드러낸다. 특히나 눈길을 끄는 품목은 마두바니의 민화로 인도의 여성들이 천연 안료를 사용하여 그린 풍요와 다산을 상징하는 그림을 일컫는다.

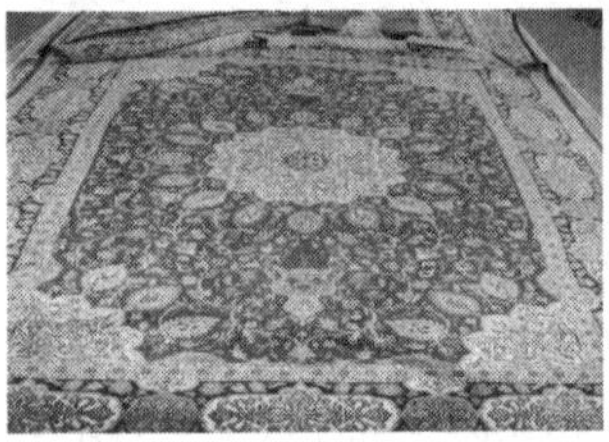

(a) 인도 카펫

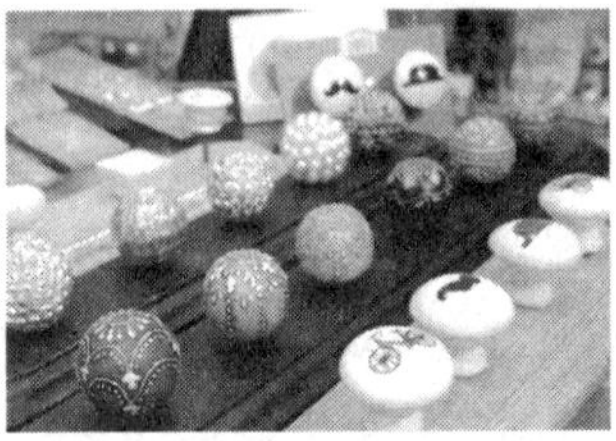

(b) 인도 수공예품

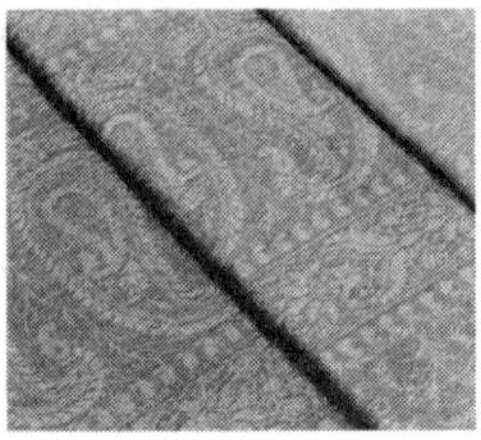

(c) 인도 실크

[그림 3-129] 인도 특산품

⑦ **이집트** : 낙타가죽제품, 파피루스, 은세공품, 터키는 가죽제품, 구리 및 청동제품, 수공예품, 자수제품, 얼룩마노제품이 있다(그림 3-130). 파피루스는 고대의 종이역할을 했던 파피루스 식물로 만든 편지이다. 영어의 'paper'와 성경을 뜻하는 'bible'이 여기서 기원했다. 파피루스 공장에서 파피루스가 만들어지는 방법을 시연하고 파피루스에 화가들이 그린 그림들을 전시 판매한다. 또한 전통이집트 그림부터 성화까지 다양한 그림들과 이집트 상형문자로 이름을 넣을 수가 있다.

(a) 낙타가죽 지갑 (b) 파피루스 종이 (c) 가죽제품

[그림 3-130] 이집트 특산품

3) 아메리카

아메리카는 큰 대륙으로 이루어져 있으며, 그 땅에 다양한 민족들이 같이 살고 있다. 그렇다 보니 그 민족들이 각자 자신들의 나라의 특산품을 만들고 또한 다른 나라 사람들과 교류하면서 아메리카 특유의 특산품들을 만들어냈다. 그래서 그 특산품을 살펴보면 다음과 같다(그림 3-131).

① **미국** : 각종 브랜드 제품, 육가공 제품 등이 있다. 특히 미국에서 가장 유명한 제품들은 아이폰을 대표로 하는 애플과 포드 자동차를 들 수 있다. 두 회사는 세계적으로 유명하며 전 세계 많은 사람들이 이 회사의 제품을 쓰고 있다.

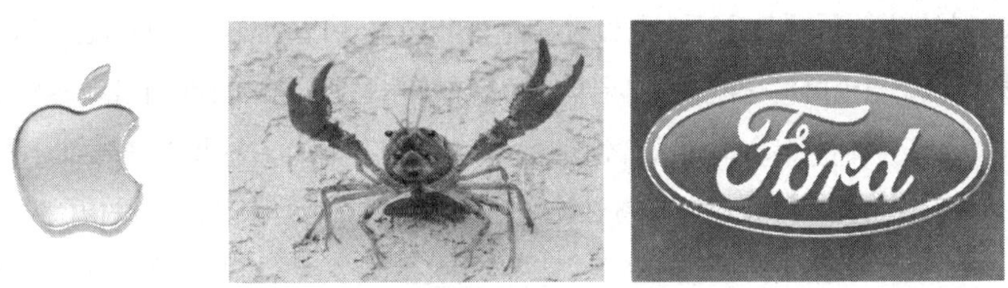

(a) 애플 (b) 크로피쉬 (c) 포드

[그림 3-131] 미국 특산품

② **캐나다** : 메이플 시럽, 각종 식품류, 코위찬스웨트 등이 있다. 특히 메이플 시럽이 유명하다. 메이플 시럽은 캐나다의 인디언들이 만들어 먹었던 것이 시초이다. 단풍나무에서 추출한 진액으로 단풍나무에 손상이 가지 않도록 3~4월 중 40년 이상 된 단풍나무에 구멍을 뚫어 수액의 10[%]만 채취한다. 채취한 수액을 끓여 여과시키면 메이플 시럽이 된다. 단풍나무 시럽은 캐나다 동부지역이나 미국 북부지역에서 주로 생산되는데 특히 퀘벡이나 뉴잉글랜드, 뉴욕 주 등에서 생산되고 있다. 메이플 시럽은 팬케이크는 와플에 토핑으로도 잘 이용되고 있다(그림 3-132).

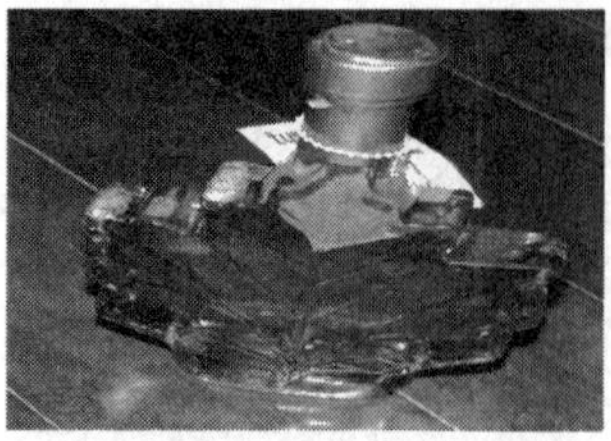
(a) 메이플 시럽

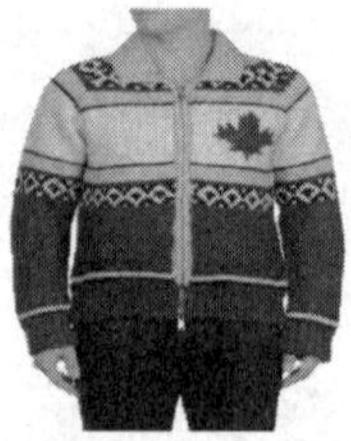
(b) 캐나다 코위찬스웨트

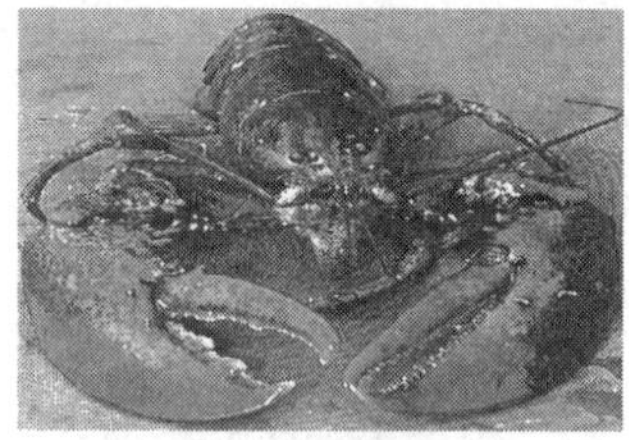
(c) 캐나다 랍스터

[그림 3-132] 캐나다 특산품

(6) 우리나라 각 지역별 유명 쇼핑 품목

우리나라의 각 시 · 도의 쇼핑 품목을 살펴보면 다음과 같다.

1) 강원도(춘천)

옥, 옻칠공예 등이 유명하다. 특히 춘천의 옥이 유명한 이유는 춘천 연옥(軟玉)광산이라고도 하며 한국에 하나밖에 없는 옥광산이자 전 세계에서 유일한 백옥광산으로 월곡리 금옥동(金玉洞) 골짜기에 있다. 춘천 지역은 강촌까지 이르는 일대가 10억년 전에는 바다 속으로서 선캄브리아 변성퇴적층이었기 때문에, 백운암질 대리암이 변성된 연옥이 형성되어 있다.

1968년부터 이곳에서 곱돌(납석)광산을 운영하던 대일광업(주)이 옥을 발견한 후 1974년 2월 21일 정식으로 옥광산을 설립하였다. 면적은 약 1500만[m^2]이고 광구는 6개이며, 지하 400[m]까지 수직으로 뚫린 갱도를 따라 내려가면 0.3～1[m] 두께의 옥광맥이 수직 방향으로 자리잡고 있다. 연간 채광량은 약 150톤이고 추측 매장량은 약 30만 톤으로서, 연간 150톤을 채광 시 채광기준으로 2,000년간 캐낼 수 있을 정도로 풍부하다.

이곳의 옥은 관절계통 질환과 고혈압, 알레르기성 비염, 당뇨병, 불면증 등에 효능이 뛰어난 것으로 알려져 있다.

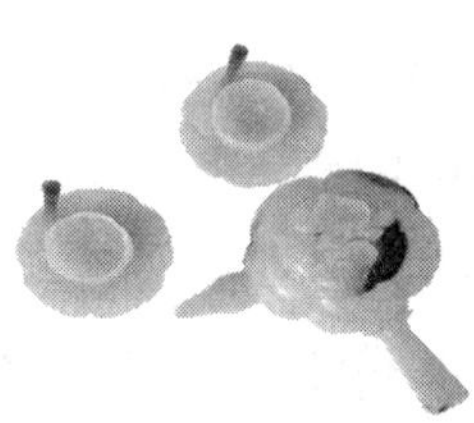
(a) 춘천 옥

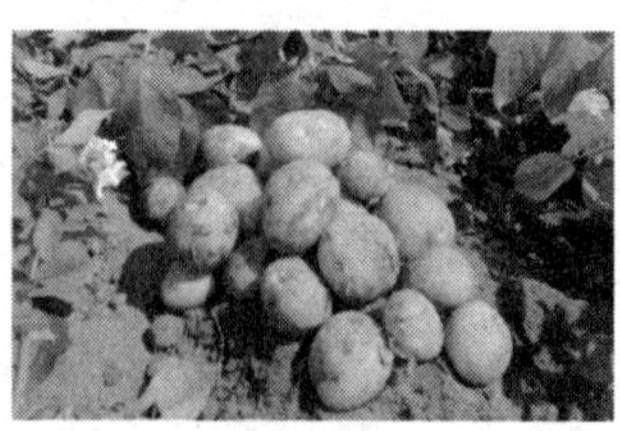
(b) 감자

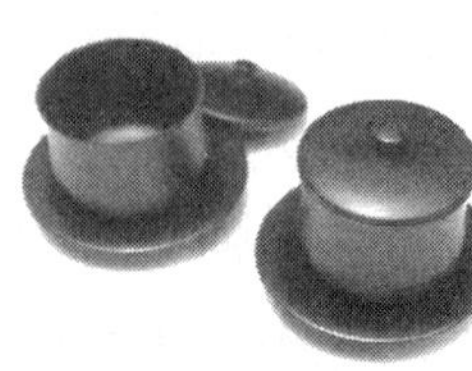
(c) 옻칠 공예

[그림 3-133] 강원도 특산품

갱도 하나는 관광용으로 활용하고 있으며, 방문객은 현지에서 옥원석제품, 혼합제품, 혼합음료 등 다양한 옥 관련 제품을 구입하거나 옥정수를 구입할 수 있다.

2) 경상북도

① 경주의 황남빵 또는 경주빵은 대한민국 경주의 빵으로 최영화가 개발했다. 1939년에 지금의 경주시 황남동에서 처음으로 밀가루 반죽에 팥을 넣는 방식으로 만들어졌고 그래서 황남빵이라고 한다. 경주빵도 황남빵과 같은데, 경주빵은 최영화의 가게에 있던 장인 김춘경이 1978년에 독립하여 차린 가게의 브랜드이다(그림 3-134).

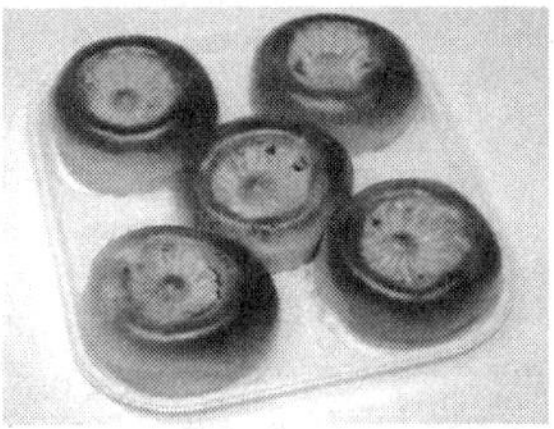
(a) 경주빵

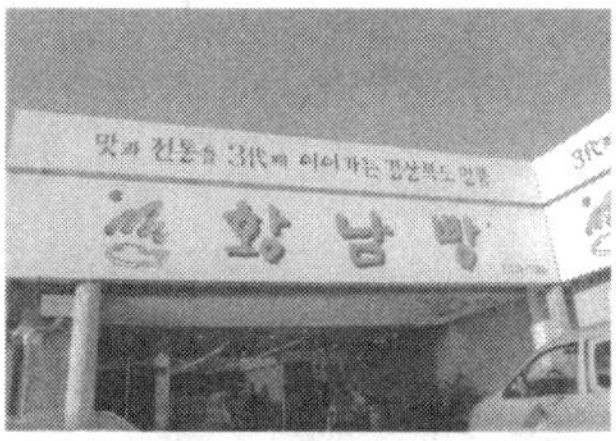

(b) 경주 황남빵 본점

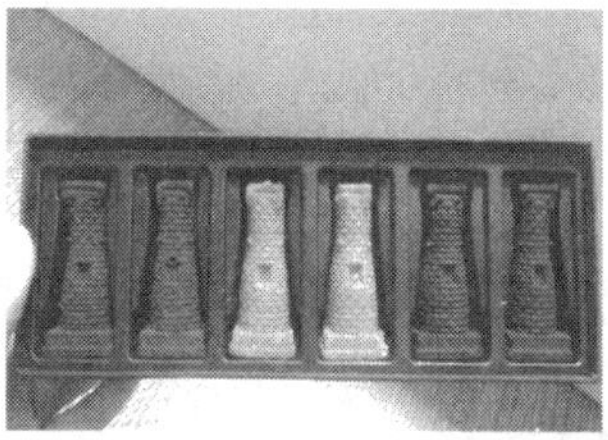
(c) 첨성대 수제 초콜릿

[그림 3-134] 경주 특산물

② **풍기의 인삼** : 국내의 강화, 금산, 풍기 등지에 다량 생산되며 깊은 산속에서도 자생하고 있는 인삼은 우리나라뿐만 아니라 중국, 우수리 등지에서도 자생한다. 주로 5～6년 된 것이 효능이 양호하며 잔뿌리를 말린 것을 미삼, 일년생의 인삼은 춘삼, 찐 것을 홍삼이라고 하는데 세계적으로 조선 인삼이 유명하다.

좋은 인삼은 잔뿌리가 많고 알이 굵으며 속이 가득 차 있는 것이 좋으며, 홍삼의 경우는 유사품과 조심해서 구별해야 하는데 양품의 홍삼은 질이 단단한 편이고 색이 갈색을 띠며 투명한 느낌을 주는 반면에, 유사품은 겉의 색이 녹색 빛깔을 띠기도 하고, 어떤 것은 검은 색에 가까우며 투명하지 않고 탁하다. 또한 중간 중간에 구멍이 나있는 것도 있다(그림 3-135).

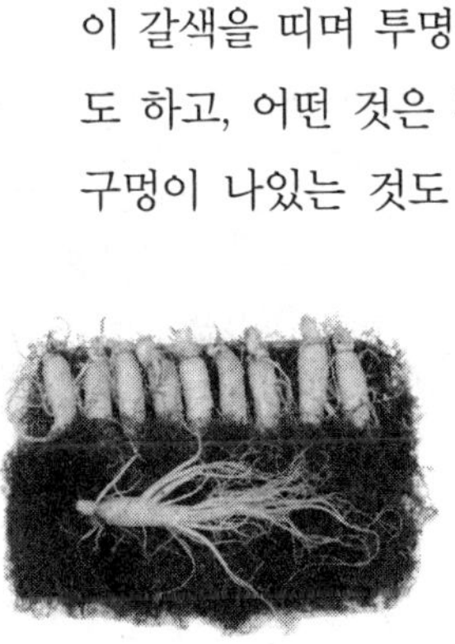
(a) 풍기 인삼

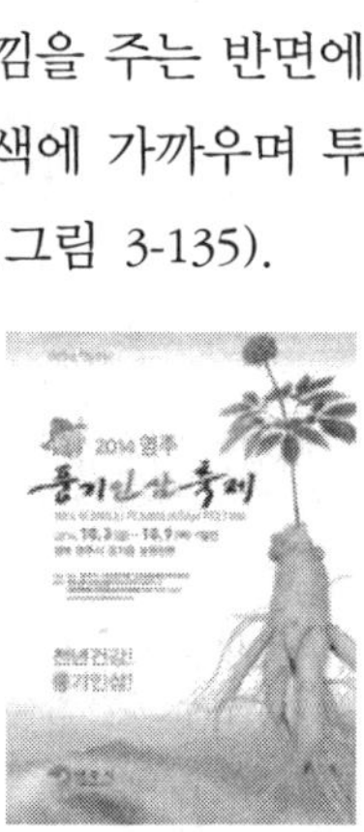

(b) 풍기 인삼 축제

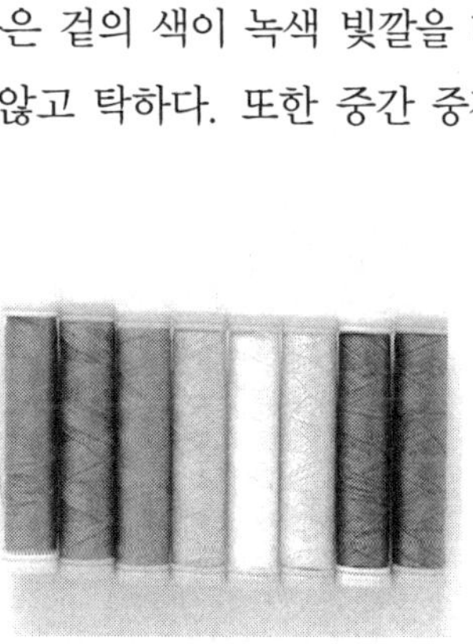
(c) 풍기 천연염색 실

[그림 3-135] 풍기 특산물

③ **울릉도의 호박엿, 오징어, 울릉약소** : 울릉도 호박엿은 엿장수가 부르는 《엿단쇠소리》에서 '울릉도라 호박엿'이라는 구절이 나오는 바와 같이 울릉도를 대표하는 특산엿으로 알려져 있다. 본래는 후박나무의 수피(樹皮)를 첨가하여 만들었다. 이 호박엿은 약효가 있는 것으로 알려져 있는데 육지에 전래되면서 호박엿으로 와전된 것이다. 오늘날 시중에서 유통되는 울릉도 호박엿은 엿 중에서 맛과 품질이 좋은 엿을 칭하는 말로 바뀌었다.

관광상품으로 울릉도에서 시판하는 호박엿은 울릉도지방에서 많이 생산되는 감자를 이용하여 만들고 있다. 물론, 호박에는 전분이 많이 함유되어 있기 때문에 엿기름으로 삭혀서 엿을 만들 수 있다. 울릉도에서는 호박을 이용하여 엿을 만드는 방법을 개발, 성공한바 있다(그림 3-136).

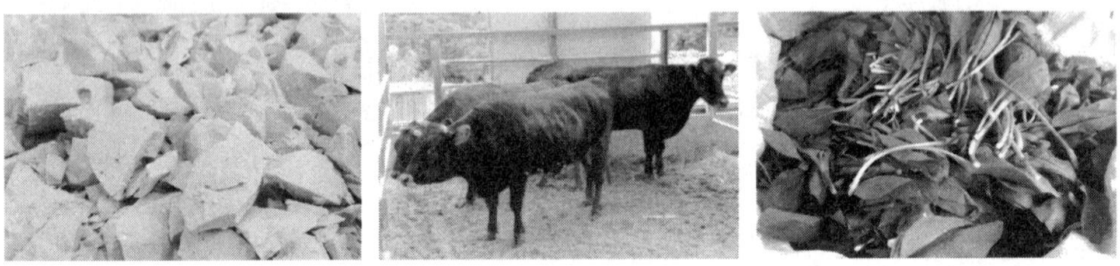

(a) 울릉도 호박엿 (b) 울릉도 약소 (c) 울릉도 명이

[그림 3-136] 울릉도 특산물

3) 경상남도

① **통영의 멸치** : 단백질과 칼슘 등 무기질이 풍부하고, 맛과 빛깔이 특이해서 세계시장에 많은 양을 수출하고 있으며 생산량도 전국의 76[%]를 차지한다(그림 3-137).

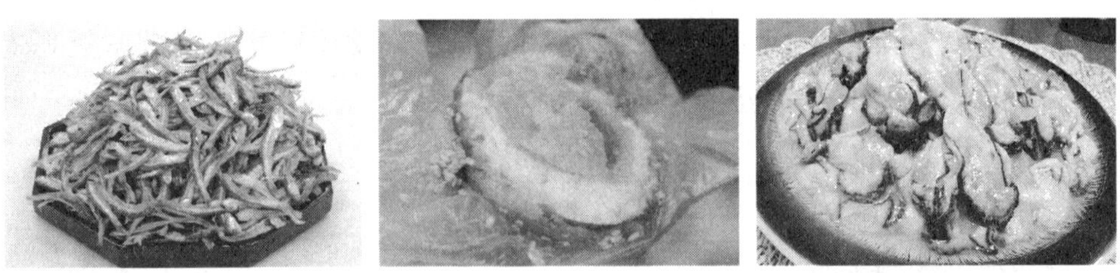

(a) 통영 멸치 (b) 통영 꿀빵 (c) 통영 굴

[그림 3-137] 통영 특산품

② **진주의 장생도라지** : 장생도라지는 지리산에서 엄격한 관리로 생산되는 21년 이상된 토종도라지로 환, 분말, 캔디, 미용품 등 다양한 고기능성 제품으로 가공되어 생

산 · 수출되고 있다. 도라지는 고지혈증, 당뇨병, 암 등의 질병치료에 사용되고 있으며 이와 관련하여 국내특허가 13건, 국제특허가 3건이 있다. 장생도라지는 사람의 손으로 조성된 비옥한 토지가 아니라 척박한 자연 그대로의 토양에서 자라기 때문에 이러한 조건을 찾아 지리산 자락에서 선택적으로 재배되고 있으며, 해발 수백[m] 높이의 산중턱에 배수조건이나 일조량, 통풍관계 등을 따져 밭을 조성한다.

현재 도라지 밭은 전체 면적이 15만여 평에 달한다. 도라지를 재배하는 토양은 개간지 등 일반 작물을 심지 않는 유휴지이며, 한번 도라지를 재배하고 나면 다른 작물이 잘 자라는 특성까지 갖고 있어 우리의 소중한 자연을 보존하면서 농가소득을 얻을 수 있는 환경친화적인 재배방법이다. 자신이 태어난 땅의 기운이 다하면 흔적도 없이 쓰러지는 도라지는 자연 그대로가 아니면 아무리 좋은 비료라도 금방 죽어버린다.

장생도라지를 키우는 땅속에는 지렁이며 각종 벌레가 우글거리는데, 제초제나 농약을 사용한 땅에서는 도라지가 살 수 없기 때문이다. 이렇게 순수한 자연을 찾아 옮겨 다니는 과정에서 상처를 입어 썩거나, 맞지 않는 토양으로 인해 폐사하는 도라지가 많은데, 실제로 20년을 넘기는 도라지는 10뿌리 중 3뿌리를 넘지 못한다(그림 3-138).

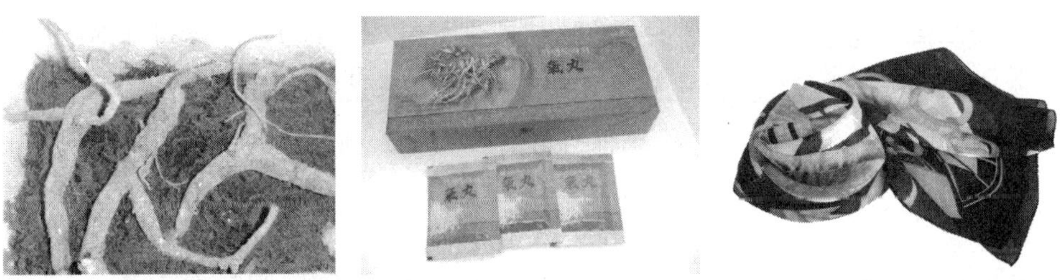

(a) 진주 장생도라지　(b) 진주 장생도라지환　(c) 진주 실크스카프

[그림 3-138] 진주 특산품

③ **언양의 자수정** : 수정류는 자수정 · 연수정 · 흑수정 · 백수정 등으로 나눌 수 있는데 이 중에서 자수정이 가장 귀중한 것으로 꼽히며, 특히 언양 자수정은 세계적으로 매우 우수한 것으로 평가되고 있다. 이 자수정이 본격적으로 채굴, 가공 및 판매되기 시작한 것은 1945년 광복 이후부터이다. 자수정 광맥은 지질학적으로 연속적 광맥 속에 불연속적으로 나타나기 때문에, 채광에는 고도의 기술과 경험을 필요로 한다. 채광된 자수정은 주로 언양 내의 가공공장으로 옮겨져 여러 가지 모양의 보석으로 가공되며, 티 없이 맑고 깨끗하고 색상이 짙고 아름다우면 1등품, 그 다음

으로 2등품·3등품으로 구분된다. 반지알, 목걸이, 브로치, 넥타이핀, 커프스 단추 및 기타 귀금속제품의 장식용으로 이용되며, 관광민예품상점 또는 보석상의 손을 거쳐서 세계 각국으로 수출되어 외화획득에도 한몫을 하고 있다(그림 3-139).

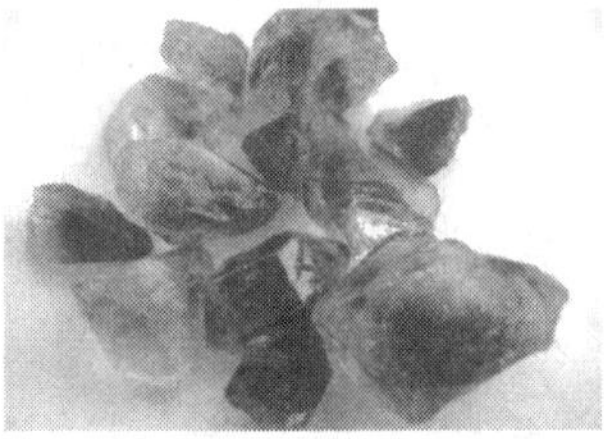
(a) 언양 자수정

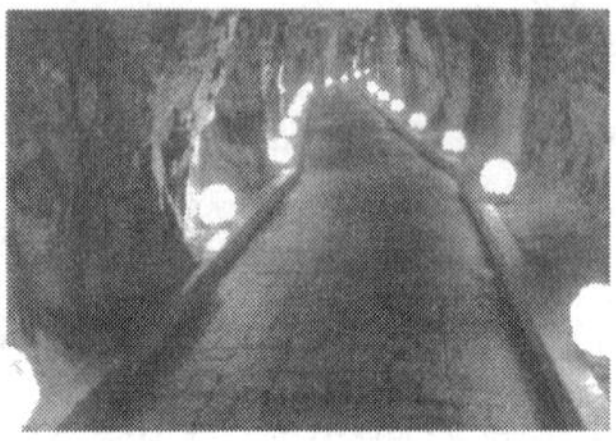
(b) 언양 자수정 동굴

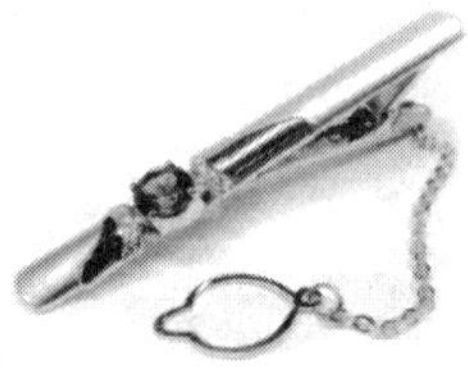
(c) 자수정 넥타이핀

[그림 3-139] 언양 특산품

4) 전라남도

① **담양의 죽세공품** : 침대로 만든 기물 공예품이며, 특히 전남 담양의 죽세공품이 유명하다. 담양의 죽세공품 역사는 아주 오래되었는데, 1970년대까지는 죽제품이 활발히 거래되는 장이 섰다고 한다. 이 장에서 거두는 세금이 조선시대에는 전국에서 손꼽힐 정도로 엄청났다고 하며, 따라서 담양 죽제품의 역사는 수백년이 넘은 것으로 추정된다. 담양에서는 가는 대를 물들이거나 대나무를 오려서 물건을 만들기도 하고 대나무를 잘게 빠개어 장식하고 그 표면을 인두로 지져 무늬를 올리기도 한다. 아주 가늘고 얇게 쪼갠 대나무로는 매우 세련된 솜씨를 필요로 하는 죽세공품이 만들어진다(그림 3-140).

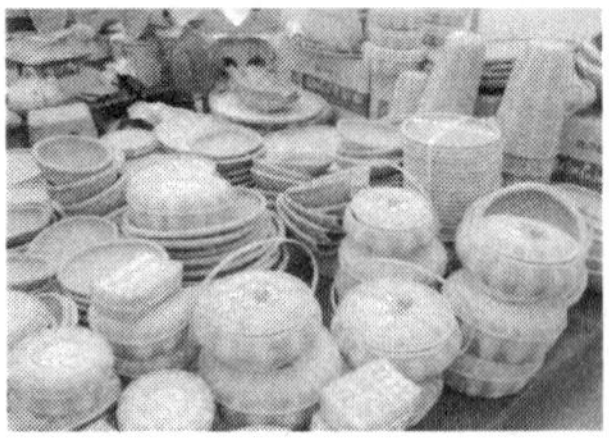
(a) 담양 죽세공품

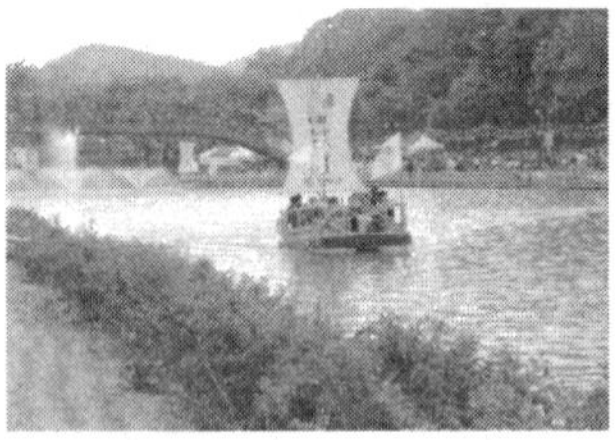
(b) 담양 대나무축제 뗏목타기

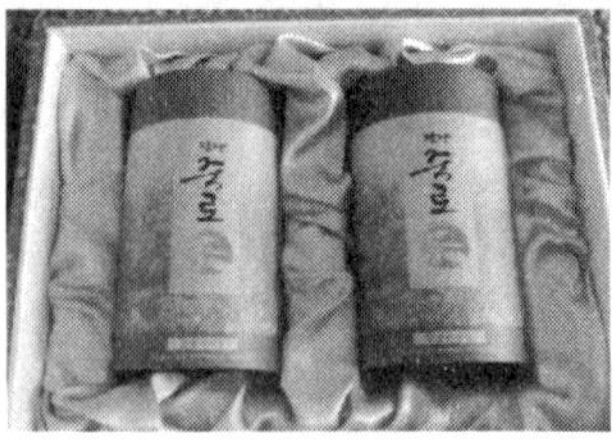
(c) 담양 죽로차

[그림 3-140] 담양 특산물

② **보성의 녹차** : 바다와 산이 어우러진 천혜의 자연환경과 물맛이 좋은 지하 암반층 위에 쌓여진 비옥한 토양조건하에서 오랫동안 적응되어 온 토종녹차이다. 보성녹차는 소비자의 기호에 맞게 환경친화적으로 재배하여 독특한 맛과 향을 지녔으며

세계 우수의 수준을 자랑하는 기술로 만든다. 보성녹차는 보성군의 특산품으로서 국립농산물품질관리원의 지리적 표시등록을 받아 생산, 가공된다(그림 3-141).

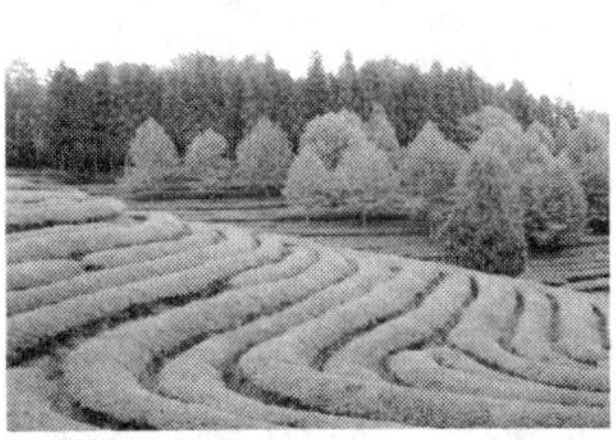

(a) 보성 녹차밭

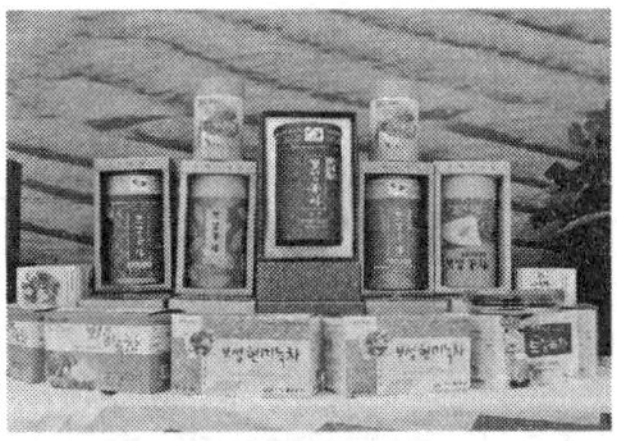

(b) 보성 녹차

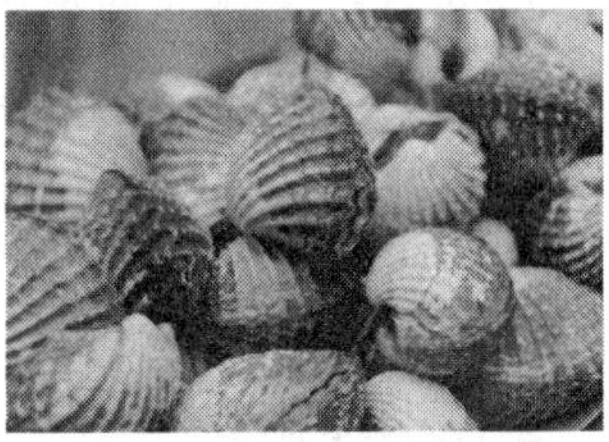

(c) 벌교 꼬막

[그림 3-141] 보성 특산물

③ **강진의 청자제품** : 고려시대 강진 대구면은 고려청자 제작의 중심지였다. 대구면 곳곳에서 발굴된 가마터만 해도 약 200여 기에 이르는데 전국에서 발견된 가마터가 400여 기라 하니 그 중 절반이 이곳에 있었던 셈이다. 고려청자의 메카인 강진 대구면에는 청자의 역사와 자료를 전시하고 있는 박물관과 청자를 제작하는 사업소가 함께 있다.

청자자료박물관은 9세기에서 14세기까지 만들어졌던 고려청자에 관한 다양한 내용을 전시하고 있는데, 청자의 시작과 발전, 제작방법, 종류 등을 체계적으로 설명하고 있어 함께 전시된 청자의 아름다움을 마음으로 감상함과 동시에 그 아름다움의 내용을 머리로 이해할 수 있게 한다.

옛날 청자를 직접 만들었을 실제 가마가 발굴된 모습 그대로 보호되어 있으며, 이를 원형으로 하여 만든 실제 가마가 청자작업장 옆에 있다. 고려청자를 완벽하게 재현하기는 불가능하다고 하지만 그래도 장인들에 의하여 원형에 가깝게 만들어지고 있으니 그 제작현장을 둘러볼 수 있다. 강진군에서 운영하는 강진청자사업소는 다른 도요지들의 경우 실제 제작과정을 보기 위해 한참을 기다려야 한다든지, 작업시간에 맞춰 찾아가야 하는 불편함이 있으나 이곳은 상설로 작업이 이루어지는 곳이라 언제 가도 청자가 만들어지는 과정을 볼 수 있다(그림 3-142).

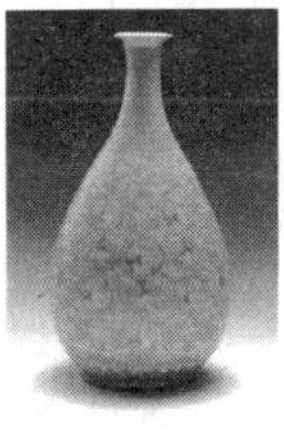

(a) 강진 청자

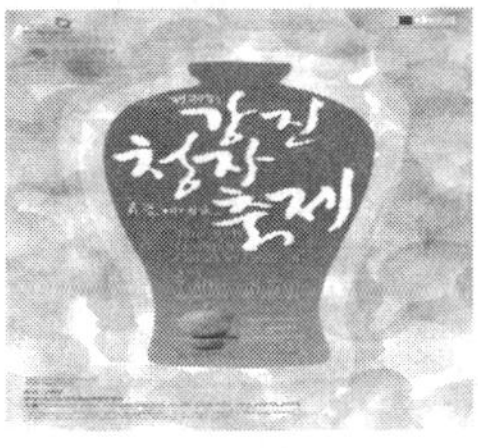

(b) 강진 청자축제 포스터

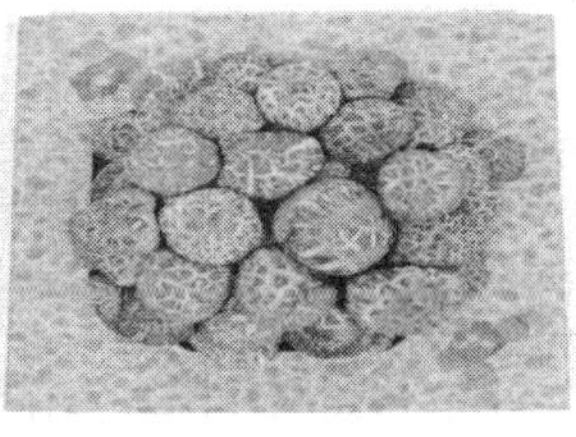

(c) 강진 표고버섯

[그림 3-142] 강진 특산품

④ **완도의 김, 미역, 다시마, 멸치** : 완도에서 해산물이 유명한 이유는 근해에는 대륙붕이 발달하여 고등어, 도미, 삼치, 갈치, 멸치, 장어 등의 어족이 풍부하다. 그리고 완도는 간석지가 광대하고, 기후조건이 양호하여 전국 제일의 수산양식장으로 특히 김, 미역, 굴, 전복 양식업이 활발하기 때문이다(그림 3-143).

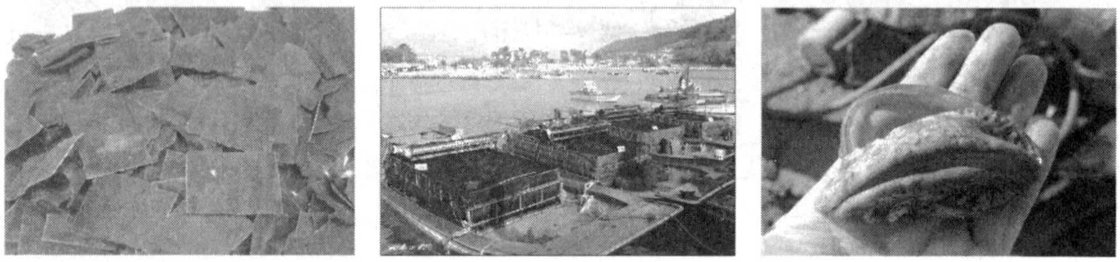

(a) 완도 다시다 (b) 김을 수확해서 항구에 들어온 배 (c) 완도 전복

[그림 3-143] 완도 특산품

⑤ **진도의 구기자** : 난류와 한류가 교차하는 해양성 기후와 일조시간이 가장 긴 지리적 특성으로 타 지산에 비하여 그 효능이 탁월하다는 평가를 받고 있기 때문이다. 또한 동의보감에 영약으로 기록된 한방약제로 중국 진시황에게 불로장생초로 받쳤다는 구기자는 구기자주, 구기자 티백 등으로 상품화되어 시판되고 있다(그림 3-144).

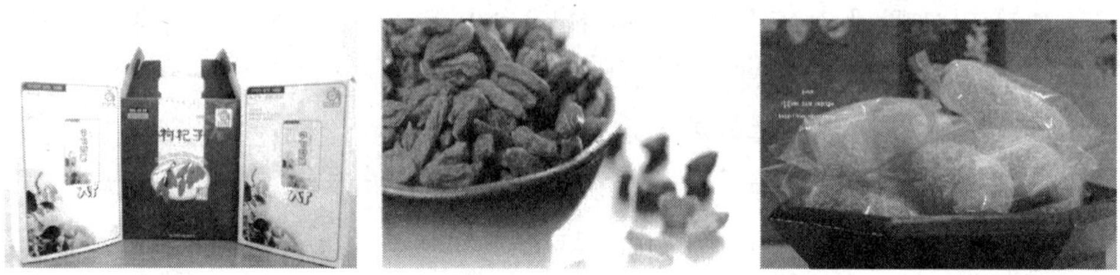

(a) 진도 구기자 선물 세트 (b) 진도 구기자 (c) 담양 한과

[그림 3-144] 전라남도 특산품

5) 충청남도

① **금산의 인삼** : 전국에서 생산되는 인삼의 80[%]를 차지하고 있으며, 금산 인삼시장은 세계인삼의 중심지이기 때문이다. 금산 인삼을 취급하는 장소는 금산 약령시장, 금산 인삼국제시장, 인삼쇼핑센터 등 다양하다. 금산의 인삼을 이야기하면 빼놓을 수 없는 곳은 인삼 구시장이라고 하는 금산의 재래시장이다. 2일, 7일장으로 열리는 이곳은 옛 장터의 풍경을 구경하며 사람이 살아가는 흥겨움과 함께 쇼핑을 즐길 수 있다(그림 3-145).

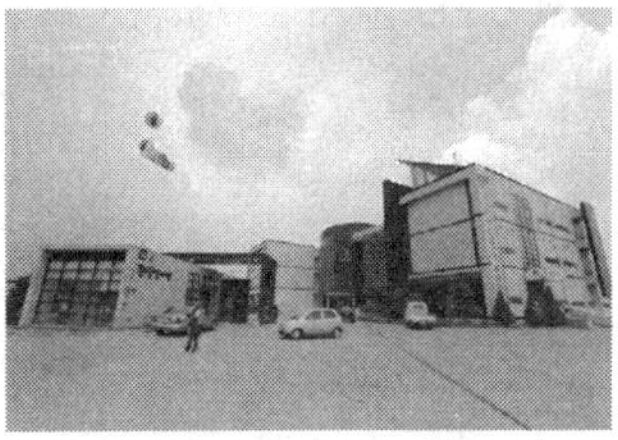

(a) 금산 약령시장 전경

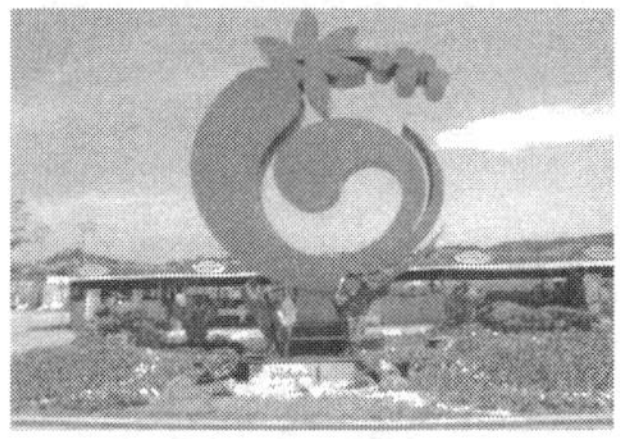

(b) 금산 인삼축제

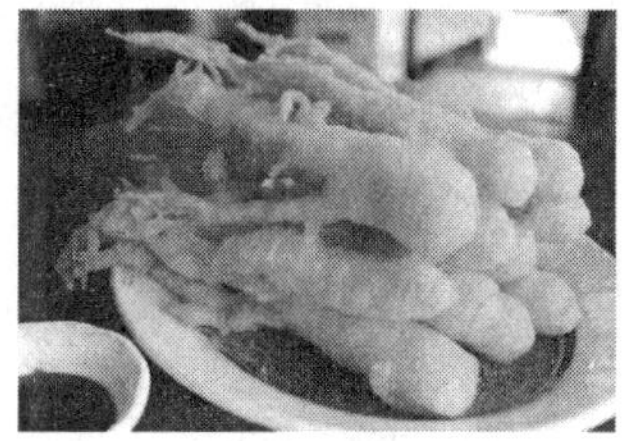

(c) 금산 인삼튀김

[그림 3-145] 금산 특산품

② **보령의 남포벼루, 천연머드화장품** : 보령 남포면에 있는 오석(烏石)으로 만든 벼루로, 남포지방에서 많이 생산된다 하여 남포벼루라고 하게 되었다. 벼루는 낙랑 때부터 사용되었으며 고려 때 성리학의 성행으로 벼루의 사용도가 넓어졌다. 따라서 기술도 발전하게 되었고 1961년 이후에는 수출도 하고 있다. 제작과정은 오석을 가져다가 손으로 가공을 한 후에 각기 다른 문양과 무늬를 조각하여 완성하면 끝이다. 무늬로는 용·봉황·소나무·대나무 등 전통적인 무늬를 조각한다. 남포벼루의 특징은 먹이 잘 갈리고, 먹물이 마르지 않고 오래도록 남아있는 것이다(그림 3-146).

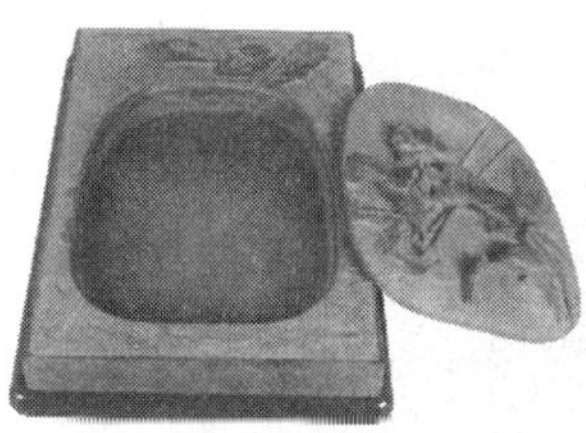

(a) 남포벼루

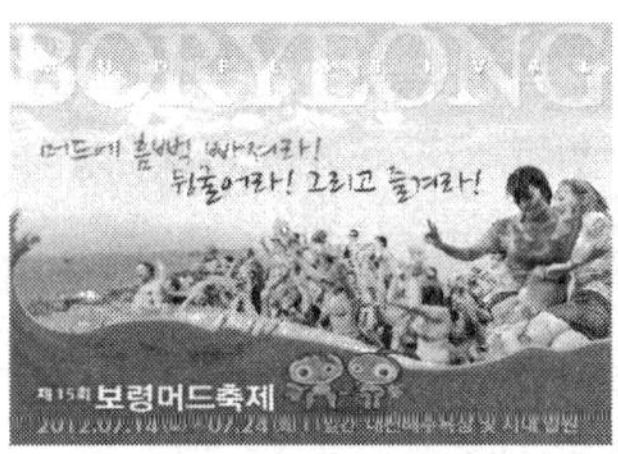

(b) 보령 머드축제 포스터

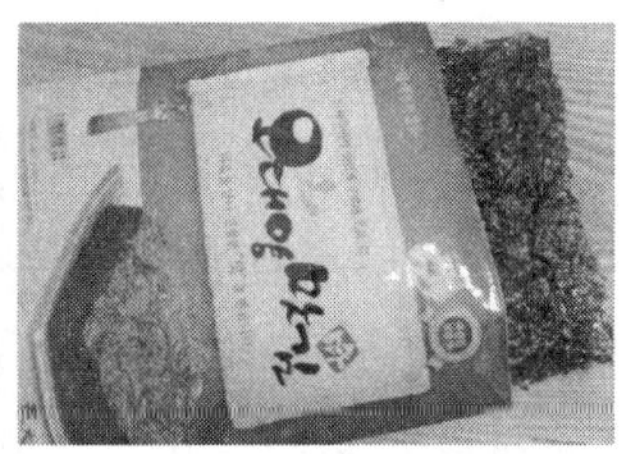

(c) 보령 대천김

[그림 3-146] 보령 특산품

③ **천안의 명물** : 온 국민이 천안의 호두과자를 알고 있으며(그림 3-147) 전국에 천안에서 유래한 이 호두과자가 번져 있다. '한국인 간식 1호'라고 해도 과언이 아닐 것이다. 그러나 천안 호두과자에 천안 호두가 들어가 있는 일은 거의 없다. 천안 내에서 호두과자를 제조해 파는 업체에서도 마찬가지이다. 호두과자 제조업체에서는 천안 호두가 비싸고 공급량이 충분하지 않아 어쩔 수 없는 일이라고 한다. 일부 호두과자 제조업체에서 천안 호두를 쓰기 위해 노력을 하고 있다. 천안 호두가 들어간 '진짜 천안 호두과자'를 맛볼 수 있을 것이다.

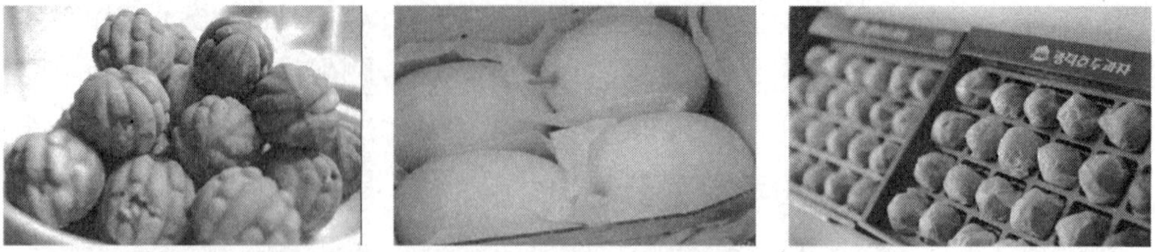

(a) 천안 호두과자 (b) 천안 수신메론 (c) 천안 호두과자 선물 세트

[그림 3-147] 천안 특산품

④ **서천의 한산 세모시, 단감 :** 한산 세모시는 한산에서 만드는 모시로 예로부터 품질이 우수하며 섬세하고 단아하여 모시의 대명사로 알려져 왔다. 제작과정은 재배와 수확, 태모시만들기, 모시째기, 모시삼기, 모시굿만들기, 모시날기, 모시매기, 모시짜기, 모시표백의 9과정으로 나뉜다. 우선 재배를 해서 수확을 한다. 태모시는 껍질을 벗겨 인피섬유를 만드는 것인데 모시째기는 태모시를 쪼개는 과정이다.
모시삼기 · 모시굿만들기는 쪼개진 인피섬유를 이어 실을 만드는 과정이며, 모시날기는 실의 굵기에 의해 한 폭에 몇 올이 들어갈지 결정한다. 모시매기인 풀먹이기 과정을 거친 후 베틀을 이용해 모시를 짠다. 마지막으로 모시표백은 물에 적신 다음 햇빛에 여러 번 말려 백저포, 곧 흰모시로 만드는 과정이다.

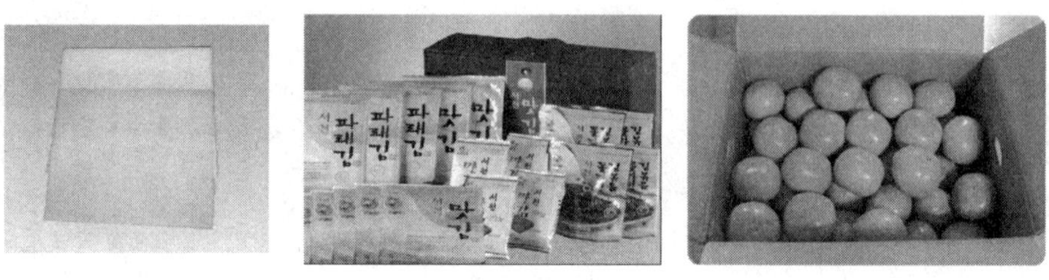

(a) 한산 세모시 (b) 파래김 (c) 단감

[그림 3-148] 서천의 특산품

⑤ **아산의 아산 쌀, 탕정 포도, 아산 사과 :** 특산품이 유명한 이유를(그림 3-149) 살펴보면 다음과 같다.

㉠ 아산 쌀 : 아산 맑은 쌀은 전국최고의 친환경농업지구로 지정된 아산만 삽교천 일대의 비옥한 토질에서 재배된 청결미로 미질이 좋아 밥맛이 좋다.

㉡ 탕정 포도 : 특수주문제작한 봉지를 씌워 생산한 무공해 농산물이며 최대한 자연을 이용한 재배로 독특한 향기와 당도가 타 지역보다 높고 품질이 우수하다.

㉢ 아산 사과 : 사과재배에 적합한 기후토양의 조건으로 선명한 색을 자랑하며 맛과 향이 높다. 사과는 과실 중의 대표로서 비타민 C와 무기염류의 함량이 다른 과일에 비하여 많고 당도와 색상이 아주 우수하다.

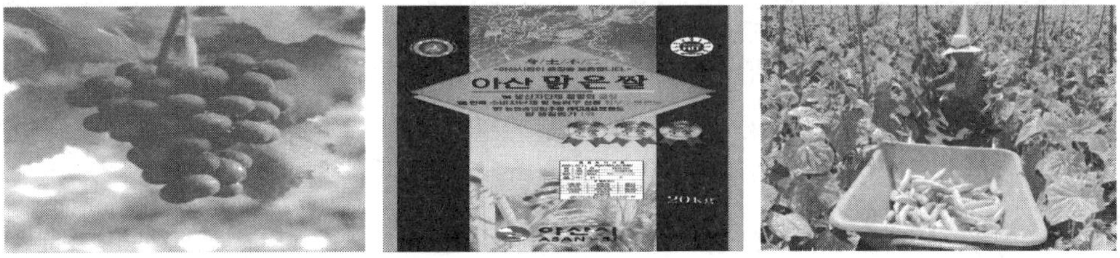

(a) 탕정 포도 (b) 아산 쌀 (c) 아산 배방오이

[그림 3-149] 아산 특산품

6) 충청북도

① **충주의 사과 :** 충주는 특산물로 사과가 유명하다. 충주는 현재 충청도 내에서 가장 넓은 면적을 차지하며, 이곳에서 재배하는 사과는 다른 생산지에 비해 일교차가 크고 일조량이 풍부하여 빛깔, 당도, 향기에서 으뜸을 차지하고 있으며, 수려한 자연환경과 어울려 충주시민의 인내와 진실함을 표현한다. 충주 사과의 효능을 보면 다음과 같다.

㉠ 과당, 포도당이 있어 흡수가 뛰어나 공복감을 해소해 준다.
㉡ 사과산, 주석산, 구연산의 성분으로 피로회복에 도움이 된다.
㉢ 비타민 함량이 풍부하여 흡연자, 만성치은염 보유자에게 효과가 있다.
㉣ 장운동, 정장작용에 뛰어난 효과와 유독물질 흡수를 방지해 준다.
㉤ 지방산, 콜레스테롤 성분이 없어 심장이 약한 분들에게 효과가 있다.
㉥ 팩틴물질이 혈액 중 콜레스테롤 수치를 낮추어 동맥경화나 고혈압 환자에게 효과가 있다.
㉦ 인슐린의 억제를 통한 당뇨증세의 환자에게 유리하다.
㉧ 설사나 변비환자에게 효과가 있다.

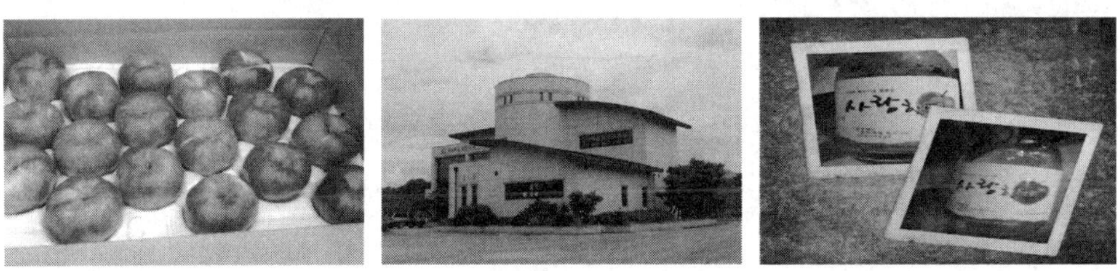

(a) 충주 사과 (b) 충주 사과박물관 (c) 충주 사과 발효주

[그림 3-150] 충주 특산품

② **제천의 사과와 한방약초** : 일교차가 크기 때문에 제천시에서 생산되는 모든 과일의 당도가 높다. 특히 연평균 기온 8～11[℃]로 서늘하고 건조해 적당한 사과 재배 조건을 가지고 있어 사과의 당도가 매우 높다(그림 3-151). 배수가 잘 되는 토양을 가지고 있어 사과 재배에 특히 유리하다.
제천에서 생산되는 사과는 제천의 청정한 고랭지 기후특성에 따라 과피[사과 껍질]가 두꺼워 당도가 높다. 또한 사과의 빛깔이 좋고 조직이 단단하여 다른 지역 사과보다 질이 좋다. 그리고 제천의 300여 과수 농가가 애용하는 영농법인을 이루고 있는 점도 브랜드나 공동 품질 관리 등에서 장점으로 평가된다.

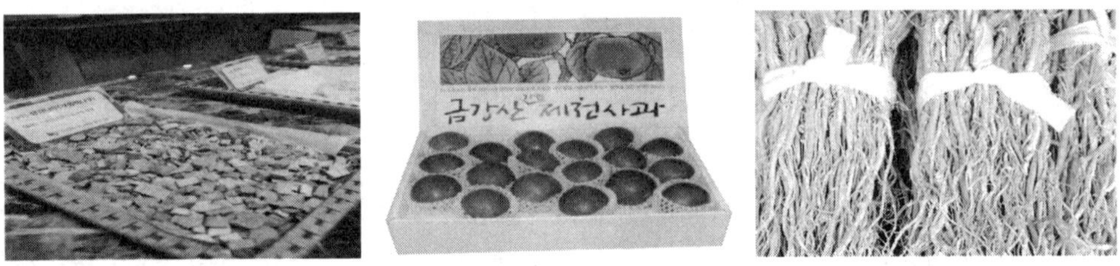

(a) 제천 약초시장 (b) 제천 사과 (c) 제천 황기

[그림 3-151] 제천 특산물

③ **괴산의 청결고추** : 토양이 화강암과 석회암으로 주종을 이루고 있으며, 사질토양의 청정지역이다. 그리고 해발 250[m]의 고지대로 일교차가 큰 산간지대에서 재배되어(그림 3-152) 고추의 빛깔이 선명하고 맛과 향이 매우 우수하기 때문이다.

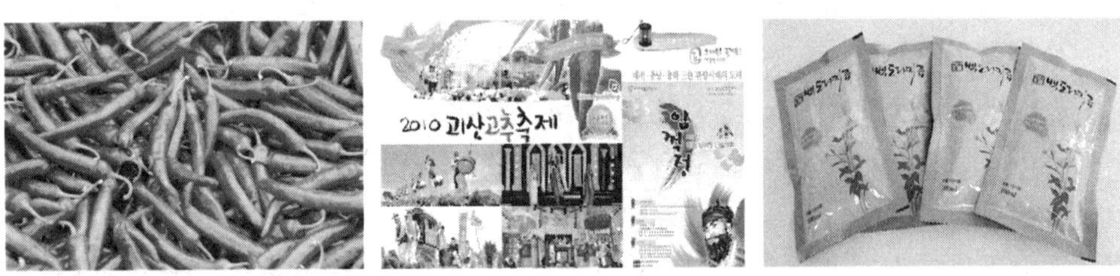

(a) 괴산 청결고추 (b) 괴산 고추축제 포스터 (c) 괴산 백도라지즙

[그림 3-152] 괴산 특산물

④ **옥천의 포도** : 대한민국 최대 시설 포도주산지로서 일조량이 풍부하고 주·야간 일교차가 커 탐스러운 포도가 대량 생산되고 있으며, 맛도 좋기 때문이다(그림 3-153). 그리고 2011년도에는 국가브랜드 대상을 수상한 바 있다.

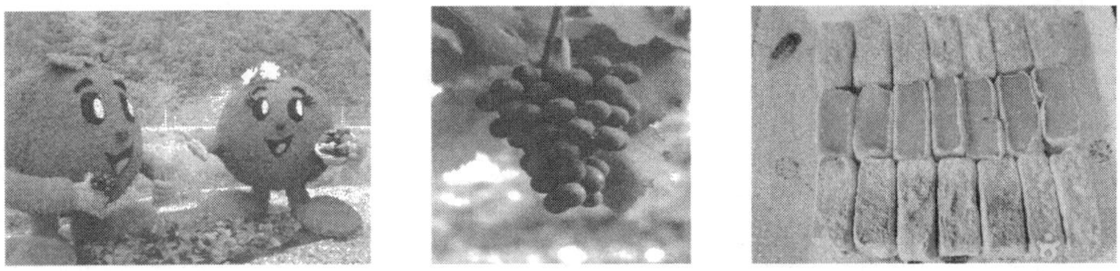

(a) 옥천 포도축제 마스코트 (b) 옥천 포도 (c) 옥천 포도떡

[그림 3-153] 옥천 특산품

⑤ **보은의 대추** : 일교차가 크며 일조량도 많으며, 토질은 황토 기운이 있으며 물빠짐이 적당할 정도로 거칠다. 과수농사를 짓기에 좋은 곳이다. 이런 땅과 기후덕에 개량종의 대추라 하더라도 그 맛이 뛰어나다. 최근에는 대추밭에 비가림 시설을 많이 하였는데 낙과와 열과 피해를 줄이는 역할도 하지만 이 덕에 당도도 올라갔다고 한다(그림 3-154). 보은의 대추는 생대추로 나가는 양이 많고 또한 달고 아삭하기 때문이다.

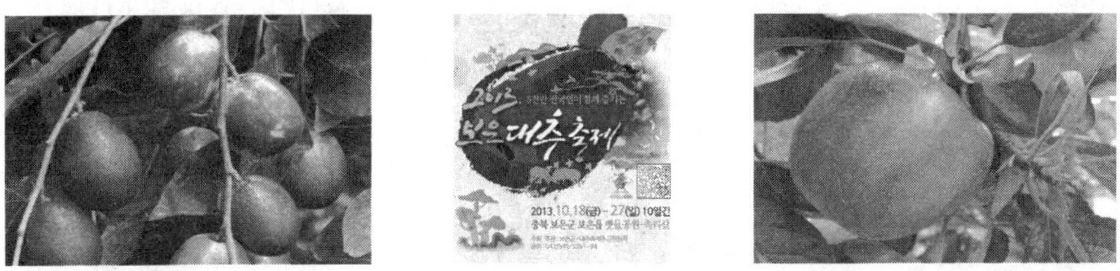

(a) 보은 대추 (b) 보은 대추축제 포스터 (c) 보은 황토사과

[그림 3-154] 보은 특산물

⑥ **진천의 쌀** : 자연조건이 좋으며, 넓고 기름진 농토에, 비록 큰 강은 없지만 관개시설이 발달해 일찍부터 농업이 성하였다. 진천읍을 중심으로 넓게 펼쳐진 진천평야에서는 주곡농업인 벼농사가 이루어지는데 전국에서 질이 좋기로 소문났기 때문이다(그림 3-155).

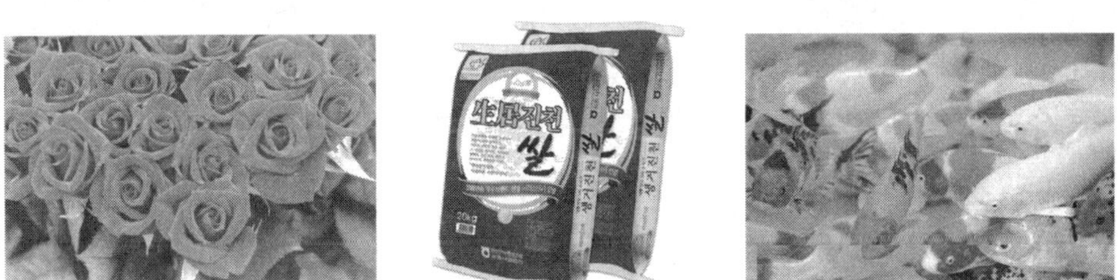

(a) 진천 장미 (b) 진천 쌀 (c) 진천 관상어

[그림 3-155] 진천 특산물

7) 경기도

① **이천의 도자기** : 1950년대 후반에 우리나라의 유명한 도공들이 이천의 수광리 마을에 자리를 잡고 작업장을 열기 시작했다. 고명순, 김완배, 지순택, 윤석준, 박수만, 현무남, 유근형 등 실력있는 도예가들이 모여 전통 도자기를 연구하며 옛 것과 똑같이 만들어 내려는 노력을 기울였다.

그 결과 옛날 도예가들이 가지고 있던 비법들이 하나하나 밝혀지고 고려 시대의 청자, 조선시대의 백자와 분청사기 등을 옛날 모습과 같이 만들어 내게 되었다. 이천은 우리나라 전통 도예의 중심지가 되었고 끊어졌던 이천 도자기의 전통이 현대에 이르러 다시 계승되고 더욱 발전하게 되었다(그림 3-156).

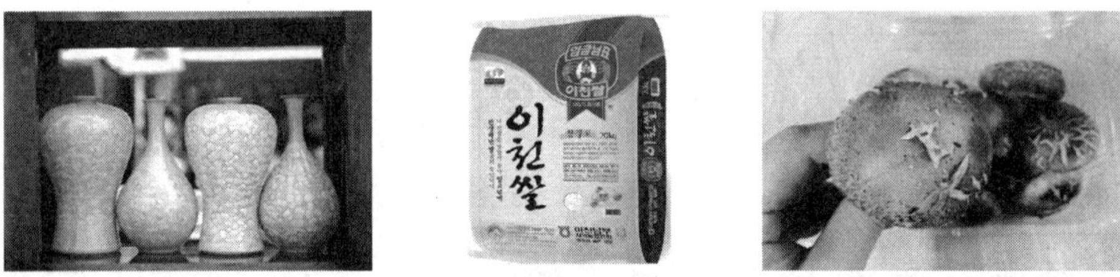

(a) 이천 도자기 (b) 이천 쌀 (c) 이천 송화버섯

[그림 3-156] 이천 특산품

② **안성의 유기그릇** : 안성에서는 [그림 3-157]과 같이 식기에 필요한 제기 등 일상생활에 필요한 생활용구를 많이 만들었는데, 안성의 유기는 기형이 아름답고 정교하기 때문이다.

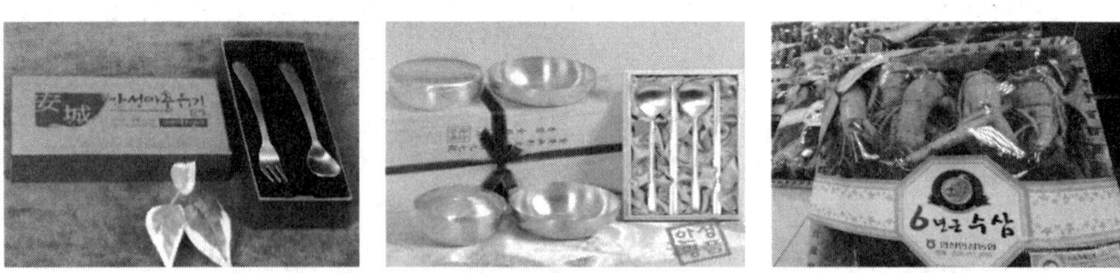

(a) 안성 유기 티스푼 세트 (b) 안성 유기 세트 (c) 안성 수삼

[그림 3-157] 안성 특산품

③ **연천의 병배** : 투명하고 깨끗한 유리병의 작은 입구 속에 큰 배가 들어가서 신비스러운 분위기를 낸다. [그림 3-158]과 같이 병배는 관상용이나 선물용으로 많이 사용되며, TV 등 매스컴에서 많이 소개되어 유명해지게 되었다.

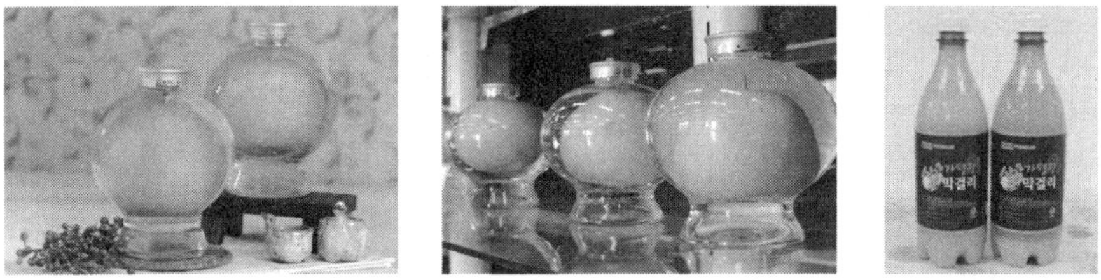

(a) 선물용 연천 병배 (b) 장식용 연천 병배 (c) 경기도 포천 막걸리

[그림 3-158] 경기도 특산품

8) 제주도

① **제주도** : 감귤, 한라봉, 선인장, 백년초, 고등어, 옥돔, 갈치, 표고버섯, 제주 특유의 근로복인 갈옷(갈중이), 돌하르방 등이 있으며 그 중 한라봉과 백년초가 유명하다.

㉠ 한라봉 : 크기가 크고 과육이 많으며 육질이 부드럽다. 즙이 많아 단맛은 강하고 신맛은 거의 없기 때문이다(그림 3-159).

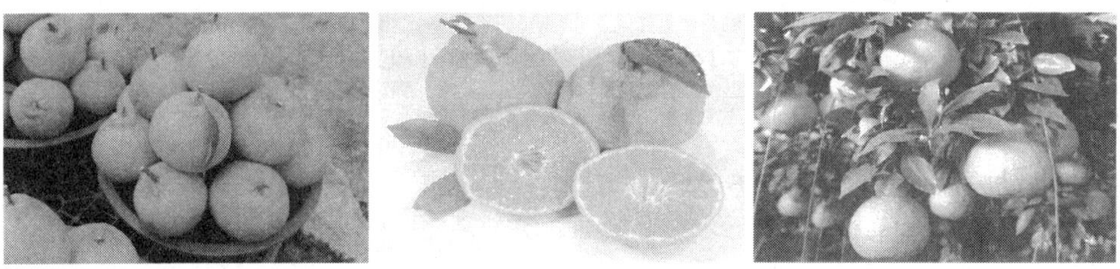

[그림 3-159] 제주도 특산품

㉡ 백년초 : 다이어트 식품으로도 알려져 있는데, 식이성섬유, 칼슘, 철분 등 무기질 성분이 풍부하며 핑크빛이 도는 빨간 열매의 상큼한 맛이 나기 때문이다(그림 3-160).

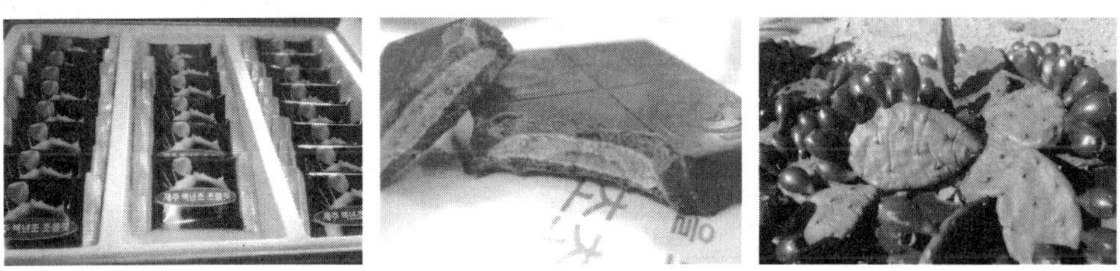

(a) 제주도 백년초 초콜릿 (b) 제주도 백년초 초콜릿 (c) 제주도 백년초

[그림 3-160] 제주도 특산품

(7) 관광쇼핑업 활성화 방안

전문인력의 양성과 상품 브랜드의 개발 및 품질향상에 대한 것을 살펴보면 다음과 같다.

1) 전문인력의 양성

판매에 있어서도 상품에 대한 전문지식 및 판매와 관련한 기술·서비스 정신을 갖춘 인력의 양성이 있어야 하며, 양질의 관광상품 생산에 필요한 전문기능인력의 양성 및 관리가 필요하다.

2) 상품 브랜드의 개발과 품질향상

우리나라를 대표할 수 있는 독특한 상품과 고유의 브랜드를 개발해야 하며, 판매된 상품의 사후 품질보장도 필요하다. 또한 품질인증제도 등의 실시로 상품의 질적 향상을 도모해야 한다.

(8) 관광쇼핑 상품 서비스

관광쇼핑을 하나의 즐거운 경험으로 생각하는 쾌락적 쇼핑경향이 강한 소비자들은 다른 소비자들보다 쇼핑환경을 더 즐거운 것으로 지각하고, 그것으로부터 더 높은 수준의 감각적 자극을 얻는다. 따라서 관광쇼핑 행동에 있어서 쾌락적 쇼핑성향이 강한 관광객들은 다른 관광객들보다 새로운 관광지에서의 쇼핑환경이 더 즐거운 것으로 지각할 것이며, 그로부터 더 높은 감각적 자극을 얻을 수 있다.

또한 관광객이 여행 중 쇼핑을 하는 동안 상품을 구매를 하거나 하지 않거나, 관광지에서의 쇼핑은 다양한 방법으로 관광객에게 쾌락적 가치를 제공할 것이며, 쇼핑을 여가로 즐기는 사람들은 여행 중의 쇼핑이 더 높은 수준의 쾌락적 가치, 즉 즐거움을 준다.

그러므로 쇼핑관광객의 신기성 욕구와 감각추구 성향별 행동에 차이가 있고, 쾌락적 쇼핑성향은 관광객의 쇼핑행동에 크게 영향을 미치고 있다. 그리고 신기성 욕구와 감각추구 성향의 공통적 요인이 쇼핑성향에 영향을 주고 있으므로, 쇼핑의 기능적이고 실용적 부문에만 신경을 쓰는 것이 아니라 관광쇼핑에 있어서 즐거움과 재미를 추구하고 감정적 요소를 중요시 여기는 관광객의 쾌락적이고 감각적인 성향에도 신경을 써야 한다.

즉, 관광객들의 쇼핑수준을 예측하고, 관광객들이 재미와 특이함과 흥미진진함을 느낄 수 있도록 관광지의 매장을 디자인해야 하며, 단순히 매장에서 제품만 파는 것이 아니라 제작과정을 보고 관광객이 직접 체험할 수 있는 쇼핑환경을 구축하는 것도 좋은 방법이다.

아울러 관광산업에 있어서 쇼핑관광에서는 문화적 차이 형태연구를 통한 상품의 구비,

구매형태, 구매가격추이 등에 대한 고려도 중요한 부분이다. 이것은 국내 관광쇼핑산업에 있어서 보다 많은 관광객 유치를 위하여 관광쇼핑과 관련된 홍보 및 상품전략에 중요한 요인이 될 수 있기 때문이다.

즉, 국내에 여행을 오는 외국인 관광객들의 욕구와 성향을 파악하여 다양한 관광쇼핑 환경을 구축하고 홍보해야 하며, 미국의 미키마우스 등과 같이 우리만의 관광쇼핑콘텐츠를 전략으로 기획하고 개발하여 관광객의 관심을 이끌어내야 한다.

(9) 관광특구와 쇼핑

관광진흥법(제1장제2조제11항)에서 관광특구란 "외국인 관광객의 유치촉진 등을 위하여 관광활동과 관련 법령적용이 배제되거나 완화되고, 관광활동과 관련된 서비스 안내, 체계 및 홍보 등 관광여건을 집중적으로 조성할 필요가 있는 지역으로 이 법에 따라 지정된 곳"으로 정의된다.

그리고 이 지역은 외래 관광객 유치를 위해 외자도입에 따른 각종 세제의 혜택, 영업제한의 철폐, 무사증입국, 출입국절차 간소화, 대기업 참여촉진 등이 이루어질 수 있는 지역이며, 국내외 관광객의 다양한 욕구를 충족시켜 줄 수 있는 여가공간을 창출하여 관광객을 수용할 수 있도록 관광 관련 사업을 집중적으로 개발할 수 있는 지역이다.

1) 관광특구 도입의 필요성

① 국가전력산업화에 기여(미래지향적, 고부가 가치산업의 적극적 육성 및 발전도모, 국가수출산업 활성화에 기여)한다.
② 관광산업 문제점에 적극적인 해소(관광산업에 대한 각종 규제의 적용배제, 관광상품의 경쟁력 제고)를 한다.
③ 국제관광지로서의 매력과 이미지 창출(개성과 특징이 있는 관광산업자원의 발굴과 조성, 관광지의 국제적 지명도 제고와 사계절 전천후 관광실현)에 있다.
④ 관광자원의 획기적 확충(관광개발 민간자본의 적극적 유치, 관광개발 관련 및 금융 적극지원)에 있다.

2) 관광특구지정 절차

시 · 도지사의 관광특구지정 신청과 문화체육관광부장관이 확정이라는 단계적 절차를 거쳐야 하며, 관광특구로 지정할 필요성, 타당성 및 특구지정의 범위를 종합적으로 검토하고 법률적, 사회 · 경제적 효과성(행정자치부, 보건복지부)이 조사된 후 해당 지역주민 등의 의견수렴을 거쳐 지정된다. 우리나라는 1994년 관광특구가 처음 시행된 후 2013년 2월 기준 13개 시, 도에 28개 관광특구가 있다. 우리나라의 관광특구는 〈표 3-6〉과 같다.

〈표 3-6〉 우리나라의 관광특구

시 도	지 역	시 도	지 역
서울	1. 명동, 남대문 북창지역	부산	1. 해운대
	2. 이태원		2. 용두산 자갈치시장
	3. 종로, 청계천지역	경남	1. 부곡온천
	4. 동대문 패션타운		2. 미륵도
	5. 잠실	충북	1. 수안보 온천
강원도	1. 설악		2. 속리산
	2. 대관령		3. 단양
충남	1. 아산시 온천	전북	1. 무주 구천동계곡
	2. 보령해수욕장		2. 정읍 내장산
경북	1. 경주시		3. 구례
	2. 백암온천		4. 목포
	3. 문경	제주도	1. 제주도 전역
경기도	1. 평택시, 송탄	인천	1. 월미도

3) 관광특구지정의 혜택 및 파급효과

① 법적 효과(관광진흥개발기금 우선지원, 산업은행시설자금 우선지원, 여신규제완화 등)

② 관광객 유치 및 수입증대효과(쇼핑관광지구 활성화, 지역경제활성화 등)

③ 경제적 파급효과(지역소득의 증대, 지역재정력강화, 지역 내 연관 산업발전, 고용증대, 지가상승, 물가상승 및 소비성향 증대)

④ 매출구조의 안정화(비수기 상업의 활성화 등)

⑤ 외부 의존성확대(관광개발추진, 지역 유관산업의 협의체구성 등)

⑥ 문화적 효과(지역의 특성이 있는 문화자원의 발굴과 복원)

⑦ 지역애향심 제고, 지역사회의 구조변화(커뮤니케이션의 변화 등)

등이 있으며, 관광특구의 지정은 지역사회 문화여건의 향상을 위하여 관광진흥법 제70조(관광특구의 지정), 제71조(다른 법률의 적용배제)의 규정에 의거 지정되고 있다. 그리고 이 법은 1993년 12월 27일 법률 제4645호로 공포되어 1994년 6월 28일부터 시행되고 있다.

2. 관광쇼핑업의 분류

관광토산품업과 관광기념품업이 있는데 이것을 살펴보면 다음과 같다.

(1) 관광토산품업

지역 고유의 1차 · 2차 생산물로 지역적 정취와 풍토성이 가미된 제품을 토산품이라고 한다. 1차 생산물은 농업 · 수산업 · 임업 등 전통기법에 의한 2차 생산물이 포함되며, 식품류(과일 · 약초 · 채소 · 인삼 · 민속주 등)와 도자기 · 모시 · 죽세공품 · 유기 · 갓 · 자수정 · 목각제품 등이 있다. 현대관광에 있어 토산품은 특정지역의 토속적인 기념물에서 더욱 확대되면서 그 지역의 기념성과 선물의 대상이 된다(그림 3-161).

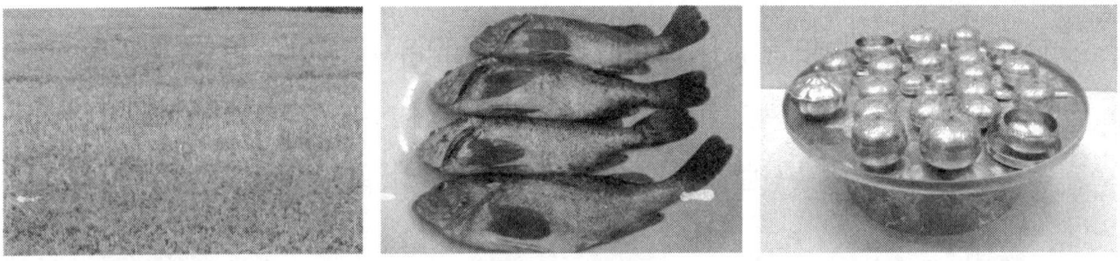

(a) 1차 생산물(벼) (b) 1차 생산물(생선) (c) 2차 생산물(유기그릇)

[그림 3-161] 관광 토산품업

(2) 관광기념품업

관광기념품은 기념품 판매업과 기념품 제조업으로 구분된다.

1) 기념품 판매업

관광지에서 관광객에게 기념품이라는 전문용품을 직접 판매하는 기념품 판매점이다(그림 3-162).

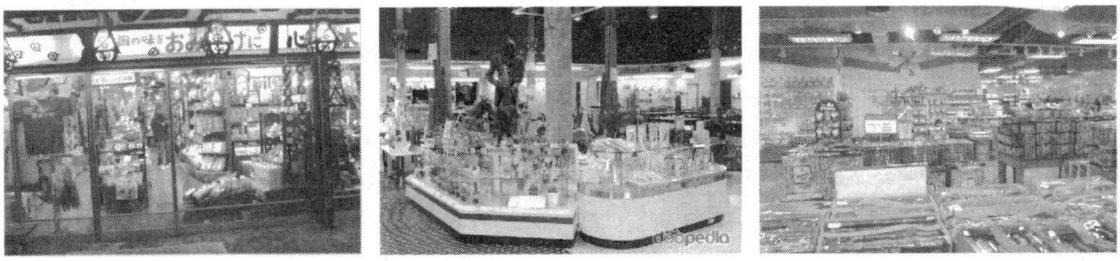

(a) 북해도의 기념품 판매점 (b) 홍콩의 기념품 판매점 (c) 괌의 기념품 판매점

[그림 3-162] 기념품 판매점

2) 기념품 제조업

그 지방의 특유의 산업생산물 또는 공업제품을 가리키며 다른 지방에서는 그렇게 만들어지고 있지 않고 또한 팔리고 있지 않은 비교적 진기하고 특이한 것을 제조하는 것이다. 본래의 기념품은 관광목적지에서의 추억을 기억하게 하고 친지에게 줄 선물로 구입하는 그 지방의 특산물이다. 그리고 기념품은 휴대하기 편리한 것일수록 기념품의 가치를 가지게 된다.

관광기념품은 사적 · 민속 · 건축물 · 풍습 등이 관광객에게 만족을 안겨주는 관광자원이다. 또한 선물을 받은 그 나라를 방문하지 못한 사람들에게 방문을 자극할 수도 있으므로 관광진흥홍보의 역할을 한다. 관광사업 가운데서 기념품업이 차지하는 비중은 관광객의 구매력에 달려 있으며, 외래 관광객이 기념품을 구입해 가면 무형의 수출이 되어 한 나라의 외화수입이 된다.

국제관광사업면에 있어서 관광기념품은 그 자체가 외화획득의 수단일 뿐만 아니라, 그 나라의 풍토와 역사 · 예술 및 기술수준을 대표하여 외국에 소개되는 관광매체로서도 중요한 몫을 차지한다. 수출산업으로 더욱 확대 · 발전하기 위해서는 집중적 육성책이 요망된다.

이를 위해서는 앞으로 관광기념품의 품질향상, 기념품 가격의 적정화에 따른 국제경쟁력의 강화, 관광기념품의 서비스 향상, 특히 종업원의 어학능력향상, 판매 · 유통과정의 정비 등을 추진하여야 한다. 기념품 제조업에서 사용되는 도자기와 나전칠기이다(그림 3-163).

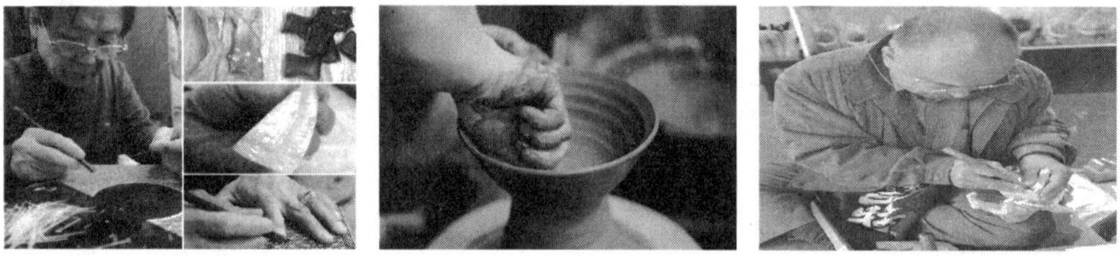

(a) 나전칠기를 만드는 과정 (b) 도자기를 만드는 과정 (c) 목공예품 만드는 과정

[그림 3-163] 기념품 제조업

3) 기념품의 분류

기념품은 크게 관광기념품과 전문 관광기념품으로 분류할 수 있다. 한국관광협회에 종합 관광기념품 판매업으로 등록된 대표적인 업체는 남산관광쇼핑센터, 동화면세점, 한국종합관광쇼핑센터 등이 있고, 전문 관광기념품 판매업체로는 고려관광식품, 고려인삼유통, 민속식품, 신세계백화점 등이 등록되어 있다.

① **관광기념품** : 국내에서 생산되는 재료를 주원료로 하여 제조 또는 가공한 물품이다(그림 3-164).

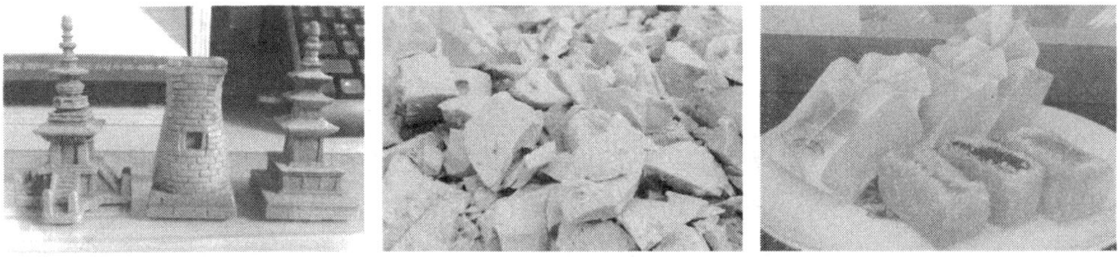

(a) 경주 미니어처 기념품 (b) 울릉도 호박엿 (c) 파인애플 케이크

[그림 3-164] 관광기념품

② **전문 관광기념품** : 식품류(인삼제품을 포함), 도자기류, 보석류(보석, 귀금속 · 수정) 등 단일 품목이다(그림 3-165).

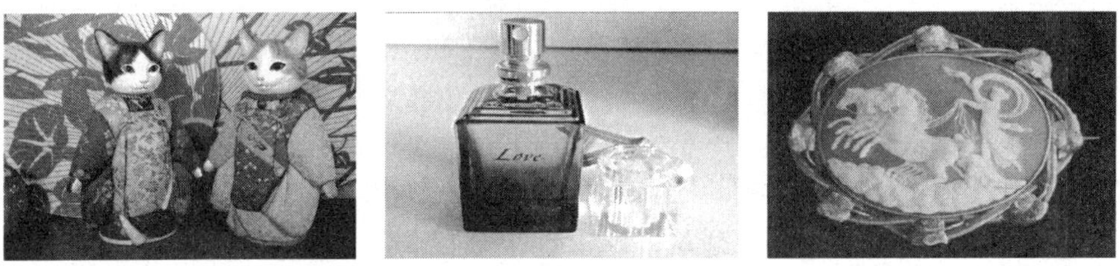

(a) 일본 고양이 인형 (b) 프랑스 향수 (c) 그리스 브로치

[그림 3-165] 관광기념품

(3) 외국인 전용 관광기념품 판매업

이용대상은 외국인에게 한정되어 있으며 외국인 관광객에게 물품을 판매하기에 적합한 시설을 갖추어 국내에서 생산되는 주원료를 이용하여 제조 또는 가공된 물품을 판매하는 업이다. 그렇기 때문에 내국인은 이곳을 이용할 수 없고 외국에서 생산 · 제조된 제품을 수입하여 판매하는 것은 금지된다.

3. 공연 및 관광안내 서비스의 이해

공연안내 서비스는 문화산업이 이처럼 발전하는 이유는 방송과 통신, 다양한 매체간의 융합이 급속도로 진행되고, 장르와 장르간의 융합을 넘어 산업과 산업간 융합도 시도되고 있는 융합시대이기 때문이다.* 그래서 문화예술이라는 매개체는 직접적인 제품광고보다

* 공연안내 서비스 : 융합시대의 예술경영 연구방향에 대한 탐색적 시론, 박양우, 김유리, 예술경영연구 제20집, 2007, pp.53~84

소비자에게 감성적으로 다가감으로써 별다른 거부감 없이 소비자들에게 기업의 사회적 책임과 고급스러운 이미지를 전달할 수 있다.* 그리고 관광안내 서비스는 관광객이 관광을 하는데 있어서 편안하고 재미있는 관광이 될 수 있도록 관광안내를 하는 것이다.

(1) 관광안내소

현대의 관광안내소는 다목적 복합공간을 의미한다. 그 이유는 모든 방문객에게 각종 관광 관련 정보를 제공하고 휴식을 취하게 하며, 지역홍보를 해주는 창구역할과 특산품과 기념품을 전시 · 판매하고 지역과 지역을 연결해주는 곳이다.

1) 관광안내소의 개념

관광객에게 관광자원과 그 매력을 소개하고 정보를 제공하여 편의를 낯선 지역에 대한 불안을 해소하여 최대한 안락한 관광을 즐길 수 있도록 돕는 인적 서비스를 관광안내라 한다.

2) 관광안내소 역할

방문객에게 단순히 관광목적지에 대한 정보를 제공하던 역할을 수행하던 곳에서 시대적인 변화와 관광객의 요구변화에 따라서 관광안내소의 역할도 크게 변화하였는데 다음과 같이 5가지로 요약할 수 있다. 관광안내소 서비스 제공내용은 〈표 3-7〉과 같다.

① **예약역할** : 숙박, 교통, 공연 등에 대한 예약을 방문객과 지역주민에게 해주는 역할을 한다.

② **지역연계역할** : 지역전시관이나 체험공간 등을 통해서 지역과 지역을 연계하는 역할을 한다.

③ **전시 · 판매역할** : 방문객에게 지역특산품 및 관광기념품 등을 전시 · 판매하고, 공중전화 카드 및 교통티켓 등을 판매하는 역할을 한다.

④ **정보제공역할** : 관광지, 숙박, 교통, 공연, 식당 등의 정보를 방문객과 지역주민에게 제공하는 역할을 수행한다.

⑤ **휴게공간역할** : 휴식을 취할 수 있는 휴게공간을 방문객에게 제공하는 역할을 한다.

* 공연안내 서비스 : 모든 고객을 VIP로… 문화예술 마케팅, 홍원산, 조선닷컴, 2012. 3. 25

3) 관광안내 정보매체

관광안내 정보매체*는 지도, 표지판, 홍보물, 웹사이트 등으로 구분할 수 있는데, 여기에 국제적으로 통용될 수 있는 표준용어와 공공안내 그림표지를 포함시킬 수 있다.

〈표 3-7〉 관광안내소 서비스 제공내용

구 분	항 목	내 용
일반정보	긴급구난	약국, 병원, 소방서, 경찰서 등
	생활정보	화폐, 생활·습관 등
	여행 관련 기관	제외공간, 비자 관련 정보, 국내 관련 부처 등
	일반적 국제정보	주변국의 정치, 경제 등
관광 관련 정보제공	관광교통	교통편 종류, 소요시간, 탑승장소, 운영시간, 교통요금, 주유 경유지점, 주차시설, 렌터카 등
	관광 숙박시설	종류, 규모, 위치, 가격
	관광지·자원	종류, 관광지특성, 관광지위치, 입장료, 주변관광시설
	쇼핑상품	쇼핑장소별 종류, 주요 상품의 판매처
	여행상품	여행상품 종류, 여행일정, 관광코스, 가격
	식음시설	식음시설, 유형, 위치, 가격
	행사정보	행사소개(컨벤션, 이벤트 등), 시간, 위치, 입장료
	안내정보	안내전화, 안내소, 안내판 등
	지도 및 안내문	지도제공, 안내문 제공
관광 관련 예약 및 판매	관광교통	예약, 교통 티켓 판매
	관광시설	숙박시설예약, 관광지예약, 레스토랑 예약
	관광상품	쇼핑상품 예약구매, 여행 상품 예약구매
기상정보		일기예보, 지역 기후·기사 등
문화정보		문화자원 및 시설, 문화행사 등

4) 관광안내소에서 필수적으로 제공하는 정보 이외에 제공 가능한 정보

① 개발시설 및 상품에 대한 상세 정보(여행 스케줄 작성 등)를 제공한다.
② 환전 서비스를 제공한다.
③ 예약 서비스를 제공한다.
④ 관광사업, 관광인력, 관광정책 정보를 제공한다.
⑤ 상세 지도, 책자 판매를 한다.

* 관광안내의 정보매체 : 관광안내정보 시스템 구축방안, 김향자·손정한, 한국관광연구소, 1999.

(2) 공연안내 서비스의 이해

디지털 · IT 기술의 발달로 특정 소수를 위한 고급문화로 인식되어 온 문화예술공연을 일반사람들도 즐길 수 있다는 인식을 갖게 만들었다. 이처럼 경제성장과 함께 삶의 수준이 높아지면서 오페라 · 뮤지컬, 미술전시회 등에 대한 소비자의 욕구와 관심이 크게 증가한 만큼 문화예술에 대한 다양한 지원을 통해 소비자의 호응을 얻어 기회가 많아졌기 때문이다.

① 공연안내 서비스 활성화를 위한 CRM(Customer Relationship Management)의 전략적 활용방안을 모색하는 것이다. **공연장 운영 시스템***(Theater Management System : TMS)운영을 통해 고객 중심의 편리한 매표방식과 축적된 고객정보를 바탕으로 한 성공적인 공연 프로그램 기획이 가능하였으며, 우수고객을 유지할 수 있는 CRM의 전략적 적용방안 요구가 예상된다.

㉠ 홍성태 교수(한양대)는 공연장의 영상 · 음향 장비에 각종 디지털 · IT 기술을 접목하거나 정보통신 기기를 통해 다양한 공연을 언제 어디서나 저렴한 가격에 쉽게 접할 수 있도록 지원함으로써 '문화기업'이라는 이미지를 구축할 수 있다며 "기업의 잠재 고객확보와 이미지 차별화 전략 차원에서 지원사업의 종류와 대상의 폭도 넓어지고 있다"고 말했다.

㉡ 김병도 교수(서울대)는 "소비자들의 문화생활에 대한 욕구가 커지고 기업의 사회적 책임에 대한 평가기준이 높아지고 있는 만큼 기업의 문화예술 마케팅은 앞으로 더 활발해질 것"이라고 말했다.

② 관광진흥법 제3조제2항에 의한 관광진흥법 시행령에서는 관광공연장사업에 대한 사업의 종류로 규정하였다. 즉 관광공연장업**이란 "관광객을 위하여 적합한 공연시설을 갖추고 공연물을 공연하면서 관광객에게 식사와 주류를 판매하는 업"이라고 명기하였다. 한편, 관광공연장업을 운영하기 위해서는 관광진흥법 시행규칙***에 의해 관광공연장업이 설치된 관광사업시설의 종류, 무대면적 및 좌석수, 공연장의 총면적, 일반음식점 영업허가번호, 허가년월일, 허가기관 등을 구비해야만 공연서비스업을 할 수 있다.

1) 스토리텔링의 개념

마케팅학이 탄생하고 발전할 수 있었던 요인은 수요보다는 공급이 넘쳐나기 때문이다.

* 공연장 운영 시스템 : 공연예술활성화를 위한 CRM의 전략적 활용방안, 김충언, 한국콘텐츠학회논문지 제12권 제4호, 2008, pp.225~234

** 관광공연장업 : 관광진흥법 시행령 제4조

*** 관광진흥법 시행규칙 : 관광진흥법 시행규칙 제4조

같은 종류의 상품이라 하더라도 브랜드에 따라 소비자의 마음을 움직이기도 하고 그렇지 못하기도 한다. 문제는 상품이 아니라 고객이다. 고객을 확보할 수 있는 사람은 어떠한 상품도 판매할 수 있지만, 고객을 확보하지 못하는 사람은 아무리 좋은 상품이라도 판매하지 못한다.

① 관광자의 마음을 움직이는 힘, 이것은 인식의 차이에서 비롯된다. 관광상품에 대한 인식은 관광자의 관점에서 그 상품을 다른 것들과 구별짓게 하는 인지요소이다. 즉, 개성, 특성, 차별성이며 관광자가 이용할 이유를 가지고 있어야 하고 관광상품 가치에 반영된다. 관광고객의 구매 욕구에 적합하지 않은 관광상품은 당연히 시장성이 떨어지기 마련이다. 따라서 관광상품은 그것이 만들어진 개념이 고객의 구매 인식과 맞아 떨어질 때 가치를 발휘할 수 있다. 그러나 눈에 보이지 않는 상품에 대한 고객의 인식을 판단하기는 굉장히 어렵다.

② 학문적인 연구에 의한 사회적인 이론도 중요하지만 무엇보다도 관광상품에 대한 풍부한 아이디어가 바탕이 되어야 한다.

③ 관광상품기획 측면의 대표적 스토리텔링 사례로 싱가포르의 머라이언파크, 벨기에의 오줌싸개 동상, 프랑스 파리의 몽마르뜨 언덕, 로마의 트래비 분수와 진실의 입(Mouth of Truth), 독일의 로렐라이 언덕의 스토리 등이 있으며, 그 지역을 방문한 관광자들은 대부분 그 여행지에 대하여 다시금 회상한다.

④ 스토리는 여행 중에도 의미가 있지만 여행 후 관광지를 회상할 때 좋은 기억을 남긴다. 따라서 관광상품 콘텐츠 기획 시 스토리가 있는 테마여행을 기획하고 추구하는 것이다.

⑤ 관광자의 감정에 호소할 수 있는 낭만적이고, 그 지역의 정체성을 살린 문화와 자연이 함께하는 스토리는 더욱 빛을 발할 수 있다. 또한 총체적인 관광산업의 트렌드를 잘 파악하고 있어야 하며, 충족되어 있지 않은 관광자의 니즈(needs)에 주목하여 타당성을 검토해야 한다.

⑥ 상품기획의 단계별 과정을 살펴보면 다음과 같이 볼 수 있다.

㉠ 상품에 대한 기획 아이디어를 정해야 한다.

㉡ 상품에 대한 개념과 인식을 반영해야 하며, 신뢰 및 타당도에 대한 연구를 해야 한다.

㉢ 개략직인 싱품기획과 설계를 한다.

㉣ 총제적인 종합 논의를 하고 홍보 및 마케팅 방법을 강구해야 한다.

㉤ 상품이 출시된 후에 상품에 대한 피드백을 해야 한다.

㉥ 상품품질관리 및 고객 재창출방안 등을 철저하게 강구해야 한다.

2) 스토리텔링의 의의

관광상품 콘텐츠 기획 시 관광상품 아이디어와 함께 개념(how), 인식(why)을 우선 정립해야 한다. 그리고 누구에게(who), 무엇을(what), 언제(when), 어디에서(where)에 해당하는 세부적인 상품기획요인들을 구체적으로 수립해야 한다. 여기서 놓치지 말아야 할 부분은 상품에 대한 이야기로 상품에 대한 스토리 및 철학을 담은 아이디어는 관광자의 구매욕구를 충족시킬 핵심 포인트가 될 수 있기 때문이다.

① 스토리텔링은 컨셉(Concept), 콘텐츠(Contents), 편익(Convenience), 커뮤니케이션(Communication), 문화(Culture)의 5가지 전략요소로 이루어지며, '5C 요소'라고 한다. 관광상품은 고객의 마음을 움직일 스토리를 담고 있어야 하며, 쉽게 접근할 수 있는 매력을 오래 유지시킬 수 있어야 한다. 따라서 관광상품은 문화, 철학, 역사를 담아 비전을 갖고 관광자와 지속적으로 소통해야 한다.

② 관광 브랜드는 특정지역을 상품으로 인식하고 지역의 인프라, 자산, 특성을 발굴해 차별화하고 독특한 이미지와 스토리를 통해 다른 지역과의 차이를 인식하기 위한 총체적인 것으로 관광활동(activities), 문화(culture), 지역환경(place), 구성원(people), 관광경험의 질(quality) 등을 고려해서 구축할 필요가 있다.

③ 나라의 도시에 독특한 이미지와 스토리를 보면 다음과 같다.

㉠ **서울** : 서울특별시의 슬로건은 'Hi Seoul, Seoul, Soul of Asia'이다. 서울특별시에서는 2002월드컵을 준비하면서 서울도 하나의 브랜드라는 인식하에 2001년 7월 행정기관으로서는 처음으로 도시마케팅 추진반을 신설해 현재의 브랜드 모습을 갖추게 되었다(그림 3-166).

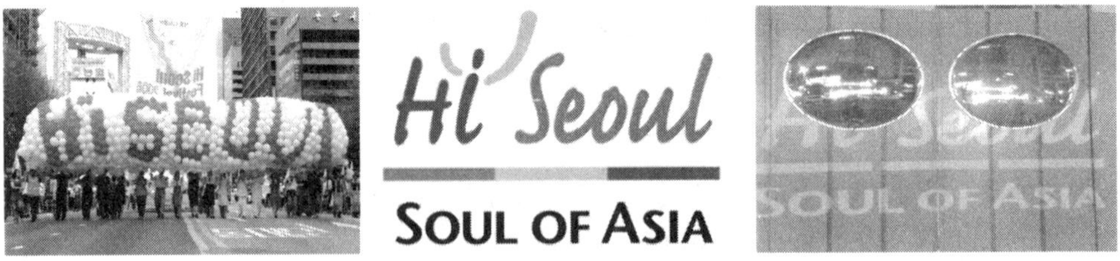

(a) Hi Seoul 퍼레이드 (b) Hi Seoul 슬로건 (c) Hi Seoul 슬로건

[그림 3-166] 서울특별시의 슬로건

㉡ **일본** : 일본의 슬로건은 'YOKOSO! JAPAN'이다. 'YOKOSO! JAPAN은 일본에 어서 오십시오'라는 의미로 일본 열도와 비슷한 모양으로 대담하게 디자인해 일본 관광을 통해 느낄 수 있는 놀라움과 감동을 표현했다(그림 3-167).

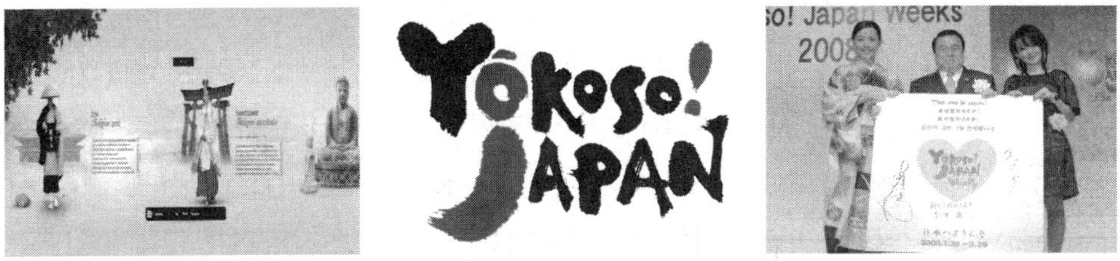

(a) YoKoSo Japan 홈페이지 (b) YoKoSo Japan 슬로건 (c) YoKoSo 슬로건 개최

[그림 3-167] 일본의 슬로건

㉢ **싱가포르** : 싱가포르의 슬로건은 'Uniquely Singapore'이다(그림 3-168). 2006년에 도입해 2010년까지 싱가포르의 관광 브랜드로 사용했고 이후에는 'Your Singapore'라는 새로운 브랜드로 교체했다. 이는 싱가포르가 단순히 특색 있는 관광지로 머무는 것이 아닌 여행자 개개인의 취향에 맞춘 서비스로 정서적 교감을 극대화하겠다는 의미였다.

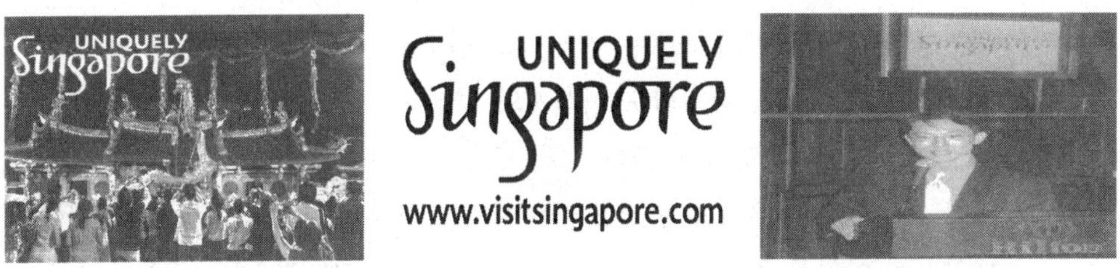

(a) Uniquely Singapore 거리행사 (b) Uniquely Singapore 슬로건 (c) Uniquely Singapore 행사

[그림 3-168] 싱가포르의 슬로건

3) 관광 스토리텔링 서비스 사례

문화체육관광부는 걷기여행의 인기에 발맞춰 '이야기가 있는 문화생태탐방로' 10곳을 새로 선정 발표하였다.

① **문화생태 탐방로는** 크게 4가지 주제로 볼 수 있다.

㉠ 시대별 역사 길에는 길을 통해 우리 역사의 발자취를 더듬고 선조들의 지혜를 배운다는 취지의 역사길에 '서울 성곽길과 아차산 고구려 역사길, 부여 사비굴, 금강 하구길'이 선정되었다.

㉡ 삼남대로 옛길은 삼남대로 구간 중 옛길 흔적이 고스란히 남아 있는 '갈재길(전남 장성, 전북 정읍 구간)'이 옛길을 찾고 가꾸어 간다는 취지에서 탐방로에 선정되었다.

㉢ 풍경이 있는 가람길은 낙동강 상류의 아름다운 풍광과 철도와 같이 걷는 '승부

역 가는 길(추억과 낭만의 길)'이 선정되었다.

㉣ 사랑과 낭만과 사색의 테마길은 동강길과 섬진강길, 두물머리길(남녀가 만나 인연이 맺어지는 사랑테마길), 메타세콰이어길을 따라 여유로움과 명상에 잠길 수 있는 '담양 수목길(사색의 길)' 등이 테마가 있는 길로 선정됐다.

② **문화생태 탐방로의 이해** : 탐방로를 주관하는 지자체 및 지역 주관단체에 안내판 설치, 스토리텔링, 홍보 등에 소요되는 경비를 지원하고, 선정된 탐방로에 대해서는 탐방로조성 유지관리에 필요한 가이드라인을 제시해 문화적 친환경적 탐방로를 조성하고 있다.

아울러 탐방로 애플리케이션을 개발하고 지역자원해설과 걷기여행에서 할 수 있는 체험 프로그램, 이야깃거리가 있는 문화 콘텐츠 지도를 만들어 걷는 길의 문화 및 교육 콘텐츠화도 도모하고 있다.

㉠ 2012년 한국관광공사에서 주최한 스토리텔링에 대한 주제에 2012년 여수 엑스포의 스토리텔링인 '이순신과 거북선 이야기'가 선정된 바 있다. 또한 충무공 이순신의 업적과 관계가 있는 전라남도 진도군, 해남군, 경상남도 통영시, 거제시, 남해군, 고성군, 충청남도 아산시와 경상북도 봉화군 등 지자체들이' 스토리텔링 전시회'를 운영하고 있다.

또한 대한항공은 유럽의 풍경좋은 여행지 소개뿐만 아니라 해당 여행지에 얽힌 다양한 이야기를 소개하는 스토리 텔링 기법을 CF에 적용해 눈길을 끌었다. 브랜드의 스토리를 만들고 이를 바이럴(viral : 입소문) 마케팅으로 전파하는 광고방식으로 주목을 받은 것이다.

㉡ 이야기 마케팅은 항공사, 관광청, 여행사 등과 같은 관광산업은 물론 식당이나 웨딩업체 등 산업전반을 아우른다. 이야기 마케팅과 기존 바이럴 마케팅의 가장 큰 차이는 콘텐츠의 전문성과 유통을 꼽을 수 있다.

㉢ 스토리텔링 마케팅은 산업별로 분류된 검증된 50여 명의 기자와 파워 블로거들을 활용해 의뢰업체에 대한 취재와 컨설팅을 하고 제품에 대한 호기심과 궁금증을 유도하는 이야기를 만들어낸다. 이후 이를 광고이지만 광고 같지 않은 자연스러운 기사로 노출시키고 트위터와 같은 온라인 매체에 주기적으로 노출시켜 광고효과를 높이도록 서비스한다.

또한 이 과정에서 생성된 이야기는 지속적으로 기업의 홍보와 광고에 활용할 수 있다는 점도 프랑스와 KLM 네덜란드 항공의 온라인 예약, 관광청의 지역소개 등에서도 스토리텔링 마케팅이 적용되고 있다.

05 관광안내와 정보이해

관광업체들의 정보기술을 기반으로 다양한 다중매체와 인터페이스를 통해 실시간으로 또 장소의 한계를 초월하여 상품과 서비스를 소개하는 것이다.

1. 관광정보의 정의

관광정보는 정보를 이용하는 관광객의 다양한 욕구충족을 위하여 관광에 필요한 모든 정보를 의미하며, 관광정보제공자의 입장에서는 관광객들을 관광자원과 연결하고 이해시키는데 필요한 모든 정보를 의미한다.

이와 같이 관광정보라는 개념이 일반화되기 시작한 것은 1990년대에 등장한 인터넷과 World Wide Web의 확산에서 비롯되었다. 하지만 우리나라를 찾는 외국인들은 관광안내 정보제공에 있어서 불편함을 지적하곤 한다. 왜냐하면 외국인들이 어디에서 관광안내를 받아야 할지 잘 모르고, 원하는 정보를 제대로 제공해 주지도 않기 때문이다.

① 관광안내는 단수한 안내와 지도를 배포하는 것이 아니라 국제화, 정보화 추세에 적극적으로 부응해 안내 및 예약 시스템을 갖춘 보다 효율적인 관광안내정보 시스템을 구축해야 한다.

② 정보형식에 의한 정보기술의 발달은 각 기업의 마케팅 활동에 큰 변화를 주고 있다. 이 부분은 관광분야에서도 나타나고 있는데, 지적욕구가 강하고 관광경험이 풍부한 현대의 관광객들은 여행하고자 하는 관광지에 대해 상세하고 정확한 관광정보를 알고자 한다(표 3-8).

〈표 3-8〉 관광자에 기초한 관광정보 원천

인적 / 비상업적 관광자	개인의 과거경험
	관광지 유형
인적 / 상업적 관광자	여행사 여행상담원
	여행박람회, 여행설명회
비인적 / 비상업적 관광자	여행 관련 책자
	잡지 신문기사(비광고성)
	인터넷 커뮤니티(카페, 블로그 등)
비인적 / 상업적 관광자	광고매체(TV, 라디오, 신문, 잡지 등)
	인터넷 광고(여행 사이트)
	홍보책자(브로슈어, 팸플릿 등)

이를 위한 관광정보 제공방법은 관광안내소에서 제공하는 인적 서비스와 안내책자 등을 통한 문헌정보 서비스, 인터넷을 통한 통신 서비스 등이 있다. 이중 인터넷을 통한 관광안내 정보제공은 한국관광공사, 지방자치단체, 한국관광협회, 민간업체 등 각 계에서 이루어지고 있다. 관광지에 기초한 관광정보 원천은 〈표 3-8〉과 같다.

③ 한국관광공사에서 제공하는 인터넷 관광안내정보는 인터넷 연동 시스템으로 전환하여 인터넷상의 관광정보 DB를 보강하여 현재 국내외 네티즌들에게 관광 관련 정보 서비스를 종합적으로 제공하고 있다.

㉠ 각 지방자치 단체들에게서 제공하는 인터넷 관광정보는 홈페이지를 통하여 제공하고 있으나, 제공하는 정보의 수준에 있어서는 지역에 따라 사고 차이가 있다.

㉡ 각 시, 도의 종합관광안내소가 건립되면 이들 관광안내소에는 컴퓨터를 통한 통신정보가 관광안내 정보제공에 있어서 주축을 이룰 것이다.

㉢ 관광정보는 관광자원의 훼손을 방지시켜 주며, 관광객과 관광지 주민들과의 갈등을 감소시켜주는 역할을 수행하고, 또한 관광정보는 관광객들이 목적 지향적인 선택행동을 하는데 유용한 일체의 알림사항이라 할 수 있다.

④ 관광체계 내에서 관광정보는 교통수단과 함께 관광주체인 관광객과 관광객체인 관광대상(관광자원, 관광시설 및 서비스 등)을 연결시켜 주는 관광매체로서 바람직한 관광체험욕구를 충족시켜 주는 역할을 한다.

㉠ 한국관광공사에서 제공하는 인터넷 관광안내정보는 인터넷 연동 시스템으로 전환하여 인터넷상의 관광정보 DB를 보강하여 현재 국내외 네티즌들에게 관광 관련 정보 서비스를 종합적으로 제공하고 있다.

㉡ 각 지방자치단체들에게서 제공하는 인터넷 관광정보는 홈페이지를 통하여 제공하고 있으나 제공하는 정보의 수준에 있어서는 지역에 따라 사고차이가 있다.

㉢ 각 시, 도의 종합관광안내소가 건립되면 이들 관광안내소에는 컴퓨터를 통한 통신정보가 관광안내 정보제공에 있어서 주축을 이룰 것이다.

⑤ 관광에 대한 정보는 교통수단과 함께 대중매체의 발달은 관광대중화를 급속하게 진전시키는 요인이 되었고, 특히 대충매체의 발달은 관광객들이 관광정보를 용이하게 얻을 수 있게 해주며, 관광정보의 보급은 사람들의 관광에 대한 욕구를 고취시킨다.

㉠ 군(Gunn)은 "관광객을 유치하고 그들에게 정보를 제공하는 모든 프로그램과 물리적 개발사항들은 관광체계 내의 매우 중요한 요소가 된다. 관광객이 관광루트, 관광대상, 서비스 및 시설들에 대해서 알지 못하거나 그것들에 접근하는 방법을 모른다면 관광은 관광객들뿐만 아니라 관광사업자들에게도 만족을 주지

못한다"라고 하고 있다.

㉡ 관광정보에 대한 국내 학자들의 개념적 정의*는 〈표 3-9〉와 같다.

〈표 3-9〉 학자별 관광정보에 대한 정의

학 자	관광정보에 대한 정의
박희석(1993년)	관광객에게 관광환경과 관련된 관광활동의 특정한 목적을 위하여 가치있는 형태로 처리·가공된 자료나 정보원
교통개발연구원(1991년)	관광객 및 관광자원, 관광지, 관광사업 등의 수요와 공급에 관한 통계자료와 제시된 자료의 분석결과치로 객관적으로 계량화된 일체의 자료로 정의되고 시간, 공간, 주제 등의 세 가지로 구성되며, 서로 다른 이용자가 이용 가능한 동일한 자료
최병길(1993년)	국내외의 관광 관련 업체에서 관광객 또는 여행자를 위해 제공되는 자료
김홍운(1991년)	관광자의 목적 지향적인 행동에 요구되는 일체의 소식
김천중(1998년)	관광객에게 관광욕구를 충족시키고, 관광행동 결정에 유익한 정보, 관광사업자와 관광기관에게 관광수요와 공급 그리고 관광객 행동에 관한 가치있는 정보
이명진(1994년)	관광객들이 관광행동을 선택, 결정하는데 필요로 하는 정보를 제공할 목적으로 관광경험에 관한 정보를 수집하고, 가치를 평가하여 이를 근거로 관광지와 관광지 내에서 여가활동에 대한 정확하고 유익한 정보를 제공하고 안내 및 해설을 통하여 관광객들의 만족수준을 높임은 물론, 관광지의 관리도 용이하게 하는 것
황경진(1988년)	관광대상에 대하여 관광객의 관광욕구 충족을 위한 관광행위의 수단으로써 관광객이 얻고자 하는 사전, 사후의 총체적인 지식

2. 관광정보 시스템의 이해

관광정보 서비스는 인터넷의 등장으로 인한 관광객 행동의 변화, 여행업과 항공업 간의 유통체계변화 등 관광산업에 영향을 주고 있다. 관광객 행동변화로서 개별관광 및 개별화된 서비스 선호를 들 수 있으며, 관광객들이 인터넷 등의 IT를 사용하여 관광행위를 하게 되는 경향이 가속화되고 있다.

① 정보 시스템의 급속한 발전은 우리가 일상생활에서 쉽게 접할 수 없던 많은 일들을 웹을 통하여 가능하게 해주고 있고, 국가간의 경계와 거리상의 제약 없이, 정보에 대한 평등한 권리와 자유를 보장해 주는 정보민주주의의 새로운 세계를 열어주고 있다.

② 관광정보 시스템은 웹을 이용한 컴퓨터지원 여행상담의 역할 등 고객의 선호와 결정에 참가하는 시스템으로 발전되고 있다. 이는 웹에서 구할 수 있는 정보가 무한하고, 시간에 따라 그 정보의 양이 확장되고, 그 질이 향상되고 있기 때문이다. 따라서 관광정보 시스템은 무엇보다도 관광마케팅 자료를 데이터베이스화하여 활용

* 학자별 관광정보에 대한 정의 : 변상록, 신관광학개론, 교육인적자원부 교재, 2002에서 자료정리

하는 시스템을 갖춰야 한다.

③ 관광객이 이벤트, 레저, 스포츠, 문화행사 등 다양한 활동에 참가하면서 관광객의 욕구는 더욱 개성적이고 주관적으로 변화하고 있다.

㉠ 관광객의 필요와 욕구에 대응하는 관광대상 및 관광자연환경(교통, 유입자수, 각종 편의시설)에 대한 최신정보를 정확하고 신속하게 제공하는 체제의 확립이 요구되고 있다. 또한 지금까지 모르고 있던 관광지에 대한 정보제공을 통해 새로운 관광수요를 창출하는데 관광정보 시스템의 필요성이 제기되고 있다.

㉡ 우리가 한 지역을 홍보하고 관광객을 유인하는 데 있어서 관광정보의 역할은 매우 크다.

㉢ 한 나라, 한 지역의 관광안내정보가 그 나라, 그 지역에 대한 관광이미지를 좌우한다.

㉣ 여행업은 웹 환경을 기반으로 통하여 범세계화, 다국적화가 진행되고 있으며 전문적 중소형 여행업체는 다양하고 특수한 고객의 욕구충족능력을 바탕으로 지속적으로 번창해 나갈 것이다. 이러한 추세에 부응하여 여행 관련 업체는 다양한 여행상품을 소개하고 이를 판매하기 위하여 웹시스템의 구축과 홍보 마케팅에 주력하고 있다.

④ 여행업의 경쟁력 강화와 국제관광객을 위한 능동적이고 창조적인 서비스를 웹과 CRS(Computer Reservation System), GDS(Global Distribution System) 등의 여행정보 서비스를 통하여 구현할 수 있게 된 것이다.

㉠ 웹을 통하여 대형 여행업체를 중심으로 한 수평적 통합과 아울러 중소형 여행업체의 전략 창출할 수 있는 수단으로 인식되고 있다.

㉡ 여행사업의 정보기술을 활용한 e-비즈니스가 지식정보와 같은 무형자산으로 여행기업의 부가가치를 극대화할 수 있으며 이윤을 창출할 수 있는 새로운 패러다임이라고 할 수 있다.

⑤ 웹 여행정보 시스템의 구축은 사용자의 정보욕구를 충족시킬 때 효과를 발휘할 수 있으며, 사용자의 이용성 및 만족도가 제고되어야 그 기능을 다할 수 있다.

㉠ 웹 여행정보에 대한 만족도의 향상은 고객으로 하여금 재이용 및 타인에게 추천할 의사를 불러일으킨다.

㉡ 웹을 통한 여행시장의 효율적 마케팅 활동은 시장의 변화에 능동적으로 재포지셔닝(reposition)될 수 있으므로 웹의 고유의 서비스 지향성, 첨단정보기술에 따른 마케팅 전략 및 사고의 변화, 국제여행 산업의 발전에 따른 시장논리에 대한 이해가 따라야 한다.

3. 관광정보의 매체유형

관광정보 매체의 유형에는 인터넷 관광정보, 시청각매체, 인쇄매체정보, 구인정보, 관광 관련 기관, 개인정보가 있다. 이것을 살펴보면 다음과 같다.

(1) 인터넷 관광정보

인터넷 관광정보가 [그림 3-169]와 같이 대중들에게 보편화된 가장 큰 이유는 무엇보다 다른 관광매체와 구별되는 뚜렷한 특징을 가지고 있기 때문이다. 그 이유는 다음과 같은데 다른 관광매체들은 대부분 이용자들에게 관광정보를 일방적으로 전달하는 반면, 인터넷 관광정보는 정보의 선택권이 이용자들에게 주어져 있기 때문이다.

① 일반적인 관광정보매체들은 제공자 위주의 제한된 정보로만 구성되지만 인터넷 관광정보는 이용자들이 필요한 정보만을 선택하여 접할 수 있는 이용자 중심 매체이다.

② 인터넷 관광정보가 웹을 통해서 텍스트뿐만 아니라 그래픽, 음성, 동영상 등 매우 다양한 방식으로 이루어지기 때문에 이용자 중심의 매체로 자리잡을 수 있게 되었다.*

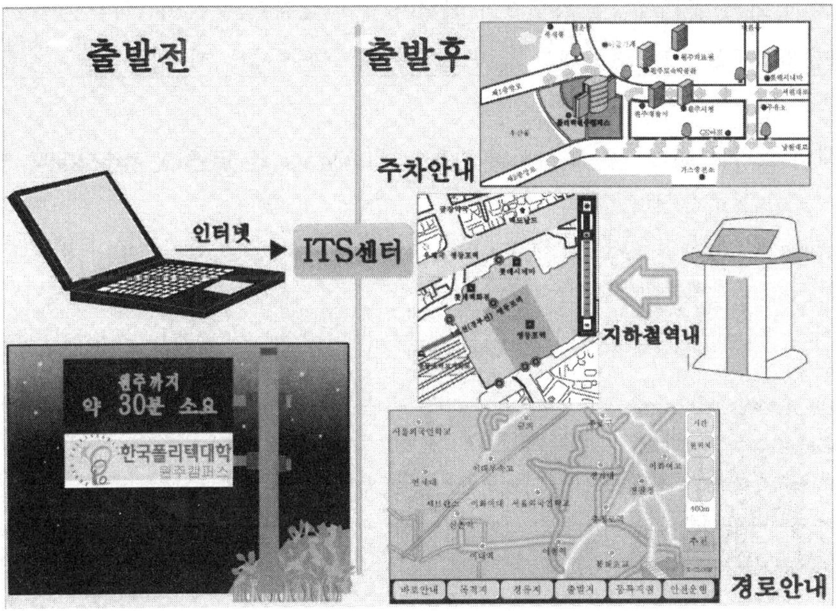

[그림 3-169] 인터넷 관광정보

③ 인터넷을 통해 접할 수 있는 관광정보의 범위는 매우 광범위하여 숫자상으로는 파악이 불가능하다. 세계 각국의 관광청 사이트를 비롯하여 항공사, 여행사, 호텔 및

* 인터넷 관광정보 : 관광동기가 정보매체이용 및 정보만족 재이용 의도에 미치는 영향, 박휘대, 동아대 대학원 석사학위논문, 2003

지방자치단체에서 관광정보를 인터넷을 통해 홍보하고 있다.*

④ 인터넷은 그 영역이 국내보다는 국제적인 것에 적합하고, 비용이 TV나 신문 등 타 매체에 비해 훨씬 저렴할 뿐 아니라 정확하고 풍부한 정보를 제공할 수 있는 것이 장점이다. 특히 관광측면에서 실시간 호텔예약과 여행상품의 비교·구매 등에 원스톱예약 시스템이 활발히 이용되는 등 이미 필수적인 마케팅 도구가 되었으며, 이제는 데이터베이스 마케팅이나 **고객관계관리**(Customer Relationship Management : CRM) 등을 통해 네티즌의 방한과 재방문을 유도해 나가는 새로운 전략이 필요한 시점이다.

⑤ 인터넷 관광정보에 관한 해외연구자인 '바이른과 커리(Beirne & Curry : 1999년)'는 인터넷 관광정보가 관광지에 대한 탐색자의 지각과 태도에 실제로 변화를 주었다고 했다. 인터넷의 관광정보는 가능한 한 정확하고 매력적으로 제공되도록 하는 것이 중요하다고 주장하였다.**

(2) 시청각(전파) 매체(TV / 라디오)

전파매체는 가장 일시적이고 침투적인 매체이다. 대표적으로 TV와 라디오를 들 수 있는데 TV와 라디오는 [그림 3-170]과 같이 청취자의 마음속에 이미지를 심어주는 능력이 있기 때문이다.

① 매체의 효과를 위해서는 메시지의 반복이 필요한데, 그 이유는 방송광고는 보관을 할 수 없기 때문이다.

② 전파매체는 영상과 같은 장점이 있으나, 인쇄매체가 갖고 있는 어떤 지속성, 기록성이 결여되어 있다.

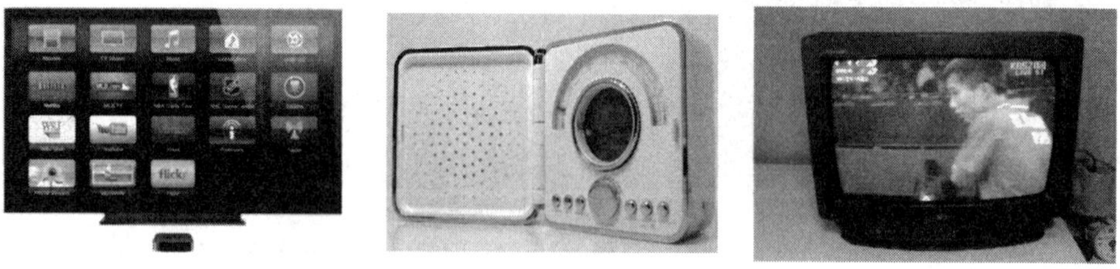

(a) 디지털 TV　　(b) 라디오　　(c) 아날로그 TV

[그림 3-170] 시청각 매체(TV / 라디오)

* 인터넷 관광정보 : 이용자관점에서 본 인터넷 관광정보 시스템의 평가, 진지우, 계명대학교 대학원, 석사학위논문, 2001, pp.13~15

** 인터넷 관광정보가 관광지 이미지에 미치는 영향, 김종남, 경기대 대학원, 석사학위논문, 2000, p.29

③ TV는 대표적인 광고형태이며, 잘만 이용하면 다른 광고매체보다 시청자에게 강한 인상을 줄 수 있다.

④ 라디오는 일반적으로 배경매체이다. 그 결과로 광고 메시지를 잘 인식하지 못하거나 잘 잊어버린다.*

(3) 인쇄매체정보

각종 여행기, 여행전문잡지, 여행전문 안내서, 여행기사, 포스터, 안내광고전단지 등이 인쇄매체정보이다. 인쇄매체정보는 [그림 3-171]과 같이 비교적 장시간 활용이 가능하고 휴대가 편리한 장점이 있으나, 출판시점에 따라 정보의 적시성이 떨어지고 오도된 정보의 해석을 가져올 단점이 있다.

① 인쇄정보의 취득방법은 국·공립 도서관이나 각 대학 도서관의 정보를 전산망이나 CD-ROM으로 개발된 자료를 검색하여 필요한 정보를 선택하거나, 여행 관련 출판물을 전문적으로 취급하는 서점에서도 용이하게 접근할 수가 있다.**

② 최승이·한광종은 인쇄매체로 하는 광고의 대부분이 이미지 형성을 목적으로 하기 때문에 관광마케팅 담당자들은 광고 메시지를 목표시장에 맞추어 시장을 세분화해서 고객을 유도하고 목표잠재시장에 맞는 사진과 삽화를 이용하여야 한다고 하면서 인쇄매체의 종류로 신문, 잡지, 브로슈어(팸플릿), 기행문에 대해 설명하고 있다.

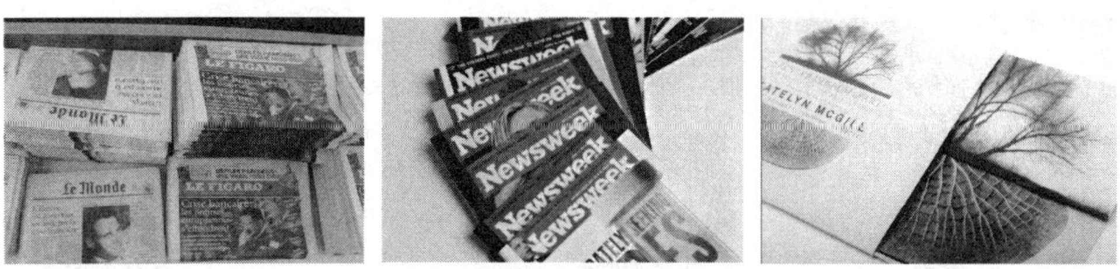

(a) 신문 (b) 잡지 (c) 팸플릿

[그림 3-171] 인쇄매체

(4) 구인정보

여론형성자(opinion leader)의 입으로부터 사람들에게 전달되는 형태를 구전이라고 하며*** 관광정보에 가장 영향력이 있는 정보원의 하나가 구인정보이다. 구전정보의 활용방법은 친지나 지인을 통한 신뢰를 바탕으로 활용할 수가 있으며, 최근과 같이 정보의 홍

* 전파매체 : 관광정보, 홍보론, 최승이·한광종, 대왕사. 1993

** 인쇄매체 정보 : 관광정보론, 김천중, 대왕사, 2000, p.5

*** 구인정보 : 관광정보, 홍보론, 최승이·한광종, 대왕사. 1993, p.533

수 속에서 선택의 어려움을 겪고 있는 현실에서 선택을 쉽게 할 수 있는 장점도 있다. 특히 여행사 등 정보의 변화가 많고 전문적 정보의 활용을 업무로 하는 곳에서는 시기적절하고 활용도가 높은 정보를 최종적으로 활용할 때에 유용하게 쓰일 수 있는 방법이며, 많은 단점에도 불구하고 미래에도 유용한 여행정보의 취득수단이 될 수가 있다(그림 3-172).*

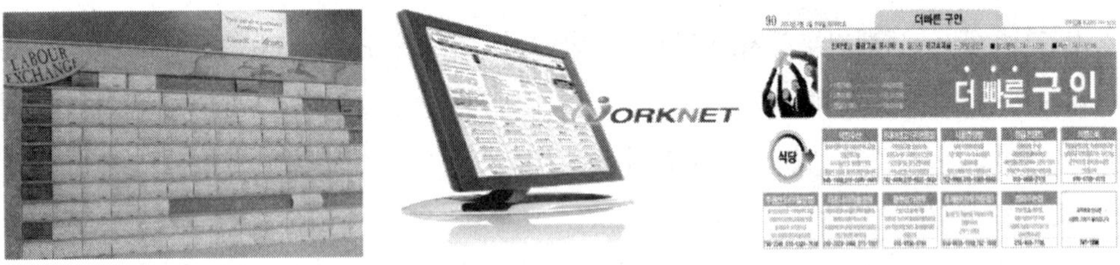

(a) 구인정보 게시판 (b) 워크넷 인터넷 (c) 신문 구인정보

[그림 3-172] 구인정보

(5) 관광 관련 기관

관광 관련 기관에서 발행하는 여행안내소의 간행물은 관광객들에게 공신력을 제공한다. 공적인 기관이나 비영리 기관에서 발행되는 정보는 여행자들에게 최신의 전문적인 관광정보를 제공하는데 이러한 관광정보에는 관광상품에 대한 정보와 목적지에 대한 설명이 포함되어 있다(그림 3-173).

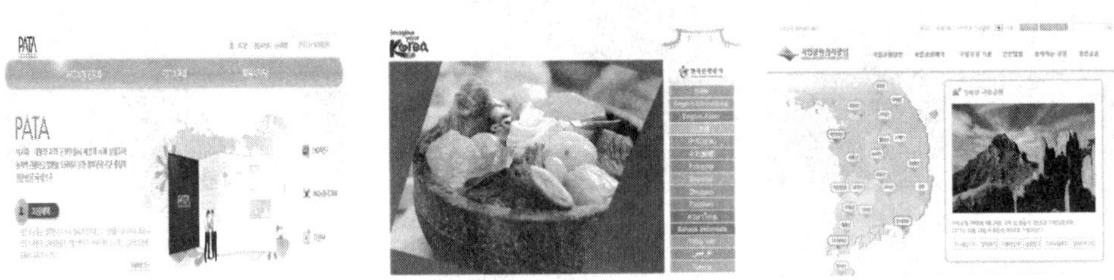

(a) PATA 홈페이지 (b) 한국관광공사 홈페이지 (c) 국립공원 관리공단 홈페이지

[그림 3-173] 관광 관련 기관

(6) 개인의 과거 경험

미래의 관광지 선택에 중요한 역할을 한다. 과거 경험에 만족을 한다면 관광객은 관광지를 재방문할 것이며, 그렇지 못할 경우에는 반대의 결과가 나타날 것이다. 그리고 관

* 구인정보 : 관광정보론, 김천중, 대왕사, 2000, p.81

광지 선택에 명확한 대안이 없다면 일반적인 관광객들은 과거의 경험을 바탕으로 관광 목적지를 선택한다.*

4. 관광지 안내와 예약 시스템

인터넷상에 얼마나 많은 여행 관광 사이트가 있는지 정확히 파악할 수는 없다. 주된 이유는 관광 및 여행 사이트라고 정확히 정의할 방법이 없다는 점이고, 다른 이유는 이것을 셀 수 있는 기술적인 장치가 아직 없다는 점이다.

우리 정부는 관광정보 시스템을 관광지식자원의 콘텐츠 확보, 관광정보의 통합관리체계 구축, 관광지식정보 유통체계 확립에 기본방향을 두고 추진하고 있다. 관광안내정보 시스템의 주요 콘텐츠는 3가지 분야로 구성되어 있는데 관광안내 DB, 예약정보 DB, 해외관광안내 DB이다. 이들 콘텐츠별로 살펴보면 다음과 같다.

(1) 관광자원정보 시스템

전국 관광자원 데이터의 가공, 정리, 저장과 정보이용자별 활용 분야를 고려한 다양한 관광정보의 분류 및 구성을 통해 체계적인 관광자원정보 관리체계를 구축하고 관광자원 정보의 분석처리기능을 도입하여 관광자원을 활용한 상품개발 및 자원관리를 위한 의사 결정 지원목적이다(그림 3-174).

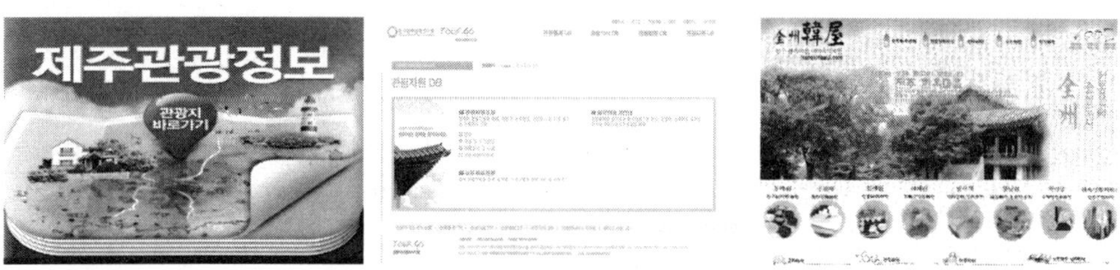

(a) 제주 관광정보 어플　(b) 관광자원 DB 홈페이지　(c) 전주 관광정보 홈페이지

[그림 3-174] 관광자원정보 시스템

1) 관광정책정보 시스템

관광과 관련된 지식정보 자원을 표준화된 분류에 따라 축적 제공함으로써 중앙정부 및 지자체의 관광정책수립 및 추진을 전방위적으로 시원하고, 민간부문의 경영전략을 적극적으로 지원하는 것이 목적이다(그림 3-175).

---

* 개인의 과거경험 : 방한 일본인 관광객의 정보원천이 관광목적지 선택에 미치는 영향, 김대환, 동아대학원, 석사학위논문, 2000, p.43

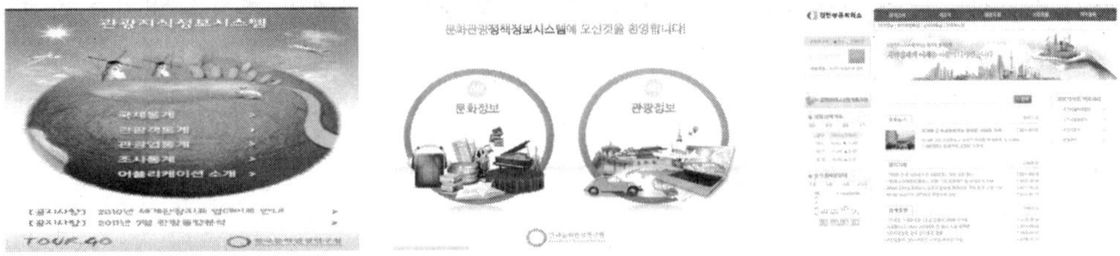

(a) 관광지식정보 시스템 (b) 한국문화관광 연구원 홈페이지 (c) 김천상공회의소 홈페이지

[그림 3-175] 관광정책정보 시스템

2) 관광산업정보 시스템

관광부문의 산업동향, 투자, 상품 등의 정보를 관광 관련 이해관계자에게 제공하여 관광산업정책과 업계의 경영전략수립 및 추진을 지원하는 것이 목적이다(그림 3-176).

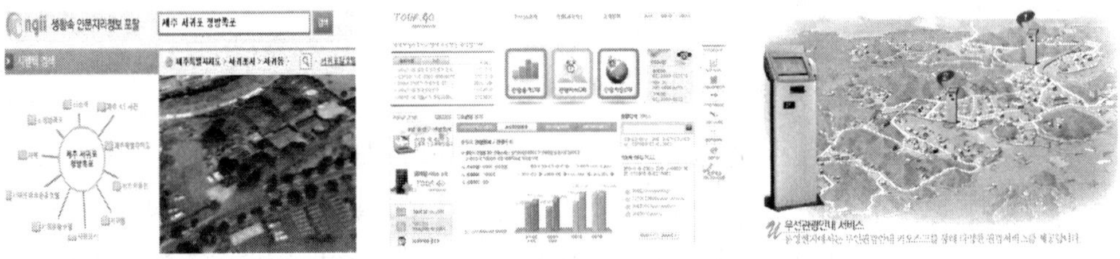

(a) 공간정보 시스템 (b) 관광지식정보 시스템 홈페이지 (c) 무선관광안내 시스템

[그림 3-176] 관광산업정보 시스템

3) 관광안내 정보지원 시스템

정부관광기구(National Tourism Organization : NTO)를 중심으로 각 정보화 주체들 간의 정보교류를 통한 관광안내 정보제공 서비스의 수준을 제고하고, 효율적인 정보체계 및 안내정보의 통합관리 방안 가능이 목적이다.

이렇게 구축된 관광안내정보를 바탕으로 멀티미디어, Web-GISM 유무선 통합 서비스, 관광 스케줄 시뮬레이션 등 다양한 제공방식을 통해 효과적으로 정보수요자에 필요한 정보를 공급할 수 있도록 하며, 광역 및 기초자치단체, 민간부문 등의 관광안내 정보제공자에 정보지원을 통해 국내 관광안내체계의 획기적 개선과 함께 인터넷을 통한 외래 관광객 유치 및 홍보를 강화할 수 있도록 계획하고 있다.

① 정보 시스템과 웹사이트 평가항목의 공통요인으로 시스템, 사용만족도, 정보, 사용자 간 교류의 원활성, 시스템 편리성 등을 들 수 있으며, 웹사이트 평가항목으로는 간단한 사용법, 검색 엔진 내에서의 쉬운 이동 등이 있다.

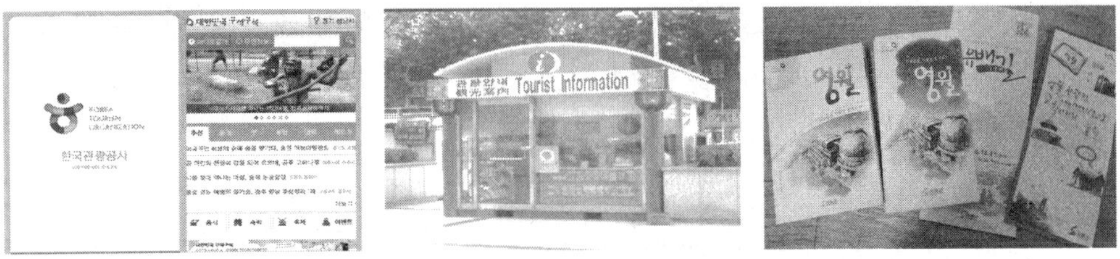

(a) 관광정보 스마트 앱　　(b) 관광정보 안내소　　(c) 관광정보 안내지

[그림 3-177] 관광안내 정보지원

② 검색결과가 빠르게 출력되어야 하며 페이지 이동이 빨라야 하고, 검색결과와 관련성이 높은 정보가 잘 정리되어야 함과 동시에 거래자 상호 간의 신용정보 및 신뢰성 등 검색 엔진 기능측면의 다양성, 용이성, 신속성, 신뢰성, 안정성 등으로 세분해 볼 수 있다(그림 3-177).

(2) 관광지 안내유형

관광지 안내유형에는 표지, 지도, 전자매체, 홍보물이 있는데 이것을 자세히 살펴보면 다음과 같다.

1) 표 지

관광지리, 자원, 시설 등과 관련된 정보는 다음과 같다.

① 교통표지는 교통에 필요한 주의 · 규제 · 지시 등을 표시하는 표지판이나 도로의 바닥에 표시하는 기호 · 문자 또는 선 등이다(그림 3-178).

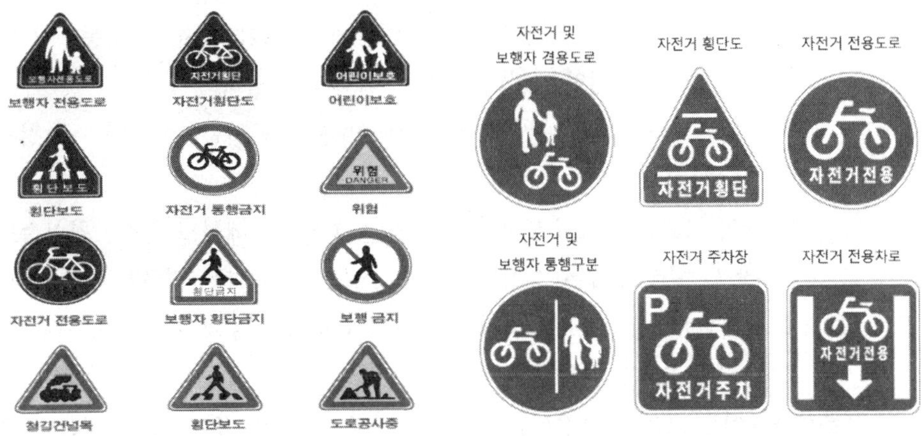

(a) 다양한 교통표지　　(b) 자전거 관련 교통표지판

[그림 3-178] 교통표지판

㉠ 주의표지 : 주로 도로형태를 알려준다. 교차로의 형태, 도로의 굴곡과 구배의 정도, 도로의 폭과 안전도 상태 등을 안내한다. 황색 바탕에 적색 띠를 두르고, 가운데 도로의 형태를 표시하는 삼각판이다.

ⓐ 교차로 표지는 누구나 쉽게 알 수 있도록 단순하게 되어 있다. 우합류도로 표지판은 자주 등장한다. 메인 도로를 지나는 차가 우선권을 갖지만 조금씩 양보하는 미덕이 필요한 곳이다.

ⓑ 외곽도로에서는 커브길에 대한 안내판에 주의를 기울여야 한다. 미리 커브의 굽은 정도를 파악하고 속도를 줄이며 안전하게 코너링할 준비를 해야 한다. 또한 심하게 꺾인 도로는 방향을 따라 갈매기 화살표가 있으므로 참고하고, 반사경이 있으면 매우 심한 헤어핀 커브라는 것을 짐작할 수 있다.

ⓒ 공사 중인 도로에는 대체로 폭이 좁아지는 주의표지가 설치된다. 만약 '우측 차로 없어짐' 표지판이 나오면 서서히 속도를 줄이면서 차선을 좌측으로 바꾼다. 이 표지판은 주로 거리표지판과 함께 나온다.

ⓓ 주의표지판 중에서 가장 중요한 것은 어린이보호 표지판과 횡단보도 표지판이다. 이곳에서는 즉시 정지할 수 있는 절대서행의 의무를 갖는다.

㉡ 규제표지 : 통행을 제한하는 강제사항을 알린다. 이곳에서는 표지판의 지시를 따르지 않으면 적발대상이 되고 벌금이 부과되므로 모든 표지판을 꼭 알아두어야 한다. 흰색 바탕에 적색 띠를 두르고 가운데 금지표지를 안내하며 주로 원판으로 되어 있다.

ⓐ 최근 시내도로는 일방통행이 일반화되어 '진입금지' 표지판을 잘 살펴야 한다. 일방통행로를 거꾸로 들어갔다가는 낭패를 당하게 된다.

ⓑ 차량통행이 뜸한 야간에도 통행원칙은 꼭 지켜야 한다. 차량통행이 많아지면서 좌회전 금지와 U턴 금지가 보편화되고 있다.

ⓒ 목적지를 가기 전에 미리 파악해 두어야 혼란을 피할 수 있다. 주, 정차금지판 또한 꼭 알아두어야 한다.

ⓓ 각각의 도로는 최고속도제한이 있지만 최저속도제한도 있다. 최저속도제한이 있는 도로에서는 수치보다 높은 속도로 주행해야 한다.

ⓔ 최고제한속도 이상으로 달리는 것도 위험하지만 무조건 천천히 달린다고 안전한 것만은 아니기 때문이다.

② 교통보조표지는 표지의 내용(거리 · 시간 · 방향 · 차량의 종류 등)을 더욱 상세하게 표시하는 것이다(그림 3-179).

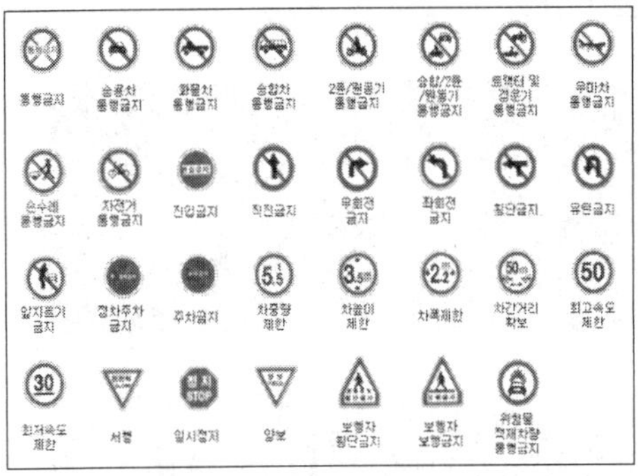

(a) 다양한 교통규제표지

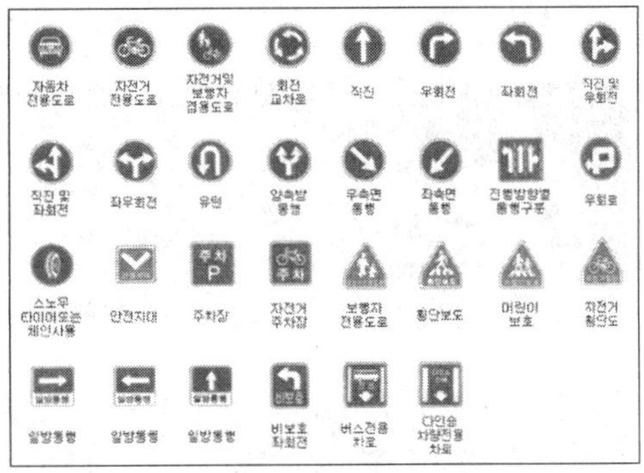

(b) 다양한 교통지시표지

[그림 3-179] 교통규제, 지시표지판

㉠ 지시표지 : 도로의 사용범위를 주로 알려준다. 파란 바탕에 흰색으로 되어 있으며 교통상황을 알리고 편리하게 이용할 수 있도록 도와주는 표지판이다. 규제표지와는 반대되는 내용이다.

ⓐ 표지판에서 주의해야 하는 것은 버스전용차로다. 이곳은 승용차가 진입할 수 없는 곳이기 때문에 벌칙이 부과된다.

ⓑ 서울 시내는 도로의 색깔을 적색으로 구분하기 때문에 좀더 알기 쉬워졌고, 고속도로는 청색 실선을 함께 사용하기도 한다.

ⓒ 비보호 좌회전 표지판은 잘 활용하면 유익하지만 항상 주의를 해야 한다. 비보호는 직진신호가 녹색등일 때 좌회전이 가능하다는 의미이므로 적색등일 때는 좌회전이 금지되고, 이곳에서 일어나는 사고는 비보호 좌회전을 하는 차에 책임이 있다. 비보호 좌회전하는 차를 들이받고 책임을 물리는 황당한 일도 있으므로 주의를 요한다(그림 3-179).

㉡ 보조표지 : 백색 바탕에 글씨로 적어 위의 3가지 표지판과 함께 제시된다. 주로 구간, 구역의 거리, 방향 등을 표시하므로 많은 참고가 되는 표지판이다. 각종 규제표지판의 뒤에 안전함을 표시하는 해제표지판도 있다.

③ 관광지표지는 관광지를 표시하는 표지판이다(그림 3-180).

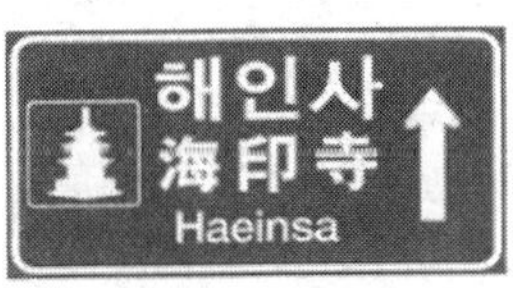

(a) 해인사 관광지표시

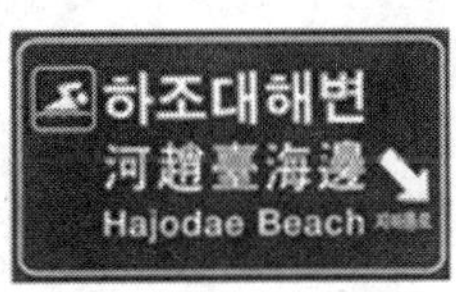

(b) 하조대 해변 관광지표시

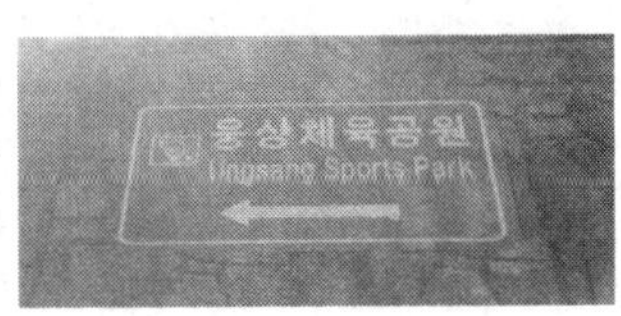

(c) 웅상체육공원 표시

[그림 3-180] 관광지표지

④ 관광시설표지는 관광시설을 안내하는 표지판이다(그림 3-181).

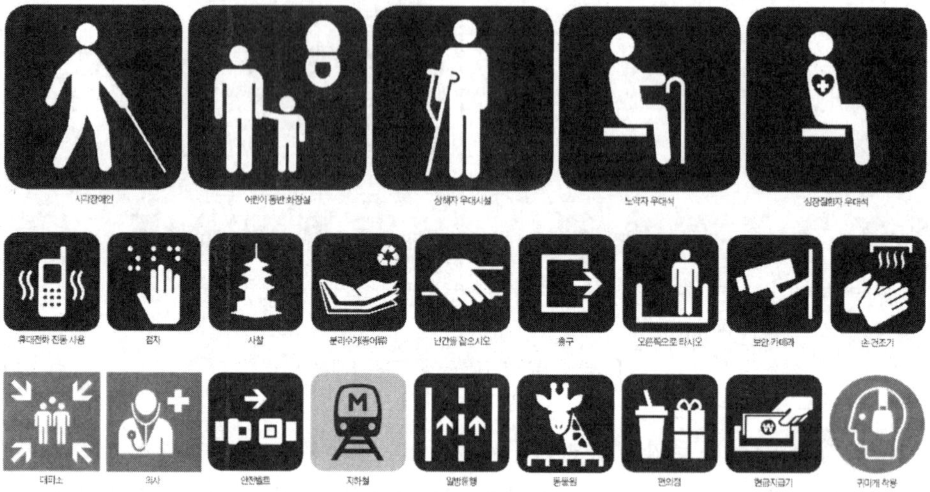

[그림 3-181] 관광시설표지

⑤ 관광자원표지는 관광자원을 표시하는 표지판이다(그림 3-182).

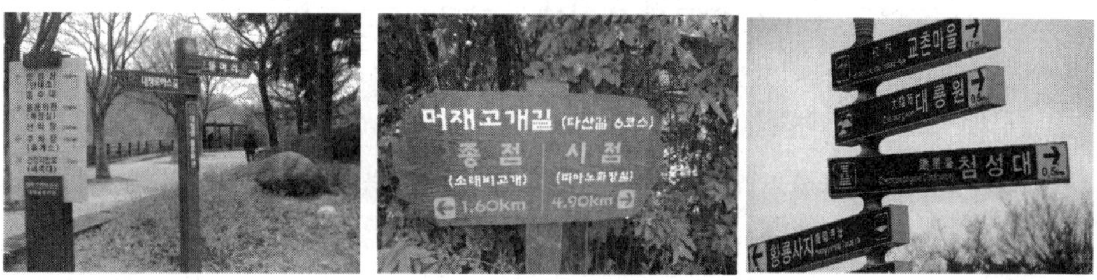

(a) 대청호 두메마을길 이정표 (b) 금남산 이정표 (c) 경주관광지 이정표

[그림 3-182] 관광자원표지

2) 지 도

관광지리, 자원, 시설 등에 대한 길 안내 및 위치 등과 관련된 정보는 다음과 같다(그림 3-183).

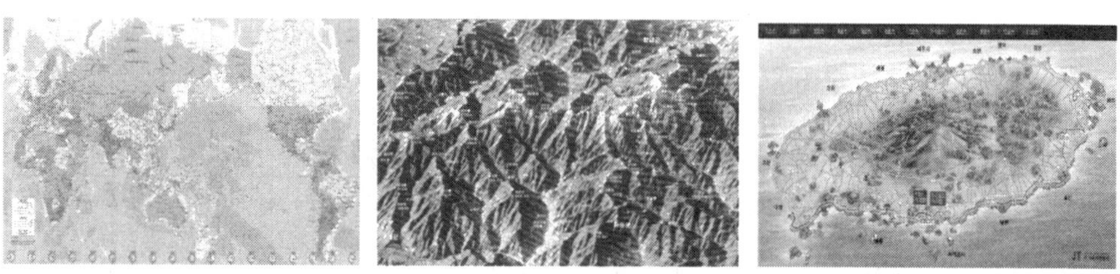

(a) 세계전도(평면지도) (b) 입체지도(지리산) (c) 제주도 평면지도

[그림 3-183] 관광안내표지

① 평면지도는 평면에 관광지리, 자원, 시설 등을 그린 지도이다.

② 입체지도는 3차원을 사용한 지도로서 실제와 같이 볼 수 있는 지도이다.

③ 평면, 입체 혼합지도는 평면지도와 입체지도를 혼합한 지도이다.

3) 전자정보

전자매체 등을 이용한 관광지도, 자원, 시설, 프로그램 등의 안내정보는 다음과 같다(그림 3-184).

① **유선, 무선 전화** : 관광지도, 자원, 시설, 프로그램 등의 정보를 받는다.

② **이동전화** : 모바일은 휴대용 단말기를 말하는 것으로 휴대폰이 가장 대표적이다.

③ **키오스크** : 공공장소에 설치된 터치스크린 방식의 정보전달 시스템이다.

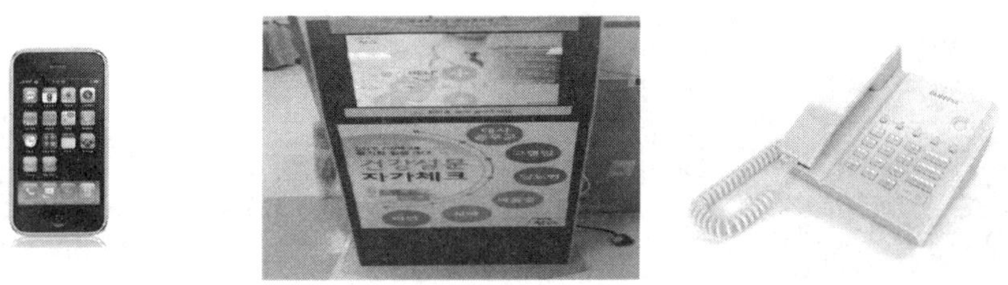

(a) 이동전화(아이폰) (b) 키오스크 (c) 유선전화기

[그림 3-184] 전자정보

4) 홍보물

관광지도, 자원, 시설, 교통, 식음, 행사 프로그램 등과 관련된 정보로서 다음과 같다(그림 3-185).

① **일반 종합 가이드북** : 관광지도, 자원, 시설, 교통, 식음, 행사 프로그램 등이 종합적으로 들어가 있는 가이드북이다.

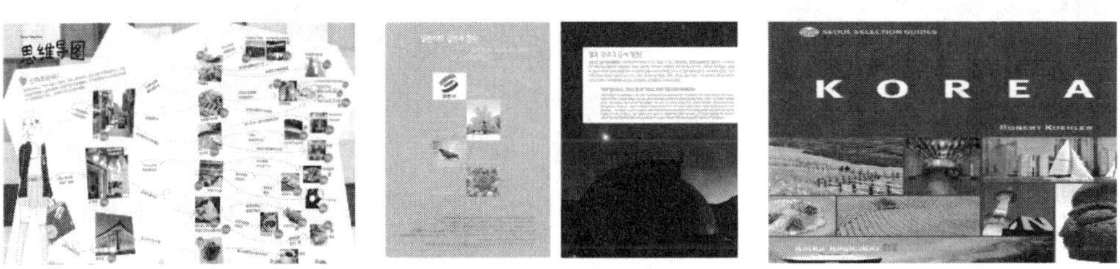

(a) 중국인 여행자에게 배포된 한국 가이드북 (b) 영천관광 가이드북 (c) 관광공사에서 발매한 한국 가이드북

[그림 3-185] 홍보물

② **주제별 종합 가이드북** : 관광지도, 자원, 시설, 교통, 식음, 행사 프로그램 등을 같은 주제별로 분류한 종합 가이드북이다.

(3) 관광지 안내정보 서비스

현지정보체계(Area Information System : ARS)와 지역정보체계(Regional Information System : RIS)의 분류*가 있다.

1) 현지정보체계

관광지측에 의해 관리되는 특정지역의 정보체계이다.

① 관광안내소는(visitor centers) [그림 3-186]과 같은 정보센터, 안내센터가 있다.

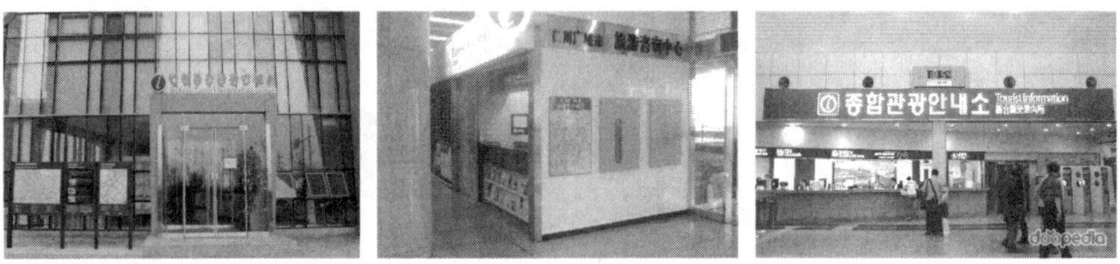

(a) 인천 종합관광안내소　(b) 국제1여객터미널 관광안내소　(c) 동대구 종합관광안내소

[그림 3-186] 관광안내소

② 지역관광 안내소와 관광지 안내소는 역, 공항, 항구 등에 위치에 있는 관광안내를 전문으로 하는 곳이다(그림 3-187).

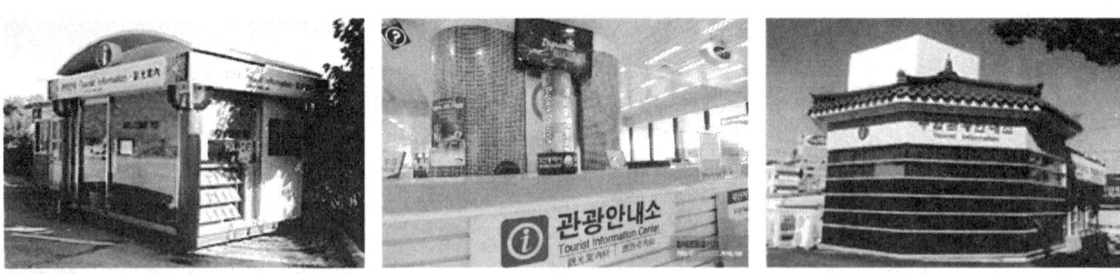

(a) 하회마을 관광안내소　(b) 김해공항 관광안내소　(c) 경상북도 종합관광안내소

[그림 3-187] 지역 관광안내소

---

* 관광지 안내정보 서비스 : Alan Jubenville, Outdoor Recreation Management, W.B.Saunders co., 1978 p.174 재인용/관광지내의 관광정보 서비스 체계에 관한 연구, 이명진, 관광레저연구 제6호

③ 겸목적 안내소는 관광안내와 타 업무를 겸하고 있는 곳이다(그림 3-188).

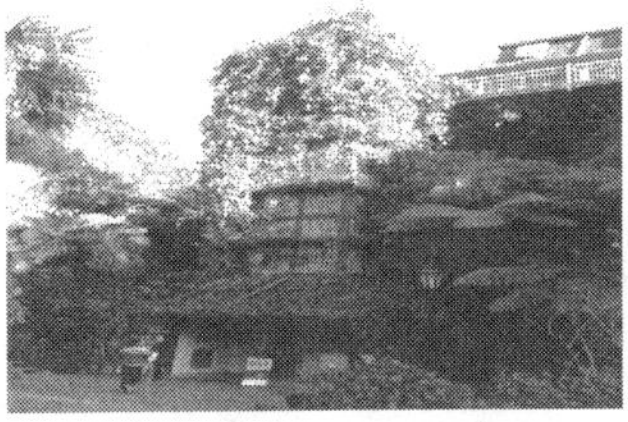
(a) 관광안내소 겸 자연환경보존 지원 건물

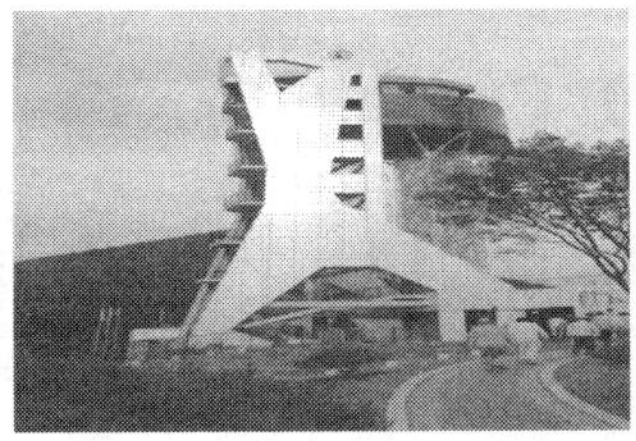
(b) 달성보 종합안내소 겸 전망대

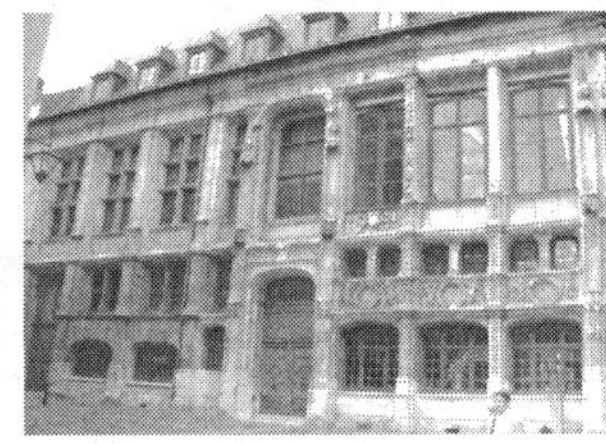
(c) 루앙 재무청 겸 관광안내소

[그림 3-188] 겸목적 안내소

④ 임시안내소는 관광성수기에만 한시적으로 운영하는 곳이다(그림 3-189).

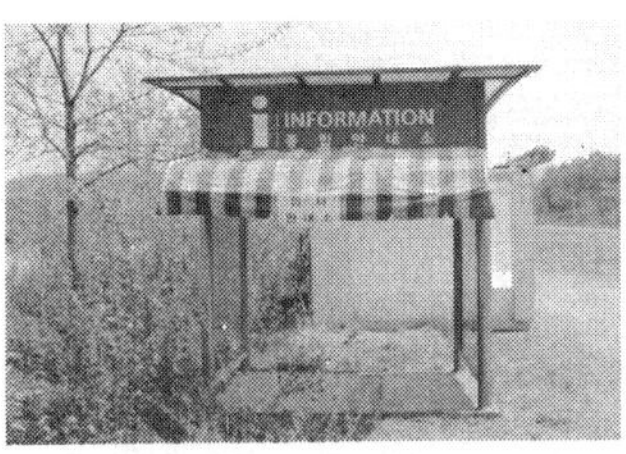

(a) 도자공원 캠핑장 임시안내소

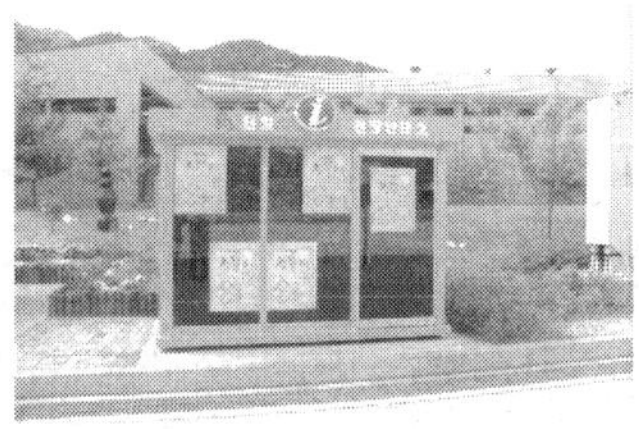
(b) 단양 관광 임시안내소

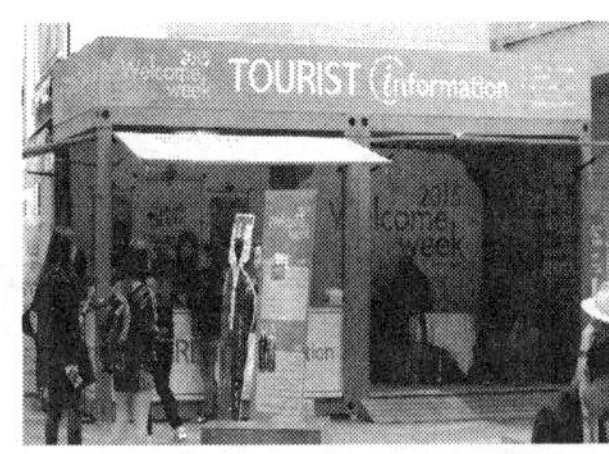

(c) 서울 관광 임시안내소

[그림 3-189] 임시안내소

⑤ 무인안내소는 첨단전자기술을 이용해 관광 안내하는 곳이다(그림 3-190).

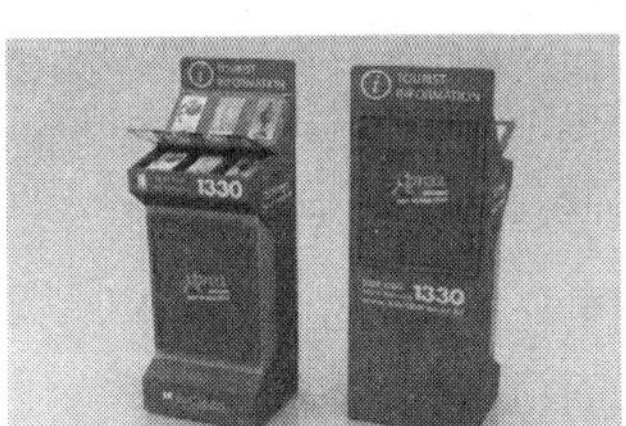

(a) 무인관광정보 안내부스

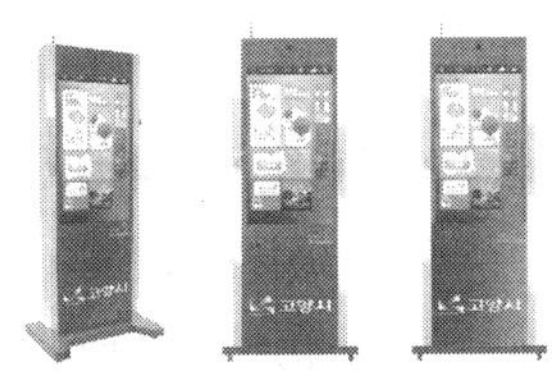
(b) 고양시 무인안내소

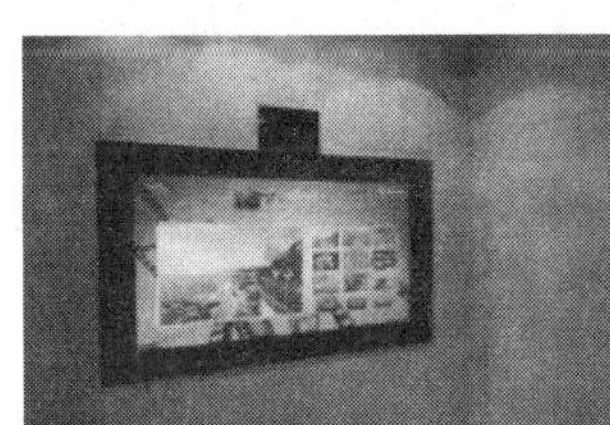
(c) 광안리 해수욕장 무인안내소

[그림 3-190] 무인안내소

2) 지역정보체계

관광자들이 관광계획을 수립하고 있는 중에 관광자들에게 제공하여야 한다. 정보관리(two-way street)는 기관의 업무수행을 지원하기 위해 효과적으로 정보를 수집·보관·열람 허용·활용·처리하는 관리업무이다. 기록관리보다는 그 증거성과 설명책임의 보장과 관리에 취약하다. 최소의 비용으로 최대한 정보를 활용하는 것을 목적으로 하며, 업무의 생산성과 효율성의 향상이 우선적인 목표이다.

(4) 예약 시스템

1990년 이후로 인터넷의 급속한 증가로 인하여 인터넷을 활용한 정보 시스템들이 확산되고, 관광산업에도 막대한 영향을 미치게 되었다. 컴퓨터 예약 시스템을 CRS(Computer Reservation System)는 전 세계적으로 각 관광지의 정보 및 예약 등을 시시각각으로 처리해주고, 불편함을 없애주며 모든 것들을 컴퓨터를 통해 한눈에 보고 상담할 수 있게 해주는 시스템이다.*

현재 컴퓨터에 의한 CRS 예약 시스템은 항공사에 국한하지 않고 호텔과 렌터카 회사, 철도, 영화, 연극 등 각종 문화산업에도 사용되며 우리생활 깊숙이 관여하고 있다. GDS(Global Distribution System)의 등장배경으로, 항공예약 시스템은 1953년 미국의 American Airlines에서 중앙집중 예약 시스템인 세이버(SABRE)가 최초로 개발되었으며, 이러한 예약 시스템들이 관광산업 전반에 접목되어 모든 업무가 모두 전산화되어 있다. 한국관광공사 및 각 지방자치단체 홈페이지 예약 시스템은 한국관광공사 및 각 지방자치단체들이 운영하는 홈페이지에서 관광지를 예약할 수 있고, 인터넷을 통해 관광지에 다양한 정보탐색이 가능하며, 관광지내 관광업체와 직접 · 간접으로 연결하는 예약문의 시스템을 운영하고 있다. CRS의 주요 기능은 다음과 같다.

① 부대서비스 예약기능이 있다.
② 마케팅 활성화 기능이 있다.
③ 관광지에 대한 예약기능이 있다.
④ 성수기와 비수기별 요금에 대한 차별적 조정기능이 있다.
⑤ 관광지의 여행정보에 대한 세부적인 안내기능이 있다.
⑥ 고객의 다양한 요구사항 및 특수사항 배려가능이 있다.

* 컴퓨터 예약 시스템 : 항공사 예약실무, 이용구, 학문사, 1999, pp.11~12

제4장

관광자원 및 이벤트의 이해

01 관광종사원에 대한 이해

02 관광자원의 이해

03 관광 이벤트의 이해

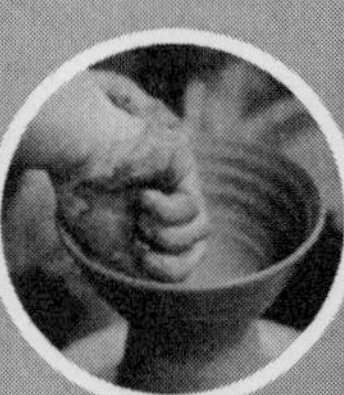
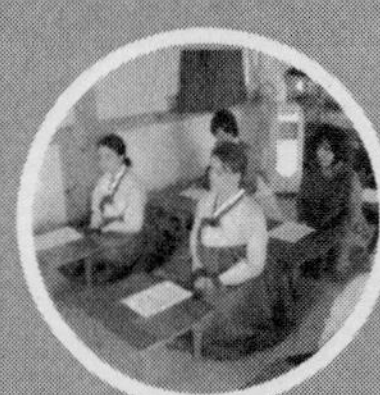
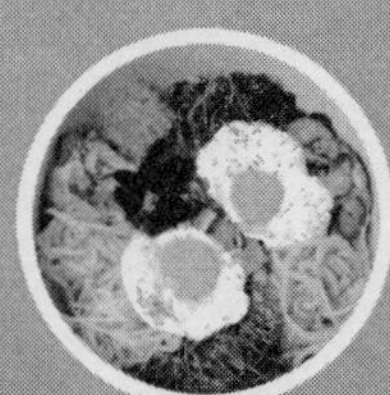

01 관광종사원에 대한 이해

세계화와 개방화가 진행되면서 우리나라의 관광산업은 발전하였다. 우리나라의 관광산업이 발전한 이유는 고도의 전자통신 산업기술, 교통발달, 관광업체의 경영방법개선, 관광업종의 변화, 여행자의 의식구조의 변화 등으로 성장과 함께 많은 변화가 예상된다. 이를 대비하여 질높은 관광인력을 수급하는 것은 큰 과제 중의 하나이다. 우리 정부는 경제 · 사회 발전에 부응하는 관광전문인력의 자질을 향상시키고 우수한 관광종사의 양성 확보를 위하여 많은 노력을 해왔다.

또한 관광분야 서비스의 국제화를 유도함으로써 날로 치열해지는 관광서비스 경쟁에 대처해 왔다. 향후 관광산업발전에 따라 유능한 관광인적 자원을 양성하고 기존 종사원의 자질을 제고시키는 일은 매우 중요하다. 이를 위하여 정부는 관광종사원이 관광산업에 종사할 수 있는 전문적인 자격을 취득할 수 있도록 교육과 자격제도를 운영하고 있으며, 관광종사원에 대한 재교육을 지속적으로 실시하고 있다.

1. 관광종사원의 정의

이제 우리나라의 관광산업은 세계를 활동무대로 하는 21세기 주력산업이 되었다. 그러므로 우리는 관광을 통한 세계의 평화에 기여한다는 사명감과 실존의식을 갖고 다가가야 하며, 또한 이에 발맞춰 업종별 관광인력의 양성 및 확보가 요구되고 있다. 관광종사원은 그 직무의 특수성과 전문성에 비추어 일정한 자질과 능력이 요구된다.

향후 관광산업발전에 따라 유능한 관광인적 자원을 양성하고 기존 종사원의 자질을 제고시키는 일은 매우 중요하다. 이를 위하여 정부는 관광종사원이 관광종사원에 대한 재교육을 지속적으로 실시하고 있다.

한편, 우리나라는 외국인환자 유치행위허용(2009년 5월 의료법 개정) 및 기반제도 마련과 의료관광 원스톱 서비스센터 운영, 전문인력양성 등 한국의료의 신뢰도를 구축하는 노력의 일환으로 전문인력양성 체계 및 국가기술자격 도입을 추진하고 있다. 그리하여 전문인력양성 확대를 목표로 외국인환자 통역, 국제의료관광코디네이터, 마케터 등의 전문인력양성의 확대 및 상담센터의 역할 강화에 기여할 수 있는 종사원 및 관광인력 수급에 나서고 있다.

관광종사원 분류에는 국제의료관광코디네이터, 컨벤션 기획사(국제회의기획사), 관광통역안내사, 국외여행인솔자, 국내관광안내사, 호텔서비스사, 호텔관리사, 호텔경영사에 의한 자격은 다음과 같다.

① **국제의료관광코디네이터** : 의료관광산업에서 의료관광고객의 니즈에 따라 의료서비스체험과 관광문화체험의 접점에서 의료진과 환자와의 사이에서 조정자 역할 및 행정적 서비스를 제공하여 외국인의 특성에 맞는 의료관광상품을 기획하는 상품기획가, 의료관광상품을 알리고 외국인환자를 유치하는 의료관광마케터, 입국한 환자를 안내하면서 통역 서비스를 제공하는 의료관광통역사로서의 업무 등을 수행하는 전문직업인이다.

그렇기 때문에 의료관광 상담능력, 진료 서비스 지원능력, 리스크 관리능력, 관광서비스 능력, 통역능력, 의료관광 마케팅 능력, 의료행정절차 관리능력 등을 갖추고 있어야 한다(그림 4-1).

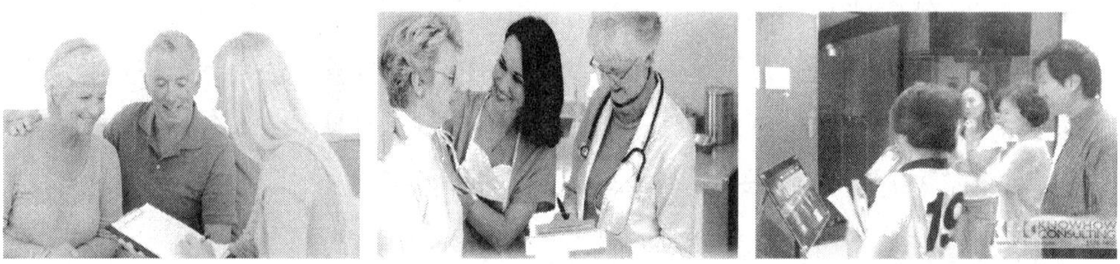

(a) 의료관광에 대해서 상담　(b) 진료 서비스를 지원　(c) 의료관광에 대해서 통역

[그림 4-1] 국제의료관광코디네이터

② **컨벤션 기획사**(국제회의 기획사) : 국제회의 유치, 기획, 준비, 진행 등 제반업무를 조정, 운영하면서 회의목표설정, 예산관리, 등록, 기획, 계약, 협상, 현장관리, 회의평가 등의 업무를 수행하는 국제회의 전문기획가이다. 우리가 알고 있는 국제회의전문가, 국제회의기획자, Meeting Planner 모두 기존에 같은 개념으로 인식했지만 2002년 국가기술자격시험 전문사무분야 신설종목으로 채택되면서 국제회의, 호텔 & 관광, 전시까지 확장된 개념의 전문인력 컨벤션 기획사로 명칭되었다(그림 4-2).

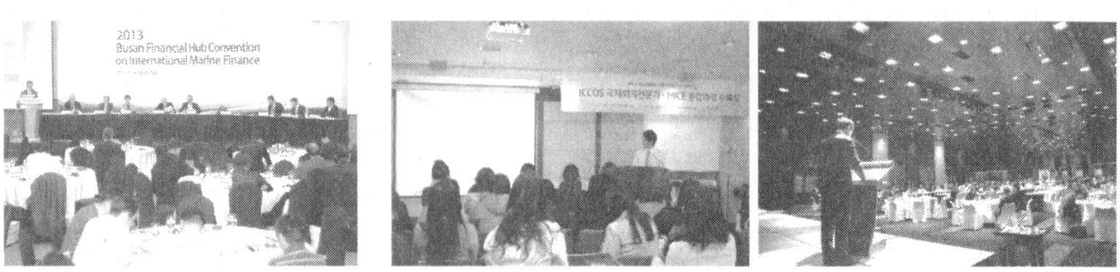

(a) Busan Financial Hub Convention On International Marine Finance　(b) ICCOS 국제회의 전문가 MICE 통합과정수료식　(c) 국제회의기획사 전문 비비커뮤니케이션

[그림 4-2] 컨벤션 기획사(국제회의 기획사)

③ **관광통역안내사** : 문화체육관광부령으로 정하는 바에 따라 관광통역안내사 시험에 합격한 후 문화체육관광부장관에게 등록한 자이다. 문화체육관광부에서 실시하는 통역분야의 유일한 국가공인자격증으로 외국인 관광객에게 국내여행을 안내하고 관광지 및 관광대상물을 설명하거나 여행을 안내하는 등 여행의 편의를 제공하는 업무를 수행한다(그림 4-3).

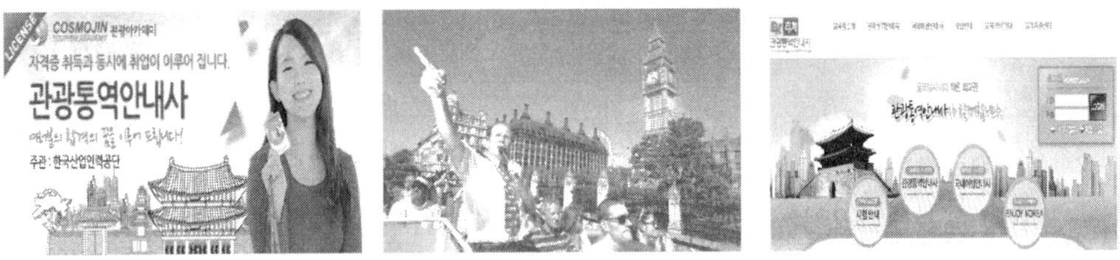

(a) 관광통역안내사 (b) 관광객들에게 영국유적을 소개하고 있는 모습 (c) 관광통역안내사 시험안내 홈페이지

[그림 4-3] 관광통역안내사

④ **국외여행인솔자** : 국외여행인솔자는 여러 가지로 정의되고 있다. 특히, Robert T. Reilly(1991년)는 "단체와 동행하면서 돈을 지불한 고객과 현지 Tour Operator간의 연결고리(중간자) 역할을 하는 사람으로서 여행자의 개인적 문제에 대하여 도움을 주고, 정해진 여정이 계획대로 진행되는 것을 관리하는 사람"으로 정의하고 있다(그림 4-4).

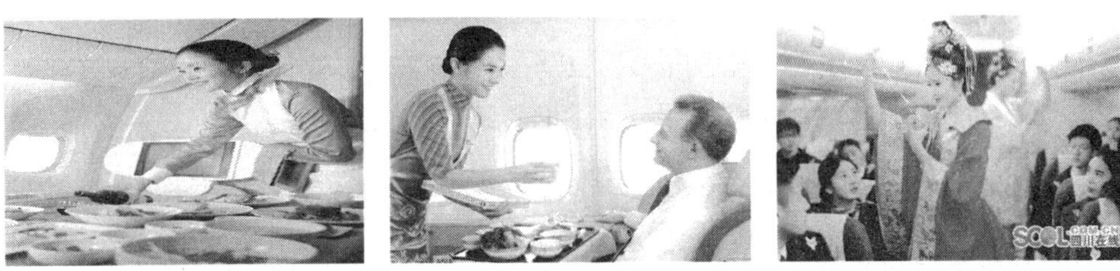

(a) 기내식을 준비하고 있는 승무원 (b) 손님에게 기내서비스 (c) 특별공연하는 승무원

[그림 4-4] 국외여행인솔자

⑤ **국내관광안내사** : 관광진흥법에 의하여 문화체육관광부장관이 실시하는 국내여행안내사 자격시험에 합격한 후 문화체육관광부장관에게 등록한 자이다. 국내여행안내사의 주요 업무는 국내를 여행하는 관광객을 대상으로 여행일성계획, 여행비용산출, 숙박시설예약, 명승지나 고적지 안내 등 여행에 필요한 각종 서비스를 제공한다(그림 4-5).

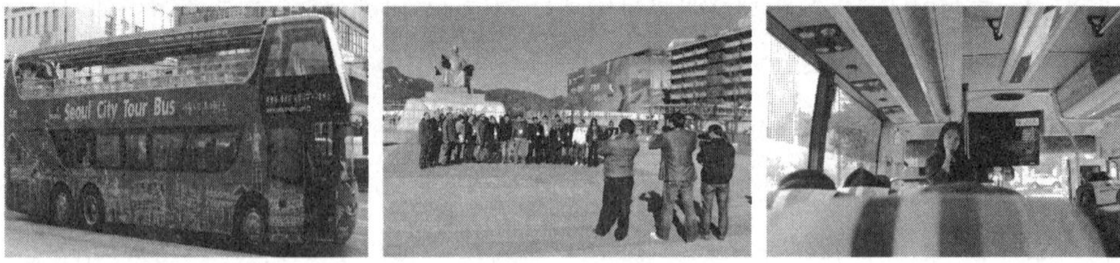

(a) 서울시티 투어버스 (b) 서울투어 중인 관광객 (c) 서울시티 투어버스 가이드

[그림 4-5] 국내 관광 안내자(서울투어를 하고 있는 관광객)

⑥ **호텔서비스사** : 관광진흥법에 의하여 문화체육관광부장관이 실시하는 호텔서비스사 자격시험에 합격한 후 문화체육관광부장관에게 등록한 자이다. 호텔서비스사의 주요 업무는 호텔에서 고객에게 각종 서비스를 제공하기 위하여 영접, 객실안내, 짐운반, 객실예약, 우편물의 접수와 배달, 객실열쇠관리, 객실정리, 세탁보급, 음식제공 등 각종 서비스를 제공하는 업무를 담당한다(그림 4-6).

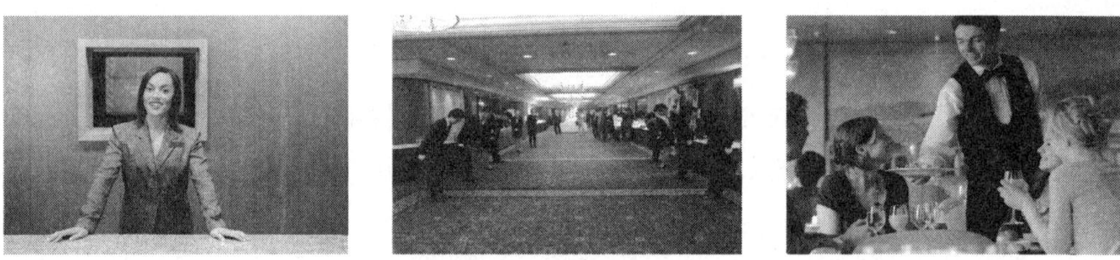

(a) 손님을 맞이하고 있는 호텔서비스사 (b) 예절연습을 하고 있는 호텔서비스사 (c) 서빙을 하고 있는 호텔서비스사

[그림 4-6] 호텔서비스사

⑦ **호텔관리사** : 관광진흥법에 의하여 문화체육관광부장관이 실시하는 호텔관리사 자격시험에 합격한 후 문화체육관광부장관에게 등록한 자이다. 호텔관리사의 주요 업무는 특2급 이상의 관광호텔업의 객실관리업무와 1등급 이하의 관광호텔업과 한국전통호텔업, 수상호텔업, 휴양 콘도미니엄업 및 가족호텔업의 경영업무를 담당한다(그림 4-7).

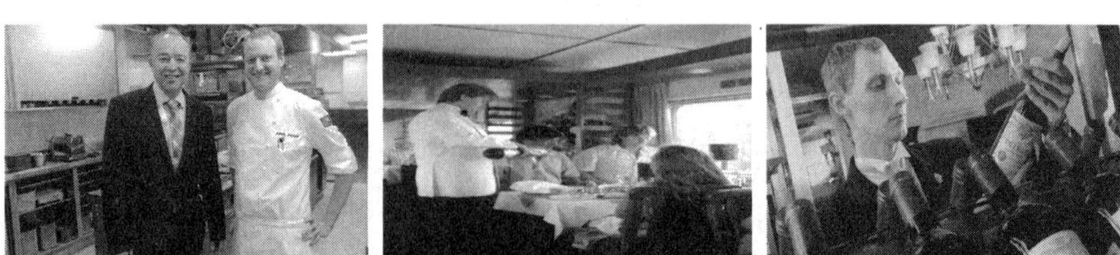

(a) 주방장과 함께 있는 호텔관리사 (b) 손님에게 접대를 하고 있는 호텔관리사 (c) 와인을 확인하는 호텔관리사

[그림 4-7] 호텔관리사

⑧ **호텔경영사** : 관광진흥법에 의하여 문화체육관광부장관이 실시하는 호텔경영사 자격시험에 합격한 후 문화체육관광부장관에게 등록한 자이다. 호텔경영사의 주요 업무는 관광사업소의 호텔에서 객실예약업무, 객실판매 및 정비업무, 접객업무, 회계업무, 식당업무 등 제반 호텔관리업무에 대한 계획을 수립, 조정하며 종사원의 근무상태를 지휘 감독하는 직무를 수행한다(그림 4-8).

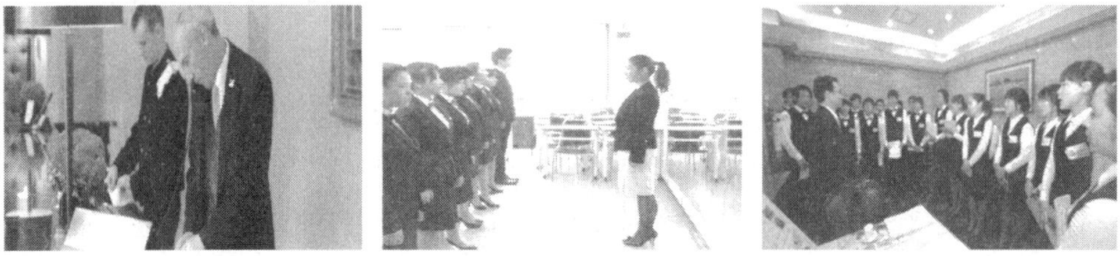

(a) 객실예약업무 (b) 직원들에게 업무지시 (c) 직원에게 교육

[그림 4-8] 호텔경영사

2. 관광사업의 종류 및 관광종사원의 범위

관광종사원의 범위를 관광진흥법 제3조에 규정된 사업체에 종사하는 자로 여행업에 종사하는 자, 호텔업에 종사하는 자, 관광객 이용시설업에 종사하는 자, 국제회의업에 종사하는 자, 유원시설업(遊園施設業)에 종사하는 자, 관광편의시설업에 종사하는 자로 규정한다. 「관광진흥법」(이하 '법'이라 한다) 제3조제2항에 따라 관광사업의 종류를 다음과 같이 세분한다.[시행 2015.3.17.] [대통령령 제26150호, 2015.3.17. 개정]

(1) 여행업의 종류와 종사하는 자

여행업에 종사하는 자를 크게 국내여행업, 일반여행업, 국외여행업으로 분류할 수 있다. 이 3가지 여행업을 자세히 살펴보면 다음과 같다.

① **국내여행업** : 국내를 여행하는 내국인을 대상으로 하는 여행업에 종사하는 자이다.

② **일반여행업** : 국내외를 여행하는 내국인 및 외국인을 대상으로 하는 여행업에 종사하는 자이다(사증(査證)을 받는 절차를 대행하는 행위를 포함한다).

③ **국외여행업** : 국외를 여행하는 내국인을 대상으로 하는 여행업에 종사하는 자이다(사증을 받는 절차를 대행하는 행위를 포함한다).

(2) 호텔업의 종류와 종사하는 자

호텔업에 종사하는 자를 크게 호스텔업, 한국전통호텔업, 관광호텔업, 가족호텔업, 수상관광호텔업으로 분류할 수 있다. 이것을 자세히 살펴보면 다음과 같다.*

1) 관광호텔업

관광객의 숙박에 적합한 시설을 갖추어 관광객에게 이용하게 하고 숙박에 딸린 음식 · 운동 · 오락 · 휴양 · 공연 또는 연수에 적합한 시설 등(이하 '부대시설'이라 한다)을 갖추어 관광객이 이용하게 하는 업(業)에 종사하는 자이다(그림 4-9). 관광호텔이 되기 위해선 다음의 시설기준을 충족해야 한다.

① 욕실이나 샤워시설을 갖춘 객실을 30실 이상 갖추고 있어야 한다.
② 외국인에게 서비스를 제공할 수 있는 체제를 갖추고 있어야 한다.
③ 대지 및 건물의 소유권 또는 사용권을 확보하고 있어야 한다.

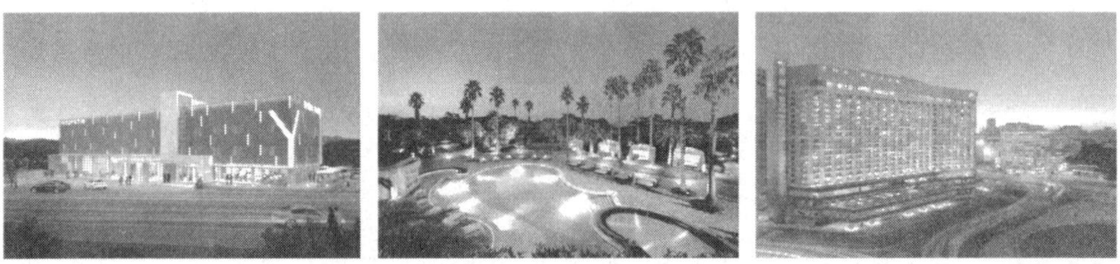

(a) 여수 관광호텔 (b) 제주 신라호텔 (c) 서울 플라자호텔

[그림 4-9] 관광호텔업

2) 수상관광호텔업

수상에 구조물 또는 선박을 고정하거나 매어 놓고 관광객의 숙박에 적합한 시설을 갖추거나 부대시설을 함께 갖추어 관광객이 이용하게 하는 업에 종사하는 자이다(그림 4-10). 수상관광호텔이 되기 위해선 다음의 시설기준을 충족해야 한다.

① 수상관광호텔이 위치하는 수면은 관리청으로부터 점용허가를 받아야 한다.
② 욕실이나 샤워시설을 갖춘 객실이 30실 이상이어야 한다.
③ 외국인에게 서비스를 제공할 수 있는 체제를 갖추고 있어야 한다.
④ 수상오염을 방지하기 위한 오수 저장 · 처리시설과 폐기물처리시설을 갖추고 있어야 한다.
⑤ 구조물 및 선박의 소유권 또는 사용권을 확보하고 있어야 한다.

* 호텔업에 종사하는 자 : 네이버 지식백과 : (부동산용어사전, 2011.5.24, 부동산 전문출판 부연사)

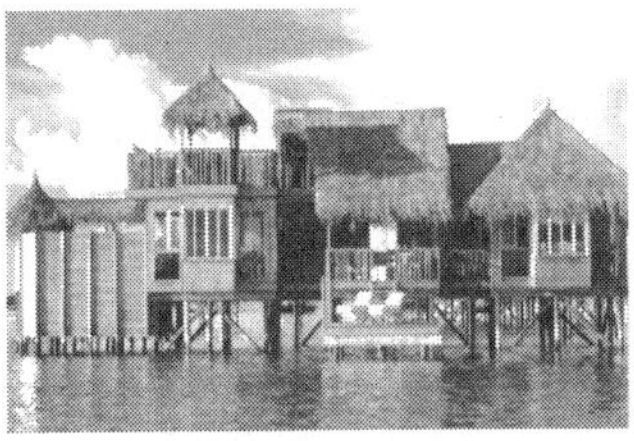

(a) 몰디브의 소네바길리

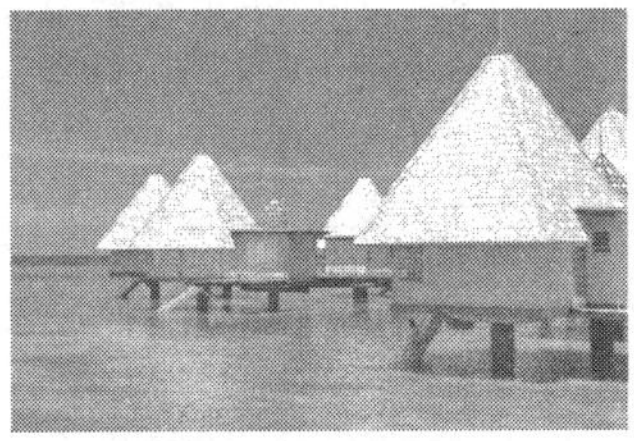

(b) 에스카 파드 리조트

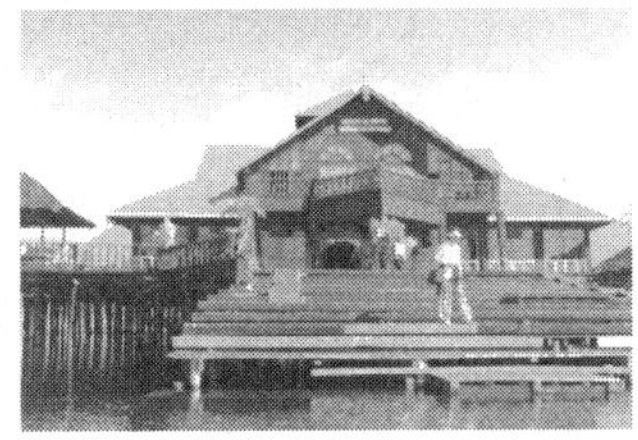

(c) 미얀마 인레호수 수상호텔

[그림 4-10] 수상관광호텔업

3) 한국전통호텔업

한국전통의 건축물에 관광객의 숙박에 적합한 시설을 갖추거나 부대시설을 함께 갖추어 관광객이 이용하게 하는 업에 종사하는 자이다(그림 4-11). 한국전통호텔이 되기 위해선 다음의 시설기준을 충족해야 한다.

① 건축물의 외관은 전통가옥의 형태를 갖추고 있어야 한다.
② 이용자의 불편이 없도록 욕실이나 샤워시설을 갖추고 있어야 한다.
③ 외국인에게 서비스를 제공할 수 있는 체제를 갖추고 있어야 한다.
④ 대지 및 건물의 소유권 또는 사용권을 확보하고 있어야 한다.

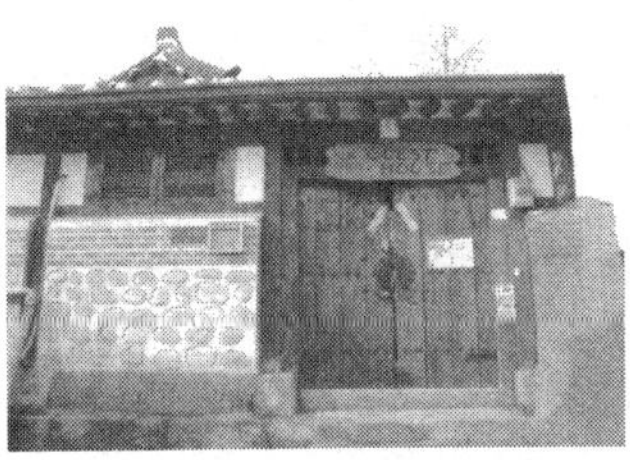

(a) 서울시 북촌 게스트하우스

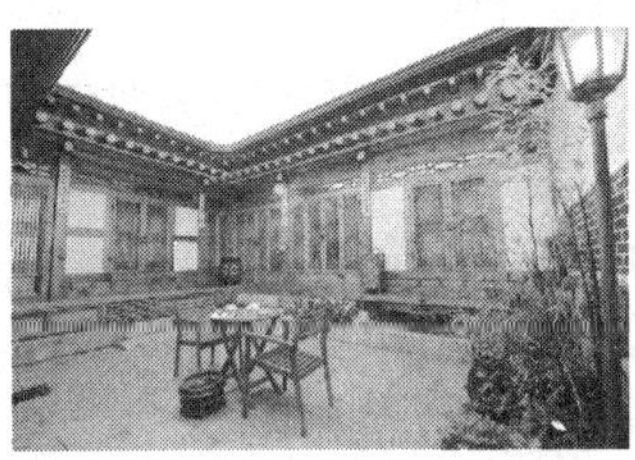

(b) 안국 게스트하우스

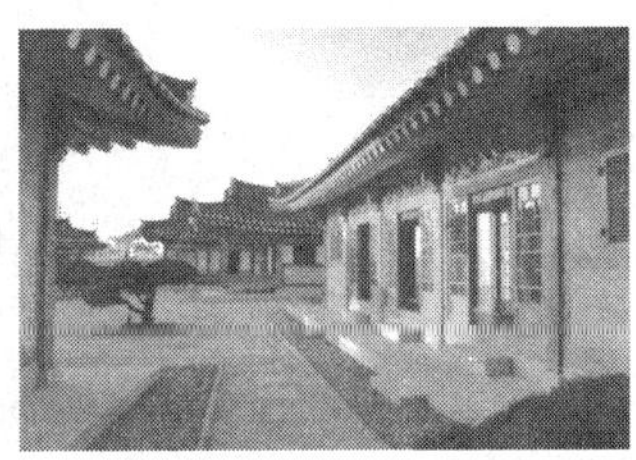

(c) 경주 게스트하우스

[그림 4-11] 한국전통호텔업

4) 가족호텔업

가족단위 관광객에게 숙박에 적합한 시설 및 취사도구를 갖추어 관광객에게 이용하게 하거나, 숙박에 딸린 음식·운동·휴양 또는 연수에 적합한 시설을 갖추어 관광객이 이용하게 하는 업에 종사하는 자이다(그림 4-12). 가족호텔이 되기 위해선 다음의 시설기준을 충족해야 한다.

① 가족단위 관광객이 이용할 수 있는 취사시설이 객실별로 설치되어 있거나 층별로 공동취사장이 설치되어 있어야 한다.

② 욕실이나 샤워시설을 갖춘 객실이 30실 이상이어야 한다.
③ 객실별 면적이 19[m^2] 이상이어야 한다.
④ 외국인에게 서비스를 제공할 수 있는 체제를 갖추고 있어야 한다.
⑤ 대지 및 건물의 소유권 또는 사용권을 확보하고 있어야 한다.

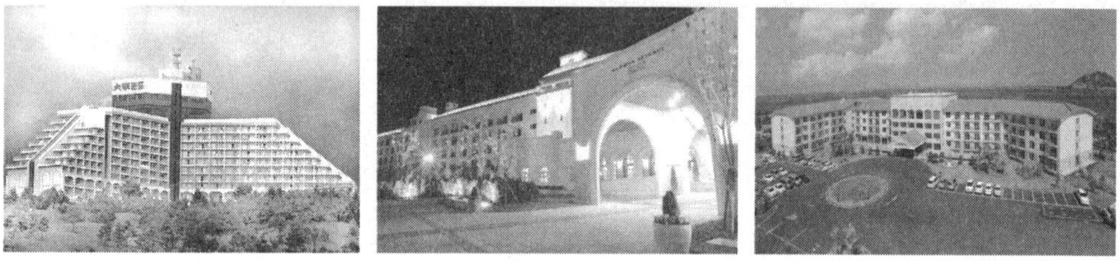

(a) 설악 대명 리조트 (b) 한화 콘도 (c) 제주 일성 콘도

[그림 4-12] 가족호텔업

5) 호스텔업

배낭여행객 등 개별 관광객의 숙박에 적합한 시설로서 샤워장, 취사장 등의 편의시설과 외국인 및 내국인 관광객을 위한 문화·정보 교류시설 등을 함께 갖추어 이용하게 하는 업에 종사하는 자이다(그림 4-13). 호스텔이 되기 위해선 다음의 시설기준을 충족해야 한다. 숙박시설의 하나로 이용자에게 저렴한 가격으로 숙소를 제공한다. 대부분의 경우 커다란 공동침실에서 여러 명이 투숙하며, 샤워실과 주방은 호스텔 이용객 전원이 공동으로 사용한다.

① 배낭여행객 등 개별 관광객의 숙박에 적합한 객실을 갖추고 있어야 한다.
② 이용자의 불편이 없도록 화장실, 샤워장, 취사장 등의 편의시설을 갖추고 있어야 한다.
③ 외국인 및 내국인 관광객에게 서비스를 제공할 수 있는 문화·정보 교류시설을 갖추고 있어야 한다.
④ 대지 및 건물의 소유권 또는 사용권을 확보하고 있어야 한다.

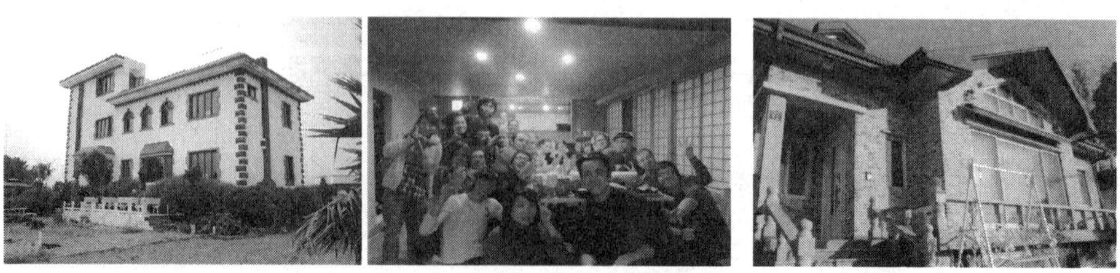

(a) 제주도 마레 게스트하우스 (b) 도쿄 게스트하우스 호스텔 (c) 강릉 숲 게스트하우스

[그림 4-13] 호스텔업

6) 소형 호텔업

관광객의 숙박에 적합한 시설을 소규모로 갖추고 숙박에 딸린 음식 · 운동 · 휴양 또는 연수에 적합한 시설을 함께 갖추어 관광객이 이용하게 하는 업에 종사하는 자이다(그림 4-14).

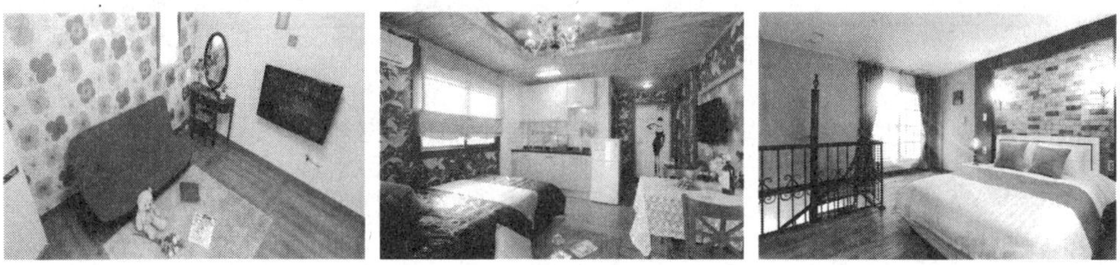

(a) 가평 아이비 펜션 (b) 경주 초콜렛 펜션 (c) 강촌 노이슈반 펜션

[그림 4-14] 소형 호텔업

7) 의료관광호텔업

의료관광객의 숙박에 적합한 시설 및 취사도구를 갖추거나 숙박에 딸린 음식 · 운동 또는 휴양에 적합한 시설을 함께 갖추어 주로 외국인 관광객이 이용하게 하는 업에 종사하는 자이다(그림 4-15).

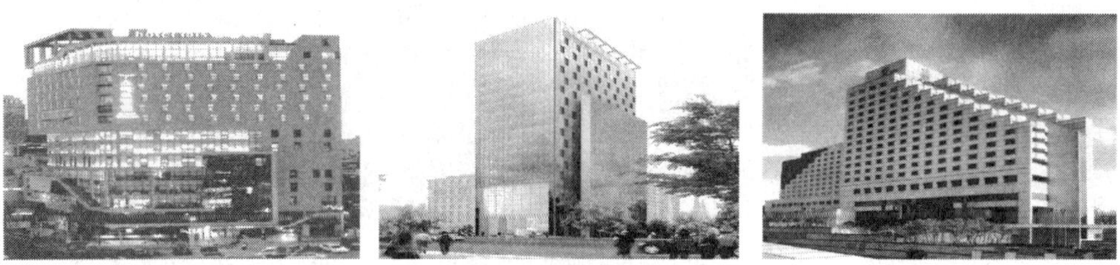

(a) 부산 이비스 앰배서더 메디텔 (b) 대구 엘디스리젠트 메디텔 (c) 미국 리츠칼튼 메디텔

[그림 4-15] 의료관광호텔업

(3) 관광객 이용시설업의 종류와 종사하는 자

관광객 이용시설업에 종사하는 자는 외국인전용 관광기념 판매업, 종합휴양업, 전문휴양업, 관광유람선업, 자동차 야영장업, 관광공연자업, 크루즈업 등이 있다.

1) 외국인전용 관광기념품 판매업

외국인 관광객(출국예정 사실이 확인되는 내국인 포함한다)에게 물품을 판매하기에 적합한 시설을 갖추어 국내에서 생산되는 주원료를 이용하여 제조하거나 가공된 물품을 판매하는 업에 종사하는 자이다(그림 4-16).

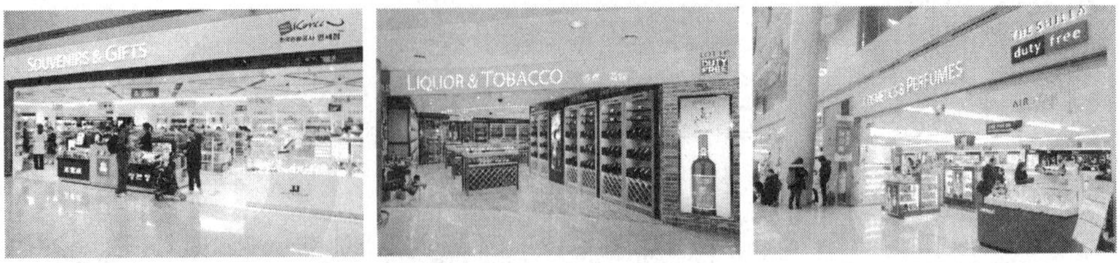

(a) Souvenirs & Gifts (b) Liquor & Tobacco (c) Cosmetics & Perfumes

[그림 4-16] 외국인 전용 관광 기념품 판매업(인천공항 면세점)

2) 전문휴양업

관광객의 휴양이나 여가선용을 위하여 숙박업시설(공중위생관리법 시행령 제2조제1항 제1호 및 제2호의 시설을 포함하며, 이하 '숙박시설'이라 한다)이나 식품위생법 시행령 제21조, 제8호 가목 · 나목 또는 바목에 따른 휴게음식점영업, 일반음식점영업 또는 제과점영업의 신고에 필요한 시설(이하 '음식점시설'이라 한다)을 갖추고 별표 1 제4호 가목 (2) (가)부터 (거)까지의 규정에 따른 시설(이하 '전문휴양시설'이라 한다) 중 한 종류의 시설을 갖추어 관광객이 이용하게 하는 업에 종사하는 자이다(그림 4-17).

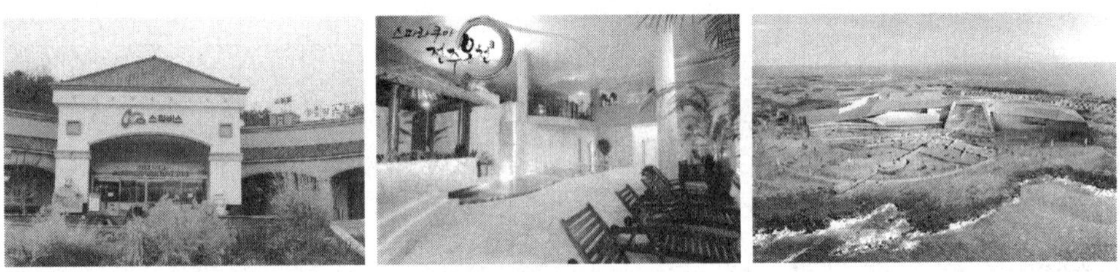

(a) 아산 스파비스 (b) 전주 스파라쿠아 온천 (c) 제주 해양과학관 조감도

[그림 4-17] 전문휴양업

3) 종합휴양업

종합휴양업에는 제1종 종합휴양업과 제2종 종합휴양업이 있다.

① **제1종 종합휴양업** : 관광객의 휴양이나 여가선용을 위하여 숙박시설 또는 음식시설을 갖춘 전문휴양시설이다(그림 4-18). 이 중 두 종류 이상의 시설을 갖추어 관광객에게 이용하게 하는 업이나 숙박시설 또는 음식점시설을 갖춘 전문휴양시설 중 한 종류 이상의 시설과 종합 유원시설업의 시설을 갖추어 관광객에게 이용하게 하는 업에 종사하는 자이다.

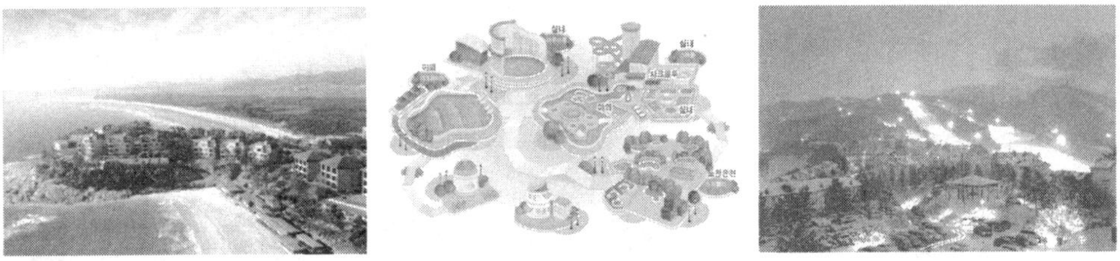

(a) 엘도라도 리조트　(b) 설악 한화 리조트 안내도　(c) 용평 리조트

[그림 4-18] 제1종 종합휴양업

② **제2종 종합휴양업** : 관광객의 휴양이나 여가선용을 위하여 관광숙박업의 등록에 필요한 시설과 제1종합휴양업의 등록에 필요한 전문휴양시설 중 두 종류 이상의 시설 또는 전문휴양시설 중 한 종류 이상의 시설 및 종합유원시설업의 시설을 함께 갖추어 관광객이 이용하게 하는 업에 종사하는 자이다(그림 4-19).

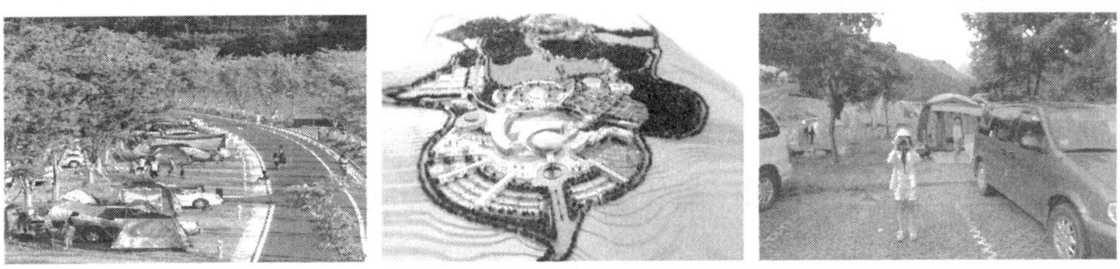

(a) 한탄강 유원지 오토 캠핑장　(b) 제주 동물 테마파크 조성사업　(c) 소금강 오토 캠핑장

[그림 4-19] 제2종 종합휴양업

4) 일반관광유람산업

해운법에 따른 해상여객운송사업의 면허를 받은 자나 유선 및 도선사업법에 따른 유선사업의 면허를 받거나 소지한 자가 선박을 이용하여 관광객에게 관광을 할 수 있도록 하는 업에 종사하는 자이다(그림 4-20).

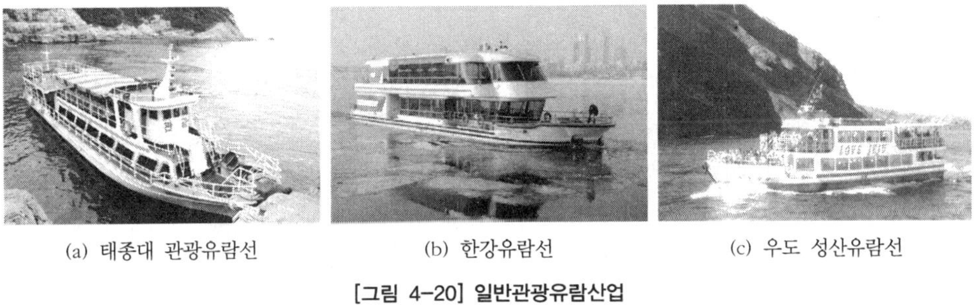

(a) 태종대 관광유람선　(b) 한강유람선　(c) 우도 성산유람선

[그림 4-20] 일반관광유람산업

5) 일반야영장업

야영장비 등을 설치할 수 있는 공간을 갖추고 야영에 적합한 시설을 갖추어 관광객이 이용하게 하는 업이다(그림 4-21).

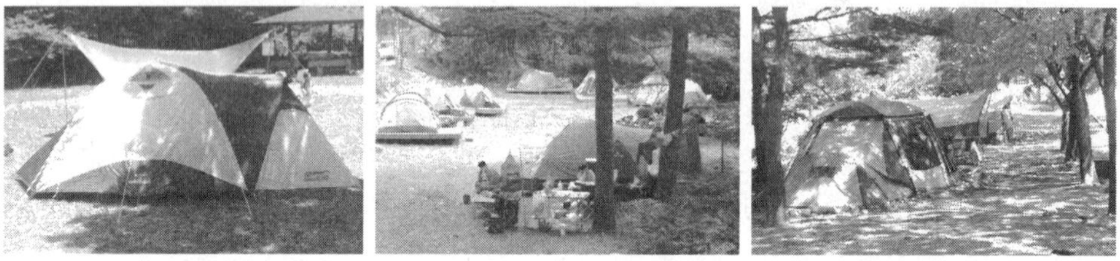

(a) 백양 사가인 야영장 (b) 양평 중미산 자연휴양림 (c) 가평 산장관광지 야영장

[그림 4-21] 일반야영장업

6) 자동차 야영장업

자동차를 주차하고 그 옆에 야영장비 등을 설치할 수 있는 공간을 갖추고 취사 등에 적합한 시설을 함께 갖추어 자동차를 이용하는 관광객에게 이용하게 하는 업이며 자동차를 이용하는 여행자의 야영·취사 및 주차에 적합한 시설을 갖추어 관광객에게 이용하게 하는 업이다(그림 4-22).

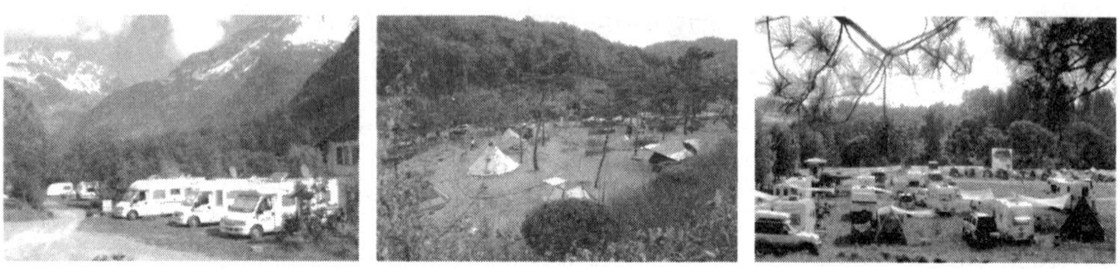

(a) 오토 캠핑카 (b) 망상 오토 캠핑장 (c) 천안 서곡 오토 캠핑장

[그림 4-22] 자동차 야영업장

7) 관광공연장업

관광객을 위하여 적합한 공연시설을 갖추고 공연물을 공연하면서 관광객에게 식사와 주류를 판매하는 업이다(그림 4-23).

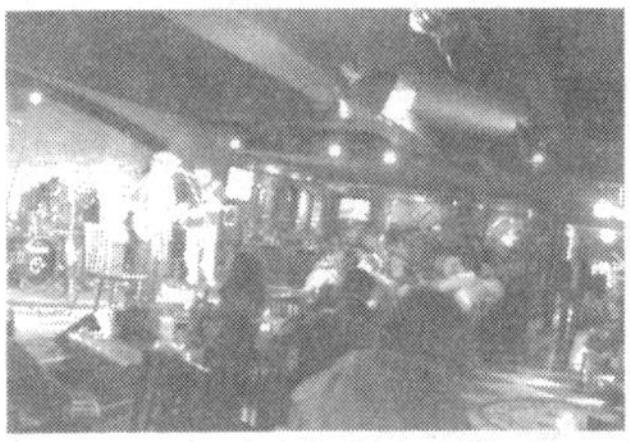
(a) 시카고의 째즈카페

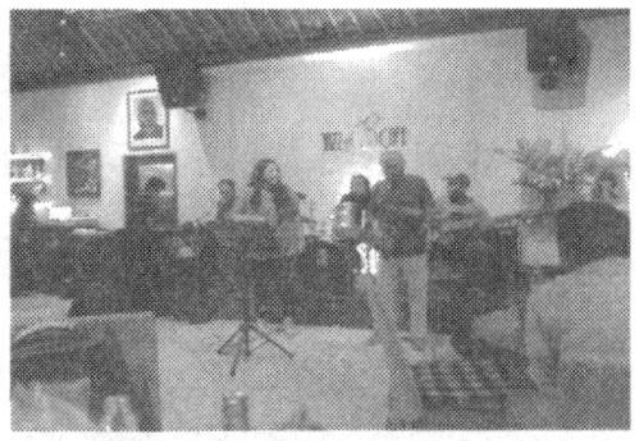
(b) 발리의 째즈카페

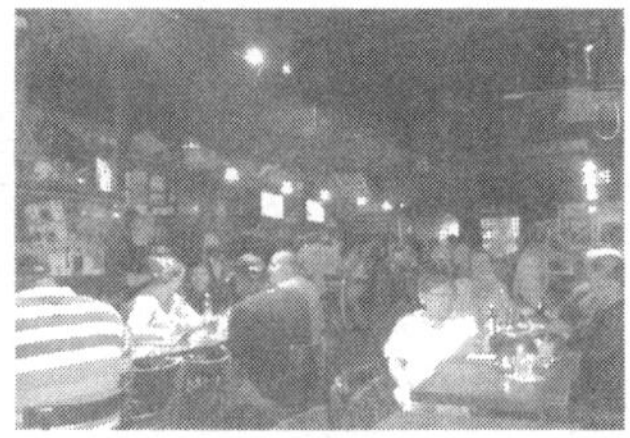
(c) 뉴욕 째즈 바

[그림 4-23] 관광공연장업

8) 크루즈업

해운법에 따른 순항(順航) 여객운송사업이나 복합 해상여객운송사업의 면허를 받은 자가 해당 선박 안에 숙박시설, 위락시설 등 편의시설을 갖춘 선박을 이용하여 관광객이 관광할 수 있도록 하는 업에 종사하는 자이다(그림 4-24).

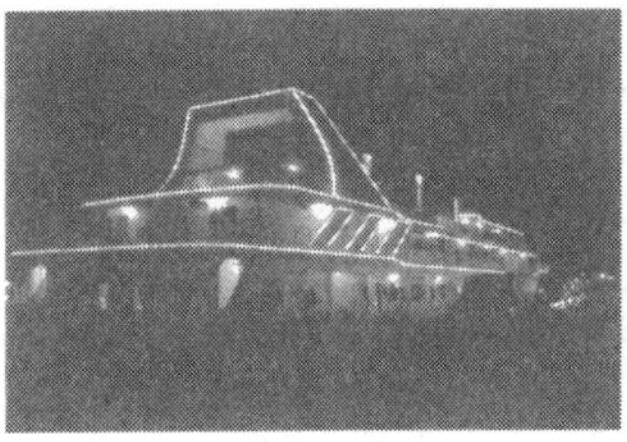
(a) 이사부크루즈

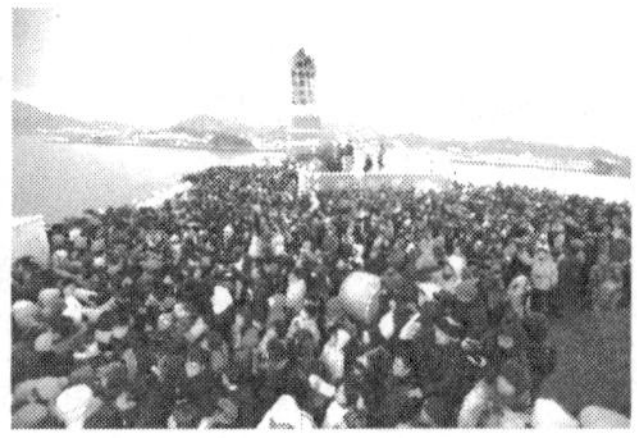
(b) 크루즈 선상의 해맞이

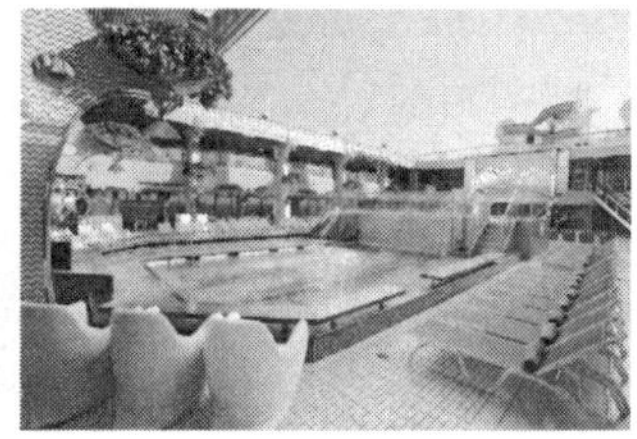
(c) 크루즈 선상의 수영장

[그림 4-24] 크루즈업

(4) 국제회의업의 종류와 종사하는 자

국제회의업에 종사하는 자는 국제회의 시설업, 국제회의 기획업이 있다.

1) 국제회의 시설업

대규모 관광수요를 유발하는 국제회의를 개최할 수 있는 시설을 설치하여 운영하는 업에 종사하는 자이다(그림 4-25).

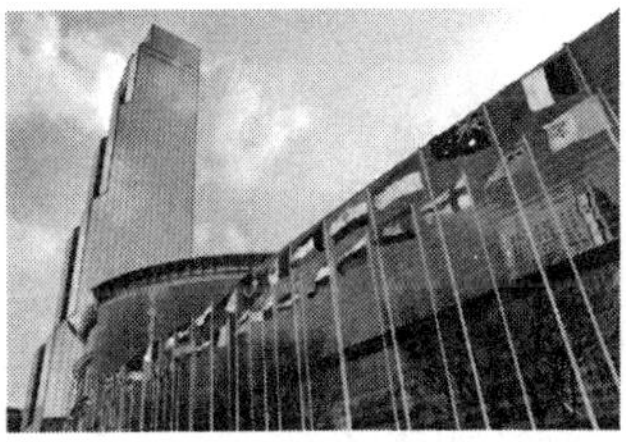
(a) 코엑스 동문

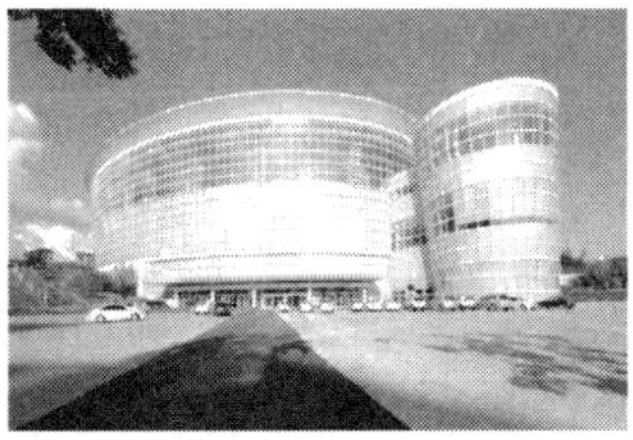
(b) 제주 국제 컨벤션센터

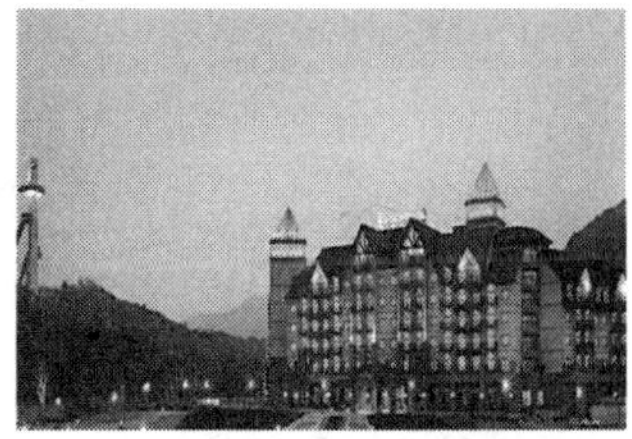
(c) 평창 알펜시아

[그림 4-25] 국제회의 시설업

2) 국제회의기획업

대규모 관광수요를 유발하는 국제회의와 계획 · 준비 · 진행 등의 업무를 위탁받아 대행하는 업에 종사하는 자이다(그림 4-26).

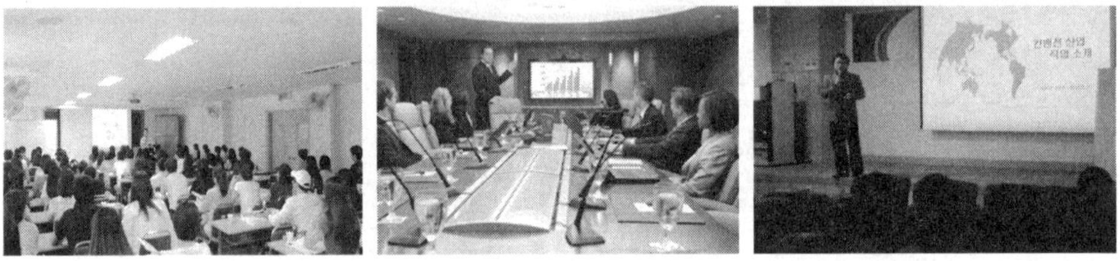

(a) 국제회의 기획사 시험특강 (b) 회의를 진행하고 있는 모습 (c) 컨벤션 산업 직업소개

[그림 4-26] 국제회의업에 종사하는 자

(5) 유원시설업의 종류와 종사하는 자

유원시설업(遊園施設業)에 종사하는 자는 종합유원시설업, 일반유원시설업이 있다.

1) 종합유원시설업

유기시설이나 유기기구를 갖추어 관광객이 이용하게 하는 업으로서 대규모의 대지 또는 실내에서 법 제33조에 따른 안전성검사대상 유기기구 10종 이상을 설치 · 운영하는 업이며 대지 1만[m^2] 이상의 면적을 확보하고 있어야 하고 주행식, 고정식, 스포츠 관람형의 기구를 갖추어서 운영하는 업에 종사하는 자이다(그림 4-27).

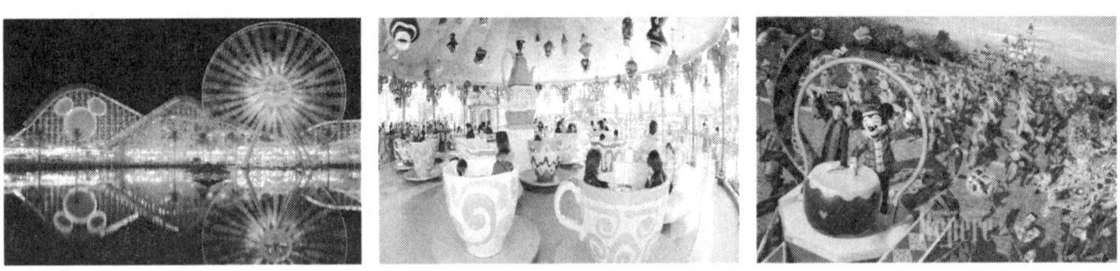

(a) 디즈니랜드의 야경 (b) 일본 디즈니랜드의 놀이기구 (c) 홍콩 디즈니랜드 퍼레이드

[그림 4-27] 종합유원시설업

2) 일반유원시설업

유기시설이나 유기기구를 갖추어 관광객이 이용하게 하는 업으로서 법 제33조에 따른 안전성검사 대상 유기시설 또는 유기기구 한 종류 이상을 설치하여 운영하는 업에 종사하는 자이다(그림 4-28).

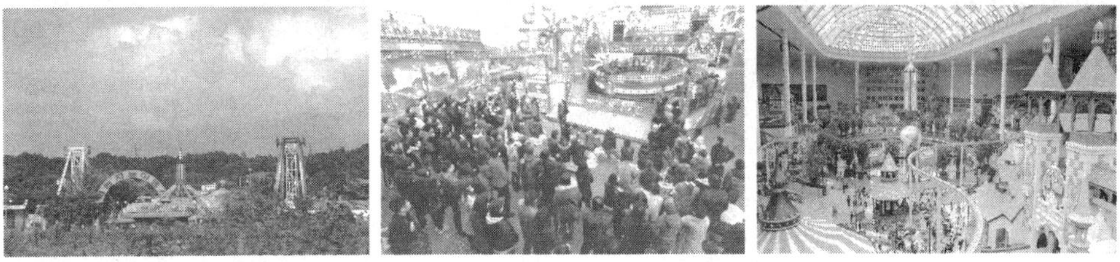

(a) 제천 의림지 놀이동산 (b) 인천 월미도의 디스코 팡팡 (c) 잠실 롯데월드

[그림 4-28] 일반유원시설업

3) 기타 유원시설업

유기시설이나 유기기구를 갖추어 관광객이 이용하게 하는 업으로서 법 제33조에 따른 안전성검사 대상이 아닌 유기시설 또는 유기기구를 설치하여 운영하는 업에 종사하는 자이다(그림 4-29).

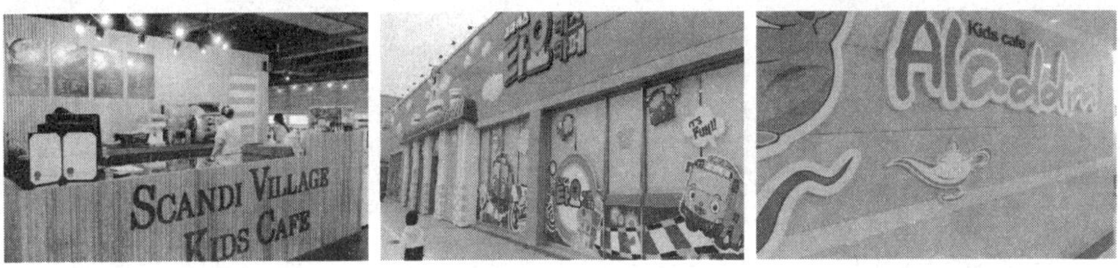

(a) 의정부 키즈까페 (b) 타요버스 키즈까페 (c) 키즈까페 알라딘

[그림 4-29] 기타 유원시설업

(6) 관광 편의시설업의 종류와 종사하는 자

관광 편의시설업에는 관광극장 유흥점, 외국인전용 유흥음식점, 관광 유흥음식점, 시내순환관광업, 관광식당업, 관광펜션업, 여객자동차 터미널 시설업, 문화관광해설사, 한옥체험업, 외국인 관광 도시민박업, 한국궤도업, 카지노업 등이 있다.

1) 관광 유흥음식점업

식품위생법령에 따른 유흥주점 영업의 허가를 받은 자가 관광객이 이용하기 적합한 한국전통 분위기의 시설을 갖추어 시설을 이용하는 자에게 음식을 제공하고 노래와 춤을 감상하게 하거나 춤을 추게 하는 업에 종사하는 자이다(그림 4-30).

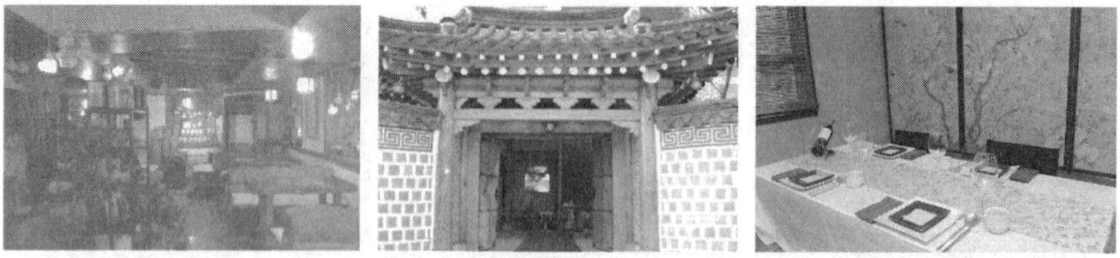

(a) 전통주점의 내부 (b) 한국 요정 (c) 한국 용수산

[그림 4-30] 관광 유흥음식점업

2) 관광극장 유흥점

식품위생법령에 따른 유흥주점 영업의 허가를 받은 자가 관광객이 이용하기 적합한 무도*시설을 갖추어 그 시설을 이용하는 자에게 음식을 제공하고 노래와 춤을 감상하게 하거나 춤을 추게 하는 업에 종사하는 자이다(그림 4-31).

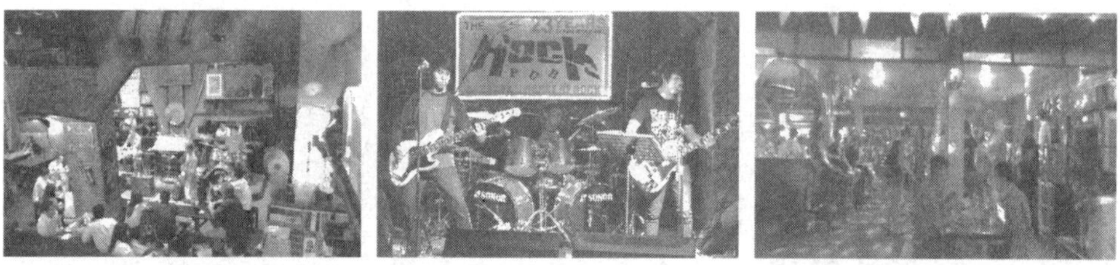

(a) 태국의 섹소폰 펍 (b) 방콕의 더 락펍 (c) 치앙마이 라이브 펍

[그림 4-31] 관광극장 유흥점

3) 외국인 전용 유흥음식점업

식품위생법령에 따른 유흥주점영업의 허가를 받은 자가 외국인이 이용하기 적합한 시설을 갖추어 이용하는 자에게 주류나 그 밖의 음식을 제공하고 노래와 춤을 감상하게 하거나 춤을 추게 하는 업에 종사하는 자이다(그림 4-32).

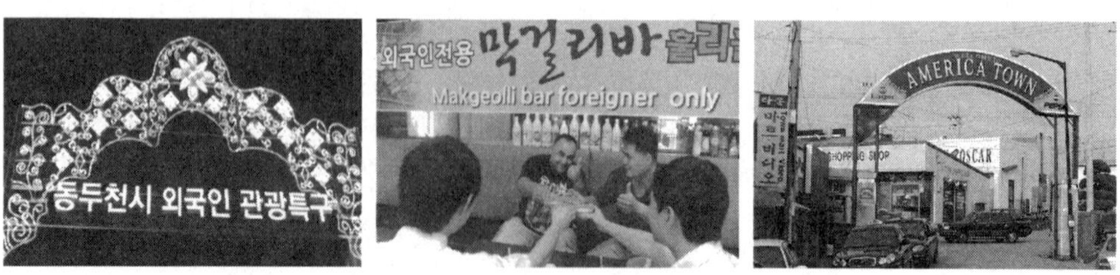

(a) 동두천시 외국인 관광특구 (b) 외국인 전용 막걸리바 (c) 군산 아메리카 타운

[그림 4-32] 외국인 전용 유흥음식점업

---

* 무도(舞蹈) : 일반 유흥음식점의 일종으로 유흥업 종사자를 두고 주류와 음식물을 판매하며 가무(歌舞)를 행할 수 있는 접객업소

4) 관광식당업

식품위생법령에 따른 일반음식점영업의 허가를 받은 자가 관광객이 이용하기 적합한 음식 제공시설을 갖추고 관광객에게 특정 국가의 음식을 전문적으로 제공하는 업에 종사하는 자이다(그림 4-33).

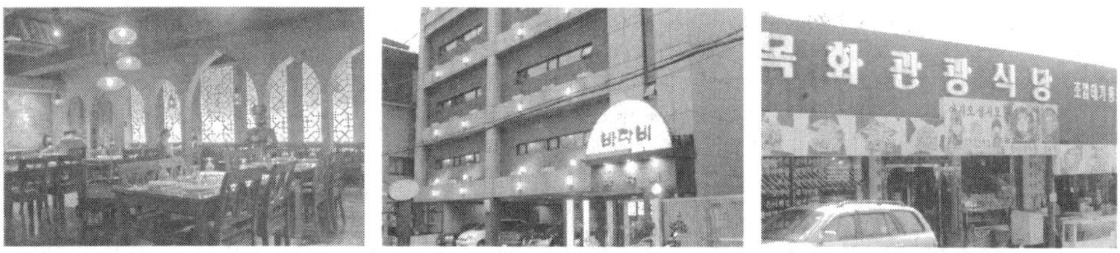

(a) 인도요리 전문점 나마스테 (b) 전문 한식점 바달비 (c) 하동 목화 관광식당

[그림 4-33] 관광식당업

5) 시내순환관광업

여객자동차 운수사업에 따른 여객자동차운송사업의 면허를 받거나 등록한 자가 버스를 이용하여 관광객에게 시내와 그 주변 관광지를 정기적으로 순회하면서 관광할 수 있도록 하는 업에 종사하는 자이다(그림 4-34).

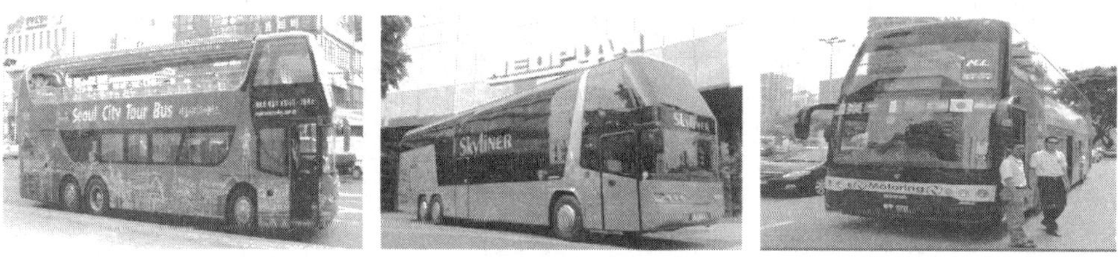

(a) 서울 시티투어 버스 (b) 서울 청계천 순환2층 버스 (c) 말레이시아 시티버스

[그림 4-34] 시내순환관광업

6) 관광사진업

외국인 관광객과 동행하며 기념사진을 촬영하여 판매하는 업에 종사하는 자이다(그림 4-35).

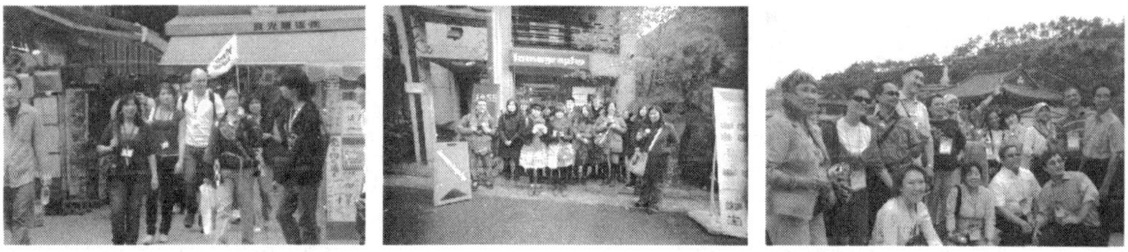

(a) 아키하바라 신발견투어 (b) 서울 시티 투어 (c) 부산 시티 투어

[그림 4-35] 시내순환관광업

7) 여객자동차 터미널 시설업

「여객자동차 운수사업법」에 따른 여객자동차 터미널 사업의 면허를 받은 자가 관광객이 이용하기 적합한 여객자동차 터미널 시설을 갖추고 휴게시설 · 안내시설 등 편익시설을 제공하는 업에 종사하는 자이다(그림 4-36).

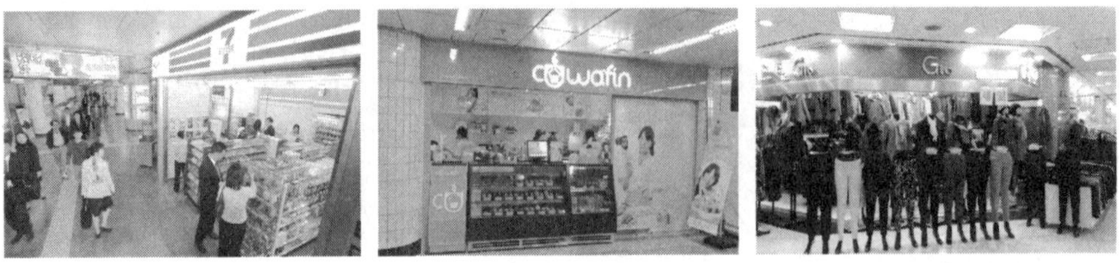

(a) 지하철 편의점 (b) 지하철 카페 코와핀 (c) 지하철 옷가게

[그림 4-36] 여객자동차 터미널 시설업

8) 관광 펜션업

숙박시설을 운영하고 있는 자가 자연 · 문화 체험관광에 적합한 시설을 갖추어 관광객이 이용하게 하는 업에 종사하는 자이다(그림 4-37).

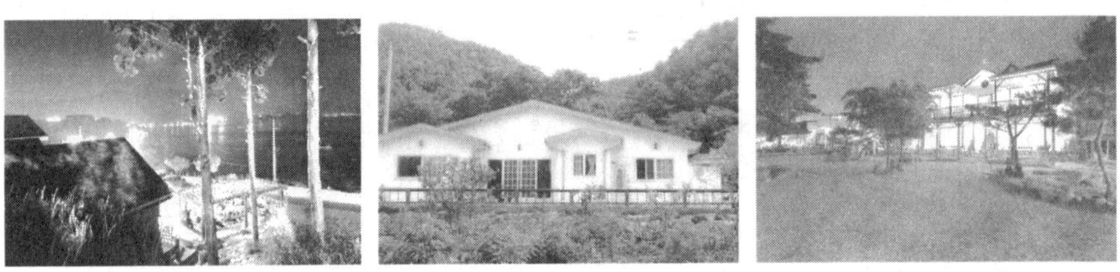

(a) 남해 펜션(바비큐 파티) (b) 홍천 뉴황토방 펜션 (c) 경주 펜션

[그림 4-37] 관광 펜션업

9) 관광 궤도업

궤도운송법에 따른 궤도사업의 허가를 받은 자가 주변 관람과 운송에 적합한 시설을 갖추어 관광객이 이용하게 하는 업에 종사하는 자이다(그림 4-38).

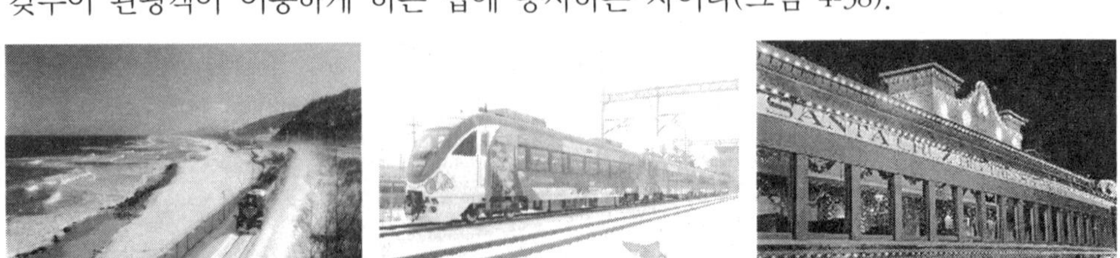

(a) 해돋이 관광열차 (b) 한류 관광열차 (c) 산타크루즈 시내 관광열차

[그림 4-38] 관광 궤도업

10) 한옥체험업

한옥(주요 구조부가 목조구조로서 한식기와 등을 사용한 건축물 중 고유의 전통미를 간직하고 있는 건축물과 그 부속시설이다)에 숙박체험에 적합한 시설을 갖추어 관광객에게 이용하게 하거나, 숙박 체험에 딸린 식사체험 등 그 밖의 전통문화체험에 적합한 시설을 갖추어 관광객이 이용하게 하는 업에 종사하는 자이다(그림 4-39).

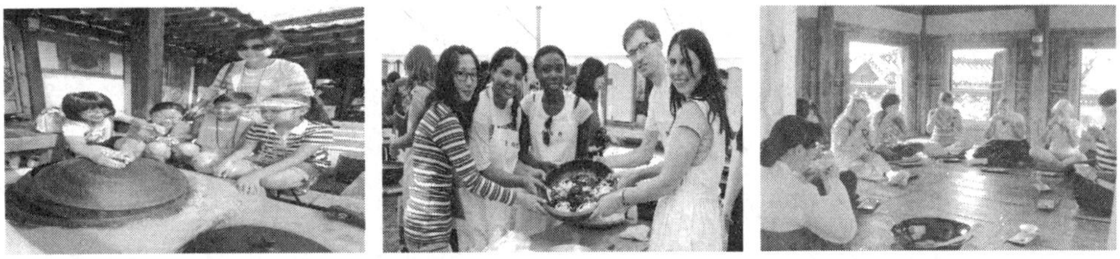

(a) 한옥체험을 하는 아이들 (b) 한옥체험을 하는 외국인관광객

[그림 4-39] 한옥체험업

11) 외국인 관광 도시민박업

「국토의 계획 및 이용에 관한 법률」 제6조제1호에 따른 도시지역(「농어촌정비법」에 따른 농어촌지역 및 준농어촌지역은 제외한다. 이하 6조와 같다)의 주민이 거주하고 있는 다음의 어느 하나에 해당하는 주택을 이용하여 외국인 관광객에게 한국의 가정문화를 체험할 수 있도록 숙식 등을 제공(도시지역에서 「도시재생활성화 및 지원에 관한 특별법」 제2조제6호에 따른 도시재생활성화계획에 따라 같은 제2조 제9호에 따른 마을기업이 외국인 관광객에게 우선하여 숙식 등을 제공하면서, 외국인 관광객의 이용에 지장을 주지 아니하는 범위에서 해당 지역을 방문하는 내국인 관광객에게 그 지역의 특성화된 문화를 체험할 수 있도록 숙식 등을 제공하는 것을 포함한다)하는 업에 종사하는 자이다.

① 「건축법 시행령」 별표 1 제1호가목 또는 다목에 따른 단독주택 또는 다가구주택

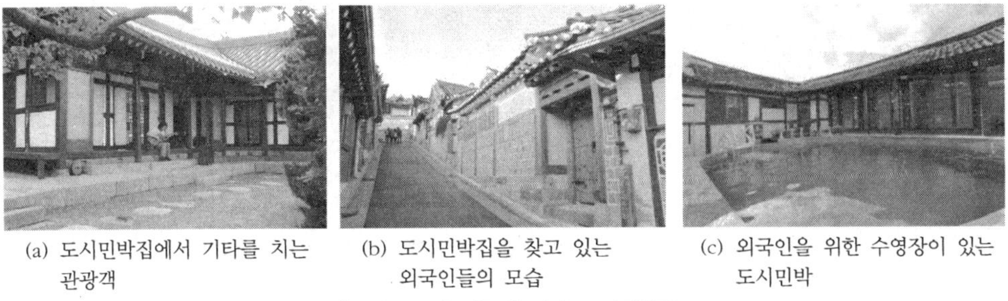

(a) 도시민박집에서 기타를 치는 관광객 (b) 도시민박집을 찾고 있는 외국인들의 모습 (c) 외국인을 위한 수영장이 있는 도시민박

[그림 4-40] 외국인 관광 도시민박업

② 「건축법 시행령」 별표 1 제2호가목, 나목 또는 다목에 따른 아파트, 연립주택 또는 다세대주택

③ 제1항제6호아목은 「제주특별자치도 설치 및 국제자유도시 조성을 위한 특별법」을 적용받는 지역에 대하여는 적용하지 아니한다.

12) 문화관광해설사

문화체육관광부장관 또는 지방자치단체의 장은 국민을 대상으로 역사 · 문화 · 예술 · 자연 등 관광자원에 대한 지식을 체계적으로 전달하고, 지역문화에 대한 올바른 이해를 돕기 위하여 제48조의6 제2항에 따른 인증을 받은 문화관광해설사 교육과정을 이수한 자를 문화관광해설사로 선발되어 활동하고 있는 자이다(그림 4-41).

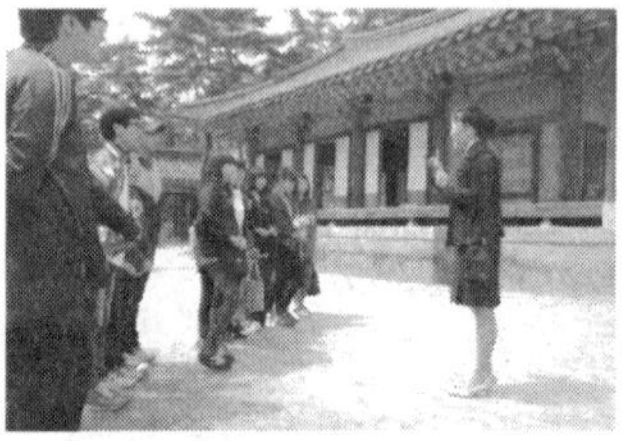
(a) 전통 한옥에 대한 설명을 하고 있는 모습

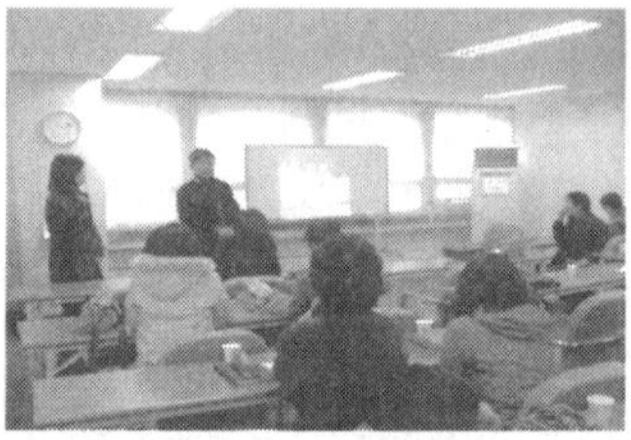
(b) 문화관광해설사 교육

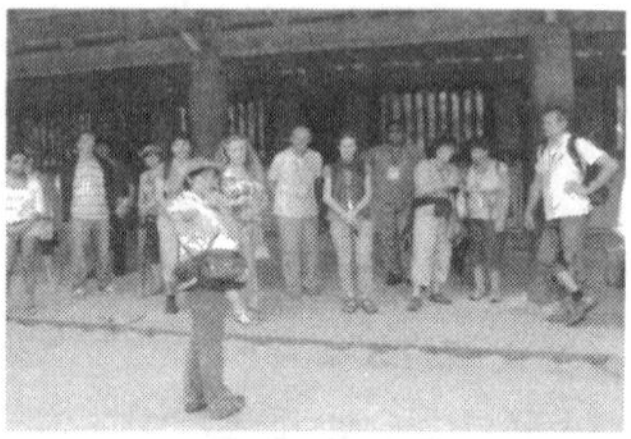
(c) 외국인들에게 설명

[그림 4-41] 문화관광해설사

13) 카지노업

전문영업장을 갖추고 주사위 · 트럼프 · 슬롯머신 등 특정한 기구 등을 이용하여 우연의 결과에 따라 특정인에게 재산상의 이익을 주고 다른 참가자에게 손실을 주는 행위 등을 하는 업에 종사하는 자이다(그림 4-42).

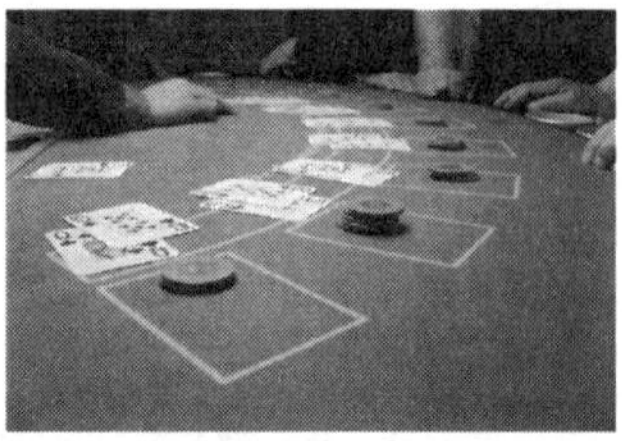
(a) 카지노 게임(블랙잭)

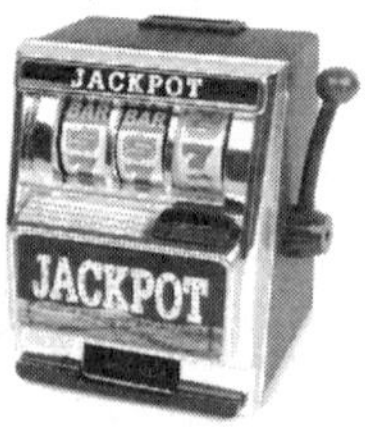

(b) 카지노 슬롯머신

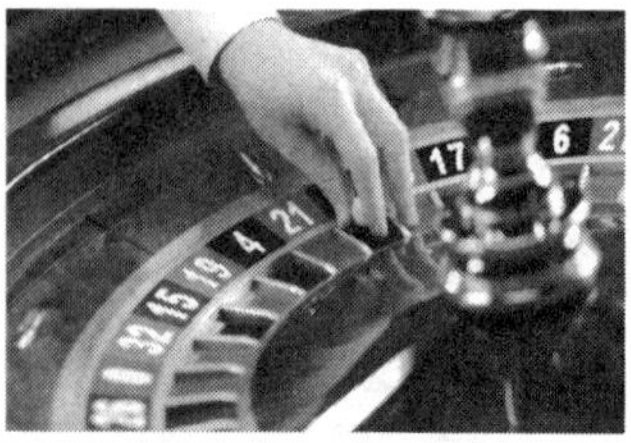
(c) 카지노 게임(룰렛)

[그림 4-42] 카지노업

3. 관광종사원의 역할

우리 정부는 국민소득 및 여가시간의 증대에 따른 국내관광이 급속히 늘어남에 따라 관광종사자들에게 건전한 국내여행안내사가 되도록 계도하고, 관광안내사로서의 우리의 고유한 관광자원을 올바르게 인식시키는 등의 역할을 감안하여 관광진흥법에 의한 자격시험제도를 마련하고 있다. 우수한 자격을 겸비한 관광통역안내사의 확보를 위하여 1962년부터 매년 **관광통역안내사** 자격시험을 실시하고 있다.*

관광숙박업과 관련된 국가전문자격증제도로 호텔경영의 총괄업무와 종사원의 지원·감독을 담당하는 **호텔경영사**, 호텔의 각 분야 업장별 관리와 종사원의 감독업무를 담당하는 **호텔관리사**, 관광호텔의 현관, 객실, 식당의 접객업무를 담당하는 **호텔서비스사** 등이 있다. 이들은 일정수준 이상의 관광에 관한 전문지식과 기술을 갖춘 자로서, 관광산업의 서비스질과 신뢰도를 증진시키는 역할을 담당하고 있다. **관광통역안내사**의 인적 서비스 구성요인은 〈표 4-1〉과 같다.

〈표 4-1〉 관광통역안내사의 인적 서비스 구성요인

구성요인	서비스 자세
전문성	외국어 구사능력, 관광지안내와 정보제공, 풍부한 지식과 상식, 회의 또는 산업시찰 관련 정보의 사전습득
신뢰성	일정수준, 성실한 자세, 일정과 상황에 대한 충분한 사전설명
반응성	상황대처능력(순발력), 고객의 질문에 대한 성실한 태도, 영어를 모국어로 하지 않는 고객에 대한 세심한 배려와 인내심
확신성	친절성, 인솔능력, 책임감
공감성	한국문화의 해설능력, 한국에 대한 긍정저 이미지 부여, 디국적 참가자의 문화와 특성에 대한 사전지식과 참가자에 대한 배려

한편, 관광서비스산업에서 관광종사원의 인적 서비스가 강조되면서 이에 따른 관광종사원의 인적 서비스 자세의 측정요인에 대한 연구가 이루어지고 있다. 〈표 4-1〉은 PZB와 Sheriff의 선행연구를 통해 입증된 SERVQUAL 모형을 이용한 것으로 일반 관광객을 대상으로 한 관광 프로그램 관광통역안내사의 인적 서비스 품질 구성요인이다.

그리고 〈표 4-2〉는 한국의 외래방문객에 대한 한국관광공사의 조사통계로 연도별 관광서비스 만족도를 나타낸다.

* 관광종사원의 역할 : 현대관광의 이해, 이선희 외, 대왕사, 2002

〈표 4-2〉 한국 외래방문객에 대한 연도별 관광서비스 만족도

구 분	매우 훌륭 (5점)	훌륭 (4점)	보통 (3점)	미흡 (2점)	매우 미흡 (1점)	2010년 평균 (점)	2009년 전체평균 (점)	2008년 전체평균 (점)	2007년 전체평균 (점)	2006년 전체평균 (점)
	(만족도에 대한 5점 척도 비율)									
공항시설	37.1	44.9	16.6	1.2	0.2	4.18				
공항 서비스	31.0	43.7	22.9	1.9	0.4	4.03	4.02	4.04	4.09	4.13
출입국절차	27.1	38.8	26.7	5.6	1.7	3.84				
대중교통시설	20.3	43.6	32.3	3.3	0.5	3.80				
대중교통 서비스	19.8	40.5	32.9	5.6	1.3	3.72	3.79	3.85	3.86	3.90
대중교통요금	25.1	39.8	30.7	3.7	0.7	3.85				
숙박시설	25.8	43.5	25.9	3.9	0.9	3.90				
숙박 서비스	26.0	42.5	27.0	3.8	0.6	3.89	3.83	3.86	3.80	3.79
숙박요금	19.2	39.6	34.1	5.5	1.5	3.70				
식당시설	18.3	44.1	33.4	3.7	0.5	3.76				
식당 서비스	22.3	44.4	29.0	3.7	0.6	3.84	3.79	3.79	3.76	3.78
식당음식점의 질	24.1	45.4	25.7	4.1	0.8	3.88				
식당가격	17.8	40.6	34.7	5.7	1.2	3.68				
쇼핑시설	19.3	45.8	31.8	2.8	0.4	3.81				
쇼핑 서비스	19.6	42.9	32.7	4.0	0.8	3.77	3.72	3.74	3.76	3.73
상품의 질	17.3	45.0	34.1	3.1	0.5	3.75				
상품가격	14.3	37.2	40.0	7.1	1.5	3.56				
관광정보입수	18.6	38.7	35.0	6.2	1.5	3.67				
관광안내원	25.9	40.4	27.4	5.3	1.0	3.85				
관광안정성	28.2	46.1	22.8	2.5	0.4	3.99	3.89	3.88	3.83	3.81
관광매력도	24.2	44.7	27.8	2.9	0.4	3.90				
사람들의 친절성	33.7	40.9	21.2	3.1	1.1	4.03				

반면에 한국을 방문한 외국인 관광객들은 관광을 하면서 한국에 대한 이미지가 나빠지는 경우도 있는데, 한국여행 후 이미지가 나빠진 세부적인 이유는 〈표 4-3〉과 같다.

〈표 4-3〉 한국여행 후 이미지가 나빠진 세부적인 내용

이 유	비 율	이 유	비 율
여행의 불편 및 서비스			**23.0**
서비스가 나쁘다	9.2	출입국 절차가 까다롭다	0.7
음식이 맛이 없다	6.1	공항안내방송이 즉각적이지 않다	0.7
여행이 즐겁지 못하다	3.1	관광안내지도가 미흡하다	0.5
공항 서비스가 나쁘다	1.2	안전하지 않다	0.3
환전이 불편하다	1.0	가이드의 경험이 부족하다	0.2
한국인의 부정적 성격			**21.3**
친절하지 않다	17.4	표정이 딱딱하다	1.4
예의가 바르지 않다	2.4	사람들이 너무 바쁘다	0.1

비싼 물가 및 불편한 쇼핑			**20.0**
가격이 비싸다	15.1	가격이 일정하지 않다	0.6
쇼핑하기 불편하다	2.6	상품의 질이 떨어진다	0.2
쇼핑 시 상품강매가 심하다	1.5		
언어소통의 어려움			**18.2**
의사소통이 안된다	16.7	표지판이 잘 되어 있지 않다	1.5
지저분한 환경 및 불편한 진실			**12.2**
환경이 나쁘다	3.8	화장실이 지저분하다	0.7
깨끗하지 않다	2.3	거리가 예쁘지 않다	0.6
도시가 예쁘지 않다	0.9	대기오염이 심하다	0.6
음식점이 청결하지 않다	0.9	편의시설이 잘 되어 있지 않다	0.4
숙박시설이 지저분하다	0.7	경치가 좋지 않다	0.3
밤거리가 무섭다	0.7	호텔이 좋지 않다	0.3
불편한 교통 및 체증			**9.9**
교통이 복잡하다	3.1	교통매너가 나쁘다	2.5
도로가 불편하다	2.8	거리가 복잡하다	1.5
기타	4.1		**13.5**
국가 간 적대감이 느껴진다	2.7	데모를 많이 한다	1.0
TV속과 차이가 많다	1.7	신뢰감이 안 든다	1.0
사회가 어렵다	1.5	사업협상이 안된다	0.1
문화가 뒤떨어진다	1.3	전통적이지 않다	0.1

(1) 서비스 제공자 역할의 중요성 인식

환한 미소를 지으며 인사하는 것이 서비스의 전부가 아니다. 이것을 고급스러운 서비스라고 느끼게 하기 위해서는 그 서비스질에 달려 있다.

예 호텔 및 음식점에서 판매하는 맥주는 소매업에서 파는 맥주가격과는 다른 새로운 가격이 형성된다. 이처럼 소매업과 가격이 다른 이유는 관광종사원의 서비스가 포함되어 있기 때문이다.

① 여행 시 안내원 및 인솔자의 역할을 생각해 보면 아무리 좋은 세일즈를 해서 많은 고객을 모으고 또 수배를 훌륭하게 하더라도 여행지에서 최종 업무를 맡는 인솔자나 안내원이 나쁘면 그 여행이 실패하게 된다. 반대로 수배가 다소 나쁘더라도 안내원 및 인솔자의 개성 및 수완에 의해 그 마이너스를 충분히 보완할 수 있다. 그만큼 고객과 접촉하는 서비스 종사원의 역할은 중요하다.

② 새로운 숙박시설로 주목받고 있는 민박의 관리인도 마찬가지다. 관리인 자신이 기타를 칠 줄 알고 도기를 제작하거나 그림을 그리거나 한다. 취미로 수집한 레코드를 들려주는 음악실을 한구석에 설치하기도 한다. 외국인 숙박객 가운데는 이러한 특징을 듣고서 숙박하려는 사람이 많다고 한다. 그 뿐만 아니라 그 전제로서 서비스 제공자의 역할 완수 및 전문적인 지식이 중요한 문제가 되고 있다. 현대에는 제조업 및 도매업

에서 소매점에 보내는 상품을 고객의 요구에 따라 판매만 하면 되는 시대는 지나갔다.

㉲ 어느 외국기업은 스포츠 레저 코너에는 스포츠 선수를 지낸 사람을 모집하고, 자동차 부문에는 기계에 자신있는 사람을 채용하고 있다.

③ 그만큼 대규모의 점포가 아니라도 일요목수(Do it Yourself : DIY)의 체인점에서는 점원을 전원 일요목수, 아마추어 달인으로 만들고 고객의 어려운 요망 및 질문에 대응할 수 있는 체제를 만들고 있다. 어느 가전제품의 소매점에서는 젊은이들에게 인기있는 오디오 제품을 판매하는데 있어서 전문적이고 세심한 서비스를 제공할 수 있도록 고교의 음악부 출신자를 채용하고 있다.

(2) 업무의 어려움에 대한 자각

서비스 업무는 어렵고 힘든 것이 사실이다. 따라서 업무의 어려움에 대한 자각이 필요하다. 이 점에 대해서는 몇 가지 문제가 있다.

① 서비스를 제공받는 측과 제공하는 측에서 주종관계와 유사하게 느끼는 점이다. 소비자의 동향을 파악하는 것은 중요하지만 소비자는 왕이라고 하여 비굴하게 되지 말고 대등하면서 존중하는 관계에서 상대하지 않으면 안된다.

② 서비스업에 종사하는 시간의 문제이다. 서비스 종사원은 그 반대로 시간을 사용하지 않으면 안된다. 식사를 하고 싶을 때 식사를 하지 못하고 모두 같이 쉬는 일요일에 쉬거나 놀지 못하는 것이 숙명이다.

㉠ 서비스업에는 이러한 여러 가지 문제가 존재하고 있다. 그러나 다른 산업의 측면에서 보면 서비스업은 개인의 능력을 발휘할 수 있는 직장이다.

㉡ 여행업 및 숙박업은 개인의 취미를 살릴 수 있는 곳으로 평가되고 서비스업은 점차로 대학생이 선호하는 직장이 되고 있다. 사람 대 사람의 관계는 어려울 때도 있지만 상대방에게 감사하다는 인사를 받을 경우 기쁨은 한층 크다.

㉢ 희로애락의 세계에서 근로 소외가 일어나기 어렵다. 넓은 장소에서 겨우 2~3인이 하루종일 계기판만을 바라보는 직장, 기계의 속도에 맞추어 육체를 혹사시키고 생리적 욕구도 시간에 구속되는 타 직장과 비교해 보면 그 차이는 명확할 것이다.

㉣ 의 · 식 · 주라고 하는 기본적인 인간욕구 이외에 삶의 보람이라는 인간다운 욕구를 충족시켜 나가는 것이 서비스업이라고 하는 자각을 지니는 것이 중요하다.

③ 서비스라는 언어가 갖는 애매함이다. 기능 또는 기술이 무시되고 "서비스가 좋은 사람이 있다" 등의 정신적, 도덕적 서비스 또는 위스키를 사면 라면을 받거나 저축을 하면 필기구를 경품으로 받는 등 희생적 서비스를 칭하여 '서비스가 좋다'고 하기 때문이다.

④ 서비스업, 특히 숙박업은 보이지 않는 상품을 팔고 있기 때문에 때때로 이용자가 과분한 요구를 한다. 숙박업 중에서도 여관업(장급 호텔)은 호텔 및 공공 숙박시설에 비해 시설수준 및 서비스 수준이 애매하다. 1박 2식에 3만원의 여관과 5만원의 여관에서 요금차이는 불명확하다. 그렇기 때문에 여행자측이 제멋대로 요금에 대응한 여관의 수준을 상정하고 차이가 날 때에 만나는 종업원에게 따지게 된다.

(3) 서비스 주체성 인식

서비스 종사원은 자신이 '기업의 대표자' 또는 '지역의 대표자, 국가의 대표자'라고 인식하는 것이다. 여행자가 관광지에 가서 사람과 접촉하는 것은 실제로 택시, 숙박시설, 음식점, 기념품점 등에서 종사하는 극히 한정된 사람들로 그 대부분은 서비스 종사원들이다. 그 접객태도 하나로 "어느 관광지는 형편없다, 관광지는 어느 정도 괜찮지만 어느 곳 사람은 싫다"라고 하는 악평을 조성하게 된다. 이와 같이 서비스 종사원에게는 중요한 임무와 책임이 있다.

그러나 일하는 사람들의 근로조건이 가혹하고 더욱이 급료가 낮아서는 일에 대한 프라이드를 갖지 못하고 기분 좋게 사람을 접대할 수 없다. 그렇서 관광업체 경영자는 밝은 직장 만들기를 추구하고 종업원의 업무를 보람 있는 일, 자신 있는 일로 느낄 때 고객들에게 기뻐하는 서비스가 제공된다.

관광객들은 장기간 휴가를 받고 가족들과 낚시, 물놀이, 하이킹, 식물채집, 천체관측 등 수많은 레크리에이션 활동을 하고 싶어한다. 그렇기 때문에 관광지에서 숙박시설 이외에도 지역 전체가 여행자를 즐겁게 만드는 일이 필요하다.

지역관광개발자는 지역 내에서 이러한 유형의 활동에 뛰어난 집단(지역의 전문가 집단, 엔터테이너)에게 협력을 부탁하면 좋다. 이러한 집단의 리스트를 작성하는 것부터 시작하여 1인 1역은 물론 모두가 코치가 되어 방문객들을 즐겁게 만들어야 한다.

㉮ 미국과 프랑스의 관광활동에서 찾아볼 수 있다. 미국의 국립공원에서는 공원경비원(레인저)이 자연관찰 소규모 여행의 안내 및 슬라이드 촬영으로 내방자를 안내하고 있다. 프랑스를 비롯하여 바캉스촌을 세계 각지에 100개소 이상 건설하고 있는 유명한 지중해 클럽에서는 G.O로 하는 엔터테이너가 윈드서핑 등 촌내의 여러 가지 놀이를 담당하고 있다.

(4) 관광종사원의 역할과 자세

① 전문지식 습득으로 실력을 향상시키고 고객만족 향상에 기여한다.

② 조직목표에 부합하는 노력을 해야 하고 서비스 정신의 적극적 실천을 해야 한다.

③ 국가 및 지역의 이미지를 높여야 한다.

④ 바른자세와 위생관리의 근무태도를 유지해야 한다.
⑤ 재방문할 수 있는 진정성 있는 근무자세를 가져야 한다.
⑥ 친절 · 미소로 진정한 환대정신을 유지하고 정확한 정보를 제공해야 한다.

(5) 관광종사원의 직업의식

관광종사원이 가져야 하는 직업의식은 계속 혁신하는 마음자세, 일에 임하는 마음자세, 최선을 다하는 마음자세, 신념과 패기의 마음자세, 자기 분야에 최고가 되겠다는 마음자세이다. 이 사항들을 자세히 살펴보면 다음과 같다.

1) 계속 혁신하는 마음자세

서비스 요원은 고정관념을 깨고 계속 혁신화하는 마음자세를 가져야 한다. 발상의 전환을 위해 나부터, 지금부터, 실천가능한 일부터 시작한다.

2) 일에 임하는 마음자세

현대는 세계적으로 무한경쟁의 시대이다. 그래서 현대의 기업은 국내 경쟁을 넘어 세계의 일류기업 및 다국적 기업과 아무런 보호막도 없이 경쟁을 해야 한다.

① 오늘날 서비스업도 서비스 요원들에게 변화를 요구하고 있다. 그 변화의 요구는 오늘날의 치열한 국제경쟁에서 이겨나갈 수 있는 능력과 자질을 갖춘 사람으로 다시 태어나는 것이다.
② 환경에서 서비스 요원은 최선을 다하는 마음자세, 자기분야에서 최고가 되겠다는 마음자세, 창조와 개척의 마음자세, 혁신하는 마음자세, 신념과 패기의 마음자세를 가져야 한다.

3) 최선을 다하는 마음자세

"평범한 서비스 요원이 뭐 그리 대단한 일을 할 거라고 그럭저럭, 대충대충 하면 되겠지'하고 생각할지도 모르지만 그것은 잘못된 생각이다.

① 사람이 이루는 성과는 하루아침에 이루어지는 법이 없고, 갑자기 거창한 업적이 쌓이는 것도 아니다. 조그마한 일을 하나하나 해가다 보면 성과도 축적이 되고, 그것을 바탕으로 큰 일도 해낼 수 있다.
② 일을 하는데 왕도는 없다. 자신의 능력을 최대한으로 발휘할 수 있도록 성실히 노력하는 것이 바로 왕도이다. 처음부터 뛰어난 사람은 없다.
③ 우리가 직장생활에서 능력을 평가하는 상사나 동료는 모두 남모르는 노력을 기울

인 사람들이다. 99[%]의 노력과 1[%]의 영감이 성공을 보장하는 비결이다. 최선을 다한 사람에게 최선의 결과가 있게 마련이다.

4) 신념과 패기의 마음자세

서비스 요원은 "하면 된다. 할 수 있다"는 신념을 가져야 한다. 어려워도 해보자는 패기를 가져야 한다. 아무리 어려운 일도 노력하고 고민하고 해결의 실마리가 보이기 마련이다. 무슨 일이든 할 수 있다고 생각하는 사람과 조금만 어려워도 할 수 없다고 생각하는 사람은 일의 성취에서 많은 차이가 난다. '미래는 도전하는 사람의 것'이라고 한다.

① 신념과 패기를 가지고 있다면 쓰러지는 것을 두려워하지 않을 것이다. 쓰러지면 다시 일어서면 되기 때문이다. 쓰라린 실패가 있더라도 다시 시작한다면 실패는 노하우로 쌓이고 성공의 밑바탕이 되지만 쓰러진다고 주저앉으면 그것은 영원한 실패로 끝나고 말 것이다.

② 좌절감을 딛고 일어서는 패기가 없으면 안된다. 절망을 딛고 일어설 때, 그래서 이루고 말겠다는 각오와 신념이 있을 때 새로운 성의도 있다. 신념과 패기가 없으면 성취감도 희열도 기쁨도 맛볼 수 없다.

5) 자기 분야에 최고가 되겠다는 마음자세

우리가 사는 사회는 프로가 각광받고 존중받는 사회이다. 프로는 자기가 맡은 분야의 일을 솜씨 있게 하는 사람, 전문가를 말한다.

① 사회가 발전함에 따라 직업이나 업무가 세분화되고 고도화되었다. 세분화되고 고도화한 일을 처리하자면 매우 전문적인 지식과 감각이 필요하다. 이런 전문적인 지식과 감각을 가진 사람이 프로이다.

② 프로는 프로근성이 있어야 한다. 프로근성은 일에 대한 승부의욕, 승부근성과도 통한다. 그것은 자신에게 주어진 일은 어떤 어려움과 난관이 있더라도 반드시 그리고 멋지게 처리하고야 말하겠다는 마음이며, 집착이다. 그리고 해내는 것이다.

(6) 지양해야 할 서비스 종사원의 자세

① 모든 일에 이기적이어서 상사·동료직원 사이에 애정과 신뢰를 주지 못하는 사람이다.

② 적극성이나 활력이 부족하고 주어진 일이나 하겠다는 자세를 보이는 사람이다.

③ 시대적 흐름을 읽지 못하고 자기 변화에 인색하며 학습을 게을리 하는 사람이다.

④ 책임감이 부족하며 매사에 책임회피, 자기변명에 급급한 사람이다.

⑤ 지나친 자기과시로 팀워크를 해치는 사람이다.

⑥ 조직의 힘을 결집하는 방식보다는 개인의 능력에만 의존하려는 개인주의적 행동을 하는 사람이다.
⑦ 직장생활을 마지못해 하며 시간때우기에 급급한 사람이다.
⑧ 인내와 끈기가 부족하고 조그마한 일에도 쉽게 좌절하며 다시 일어서는 투지가 없는 사람이다.
⑨ 일을 소신껏 하기보다는 윗사람 눈치나 보면서 비위를 맞추려는 사람이다.
⑩ 힘든 일은 남에게 미루고 공은 자기가 차지하려는 사람이다.

02 관광자원의 이해

인간에게 관광동기는 인간의 본능으로 관광욕구가 활성화되며, 일상생활의 번잡성과 단조로운 환경에서 벗어나려는 욕구가 작용하여 관광으로 유도된다. 이처럼 관광욕구가 관광동기를 유발하게 되며, 관광동기는 실제로 복잡한 욕구가 결합되어 발생하나 일상생활권을 떠나는 이동으로 관광욕구를 만족시켜주기도 하기 때문에 이 세상에 있는 모든 것이 관광자원이 될 수 있다.

1. 관광자원의 정의와 개념

관광자원*(Tourism Resources)의 어원은 라틴어 'Resurgere'와 영어의 'Resources'에서 유래되었다. 관광자원(Tourism Resources, Tourism Object)은 관광욕구를 해소하기 위한 대상이 되는 것으로서, 관광지의 매력적인 자원, 프로그램, 서비스는 관광객의 방문동기를 유발하며, 만족을 주는 요인이 되며 관광객에 대하여 매력성과 유인성을 가진 유형 · 무형의 자원이다.

① 관광의 주체인 관광객으로 하여금 관광동기나 관광행동을 일으키게 하는 목적물인 관광대상이다. 따라서 관광자원은 인간이 지금까지 가보지 못한 지방 또는 나라의 경관 · 기후 · 풍토 등의 자연환경과 사적 및 풍물 등의 역사적 환경 그리고 문화시설 등이 관광활동을 하는 가장 중요한 유인자라고 할 수 있다. 특히 관광객의 관광지 선택에 있어서 관광지가 가지고 있는 가치에 많은 영향을 받기 때문에 관광시장에서 매력적인 관광자원상품을 다양하게 조화시켜야 한다.

* 관광자원의 개념 : Cre-Biz 시대의 관광학, 한승엽 외 3, pp.149~150

② 관광지에서의 관광자원은 가장 본질적인 요소로 그 관광지의 정체성을 가장 잘 표현해주며, 매력요인으로서 관광객의 욕구를 충족시켜 줄 수 있다. 그러나 관광자원에는 자연 그대로의 관광자원은 매우 한정되어 있기 때문에 다수의 관광객을 유치하기 위해서는, 즉 인공적으로 손을 대지 않고서도 원래의 관광자원으로서의 가치를 지니고 있는 관광자원과 인공적으로 개발한 관광자원이 있다. 인공적으로 관광자원을 개발할 필요가 있다.

③ 관광자원은 관광의 목적물이 되는 요소를 지닌 것과 관광재로서의 가치를 지닌 것이다. 관광자원은 관광객의 욕구에 따라 그 대상물의 가치가 다를 수 있으며, 관광사업 측면에서 다양한 경제적 가치를 지닐 수 있다. 또한 관광자원은 관광대상물로써 위락적·문화적·교육적 가치를 갖게 된다. 관광자원은 관광수입 측면에서 수익을 창출할 수 있는 것이어야 하며, 관광객에게 매력성과 호기심(curiosity)을 유발시킬 수 있는 목적물이 되어야 한다.

최근에 관광자원을 포괄적으로 인식하려는 경향이 강해지고 있는데 여러 학자들의 주장을 통해 관광자원의 특징을 다음과 같이 정리할 수 있다.

① 관광자원은 관광객의 욕구나 동기를 일으키는 매력성을 지니고 있다.
② 관광자원은 관광객의 행동을 끌어들이는 유인성을 지니고 있다.
③ 관광자원은 개발을 통해서 관광대상이 된다.
④ 관광자원은 자연과 인간의 상호작용의 결과이다.
⑤ 관광자원의 범위는 자연자원과 인문자원, 유형자원과 무형자원 등 아주 다양하고 넓다.
⑥ 관광자원은 사회구조나 시대에 따라 그 가치가 변한다.
⑦ 관광자원은 보존 또는 보호를 필요로 한다.
⑧ 선행연구에 의한 관광자원의 유형은 〈표 4-4〉와 같다.

〈표 4-4〉 관광자원의 유형

연구자	관광자원의 유형
Bernecker(1962년)	보양, 문화, 사교, 스포츠, 경제, 정치
일본교통공사(1971년)	유동형, 체재형
Wahab(1975년)	위락, 문화, 보양, 스포츠, 회의
Smith(1989년, 1992년)	위락, 문화, 역사, 환경
Przeclawski(1993년)	인지, 위락 및 여흥, 보양, 창조, 교육, 직업, 종교순례, 가족관계
이장춘(1997년)	관광자원의 성격, 관광지역의 성격, 관광지의 규모, 관광지의 생명주기, 관광시장 거리, 체재기간, 이용시기, 기후와 계절, 개발주체 및 관광자의 관광목적
David and Laura(2002년)	자연요소, 명소, 역사요소, 자연문화요소, 스포츠 요소, 기능요소, 전통문화요소
Juan and Francisco(2008년)	관광형, 휴양목적형(모험, 관광, 탐구, 흥미, 휴식, 해변생활)

(1) 협의의 개념

협의의 관광자원은 인간의 관광동기를 충족시켜 줄 수 있는 생태계 내의 유형·무형의 모든 자원으로서 보존·보호하지 않으면 그 가치를 상실할 성질을 내포하고 있는 자원이라고 정의한다. 관광욕구를 직접적으로 충족시켜 주는 요소인 자연자원, 인문자원 등 주 자원만을 관광자원으로 보는 관점이다. 전통적인 개념으로 사용된 기준들은 공통적으로 '매력성과 유인성, 욕구충족 및 동기유발, 보전보호의 필요성, 가치의 변화성, 비소모성, 범위의 다양성, 비이동성' 등을 들 수 있다.

(2) 광의의 개념

광의의 관광자원은 자연·문화·사회·산업·인문·역사·취락·인적 자원이고, 주 자원 외에 관광자원의 가치와 유인력을 높이기 위하여 수반되는 접대시설, 기반시설 등 제반요소를 포함하여 관광자원으로 보는 관점이다.

2. 관광자원의 유형과 특성

관광자원은 관광의 대상이 되는 자원이며, 관광이 자기 집을 떠나서 진선미를 추구하는 체험과정의 총체이기 때문에 이를 충족시켜 주는 지구상의 자원은 모두 관광자원이라고 규정할 수 있다. 즉, 관광자원은 인간의 관광욕구의 대상이 되고, 관광행동을 유발시키는 가치를 지닌 유형·무형의 모든 것을 가리킨다.

자원은 가장 중요한 자원인 태양에서부터 바다 위에 무수히 떠있는 플랑크톤에 이르기까지 그 범위가 대단히 넓으나, 일반적으로 자연이 부여한 것으로서 기술의 발달, 시간의 흐름, 소득의 증가 등에 따라 변화하여 양적·질적·기술적 측면에서 경제성을 지니고 있으면서 인간의 욕구·요구를 충족시킬 수 있는 것으로 환경을 파괴하지 않는 범위에서 이용되어야 하는 것이라고 개념을 규정할 수 있다.

여기서는 관광자원이 다른 자원과 달리 지니고 있는 특성에 대한 이해를 깊이하고 그것이 지니는 속성을 명확히 파악하기 위하여 종래의 주요 관광자원 개념, 법제도상의 관광자원 개념, 그리고 경제적 생산요소로서의 관광자원개념 등 3가지로 구분하여 살펴본다.*

* 관광학원론, 이정학, 대왕사 2010, p.155

(1) 관광자원의 종류

관광자원에는 자연적 관광자원, 문화적 관광자원, 문화재 관광자원, 사회적 관광자원, 산업적 관광자원, 위락적 관광자원이 있는데 자세히 살펴보면 다음과 같다.

1) 자연적 관광자원

산악, 구릉, 해양, 도서, 하천, 호수, 산림, 수목, 식물, 화초, 어류, 동물, 온천 등으로 대표적인 사례는 다음과 같다.

① **대한팔경** : 한라산의 고봉, 석굴암의 아침경, 해운대의 저녁달, 지리산의 캠프, 백두산의 천지, 묘향산의 경치, 금강산의 1만2천봉기암, 평양 대동강의 을밀대가 있다(그림 4-43).

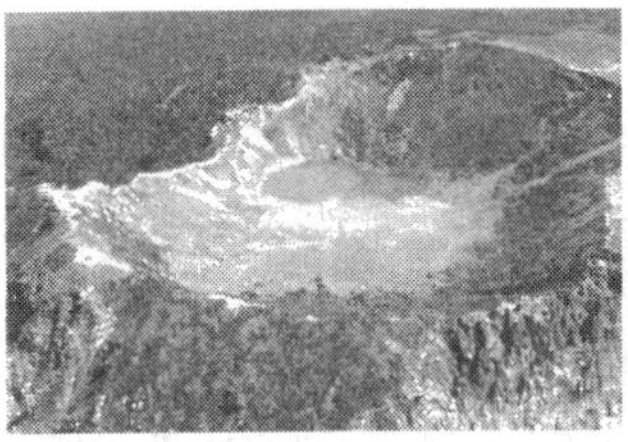

(a) 한라산 고봉

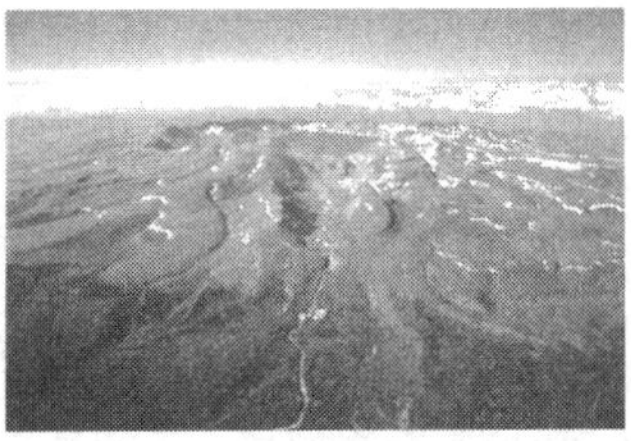

(b) 백두산 천지

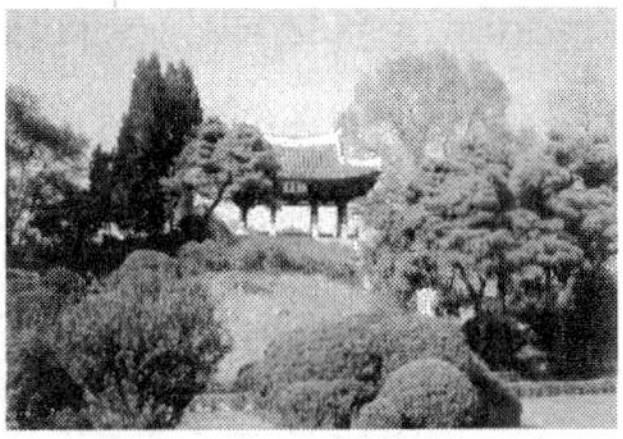

(c) 평양 대동강의 을밀대

[그림 4-43] 대한팔경

② **관동팔경** : 관동지방, 곧 강원도 동해안에 있는 여덟군데의 명승지로 통천의 총석정, 고성의 삼일포, 간성의 청간정, 강릉의 경포대, 양양의 낙산사, 삼척의 죽서루, 울진의 망향정, 평해의 월송정이 있다(그림 4-44).

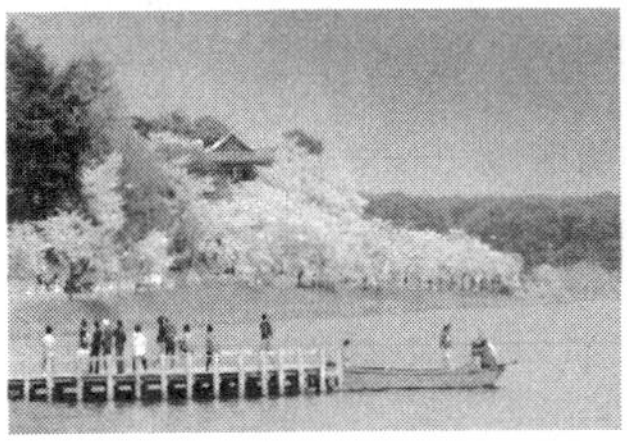

(a) 강릉 경포대

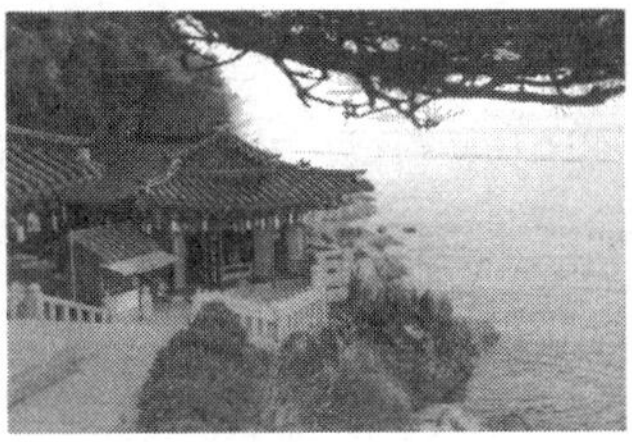

(b) 낙산사 홍련암

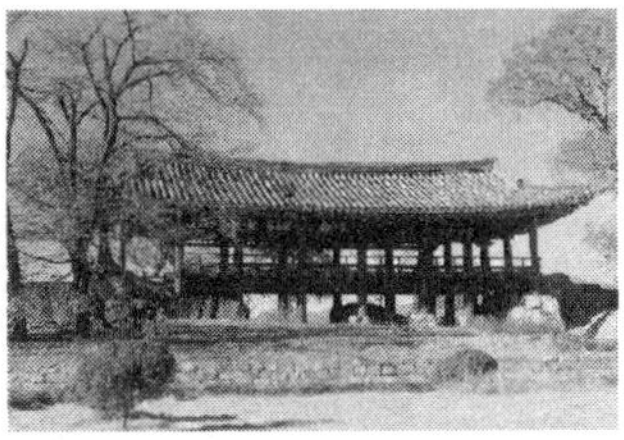

(c) 삼척 죽서루

[그림 4-44] 관동팔경

③ **단양팔경** : 충청북도 단양군 주위에 있는 여덟 곳의 명승지이다. 아름다운 경치는 금강산에 비길 만하며 이 팔경은 남한강과 그 지류 계곡에 승경을 이루고 단양읍에서 8～12[km] 안팎에 있다.

㉠ 단양 서쪽 9[km]지점, 한강 본류 남안에 자리잡은 옥순봉(玉荀峯)은 행정상으로

는 제천시 수산면 괴곡리에 있다. 절벽에는 청송이 곁들여 있고 산봉우리는 죽순처럼 깎아 세운 듯하며 고목과 등덩굴이 얽혀 있어 그림과 같고, 경치가 빼어나 예로부터 소금강(小金剛)이라고도 하였다. 구담봉(龜潭峯)은 단양읍 단성면 장회리에 있으며 절벽 위의 돌이 거북모양이라 해서 이런 명칭이 붙었다. 봄의 꽃도 좋지만 가을의 단풍은 그 절경이 아름답다.

ⓛ 단양 북쪽 13[km] 지점 한강 본류 매포읍 도담리에는 도담삼봉(島潭三峯)이 있다. 팔경 중에서 제일가는데 이는 한강 수중에 있다. 둘레의 수심은 약 7[m], 강폭은 150[m]가량인데 강 가운데 괴암(怪巖)으로 된 봉우리 셋이 깎아 세운 듯한 절벽으로 되어 있으며 이 절벽을 따라 200[m]쯤 되는 곳에 석문(石門)이 있다. 부근에는 천연기념물인 측백나무들이 절벽 위에 자생한다. 옥순봉, 구담봉과 함께 1984년에 충주댐이 완성되면서 일부가 수몰되었다.

ⓒ 한강 지류 우화천을 따라 단양 남쪽 12[km] 지점 단양읍 단성면 벌천리에 하선암(下仙巖) · 중선암(中仙巖) · 상선암(上仙巖) 등이 차례로 있다. 특히 상선암이 있는 일대에는 조그만 폭포가 많고 또 노송이 우거졌으며 좌우에는 1,000[m]를 바라보는 용두산 · 도락산에 이어진다. 중선암은 가산리에서 벌천리로 가는 숲 왼쪽 송림과 계곡 사이에 있는 바위인데 여름철 휴양지로 최적지이고, 하선암은 선유동 상류에 있으며 물속에 비친 바위가 무지개 같다 하여 홍암이라고도 하는데, 봄철의 진달래와 가을철의 단풍이 아름답다.

ⓔ 대강면 사인암리에 있는 사인암(舍人巖)은 소백산맥에서 발원하는 운계천을 따라 굽이굽이 열리는 운선구곡의 일곱 번째 계곡에 있으며 단양에서 8[km]쯤 남으로 떨어져 있다.

ⓜ 고려 말기에 우탁(禹倬, 1263~1342년)이 사인 벼슬로 있을 때 이곳에 와 휴양하였기 때문에 이와 같이 불렀다. 기암괴석이 꽃병풍을 두른 듯 하늘에 치솟고 계벽수의 유유한 자태는 해금강(海金剛)을 연상하게 한다. 도담삼봉, 석문, 옥순봉, 구담봉, 사인암, 상성암, 중선암, 하선암이 있다(그림 4-45).

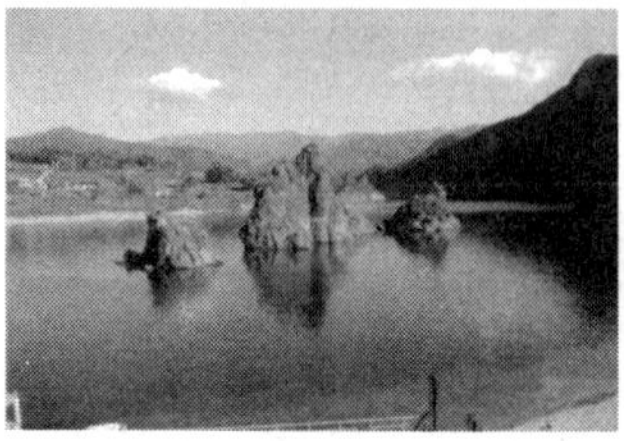
(a) 도담삼봉

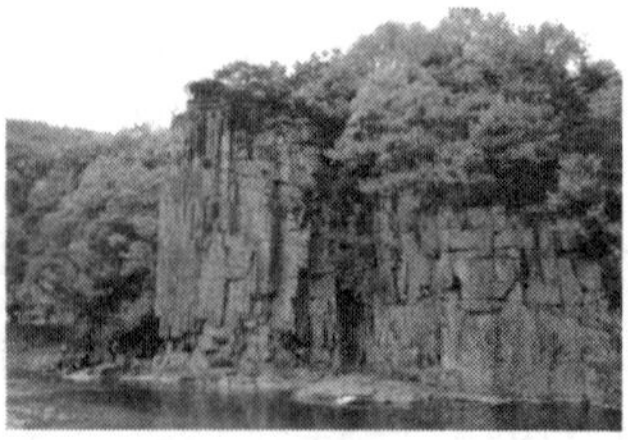
(b) 옥순봉

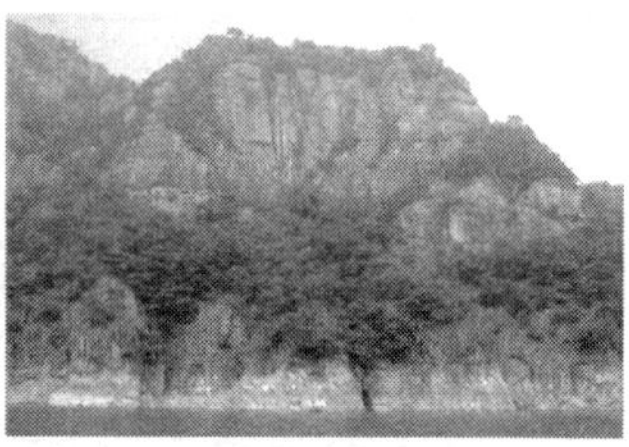
(c) 구담봉

[그림 4-45] 단양팔경

④ **양산팔경 :** 충청북도 영동군 양산면의 여덟 군데의 경승지이다. 영국사(寧國寺) · 강선대(降仙臺) · 비봉산(飛鳳山) · 봉황대(鳳凰臺) · 함벽정(涵碧亭) · 여의정(如意亭) · 자풍당(資風堂) · 용암(龍巖) 등 8개의 경승지이다.

[그림 4-46]과 같은 영국사는 양산면 누교리의 지륵산(智勒山) 중턱에 있는 신라의 고찰로 660년(무열왕 7)에 원광법사가 창건하였으며, 경내에 원각국사비 · 부도 · 망탑봉삼층석탑 · 삼층석탑 등의 문화재가 있다.

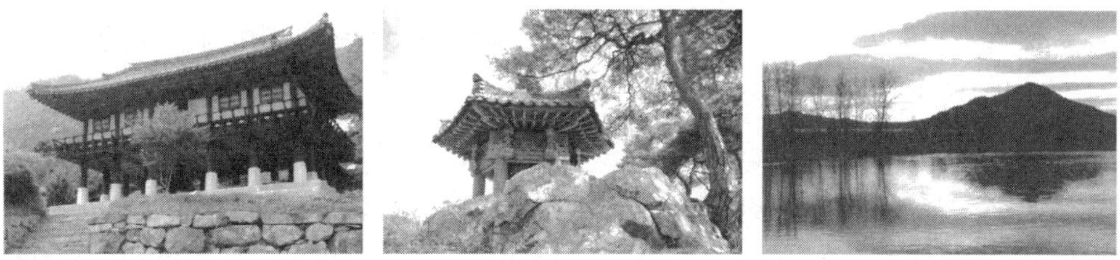

(a) 영국사 (b) 강선대 (c) 비봉산

[그림 4-46] 양산팔경

㉠ 강선대 : 양산면 봉곡리 양강(楊江)변에 있는 누대(樓臺)로 기암이 절벽을 이루고 울창한 노송이 뒤덮여 있다.

㉡ 비봉산 : 양산면 가곡리에 있는 낙조가 아름다운 산이며, 봉황대는 수두리양강 위에 있는 조망이 매우 아름다운 곳이다.

㉢ 함벽정 : 봉곡리 서편 양강 위에 있으며, 옛 시인들이 시를 읊고 학문을 강론하던 강당이다.

㉣ 여의정 : 송호리 양강 위에 있는 정자로 노송이 우거져 있으며 조석정경이 아름답다.

㉤ 자풍당 : 양강면 두평리 양강변에 있는 서당으로 조선 초기에 창건되어 풍곡당(豊谷堂)이라 하였으며, 1614년(광해군 6년)에 정구(鄭逑)가 이곳에서 강학하였다.

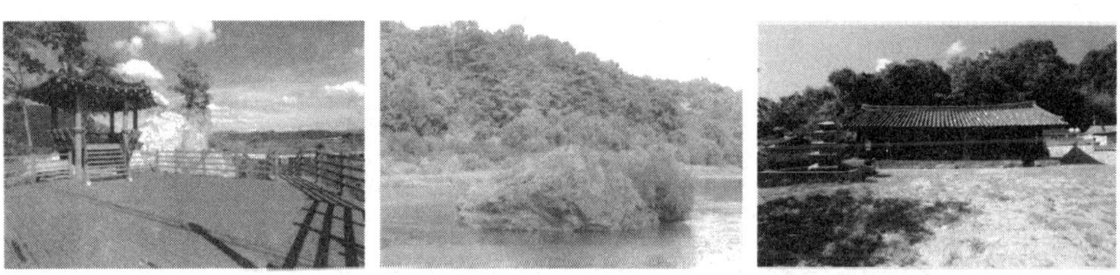

(a) 봉황대 (b) 송호리 양강의 용암 (c) 자풍서당

[그림 4-47] 양산팔경

ⓑ 용암 : 양산면 송호리 양강 가운데 우뚝 솟은 기암으로 이곳에서 용이 승천하였다고 하며, 풍치가 아름다워 옛날 선녀들이 하강하여 목욕하였다고 전하고 있다(그림 4-47).

⑤ **월악팔경, 금산팔경 등** : 주봉인 영봉의 높이는 1,092[m]이다. 달이 뜨면 영봉에 걸린다 하여 '월악'이라는 이름이 붙었다.

㉠ 월악산국립공원의 가장 남쪽에 있는 포암산 부근에서 북쪽으로 갈라져 나온 지맥의 끝부분에 솟아 있으며, 만수봉을 비롯해 많은 고봉들이 있다. 정상의 영봉은 암벽 높이만도 150[m]나 되며, 이 영봉을 중심으로 깎아지른 듯한 산줄기가 길게 뻗어 있다.

㉡ 청송과 기암괴석으로 이루어진 바위능선을 타고 영봉에 오르면 충주호의 잔잔한 물결과 산야가 한눈에 들어온다. 봄에는 다양한 봄꽃과 함께하는 산행, 여름에는 깊은 계곡과 울창한 수림을 즐기는 계곡산행, 가을에는 충주호와 연계한 단풍 및 호반산행, 겨울에는 설경산행으로 인기가 높다. 특히 동서로 8[km]에 이르는 송계계곡의 월광폭포 · 자연대, 청벽대, · 팔랑소, 망폭대 · 수경대 · 학소대등 송계팔경과 16[km]에 달하는 용하구곡(用夏九曲)의 폭포, · 천연수림 등은 여름 피서지 가운데서도 명승으로 꼽힌다.

㉢ 덕주사 · 산성지 · 신륵사와 중원 미륵리사지 등 문화유적과 사적이 많고, 사자빈신사지석탑, 중원 미륵리 삼층석탑, 중원 미륵리 석등, 제천 신륵사 삼층석탑 등 문화재가 많다. 한국의 5대 악산(嶽山) 가운데 하나로, 1984년 12월 31일 월악산과 주변 일대가 국립공원으로 지정되었다.

㉣ 충청남도의 경우 금산팔경 중 한 곳으로 적벽이 병풍처럼 강을 감싸고 있는 금산 수통골마을, 서해바닷물이 마을 어귀까지 들어왔다 돌아나간다는 서산 회포(回浦)마을, 중요민속자료 제236호로 지정된 예산이씨 중심의 아산 외암마을, 친환경 농법을 자랑하는 홍성 문당마을 등이 있다(rmfla 4-48).

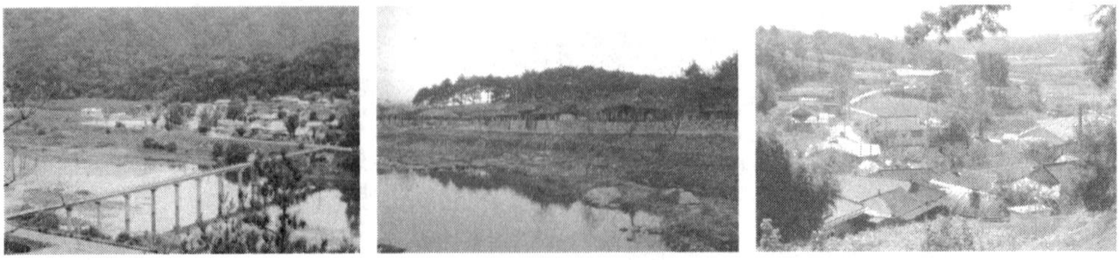

(a) 금산 수통골마을 (b) 아산 외암마을 (c) 홍성 문당마을

[그림 4-48] 월악팔경

2) 문화적 관광자원

역사적 가치가 있는 문화자원, 전통 민속관광자원이 있다.

① **역사적 가치가 있는 문화자원** : 서원, 서당, 박물관, 생활양식(김치, 신선로, 불고기 등), 각종 문화재, 유적 등을 문화적 관광자원이라 한다(그림 4-49).

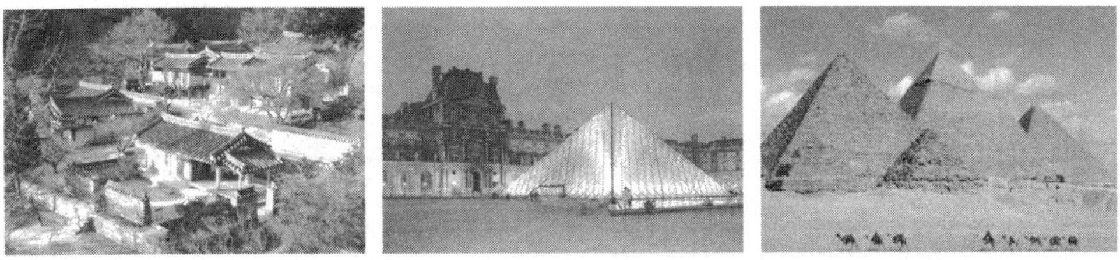

(a) 도산서원 (b) 루브르 박물관 (c) 피라미드

[그림 4-49] 역사적 가치가 있는 문화자원

② **전통민속관광자원** : 예의범절, 관혼상제, 효행, 선행, 덕, 장유유서, 전통민속문화 등이며, 전통민속자원의 사례로 남원 춘향제, 제주 한라문화제, 백제문화제 신라문화재, 해남의 강강술래놀이, 안동의 놋다리 밟기, 전주 대사습놀이, 한라산 철쭉제 등이다(그림 4-50).

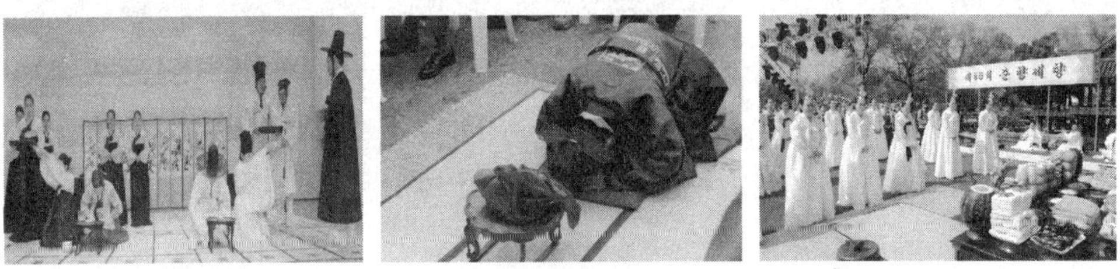

(a) 선년례 (b) 전통혼례 (c) 남원 춘향제

[그림 4-50] 전통민속 관광자원

3) 문화재 관광자원

민족문화의 유산으로서 보존할 만한 가치가 있는 것으로 민족의 유구한 자주적, 문화적 정신과 지혜가 담겨 있는 역사적 소산으로 우리의 문화를 소개할 수 있는 관광원으로 문화재보호법에 의해 지정된 문화재이다(그림 4-51). 구식 건축물(사찰, 교회, 궁전, 성당, 성곽 등), 사적 및 민속문화행사, 문화재 및 미술관, 관광시설 등으로 유무형 문화재, 기념물, 민속자료로 구분된다.

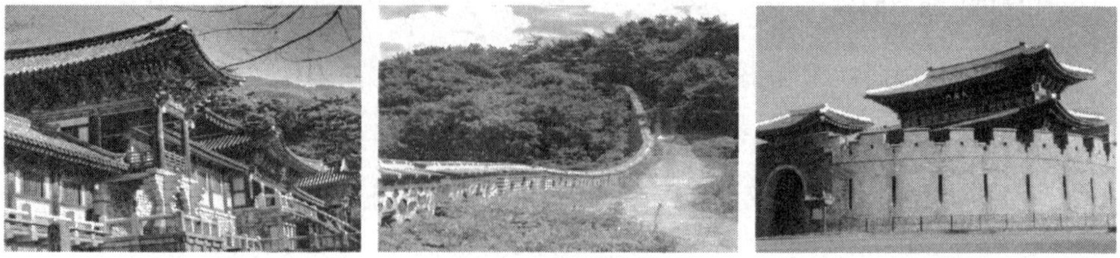

(a) 불국사 (b) 남한산성 (c) 수원화성 성곽

[그림 4-51] 문화재 관광자원

4) 사회적 관광자원

각종 사회제도, 사회시설, 국민성, 민족성 등이며, 생활형태에는 인장, 풍속, 생활양식, 식사, 의복, 습관 등이 있고 거주형태는 취락과 도시구조이다. 즉, 소박한 인정, 풍속, 특색 있는 국민성, 음식물, 예절과 제도, 생활 속에 전승되어 온 모든 생활자료와 행사 및 사회공공시설 등이다(그림 4-52).

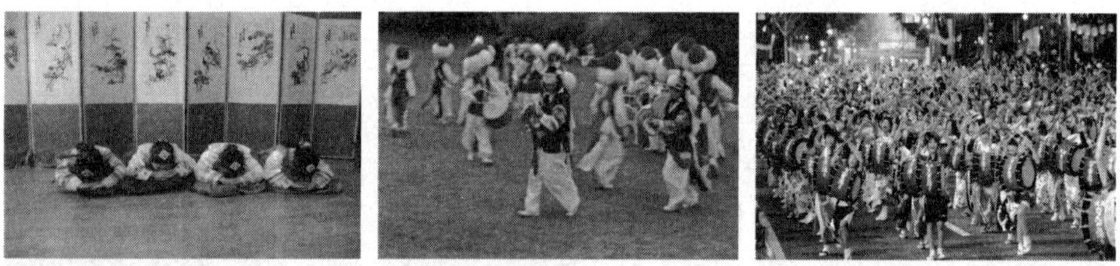

(a) 전통예절 (b) 농악놀이 (c) 산사오도리 축제

[그림 4-52] 사회적 관광자원

5) 산업적 관광자원

한 나라의 공업발전상과 아울러 각종 농 · 축 · 어업 등의 산업수준을 외래 관광자에게 소개하고 직접 경험을 하게 하고, 생산공정과 제품 및 기술정보를 평가할 수 있게 하여 교양 및 자아 확대의 욕구를 충족시키는 관광자원이다. [그림 4-53]과 같이 산업관광은 지식, 교육관광으로 환영받고 있으며, 국제무역과 국가경제협력을 직간접적으로 증진시키는 자극제가 되고 있다. 산업관광자원의 종류에는 공장시설, 목장, 농업, 어업, 각종 산업전시시설 등을 들 수 있으며, 엑스포 및 박람회 등은 산업적 관광자원으로 평가되고 있다.

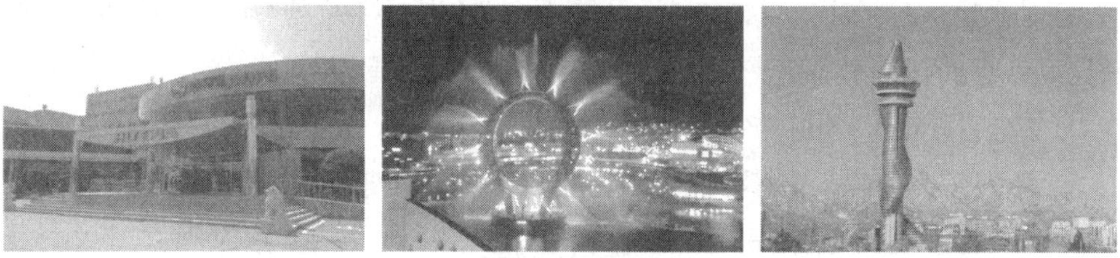

(a) 하이트 공장견학　(b) 여수 엑스포 야경　(c) 속초 엑스포타워

[그림 4-53] 산업적 관광자원

6) 위락적 관광자원

관광위락활동이 행해지는 장소와 활동의 성격에 따라 자원의 종류가 다르며, 즐기는 활동적 대상자원, 앉아서 쉬면서 즐기는 휴식대상자원, 보고 음미하는 등 감상적 대상자원 등으로 구분된다. 즉, 하이킹, 등산, 수영, 승마, 수렵, 골프, 캠핑, 동물원, 기타 위락시설 등이 있다. 미국과 일본의 디즈니랜드, 마카오와 미국 라스베가스의 카지노, 도시공원, 국립공원 야생동물 생식보호지구 등이 대표적이다(그림 4-54).

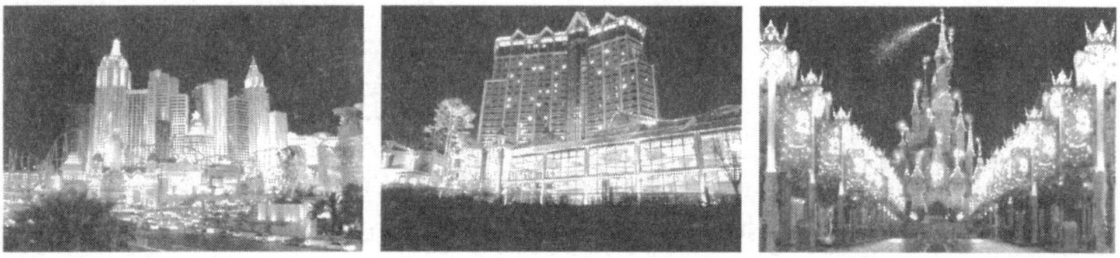

(a) 라스베가스　(b) 강원랜드　(c) 미국의 디즈니랜드

[그림 4-54] 위락적 관광자원

(2) 관광자원의 유형

관광자원의 학자들의 분류를 보면 다음과 같다.

1) 김진섭의 분류

김진섭(1989)은 자연적, 문화적, 사회적, 산업적 관광자원의 4분류로 규정하고 있다. 일본의 경우처럼 관광자원의 이원적 요소를 강조하여 양분하는 분류방식이 아니라, 관광대상을 포괄적인 측면에서 파악하거나 연속체적 성격으로 파악한다. 관광개발전제의 관광자원 범위를 상부구조, 하부구조가 결합된 포괄적 자원으로 인식하였다. 자기의 자유시간 가운데서 생활의 변화를 추구하는 인간의 기본적 욕구를 충족하기 위한 행위

중 일상생활로부터 떠나 다른 자연, 문화 등의 환경 아래서 행하려고 하는 자연관광자원, 문화관광자원, 사회관광자원, 산업관광자원으로 분류한다.

① **자연관광자원** : 지형, 지질, 천문, 기상, 동물, 식물 등이 있다.

② **문화관광자원** : 유형문화재, 무형문화재, 민속문화재, 기념물 등이 있다.

③ **사회관광자원** : 인정, 풍속, 행사, 국민성, 생활, 예술, 문화, 교육 등이 있다.

④ **산업관광자원** : 공장시설, 농장, 목장시설, 공항, 항만, 댐 등의 사회공공시설 등이 있다.

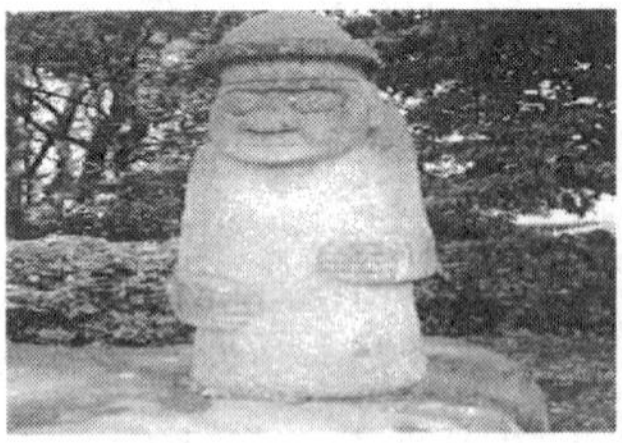
(a) 민속문화재 2호 돌하르방

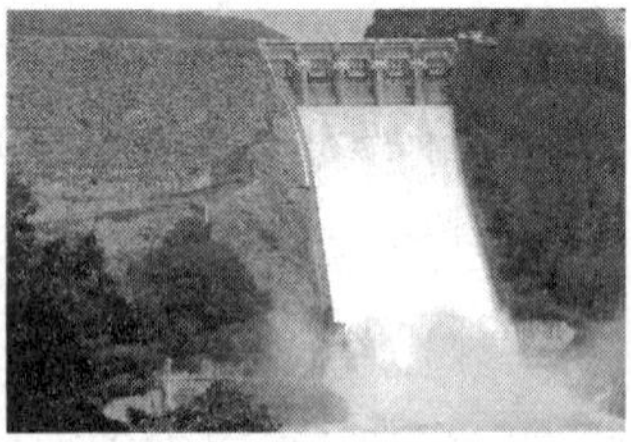
(b) 소양강 댐

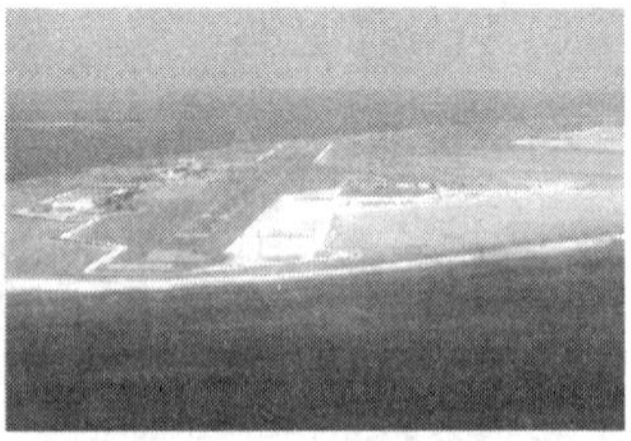
(c) 몰디브 몰 국제공항

[그림 4-55] 김진섭의 분류

2) 김홍운의 분류

관광자원은 매력성을 지니고 있고, 유인성을 지니고 있으면서 개발을 통하여 관광대상이 된다는 점과 관광자원은 자연과 인간의 상호작용의 결과이며, 범위가 자연자원과 인문자원, 유형자원과 무형자원 등 아주 다양하고 사회구조나 시대에 따라 가치가 다르며 보존, 보호가 필요하다(그림 4-56). 자연관광자원, 문화관광자원, 사회관광자원, 위락관광 자원으로 분류한다.

① **자연관광자원** : 산악, 화산, 고원, 폭포, 계곡, 산림, 동식물, 온촌, 지형, 천문, 기상 등이 있다.

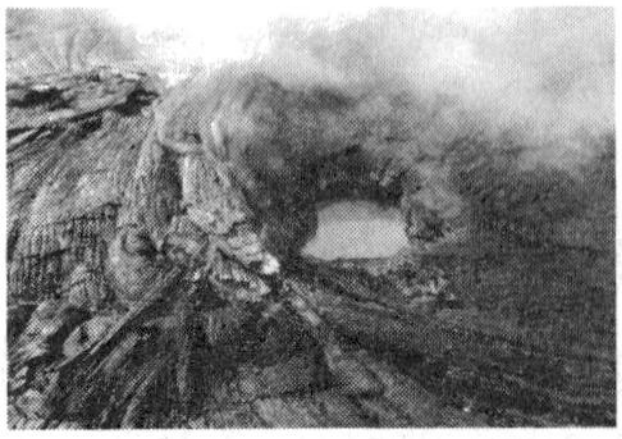
(a) 하와이 화산 관광

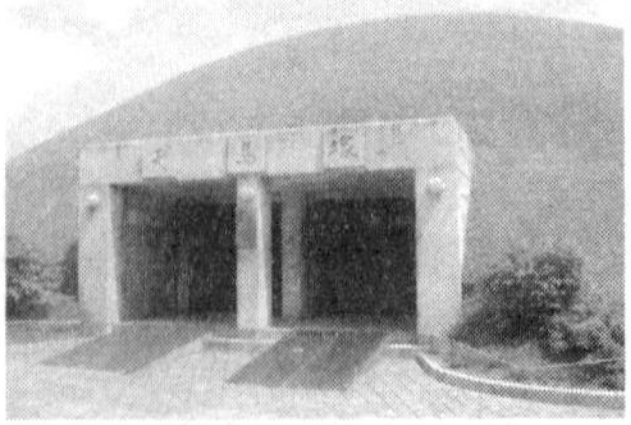
(b) 경주의 천마총

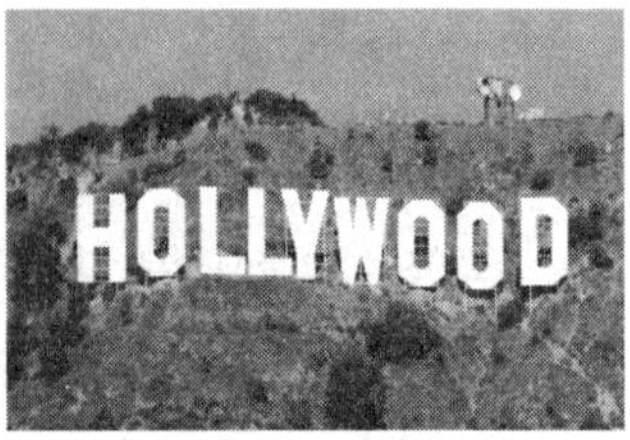

(c) 미국의 헐리우드

[그림 4-56] 김홍운의 분류

② **문화관광자원** : 고고학적 유적, 사적, 건축물, 유무형 문화재, 기념물, 민속자료, 천문, 기상 등이 있다.

③ **사회관광자원** : 인정, 풍속, 행사, 국민성, 생활, 예술, 문화, 교육, 종교 등이 있다.

④ **위락관광자원** : 캠프장, 수영장, 놀이시설, 레저타운, 수렵장, 쇼핑센터, 카지노, 나이트클럽, 경마장 등이 있다.

3) 안종윤의 분류

관광자원은 개발함으로써 관광의 대상이 될수 있는 소재로서 보존, 보호하지 않으면 훼손되고 감소되며 자연관광자원, 문화관광자원, 사회관광자원, 산업관광자원으로 분류한다(그림 4-57).

① **자연관광자원** : 산악, 평원, 해안, 도서, 하천, 호수, 폭포, 계곡, 지질, 기상, 온천, 동식물 등이 있다.

② **문화관광자원** : 미술공예품, 건축물, 조각 등이 있다.

③ **사회관광자원** : 국민생활, 풍속, 습관, 인정, 가정생활 등이 있다.

④ **산업관광자원** : 생산공장, 공원, 음식, 토산품 등이 있다.

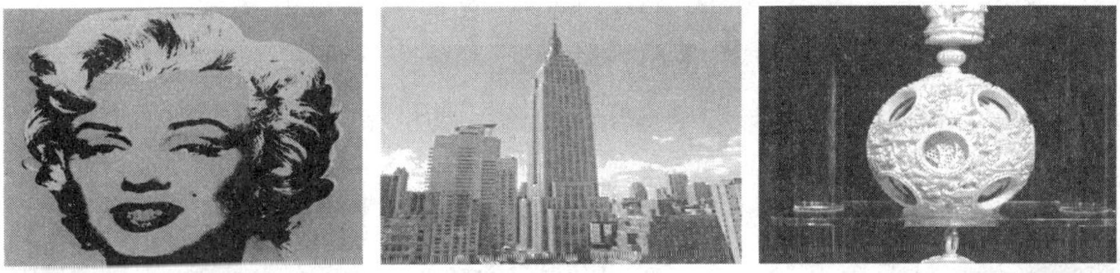

(a) 엔디워홀의 마릴린 먼로 그림 (b) 엠파이어 스테이트 빌딩 (c) 상아투화운룡문 투구

[그림 4-57] 안종윤의 분류

4) 김병문의 분류

관광은 여행자가 자기의 주거지를 출발하여 목적지를 경유하여 다시 돌아올 때까지의 공간극복과정에서 나타나는 여러 현상이다. 자연관광자원, 문화관광자원, 사회관광자원, 산업관광자원으로 분류한다.

① **자연관광자원** : 산악, 구릉, 호수, 하천, 계곡, 폭포, 산림, 해안, 지질, 동식물, 온천 등이 있다.

② **문화관광자원** : 유형 · 무형문화재, 기념물, 민속자료 등이 있다.

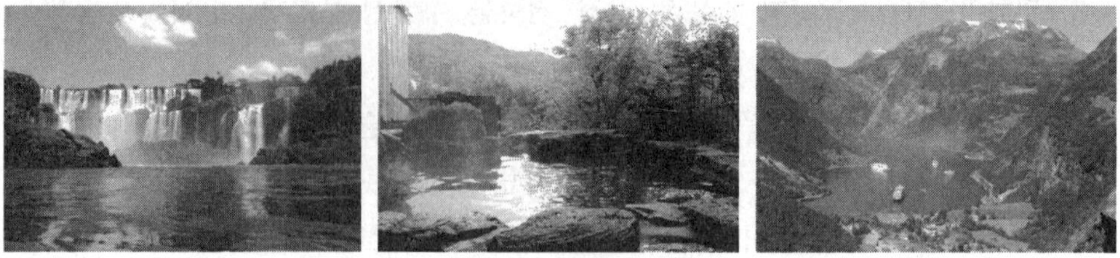

(a) 이과수 폭포 (b) 일본의 노보리베츠 온천 (c) 피오르 협곡

[그림 4-58] 김병문의 분류

③ **사회관광자원** : 생황, 관습, 음식, 사회형태, 생활형태 등이 있다.

④ **산업관광자원** : 농림업관계, 어업관계, 산업관계 등이 있다.

5) 한국관광공사의 분류

자연관광자원, 문화관광자원, 사회관광자원, 산업관광자원, 관광 · 레크리에이션 자원으로 분류한다(그림 4-59).

① **자연관광자원** : 천연자원, 천문자원, 동식물 등이 있다.

② **문화관광자원** : 고고학적 유적, 사적, 사찰, 공원 등이 있다.

③ **사회관광자원** : 풍속, 행사, 생활, 예술, 교육, 스포츠 등이 있다.

④ **산업관광자원** : 공업단지, 유통단지, 농장, 백화점 등이 있다.

⑤ **관광 · 레크리에이션 자원** : 캠프장, 수영장, 놀이시설, 어린이 공원 등이 있다.

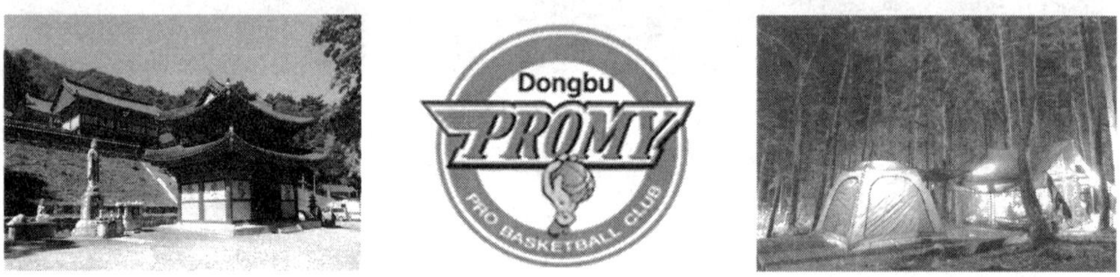

(a) 원주 치악산에 위치한 구룡사 (b) 원주 동부프로미 농구팀 엠블럼 (c) 무릉계곡 캠프장

[그림 4-59] 한국관광공사의 분류

6) 츠다 · 노부르(津田昇(日本)1969년)의 분류*

"관광은 사람이 일상생활권을 떠나서 다시 돌아올 예정아래 다른 나라 또는 다른 지역의 문물, 제도 등을 시찰하거나 풍광(風光)을 관상(觀賞) · 유람(遊覽)할 목적으로 여행하

*관광학원론, 이정학, 대왕상, 2010, p.155

는 것"이고 자연관광자원, 문화관광자원, 사회관광자원, 산업관광자원으로 분류한다(그림 4-60).

① **자연관광자원** : 기후, 풍토, 풍경, 온천, 천연자원, 동식물, 도시공원 등이 있다.

② **문화관광자원** : 유형문화재, 무형문화재, 민속자원, 기념물 등이 있다.

③ **사회관광자원** : 인정, 풍속, 행사, 국민성, 생활, 예술, 문화, 교육 등이 있다.

④ **산업관광자원** : 공장시설, 농업시설, 사회공공시설, 견본 시 등이 있다.

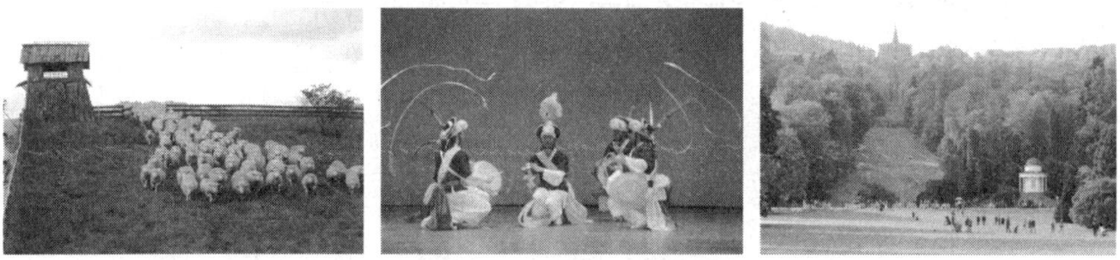

(a) 대관령 양떼농장 (b) 사물놀이 (c) 독일의 빌헬름회헤 산상공원

[그림 4-60] 츠다 · 노부르의 분류

7) 末武直義의 분류

자연관광자원, 인문관광자원(문화관광자원, 사회관광자원), 산업관광자원으로 분류한다(그림 4-61).

① **자연관광자원** : 관상적 자원(지형, 지질, 생물, 기상 등), 양적 자원(지형, 기상, 온천) 등이 있다.

② **인문관광자원** : 문화적 자원(문화유산, 문화적 시설), 사회적 자원(사회형태, 생활형태) 등이 있다.

③ **산업관광자원** : 농업(농장, 목장 등), 어업(어획방법, 해산물가공시설), 공업(공장시설, 기계설비), 상업(견본시, 전시회 등) 등이 있다.

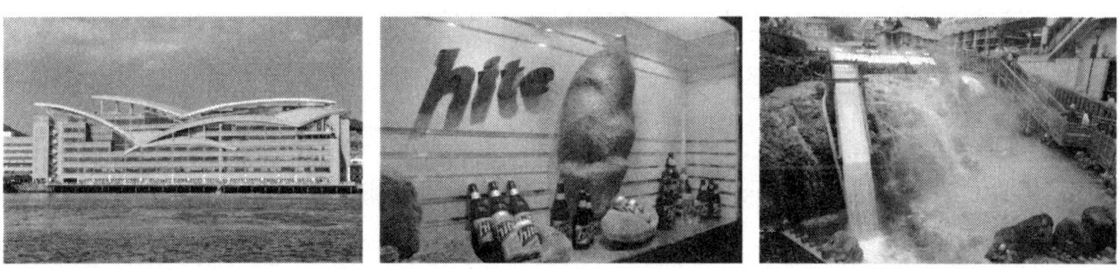

(a) 부산의 자갈치시장 (b) 하이트맥주 공장견학 (c) 일본의 온천

[그림 4-61] 末武直義의 분류

8) 류(Lew)의 분류

자연관광자원, 자연 · 인문중간형 관광자원, 인문관광자원으로 분류한다(그림 4-62).

① **자연관광자원** : 풍관(산, 해변, 평야, 사막, 섬), 랜드마크(지리적, 생물학적), 생태학적(기후, 국립공원, 자연보호구역) 등이 있다.

② **자연 · 인문중간형 관광자원** : 관찰형(농업시설, 동식물원 등), 레저형(공원, 리조트), 참여형(산악, 수상, 야외활동을 할 수 있는 장소) 등이 있다.

③ **인문관광자원** : 거주지 인프라(교육, 과학, 종교, 삶의 방식, 민속 등), 관광 인프라(관광목적지 및 루트, 숙박, 음식점), 레저 상부구조(공연, 스포츠 활동, 위락시설, 박물관, 공연, 축제, 음식 등) 등이 있다.

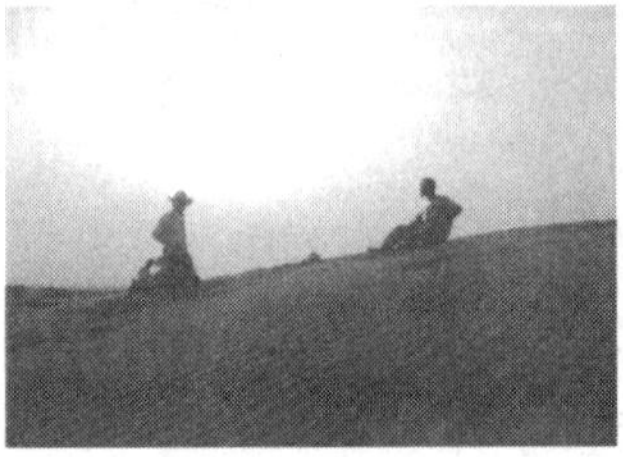
(a) 녕하 사막관광

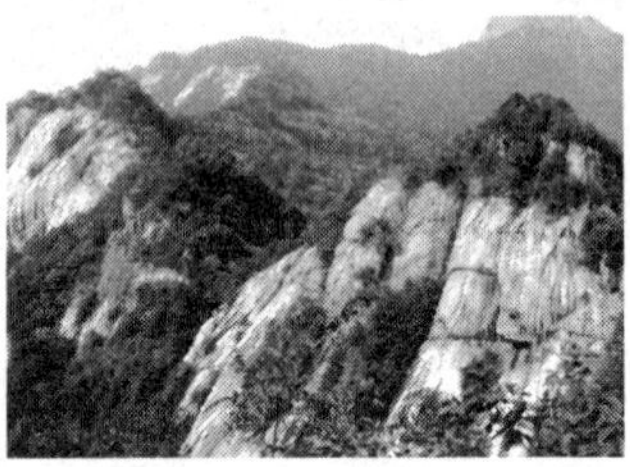
(b) 월악산 국립공원

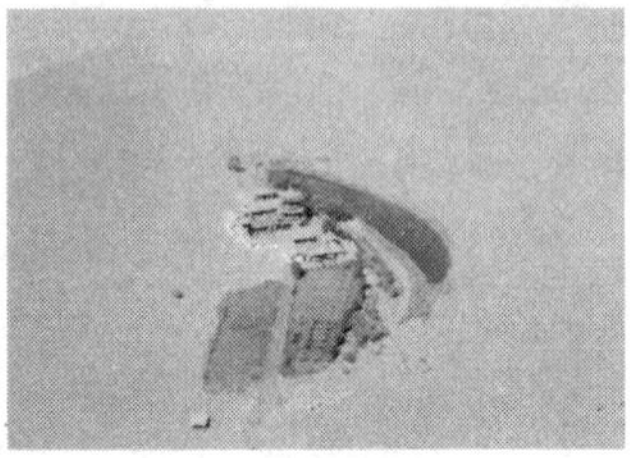
(c) 고비사막의 월아천

[그림 4-62] 류의 분류

9) 건(Gunn)의 분류

자연자원 의존형, 문화자원 의존형, 인공시설자원 의존형으로 분류한다(그림 4-63).

① **자연자원 의존형** : 해변, 피크닉 장소, 캠핑 장소, 일반경관지역, 특수경관지역, 암석채취장, 화석채취장소, 사냥지역, 낚시지역, 스키 · 동계 스포츠 지역, 스노우모빌 지역, 보트장, 카누장, 항해장, 동계휴양지, 하계휴양지, 자연경관 주요 지역 등이 있다.

② **문화자원 의존형** : 고고학적 유적 박물관, 역사유적 및 복원지, 최초의 사건발생지, 특수이종적문화, 과학적 불가사의, 제조공장, 장엄한 건물, 성지, 문화적 주요 관광지, 관광목장, 전설유래지 등이 있다.

③ **인공시설자원 의존형** : 콘서트, 드라마, 연극장, 공예품 전시장, 도시캠핑장소, 대형 운동경기장, 골프장, 테마공원, 쇼핑센터, 나이트클럽, 호텔, 모텔, 관광음식점, 정보센터, 휴식처, 놀이터, 친척, 친구집, 축제 퍼레이드와 경마장, 회의장, 운동경기장 등이 있다.

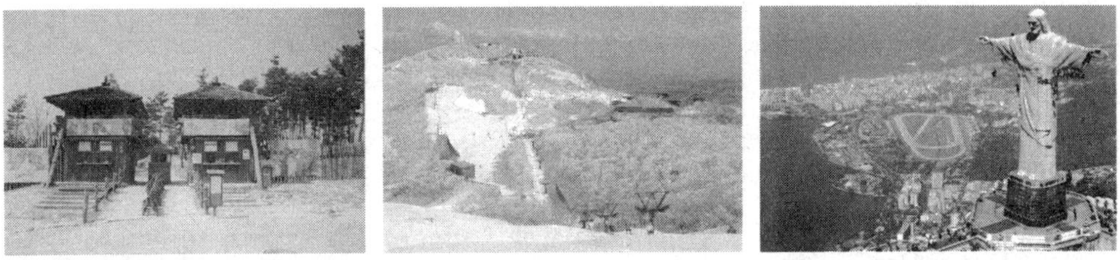

(a) 대조영 드라마 세트장 (b) 고자이쇼 스키장 (c) 리우 그리스도상

[그림 4-63] 건의 분류

10) 바가트 & 배들릭의 분류

자연자원 중심형, 이용자 중심형으로 분류한다(그림 4-64).

① **자연자원 중심형** : 절경, 해안, 고대유적, 역사적 건축물, 산악, 강이 있다.

② **이용자 중심형** : 도시공원, 스포츠 광장이 있다.

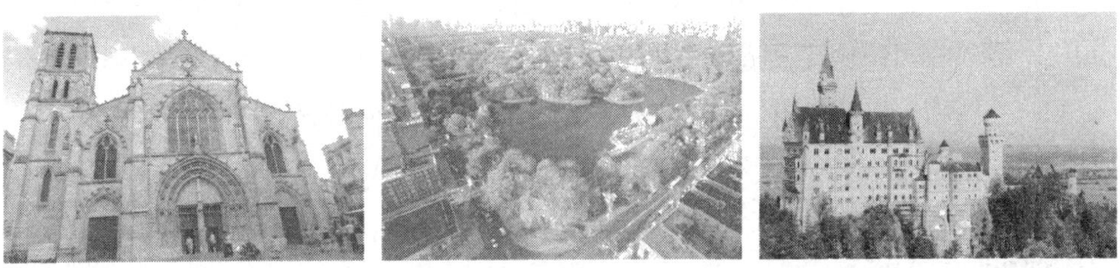

(a) 피에르 교회 (b) 뉴욕의 센트럴파크 (c) 노인슈반스타인 성

[그림 4-64] 바가트 & 배들릭의 분류

11) 매킨토시(Macintosh)의 분류

자연관광자원, 문화관광자원, 사회관광자원, 산업관광자원, 위락적 관광시설로 분류한다(그림 4-65).

① **자연적 관광자원** : 산악, 내수면, 해안, 온천, 동굴, 지형, 지질, 천문, 기상, 도서가 있다.

② **문화적 관광자원** : 고고학적 유적, 사적, 무형문화재, 기념물, 민속자료, 미술관, 기타 문화시설 등이 있다.

③ **사회적 관광자원** : 풍속, 행사, 생활, 예술, 교육, 종교, 철학, 음악, 미술, 스포츠, 국민성, 음식, 사회형태, 인정, 예술 등이 있다.

④ **산업적 관광자원** : 공업단지, 유통단지, 관광목장, 백화점, 견본시 공업시설 및 생산공정 등이 있다.

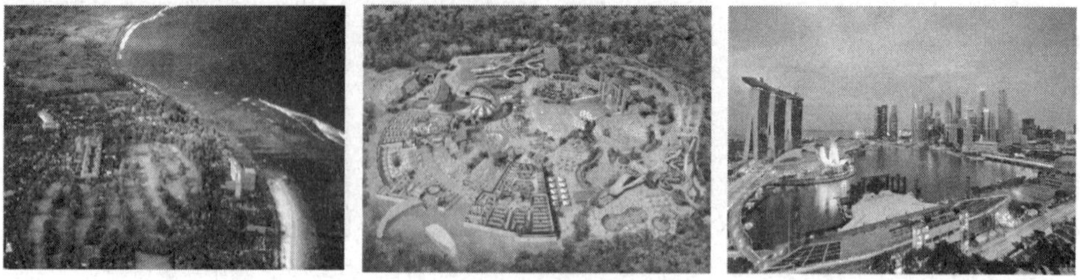

(a) 발리의 누사두아 해안 (b) 워터파크 (c) 싱가포르의 해양관광도시

[그림 4-65] 매킨토시의 분류

⑤ **위락적 관광시설** : 수영장, 코트장, 놀이시설, 레저타운, 수렵장, 낚시터, 카지노, 승마장, 나이트클럽, 주제공원 등이 있다.

(3) 관광자원의 이해

"관광자원은 관광의 주체인 관광자에게 관광동기를 유발하고 관광의욕을 충족시켜 관광자를 유인하여 관광활동을 촉진시킬 수 있는 관광매력물로서, 생태계 내의 유형(visible) · 무형(invisible)의 여러 자원을 포함하여 인문관광자원과 인적 관광자원, 문화관광자원 등을 포함한 매력가치를 지닌 것"이라 정의한다.

1) 관광자원의 특성

우리 관광자원의 특징은 그것이 우리의 역사와 문화의 산물이라는 점에서 다른 나라의 관광자원과 구별된다. 그래서 이러한 관광자원은 전문적인 보존과 관리가 필요하다. 이처럼 관광자원의 보존과 관리는 다음과 같다.

① 산은 대부분의 유명한 우리의 산인데 관광시설이 서구화되어 있고 무질서하게 개발되어 있어서 우리 자연경관을 대부분 해치고 있다. 그러므로 휴양을 목적으로 장기체류할 수 있는 관광객에는 맞지 않다. 이러한 문제를 해결하기 위해서는 괌이나 사이판 같은 휴양지로서의 조건을 갖추도록 해야 한다.

② 문화유적지는 목조유적지, 석물유적지, 고분군, 박물관 등으로 구분할 수 있다.

㉠ 목조유적지 : 유적지는 [그림 4-66]과 같은 대부분 고찰, 명찰들로서 불교유적지이다. 이 유적지가 유원지화 되어 있어서 동양제국의 불교유적지들과 비교했을 때 불교가 외래문화이므로 그 유적의 독창성에 문제가 있고, 역사가 뒤지므로 타국의 유적보다 역사성에 있어서 우월적인 지위를 찾을 수 없다는 단점이 있다.

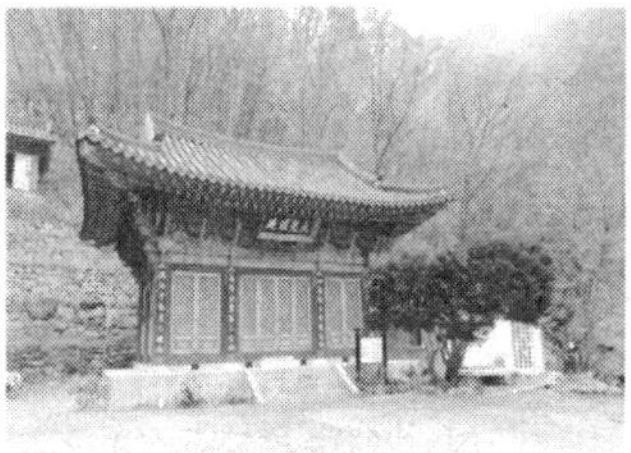

(a) 천왕사 대웅전

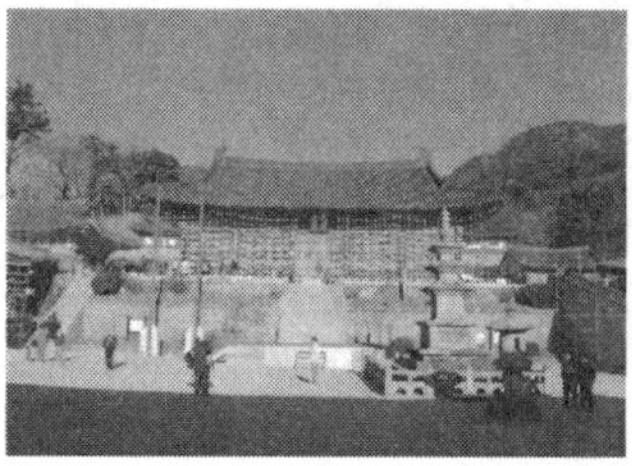

(b) 해인사

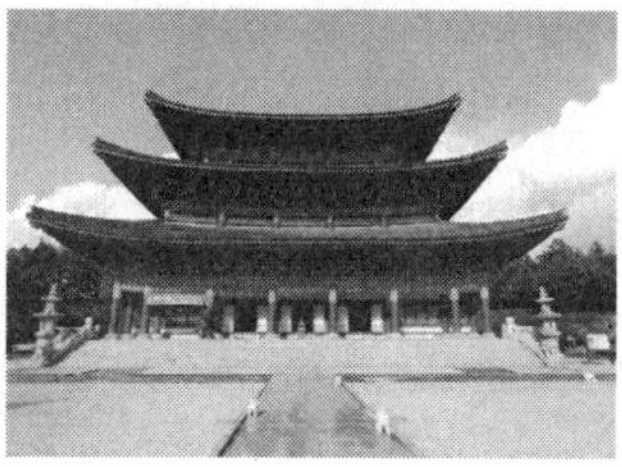

(c) 약천사

[그림 4-66] 목조유적지

㉡ 고분군은 오래된 무덤들이 모여 있는 지역인데, 대표적인 고분군은 공주 우금치고분군, 경주 고분군, 계성 고분군, 삼가 고분군 등이 있다. 이 고분들은 다음과 같다.

ⓐ 공주 우금치고분군 : 1931년 9월경에 도굴하기 위해 천장이 파괴된 고분이 노출되면서 1932년 일본인 가루베지온(輕部慈恩)에 의해 처음으로 확인되었다. 당시 1기의 굴식 돌방무덤(橫穴式 石室墳)이 발굴 조사되었는데, 이후 지표조사를 통하여 주변 지역에 50여 기의 고분이 지표면에 노출되어 확인되었다. 1932년 조사 당시 굴식 돌방무덤과 구덩식돌덧널무덤(竪穴式石槨墓)이 혼재하였으며 일부 굴식 돌방무덤의 벽면에 점토를 바른 것이 확인되었다고 한다.

조사된 굴식 돌방무덤의 규모는 길이 267[㎝], 너비 156[㎝]이며, 양쪽 단벽을 안쪽으로 내경시켜서 축조한 아치식으로 금학동고분군과 비교된다. 출토 유물은 금동제귀길이(金銅製耳飾) 2점, 곱은옥(勾玉) 1점, 작은옥(小玉) 다수가 있다. 이후 우금치고분군에 대해서는 1995년 공주대학교 박물관에서 지표조사를 진행하여 고분군의 존재를 재확인하였으며, 2003년 충청문화재연구원에서 옥룡 - 태봉동 간 동부간선도로 부지 발굴조사 과정에서 이 고분군의 일부를 조사하였다.

당시 조사범위 내에서는 통일신라시대 이후의 고분만 확인되었으나, 주변 지역에 노출된 백제시대 굴식 돌방무덤 1기를 수습 조사하였다. 고분은 평면 장방형에 우편재한 연도를 갖춘 굴식 돌방무덤으로, 규모는 길이 250[cm], 너비 105[cm]이다. 도굴로 인하여 다른 유물은 전혀 출토되지 않았으나 관못이 확인되었다. 고분의 축조수법은 공주 신기동 3호분과 유사하며, 축조 시기는 6세기 후반 이후에 조성된 것으로 편년된다.

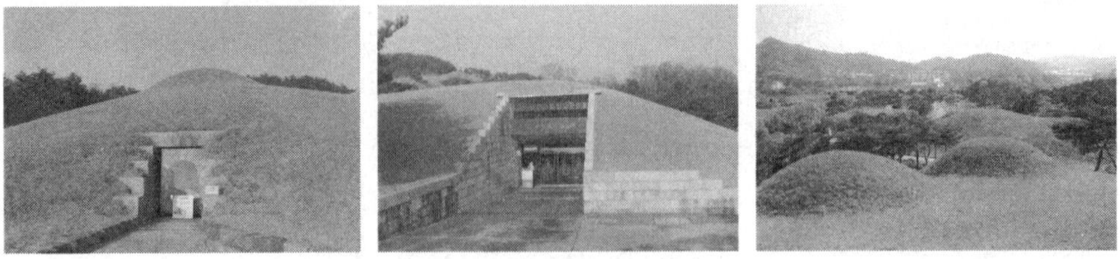

(a) 무령왕릉 (b) 무령왕릉 모형분 (c) 뒤에서 본 1, 2호분과 무령왕릉

[그림 4-67] 공주 송산리 고분군

ⓑ 경주 고분군 : 경주에 소재한 고분들은 적게는 수 기(基)에서 많게는 수십 기 혹은 수백 기씩 무리를 형성하여 존재하는데, 이것을 경주 고분군(慶州古墳群)이라고 한다. [그림 4-68]과 같은 고분군은 피장자들의 혈연관계로 형성되었으며, 묘지의 선택은 혈연집단의 거주구역과 깊은 관련이 있다. 고분군은 가족 · 씨족 · 종족 등 혈연집단의 공동묘지로 형성되었고, 묘지는 경주분지의 평야지대 · 산록지대 또는 하천의 근거리지대에 위치한다. 이러한 현상은 시대의 추이와도 밀접한 관련이 있다.

경주 고분군의 분포상은 내부 매장시설의 형식과도 관계가 있는데, 움무덤군(土壙墓群) · 움널무덤군(木棺土壙墓群) · 움덧널무덤군(土壙木槨墓群) · 돌무지덧널무덤군(積石木槨墓群) · 돌방무덤군(石室墳群)으로 구분한다.

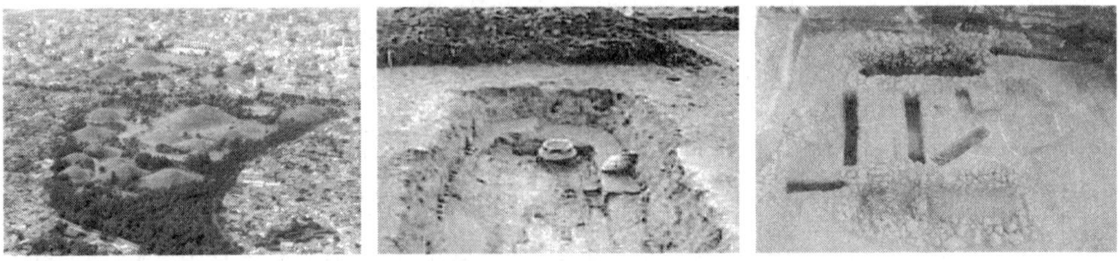

(a) 고분군 전경 (b) 움덧널무덤군 (c) 돌무지덧널무덤군

[그림 4-68] 경주 고분군

ⓒ 계성 고분군 : 1974년 2월 16일에 경상남도 기념물 제3호로 지정되었다(그림 4-69). 계성 고분군은 흔히 비화가야(非火伽耶) 혹은 비사벌(比斯伐)로 불리던 소국의 중심 고분군으로 알려진 창녕읍의 교동 고분군에 버금가는 대고분군으로 영취산에서 서북쪽으로 뻗어나간 지맥의 말단부 계성 평야를 내려다보는 위치에 형성된 것이다.

- 고분군에 대한 최초의 조사는 일제시대 조선고적조사위원회에 의해 이루어졌는데 현상을 파악하면서 뚜렷한 봉분을 지닌 고분만 21호까지 호수를 부

여하였다.

- 1967년 11월에 큰 무덤 1기가 문화재관리국 주관으로 발굴조사 되었고, 이어 영남대학교 박물관이 1968년과 1969년에 걸쳐 계남리 1호분과 4호분을 발굴 조사하였다.
- 1976년 구마고속도로가 개설될 때 도로부지 내에 있던 무덤 49기가 경상남도 주관으로 발굴조사되었고, 다시 고속도로와 국도가 확장되면서 1994년과 1998년에 사리와 명리의 중·소형 봉토분과 소형분들에 대한 발굴조사가 이루어졌다.

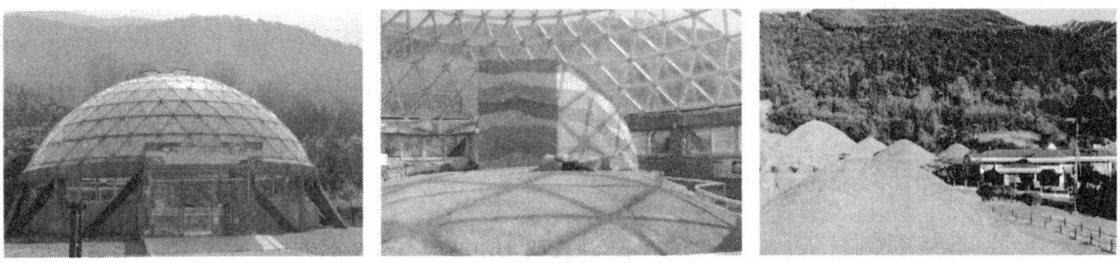

(a) 계성 고분 이전 복원관 (b) 복원관 내부 (c) 계성 고분 전경

[그림 4-69] 계성 고분군

ⓓ 삼가 고분군 : 1974년 2월 26일 경상남도 기념물 제8호로 지정되었다(그림 4-70). 고분군은 자굴산(해발 897[m]) 서쪽 사면을 근원으로 하는 야산 정상부와 그 기슭에 위치하고 있다. 크고 작은 봉토(封土)를 가진 것이 수백여 기에 달하나 대부분 일제시대부터 도굴당해 현재 원모습을 유지하고 있는 것은 소수에 불과하다. 1981년 6월 이 고분군 주위에 도로가 확장되면서 동아대학교 박물관에서 일부 고분을 발굴조사하였다.

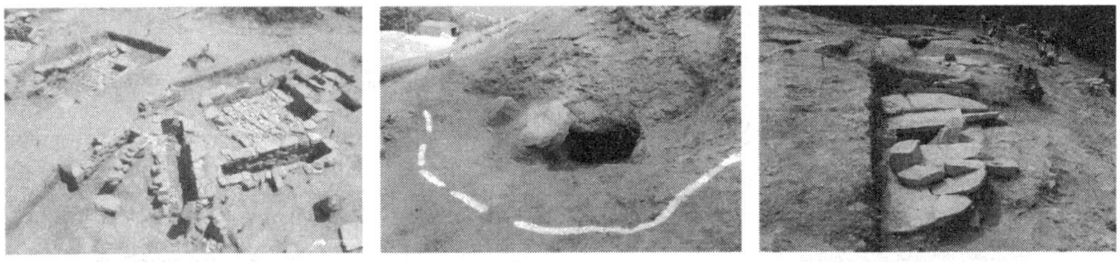

(a) 삼가 고분군 발굴터 (b) 도굴 흔적 (c) 발굴전 석곽묘

[그림 4-70] 삼가 고분군

ⓒ 박물관 : 교양·조사연구·레크리에이션 등에 자료를 제공하기 위하여 필요한 사업을 추진하고, 아울러 이들의 자료에 관한 조사연구를 목적으로 하는 기관이다(그림 4-71). 국제박물관협의회(International Council of Museums

: ICOM)에서는 "문화적 또는 학술적 의의가 깊은 자료를 수집하여 그것들을 연구 · 교육 및 취락(趣樂)을 위하여 보관하고 전시하는 상설기관은 모두 박물관으로 간주한다."라고 정의하고 있다.

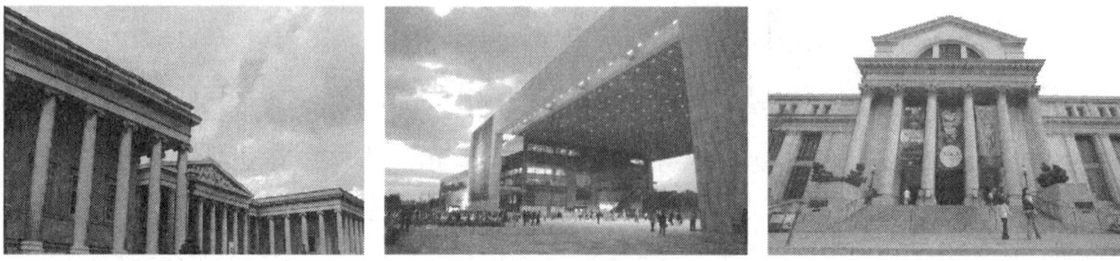

(a) 영국의 대영박물관 (b) 국립중앙박물관 (c) 미국의 국립자연사박물관

[그림 4-71] 박물관

③ 하회마을과 같은 유서 깊은 마을들이 있으나 그것이 빈집으로 남아 있어서 퇴락해 가고 있다는 점에 문제가 있다(그림 4-72). 따라서 보존대책을 필요로 하고, 비활성화되어 있어서 활성화 대책이 필요하다.

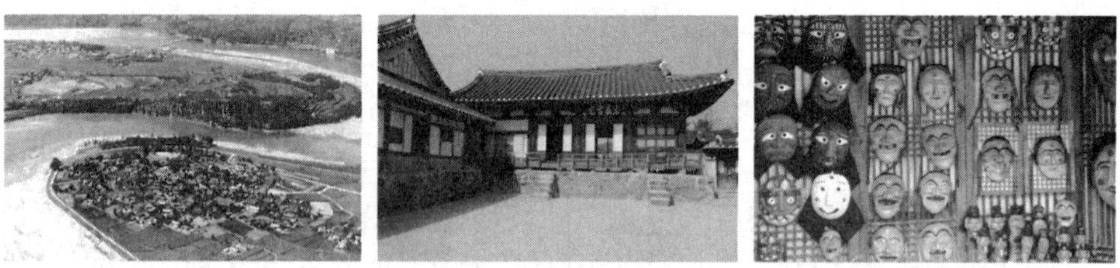

(a) 마을 전경 (b) 하회마을 양진당 (c) 하회탈 모습

[그림 4-72] 하회마을

④ 관광을 목적으로 세운 민속촌이 있으나(그림 4-73) 역사의 상한선이 조선조 후기에 머물러 있어서 고려, 삼국시대, 단군조선시대 등 시대 상한선을 확대하여 여기에 맞는 콘텐츠를 개발할 필요가 있다. 우리의 역사문화를 통상적인 시각에서 구현해야 한다. 또한 기품있는 전통문화 콘텐츠 개발에 미진하다는 단점이 있다.

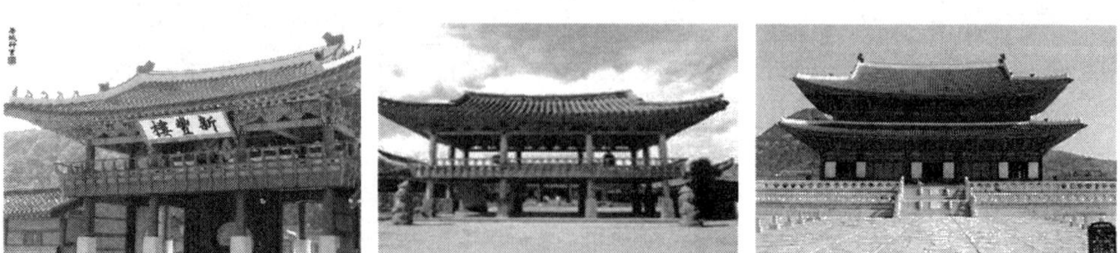

(a) 한국 민속촌 입구 (b) 제주 민속촌 (c) 경복궁

[그림 4-73] 민속촌

⑤ 최근에 생기기 시작한 촬영장은 일본관광객을 몰아오는 배용준 신드롬으로 문화의 국경이 허물어지고 있음을 실감할 수 있다. 그러나 [그림 4-74]와 같은 관광자원은 오래가지 못한다는 한계가 있기 때문에 이런 장소의 문화관광지로서의 활용방안이 강구되어야 할 것이다.

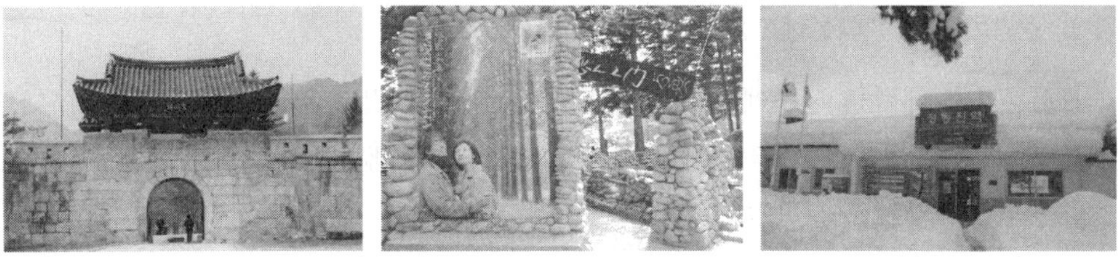

(a) 문경새재 드라마 세트장 (b) 드라마 겨울연가 촬영지 (c) 드라마 모래시계 촬영지

[그림 4-74] 영화, 드라마 세트장

⑥ 향토문화축제는 [그림 4-75]와 같은 몽골의 나담축제, 일본의 마쓰리축제가 있다. 이처럼 전세계적으로 벌어지는 카니발에서 보듯이 개발이 가능한 부분이라고 하겠다. 나담이나 마쓰리 카니발은 동시다발적으로 전국적인 또는 세계적인 규모로 치러지는 문화행사라는 점에 특징이 있다. 우리도 1～2가지를 선정하여 전국적인 축제로 확대할 필요가 있다.

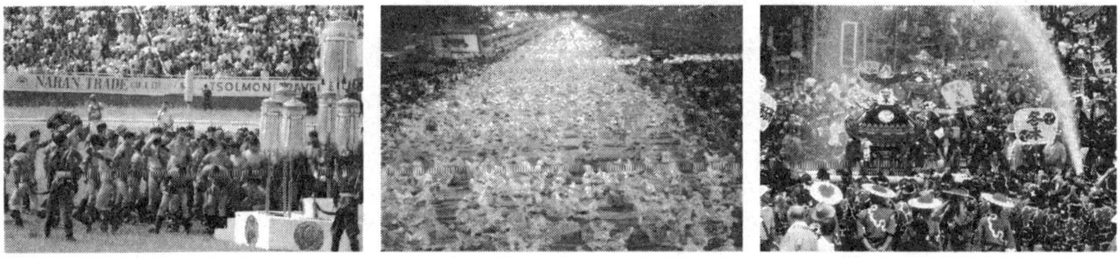

(a) 몽골의 나담축제 (b) 브라질 삼바축제 (c) 일본의 마쓰리축제

[그림 4-75] 향토문화축제

2) 관광자원의 개념적 특성

인간의 관광욕구의 대상이 되고, 관광행동을 유발시키는 가치를 지닌 유무형의 7가지가 있다.

① **매력성** : 관광자원은 관광자의 욕구나 동기를 일으키는 매력을 지닌다.

② **유인성** : 관광자원은 관광자의 행동을 끌어들이는 유인성을 지닌다.

③ **개발요구성** : 관광자원은 개발을 통해 관광대상이 된다.

④ **자연과 인간의 상호작용** : 관광자원은 자연과 인간의 상호작용의 결과이다.

⑤ **범위의 다양성** : 관광자원의 범위는 자연, 인문, 유형, 무형자원 등 다양하고 넓다.

⑥ **가치의 변화** : 관광자원은 사회구조나 시대에 따라서 가치를 달리 한다.

⑦ **보존·보호의 필요성** : 관광자원은 보존 또는 보호를 필요로 한다.

3) 관광목적지 매력물에 대한 학자별 분류

관광목적지 매력물 연구에서 학자별 분류는 다음과 같다.

① Coltman(1981년) : 목적지가 지녀야 할 속성으로 **매력물**(attractions)과 **문화적 설비**(amenities)로 구분하였고, **자연환경적 매력물**(natural environmental attraction)과 **인위적 매력물**(manufactured attractions)로 설명하였다.

② Inskeep(1991년)

㉠ **자연적 매력물** : 기후, 경관의 아름다움, 해변과 바다, 동식물군 등의 자연적 환경이 있다.

㉡ 문화적 매력물 : 건축학적·역사적·문화적 장소, 독특한 문화적 전통과 관습, 예술과 수공예품, 흥미있는 경제적 활동 및 도시지역 등의 인간활동이 있다.

㉢ 독특한 매력물 : 주제공원, 위락공원, 쇼핑, 각종 회의, 특별한 이벤트, 카지노가 있다.

③ Ritchie(1993년) : 관광목적지는 관광이용시설과 관광서비스의 패키지이고 특별한 개인에게 관광지의 매력을 결정하게 하는 다차원적 특성이다. 이러한 특성에는 자연적 요소, 사회적 요소, 역사적 요소, 오락과 쇼핑이용시설, 음식과 숙소 등의 제반시설을 들고 있으며, 관광지 매력도를 측정하기 위한 관광속성으로 기후, 숙박시설, 스포츠·레저활동, 경치, 음식, 유흥시설, 지역특색, 유물과 유적, 지역문화, 지역축제, 교통의 편의성, 쇼핑의 편리성, 물가 등 13가지 항목을 제시한다.

④ Lindberg & Hawkins(1999년) : 생태관광유형을 생태적으로 민감한 자원의 보호, 지역사회 개발, 방문자의 관광목적지에 대한 질높은 경험추구 형태라고 주장하며, Cohen(1988년)은 모험관광의 체험을 통해 인간의 지식과 경험의 폭을 넓히고 삶의 질의 향상을 도모하는 능동적인 활동이라고 설명한다.

⑤ Littell(1994년) : Graven & Smith의 행동유형(behavioral typologies)을 바탕으로 **민족체험형 관광**, **역사형 관광**, **도시환락형 관광**, **야외스포츠 관광**으로 4가지로 분류하였다.

㉠ **민족체험형 관광**(ethnic arts and people tourism) : 관광객이 자신과 다른 민족의 풍습이나 음식, 문화 등을 알 수 있게 해주는 관광이다(그림 4-76).

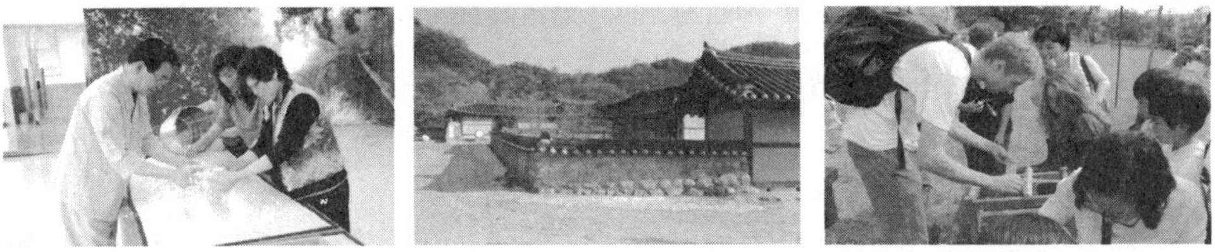

(a) 추성고을 전통주 체험 (b) 영주 선비촌 관광 (c) 해미 읍성 역사체험행사

[그림 4-76] 민족체험형 관광

㉡ **역사형 관광**(history part tourism) : 고대 유적지나 역사박물관 등을 관광하면서 역사를 배울 수 있는 관광이다(그림 4-77).

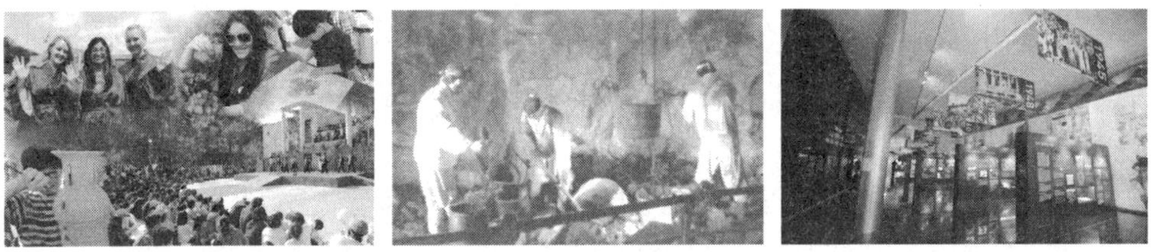

(a) 대가야로 가는 역사체험여행 (b) 정선 화암관광지 (c) 서울 역사박물관

[그림 4-77] 역사형 관광

㉢ **도시환락형 관광**(cith entertainment tourism) : 라스베가스나 마카오 같은 곳을 관광하면서 도박과 환락을 즐기는 여행이다(그림 4-78).

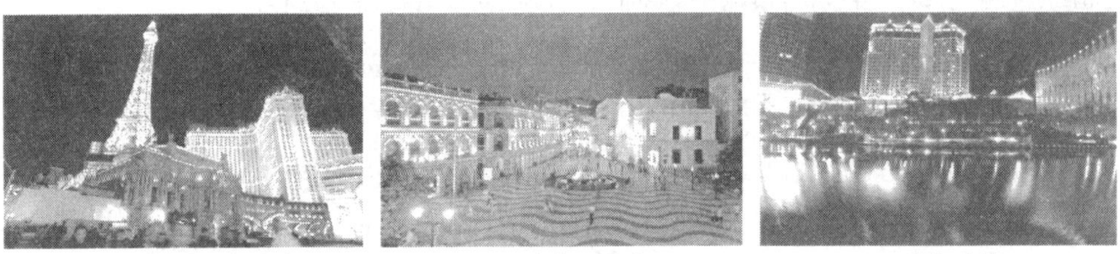

(a) 라스베가스의 야경 (b) 마카오 거리 (c) 정선 카지노

[그림 4-78] 도시환락형 관광

㉣ **야외스포츠 관광**(active outdoor tourism) : 스포츠를 즐기기 위해 직접 스포츠 경기가 열리는 경기장을 찾아가서 스포츠를 관람하는 관광이다(그림 4-79).

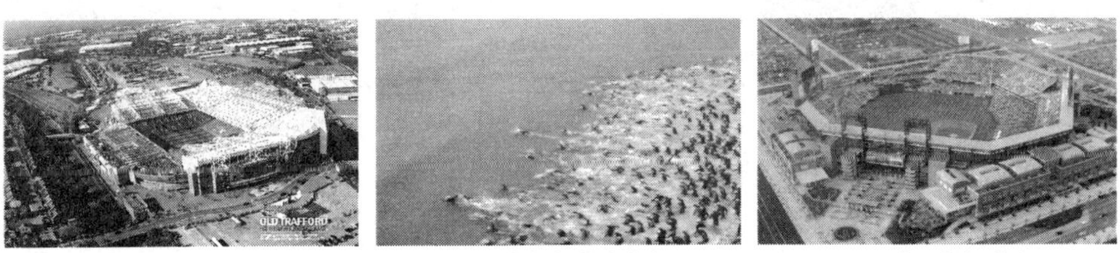

(a) 축구경기 관광 (b) 바다핀 수영대회 (c) 야구경기 관광

[그림 4-79] 야외스포츠 관광

⑥ Gold(1980년) : 관광지의 매력성, 관광지의 관리수준, 관광지의 이용성, 관광지의 수용력, 관광지의 기후, 관광지의 자연적 · 물리적 특징이라고 분석하고 있으며, Smith(1983)는 계절성, 여행매체, 지출비용, 체재기간, 사회 · 경제적 특징, 여행자 수 등이다.

⑦ Aaker(1991년) : 브랜드에 대한 인지도, 충성도, 제품의 질, 제품에 연상된 이미지 등이 브랜드의 가치를 형성한다. 또한 브랜드 가치를 결정짓는 요소로서 브랜드에 대한 인지도, 애호도, 소비자가 인식하는 제품의 질, 브랜드를 통해 연상되는 이미지 등이다.

⑧ Dobn & Zinkhen(1990년) : 관광지의 이미지도 브랜드의 이미지로서 관광지 결정에 중요한 역할을 하며, 경쟁 관광목적지의 브랜드이미지 또한 해당 관광지 브랜드의 이미지 형성에 영향을 미친다고 주장한다.

(4) 관광자원의 특성에 의한 관광형태

관광자원의 특성에 의한 관광형태는 다크 투어리즘, 전통체험관광, 대중관광, 문화유산관광, 의료관광, 체험관광, 목장체험관광, 문화체험관광, 토론회 · 세미나 관광, 겸목적관광, 일촌일품운동, 원더러스트, 선더러스트 관광, 평화관광, 크루즈 관광, 사이버 관광, 산업시찰, 지속가능한 관광, 봉사관광, 새 관찰 관광, 오지여행, 선진국 관광, 민족관광, 자연보호관광, 테마파크가 있다. 이 관광형태를 자세히 살펴보면 다음과 같다.

1) 다크 투어리즘(Dark Tourism)

휴양과 관광을 위한 일반 여행과 달리 재난과 참상지를 보면서 반성하고 교훈을 얻는 여행이다. 9.11 테러사건의 '그라운드 제로', 유대인 대학살 현장인 폴란드의 '아우슈비츠 수용소', 수백만 명이 학살된 캄보디아 '킬링필드' 등의 여행지이다(그림 4-80).

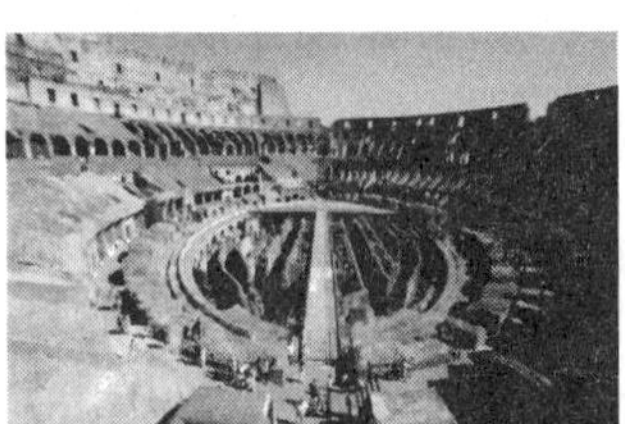

(a) 로마의 콜로세움

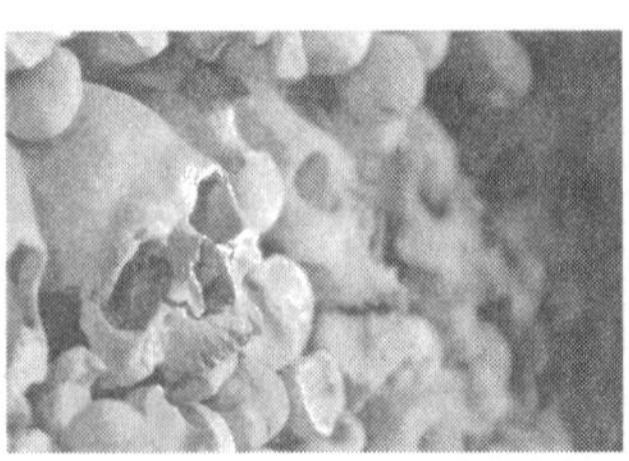

(b) 미얀마의 킬링필드

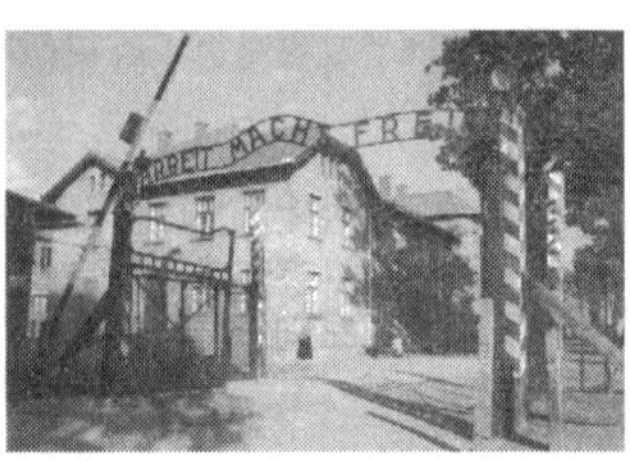

(c) 아우슈비츠 수용소

[그림 4-80] Dark Tourism

2) 전통체험(Model Culture)관광

관광용으로 복원·연출된 민속문화나 역사문화, 또는 그것들을 체험학습할 수 있는 테마파크이다(그림 4-81). 민속문화를 체험하는 하와이의 폴리네시아 문화센터나 한국의 민속촌, 역사를 따라 체험하는 미국의 플리머스 플랜테이션의 여행지이다.

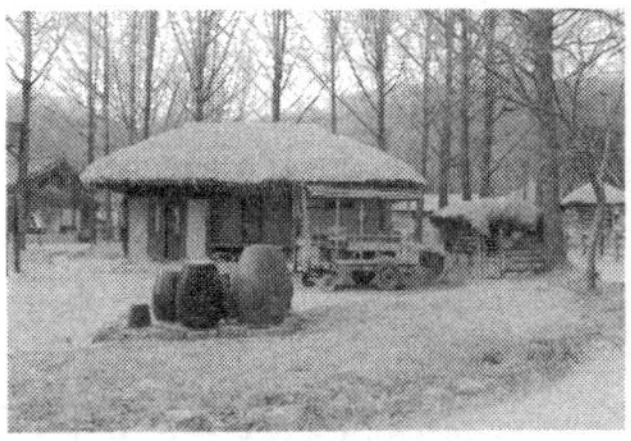

(a) 용인 민속촌

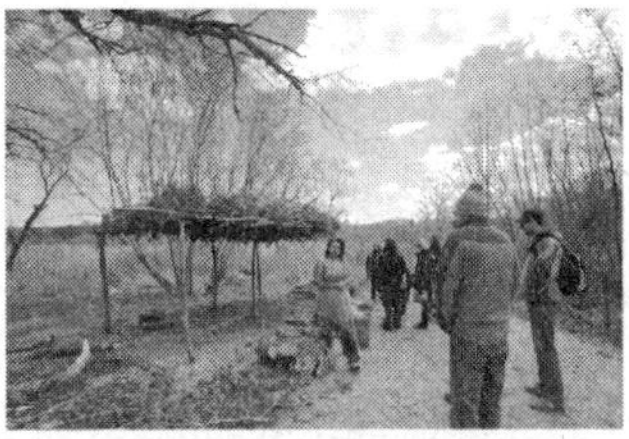

(b) 미국의 플리머스 플랜테이션

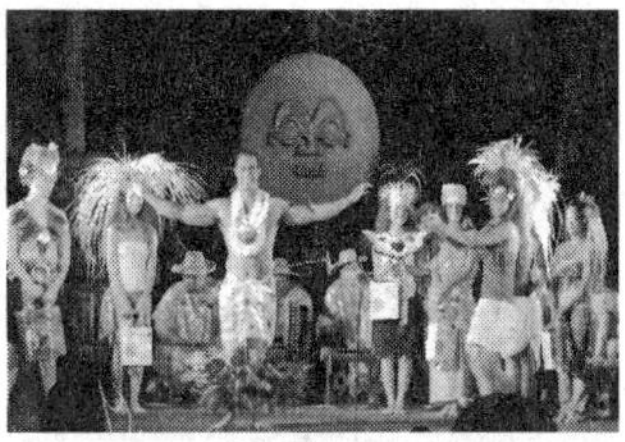

(c) 하와이 폴리네시아 전통무용

[그림 4-81] 전통체험관광

3) 대중관광(Mass Tourism)

관광의 대중화라는 의미로 자신과 시간적 여유를 가진 특권계급만이 누릴 수 있던 여행이 상품화에 따라 대중화되면서 대중에게 싼 값으로 보급되었다. 관광의 대중화 과정은 1일에 행락에서부터 숙박을 수반하는 여행, 남성 중심의 여행으로부터 여성이나 어린이도 참가할 수 있는 여행, 단체여행에서 가족이나 소그룹도 참가할 수 있는 여행, 국내여행으로부터 해외여행, 아주 드물게 갈 수밖에 없었던 여행으로부터 일상적인 여행 등 여러 측면이다(그림 4-82).

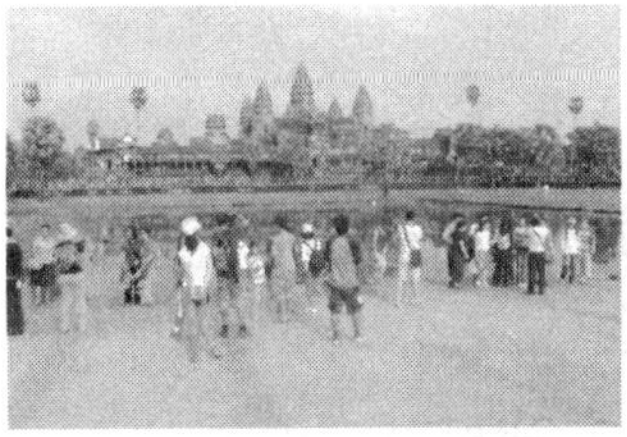

(a) 캄보디아 앙코르와트를 보는 관광객들

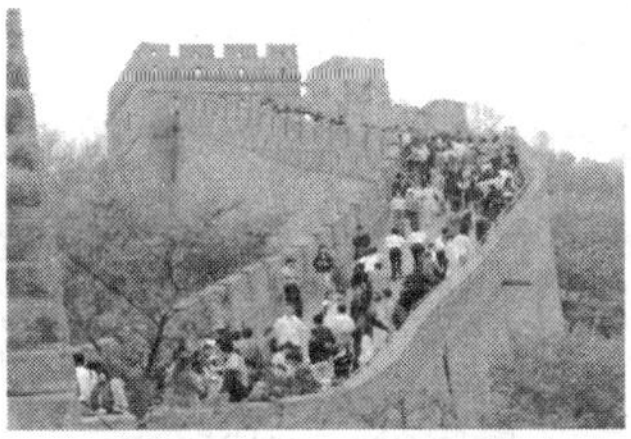

(b) 중국의 만리장성을 걷고 있는 관광객들

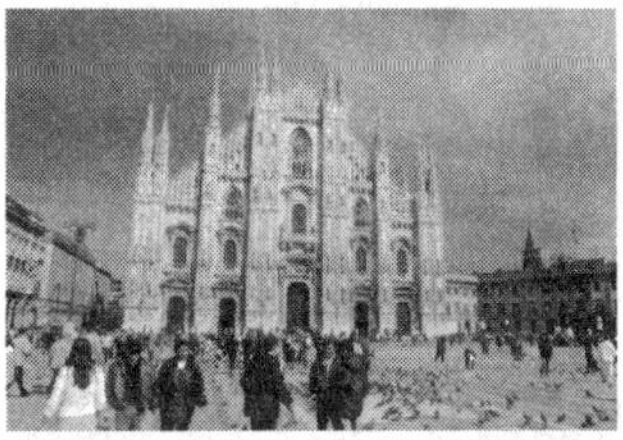

(c) 밀라노대성당을 보는 관광객들

[그림 4-82] 대중관광

4) 문화유산관광(Heritage Tourism)

역사적 유산을 지니고 있는 문화유산에 한하지 않고 자연유산까지 포함하여 인류의 유산을 답사하는 관광이다. 유네스코의 세계유산, 각 국가의 천연기념물이나 국보, 각종 자치단체의 사적 등을 대상으로 한다(그림 4-83).

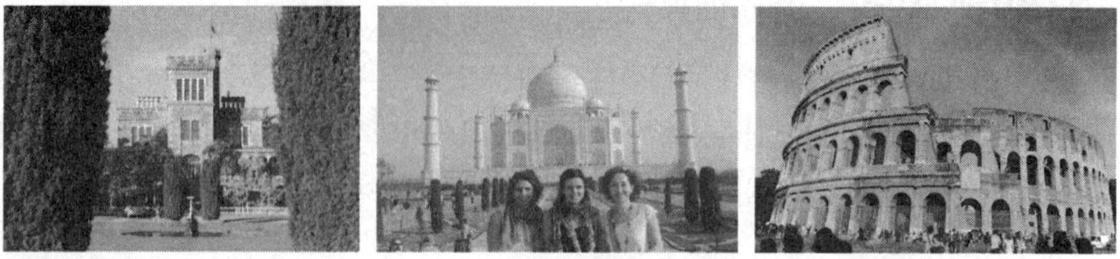

(a) 뉴질랜드의 라나크성 (b) 인도의 타지마할 (c) 이탈리아의 콜로세움

[그림 4-83] 문화유산관광

5) 의료관광(Medical Tourism)

원래는 병의 회복이나 건강을 목적으로 하는 이동이었으나, 일반에 보급되면서 관광형태로 자리잡았다. 최근 관광은 스포츠나 건강보양적인 요소가 포함되어 건강관광은 하나의 사회현상으로 크게 확대되고 있다(그림 4-84).

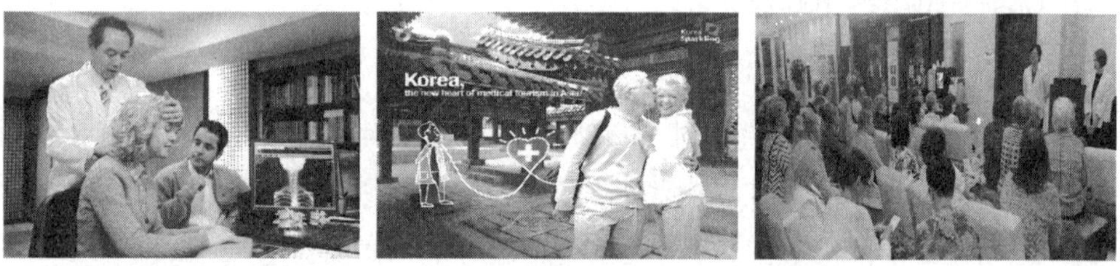

(a) 치료를 받고 있는 외국인 관광객 (b) 의료관광 포스터 (c) 진료를 위해 찾아온 외국인 관광객

[그림 4-84] 의료관광

6) 체험관광(Experience Tourism)

체험이나 경험하는 것을 목적으로 하는 관광형태이다(그림 4-85). 관광이 보급되다 보면 단순히 '보는 관광'에서 '직접 참여하는 관광'으로 변화하는 것이 일반적인 현상이다. 최근에는 도자기 제작, 종이 만들기, 농촌에서의 모심기와 벼베기, 낙농가에서 젖짜기, 산촌에서 숯굽기 등 지역특성을 반영한 비일상적인 체험을 많이 한다.

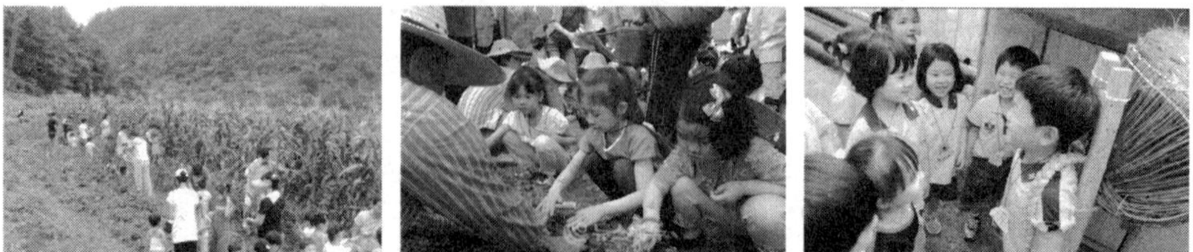

(a) 옥수수를 채집하고 있는 광경 (b) 감자를 캐고 있는 아이들 (c) 지게지기를 체험하는 아이들

[그림 4-85] 체험관광

7) 목장체험관광(Dude Ranch)

휴가를 즐기기 위하여 온 여행객들을 대상으로 직접 승마를 체험하기도 하고 목장작업과정을 보여 주기도 하는 목장을 테마로 한 관광이다(그림 4-86).

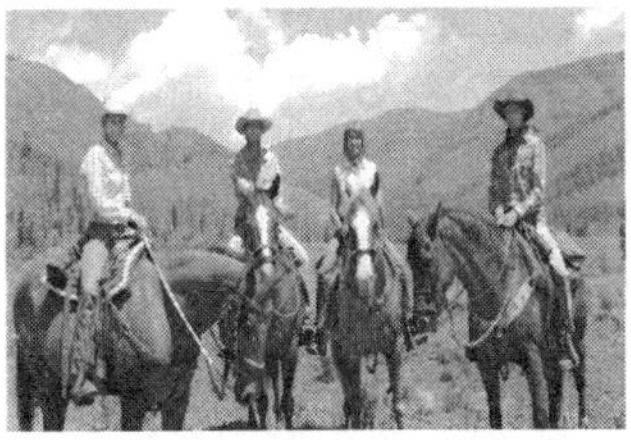
(a) 말을 타고 있는 사람들

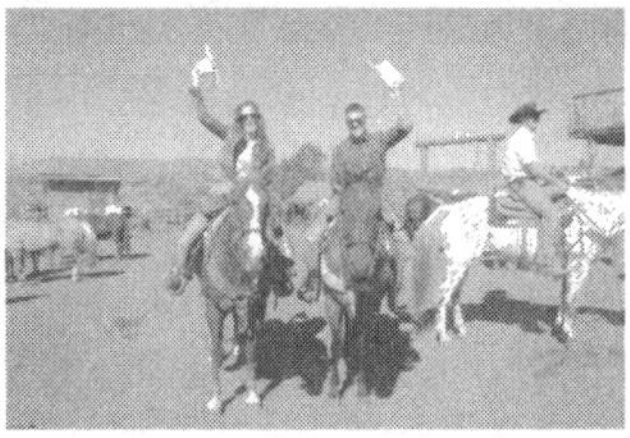
(b) 승마농장에서 말을 타는 커플

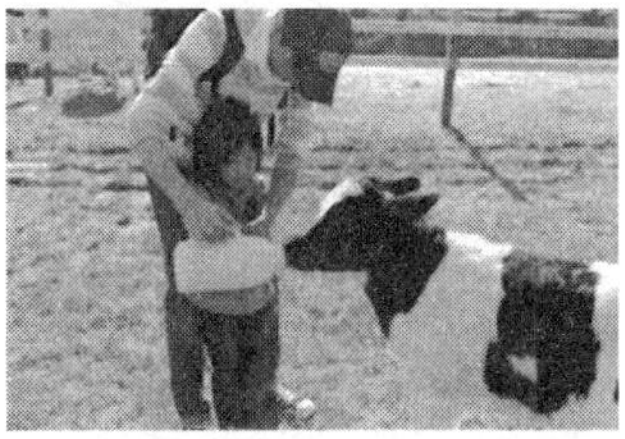
(c) 젖소에게 우유를 주는 아이

[그림 4-86] 승마농장

8) 문화체험관광(Cultural Tourism)

문화적 동기에 입각한 관광활동에 의한 형태로 그 내용은 학습, 예술감상, 축제 및 문화이벤트, 유적방문, 자연, 민속, 예술의 연구 및 순례를 위한 여행 등(그림 4-87)이 포함하는 광범위한 것이다.

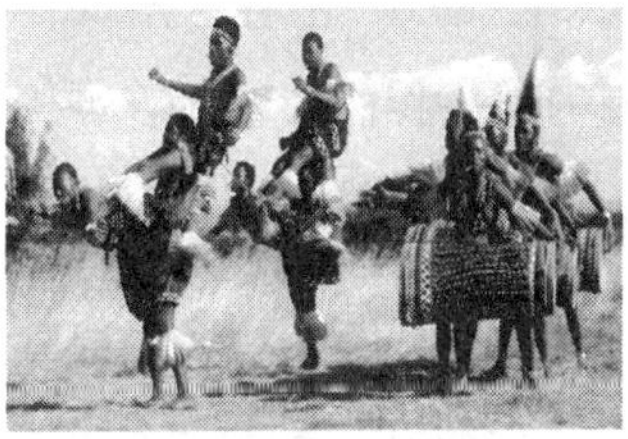
(a) 아프리카 전통춤

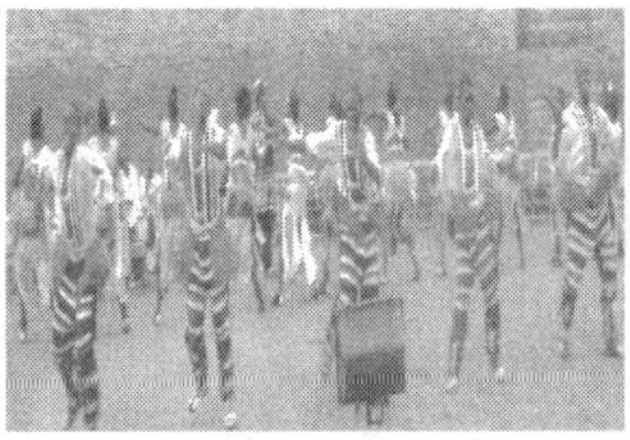
(b) 아프리카의 전통민요

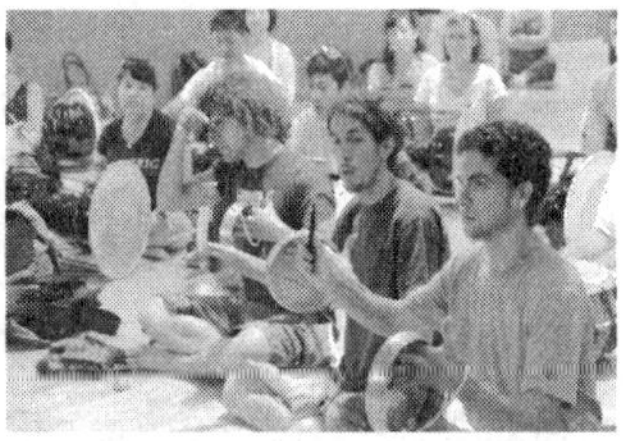
(c) 전통악기체험

[그림 4-87] 문화체험관광

9) 토론회 · 세미나 관광(Conference)

컨벤션과 비슷한 의미의 용어로, 통상적으로 컨벤션에 비해 회의의 진행상 토론회가 많이 열리고 회의참가자들에게 토론회 참여기회도 자주 주어진다(그림 4-88). 또 컨벤션은 다수의 주제를 다루는 업계의 정기회의에 자주 사용되는 반면, 컨퍼런스는 주로 과학 · 기술 · 학문 분야의 새로운 지식습득 및 특정 주제의 연구를 위한 회의에 사용된다.

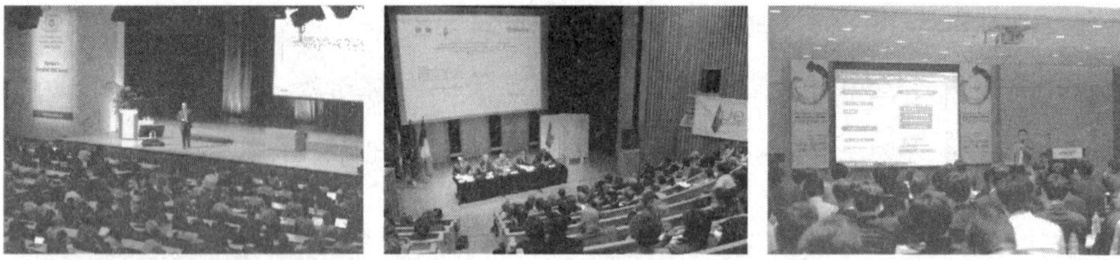

(a) 사회자가 회의를 진행하고 있는 모습 (b) 토론을 하고 있는 모습 (c) 정보의 공유와 솔루션을 발표하는 모습

[그림 4-88] Conference

10) 겸목적 관광(Combined)

출장 · 업무 · 귀성 · 방문 · 기사 등과 같이 관광여행에서 관광에 참여하는 여행형태이다(그림 4-89). 구미에서는 이러한 유형을 관광에 포함시키는 것이 일반적이다.

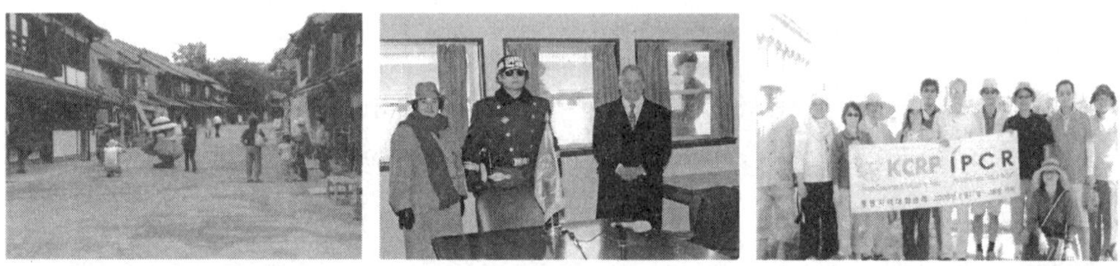

(a) 치바 보소우 무라 (b) 판문점 관광 (c) 종교적 순례 여행

[그림 4-89] 겸목적 관광

11) 일촌일품운동(Promition of one Product)

지역특산품의 발굴을 통한 마을재건운동이다. 1979년 일본 오이타현은 지역활성화의 일환으로 자신의 마을을 대표하는 특산품을 발굴하는 마을에 인센티브를 부여하였다(그림 4-90). 그 후 "지역 고유의 자원을 살리고 시장성 있는 상품을 육성하여 지역의 활성화를 꾀하자"는 발상이 전국적으로 확산되어 활발하게 전개되었다. 이러한 일촌일품(一村一品)운동은 1차 산업에만 의존하던 농촌의 경제구조를 관광이나 서비스 산업에까지 그 범위를 확장시키는 계기가 되었다.

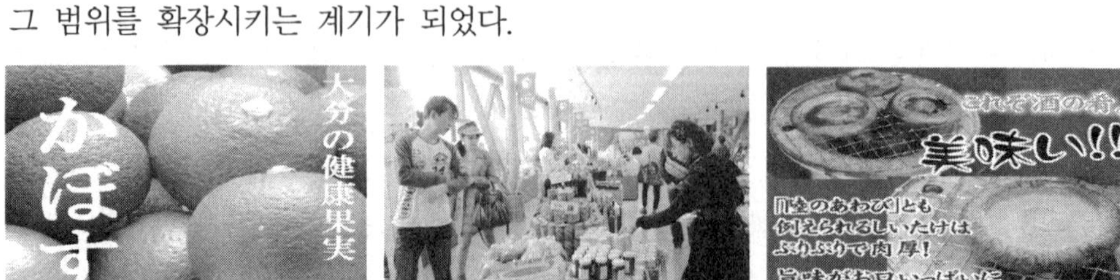

(a) 오이타현의 매론 (b) 지역특산품을 구매하는 모습 (c) 오이타현의 송이버섯

[그림 4-90] 일촌일품운동

12) 원더러스트(Wanderlust), 선러스트(Sunlust) 관광

인간은 관광행동 유형을 유럽의 관광실태를 토대로 원더러스트형과 선러스트형으로 분류할 수 있다. 원더러스트는 "지식과 견문을 넓히고 체험하는 것을 목적으로 하는 형태"이고, 선러스트형은 "평온함과 편안함을 찾아 적당하다고 생각되는 장소에 일시적으로 이동하는 형태"를 의미한다(그림 4-91).

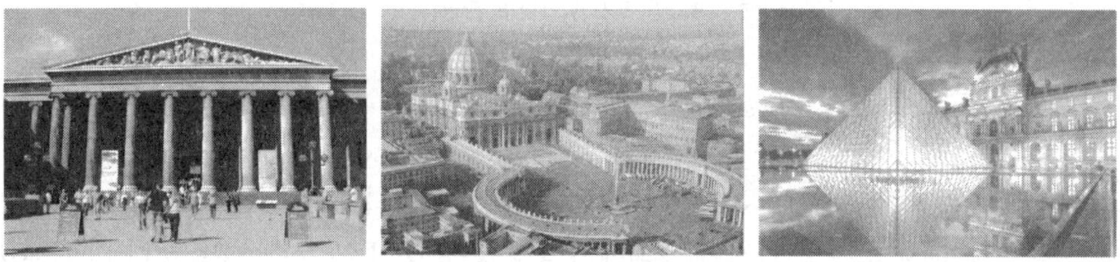

(a) 영국 대영박물관 (b) 이탈리아의 바티칸 (c) 루브르박 물관

[그림 4-91] 원더리스트, 선러스트

13) 평화관광(Peace Tourism)

국가와 국가 사이에 분쟁이 없고 안전한 여행이 보장되는 것이 근대관광의 조건이며 그것을 활성화하는 일이 상호 교류와 이해를 높이고 나아가서는 평화적 공존을 끌어내는 것을 관광의 평화창출효과라 한다(그림 4-92).

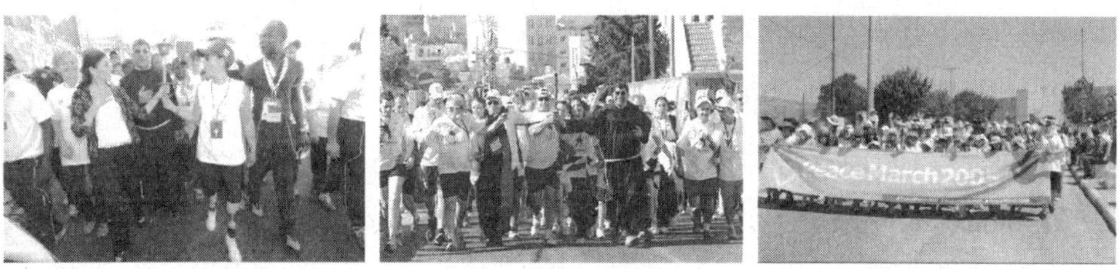

(a) 이스라엘을 관광 (b) 베들레헴 마라톤 (c) 예루살렘 평화행진

[그림 4-92] 평화관광

14) 크루즈 관광(Island Hopping)

도서지역에서 여러 섬을 방문하는 주유성이 높은 관광형태이다(그림 4-93). 대표적으로 '카리브해(Caribbean SeaL) 크루즈, 에게해(Aegean Sea)' 크루즈가 있다.

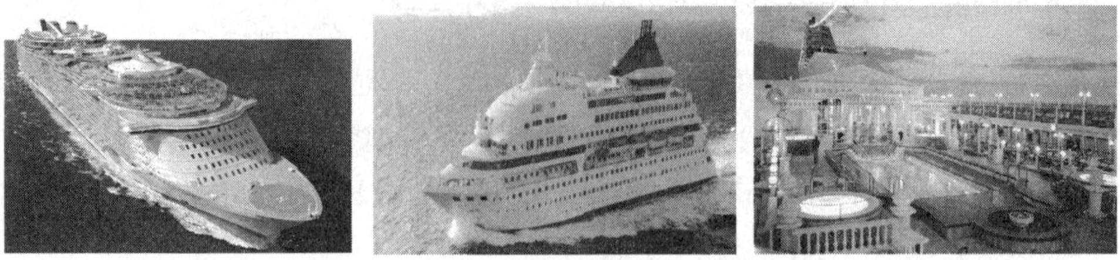

(a) 카리브해 크루즈 (b) 에게해 크루즈 (c) 동남아 크루즈 여행

[그림 4-93] 크루즈 관광

15) 사이버 관광(Fictional Tourism)

인터넷 등의 사이버 공간 안에서나 종교적 의례, 샤머니즘이나 약물사용 등을 통해 실제로 이동을 하지 않고 의사적인 상태에서의 이동을 통한 관광체험활동이다(그림 4-94).

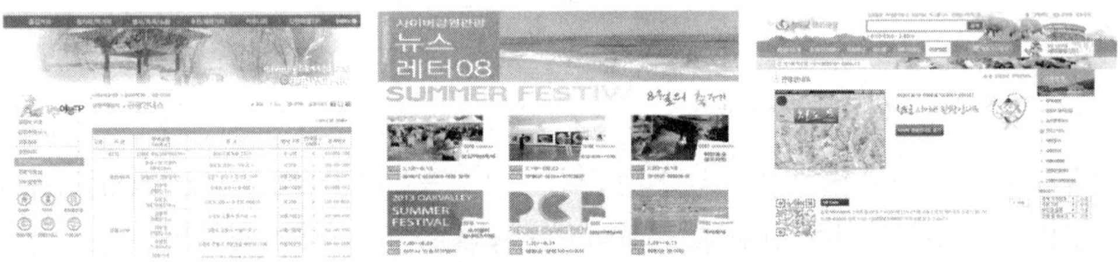

(a) 사이버 강원관광 홈페이지 (b) 사이버 강원관광 뉴스레터 (c) 청도군 사이버 관광홈페이지

[그림 4-94] 사이버 관광

16) 산업시찰(Technical Visit)

첨단기술과 산업 시스템, 근대적 공업시설 등의 시찰을 목적으로 외국 또는 다른 지역을 방문하는 것이다(그림 4-95). 기술시찰의 여행계획을 작성하여 그 전문분야에 정통한 안내자를 동행시켜 기술개발이나 생산성 향상을 기하고자 외국을 방문하는 여행형태가 그 대표적인 예다. 그 목적이 패션·의료·교육 등 보다 넓은 분야로 확대되고 있다.

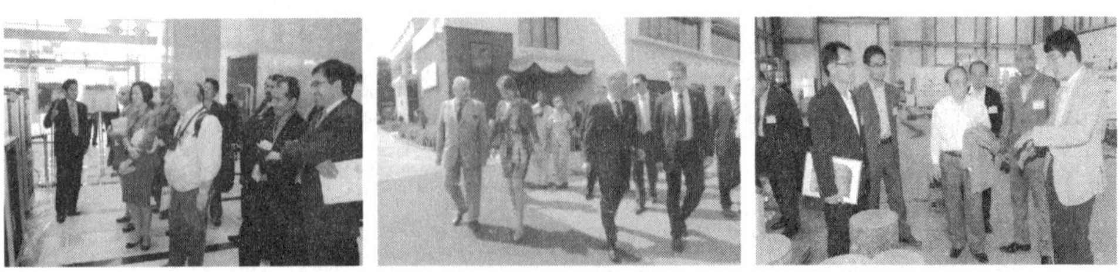

(a) NHK 과학 및 기술연구소 방문 (b) 기술센터 인도에 방문 (c) GFEZ, 일본 잠재투자기업 대상 광양만권 산업시찰

[그림 4-95] 산업시찰

17) 지속가능한 관광(Sustainable Tourism)

지속가능한 개발이라는 개념에 의거한 관광형태이다(그림 4-96). 환경과 관광개발을 서로 상반되는 것이 아니라 상호의존적인 것으로 파악하여 환경을 보전함으로써 먼 장래에까지 지속가능한 관광개발을 실현시킬 수 있다.

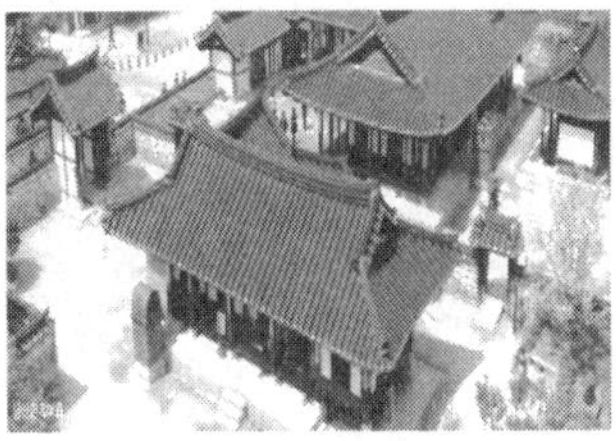
(a) 남산 한옥마을

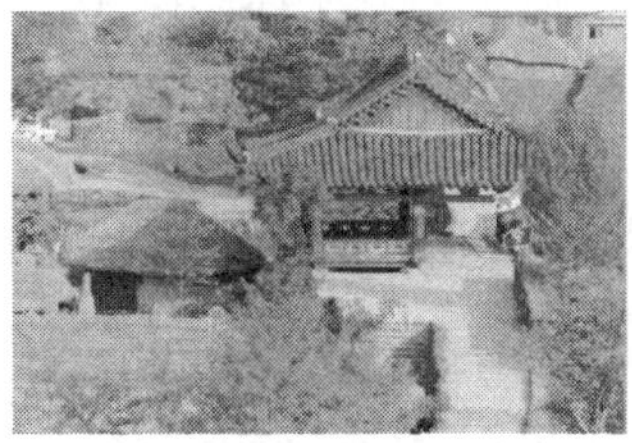
(b) 낙안 읍성 민속마을

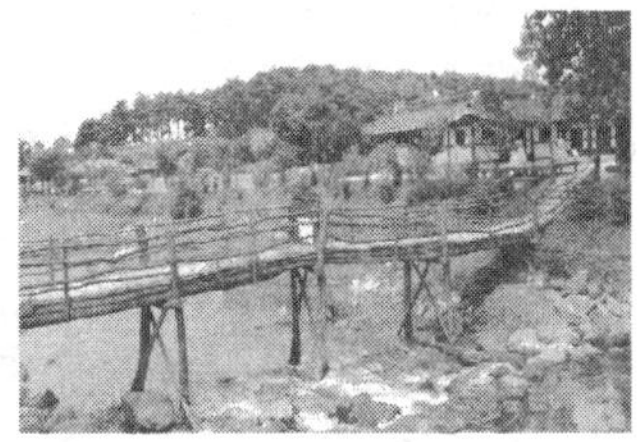
(c) 외암 민속마을

[그림 4-96] 지속가능한 관광

18) 봉사관광(Supporting Tourism)

빈곤과 기아, 환경파괴와 역사유적의 퇴화 등을 그저 견학만 하는 것이 아니라 개선과 보전을 목적으로 하는 관광이다(그림 4-97). 사막녹화를 위한 식수작업이나 사적의 복구작업 등에 참여하는 투어, 작업에는 참여하지 않지만 여행비용의 일부가 여행지의 야생생물의 보호나 사적보전을 위한 기금으로 이용되는 투어 등이 있다.

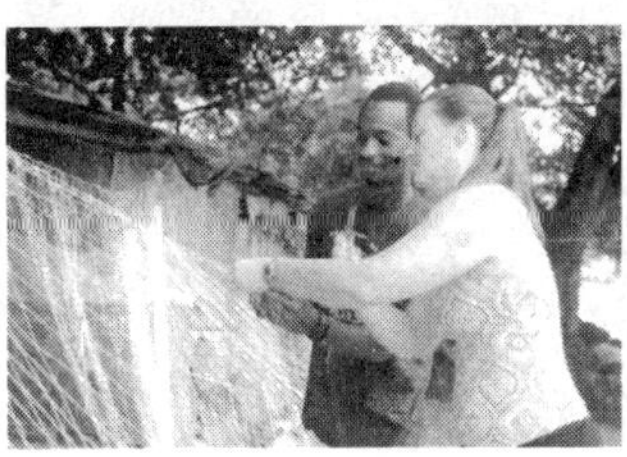
(a) 자원봉사를 하고 있는 커플

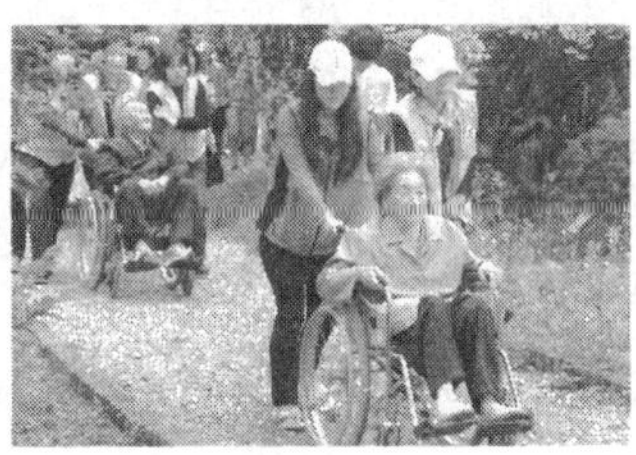
(b) 봉사관광

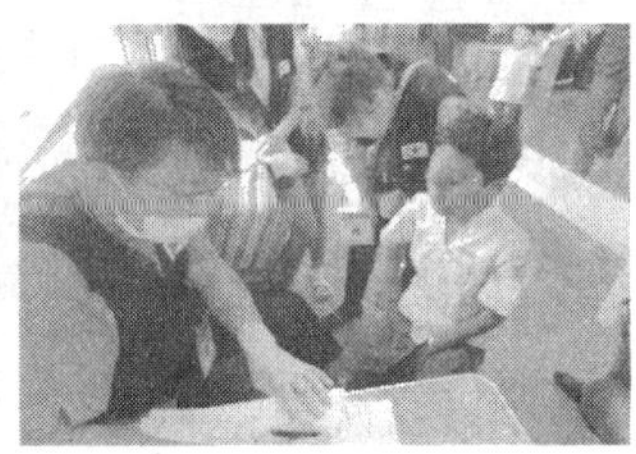
(c) 글로벌 의료관광협회 미얀마 의료봉사

[그림 4-97] 봉사관광

19) 새 관찰 관광(Bird Watching)

'새를 보러간다, 본다, 관찰하다' 등 자연 속에서 있는 그대로의 야생조류와 관련을 맺는 것을 즐기는 레크리에이션 및 연구활동 전반을 가리킨다(그림 4-98).

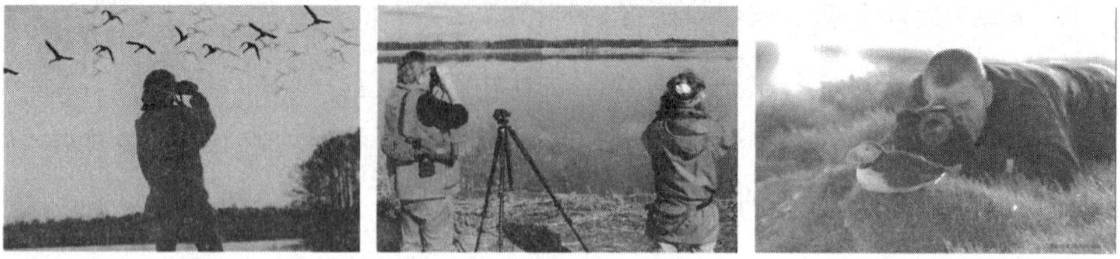

(a) 새를 관찰하고 있는 모습 (b) 새를 관찰하기 위해 준비하고 있는 사람들 (c) 새를 가까이서 관찰하는 사람

[그림 4-98] 새 관찰 관광

20) 오지여행(Off the Beaten Type)

"밟아 다져진 길에서 벗어나라"라는 의미로 남극방문, 히말라야 트레킹, 호주내륙의 아웃백 탐방, 열대우림 탐방, 실크로드 순례 등 개발되지 않은 오지로의 여행이다(그림 4-99).

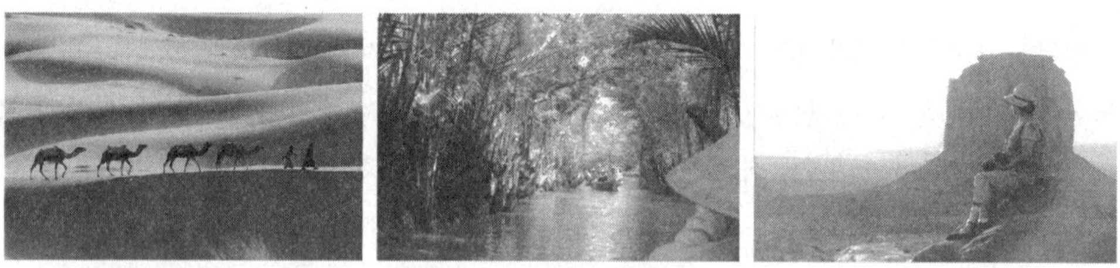

(a) 실크로드를 탐험하는 사람 (b) 열대우림을 탐험하고 있는 사람 (c) 모뉴먼트 밸리를 탐험하는 모습

[그림 4-99] 오지여행

21) 선진국 관광(Grand Tour)

18세기 후반부터 19세기 전반에 걸쳐 영국 귀족들의 자녀들을 국제적인 신사로 키우기 위해 앞 다투어 문화선진국을 방문하게 했는데, 이러한 영국의 귀족자제들이 활발하게 행한 유럽여행을 가리키는 것이다(그림 4-100).

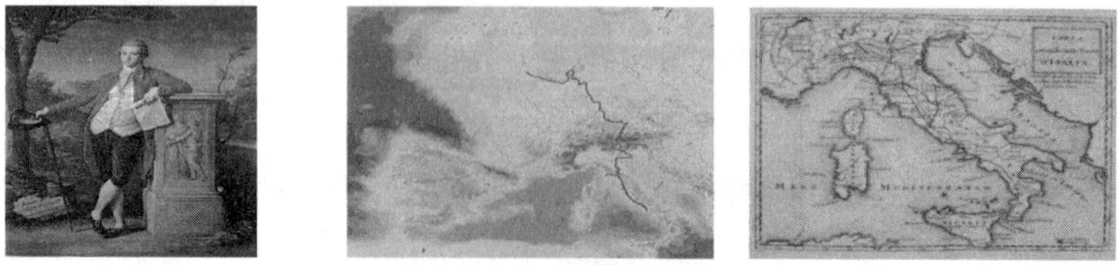

(a) Grand Tour의 창시자 프란시스 바셋 (b) 윌리엄 백 퍼드의 그랜드 투어 (c) 루이 벤자민 Fleuriau 드 벨뷰의 그랜드 투어

[그림 4-100] 선진국 관광

22) 민족관광(Ethnic Tourism)

원주민과 그들의 생활습관 · 예능 · 건축 · 복식 · 공예품 문화적 이국정서를 주된 흥밋거리로 하는 관광활동의 주요한 형태이다(그림 4-101).

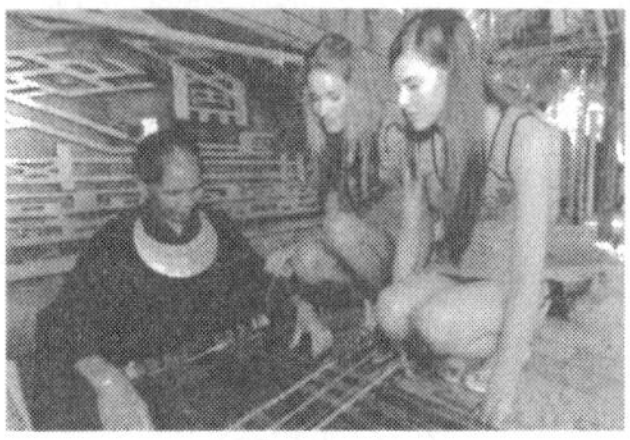

(a) 원주민의 베짜는 것을 보고 있는 관광객

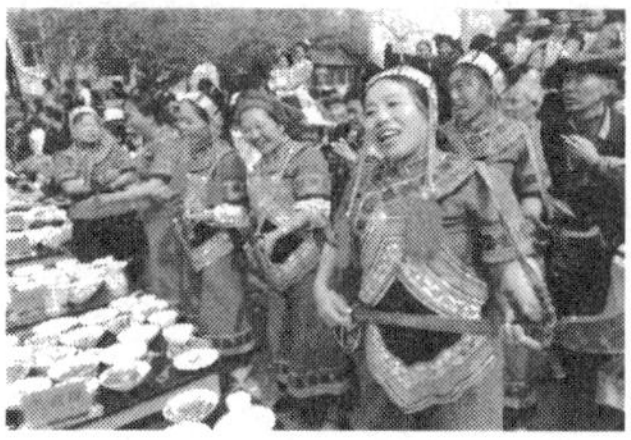

(b) 중국 홍어 테라스 문화관광 축제

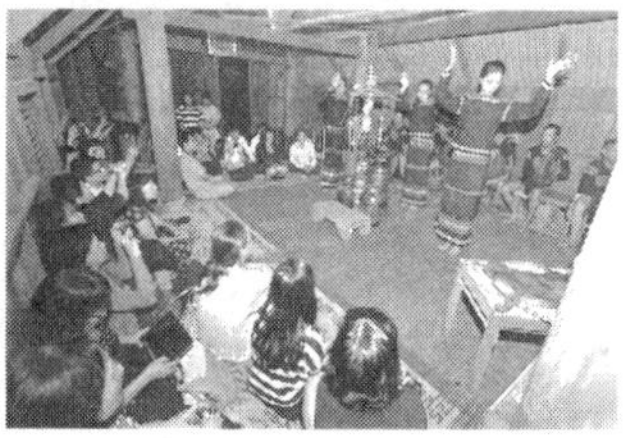

(c) 에데 민족의 전통가옥의 손님 환영행사

[그림 4-101] 민족관광

23) 자연보호관광(Eco Tour)

일정 지역의 생태계를 보호할 목적으로(그림 4-102) 자연관찰과 문화체험을 한데 엮은 여행형태로, 자연환경, 문화유산, 생활양식을 포함한다.

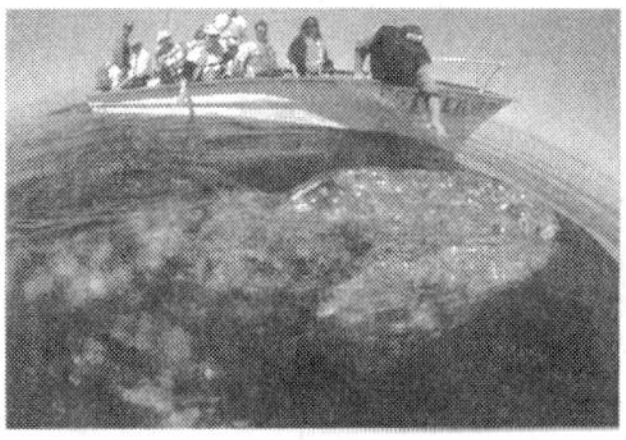

(a) 돌고래 보호를 위한 관광객

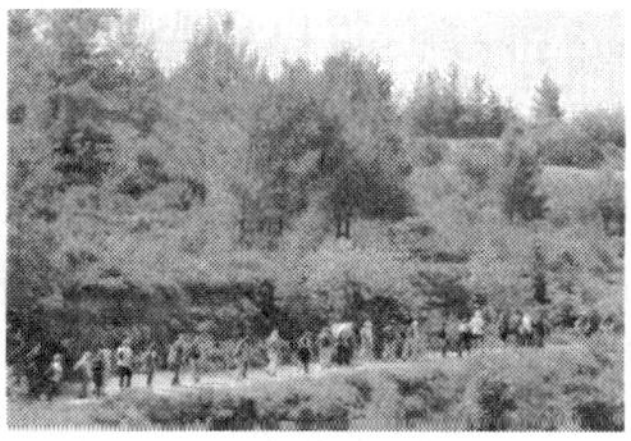

(b) 산림을 보호하기 위한 관광객

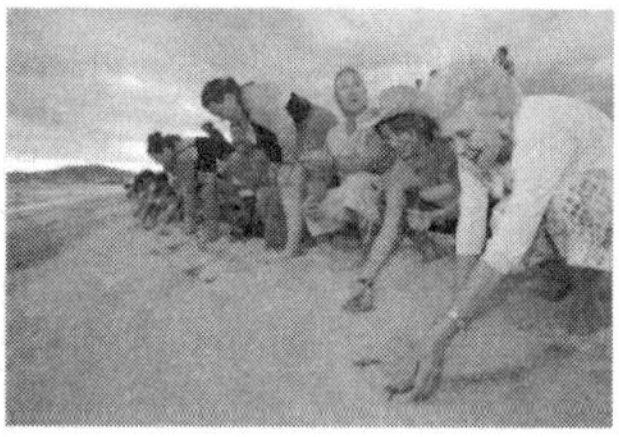

(c) 거북이 보호를 위한 관광객

[그림 4-102] 자연보호관광

24) 테마파크(Theme Park)

통일된 테마를 바탕으로 오락, 레크리에이션, 놀이 등의 목적을 갖는 시설들로 구성 · 연출된 유원지를 가리킨다(그림 4-103). 오락적 · 환락적인 요소가 강해지면서 유원지와 차별화하기 위해 사용되기 시작했다.

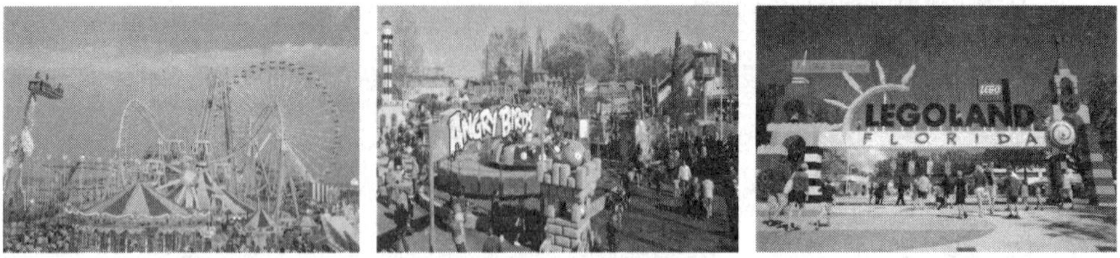

(a) 놀이공원 (b) 앵그리버드 놀이공원 (c) 레고랜드 테마파크

[그림 4-103] 테마파크

03 관광 이벤트의 이해

이벤트의 개념은 마케팅 관점에서 특별촉진을 위한 특별 이벤트, 기업의 매출증대를 기대하는 이벤트, 각종 콘서트, 전시박람회, 문화 및 스포츠축제 등에 사용되어 왔다. 이처럼 최근 들어 이벤트 산업의 비중이 지속적으로 확대되고 있으며, 세계 각국은 문화관광 이벤트를 통한 국가와 지역의 이미지를 향상하여 자국이 중요 관광목적지로 부상하고 자국의 문화관광상품이 외래관광객에게 좋은 이미지를 가질 수 있게 하기 위한 홍보를 통한 유치활동에 최선의 노력을 하고 있다.

1. 관광 이벤트의 개념과 정의

관광 이벤트의 개념과 정의를 살펴보면 다음과 같다.

(1) 이벤트의 개념

이벤트라는 용어는 E(out : 밖으로)와 Venite(to come : 오다)의 의미를 가진 Evenir의 파생어인 Eventus로 사용되다가 Event로 사용되었다. 즉 이벤트의 사전적 의미는 "사건, 소동, 행사, 중요 사건, 시합, 결과, 경과, 사람을 모으는 행사, 우발적인 행사"이다. 그래서 주로 마케팅 용어로 판매촉진을 위한 특별한 행사의 개념으로 사용되었다.

① 현대에서 이벤트라고 함은 국가나 지역단체에서 이루어지는 것은 물론이며 기업의 판촉행사, 각종 공연, 문화행사 등을 모두 일컫게 되었다. 따라서 이벤트는 특정한 목적을 가지고 특정한 장소에서 특정한 대상의 사람들에게 개별적, 직접적으로 자극을 체험하게 하는 미디어이고, 사람들이 모이도록 모임을 개최하여 정해진 목적

을 실현시키기 위해서 행해지는 행사로 많은 사람들을 인위적으로 모이게 하여 즐겁게 하는 것이다. 이와 같이 이벤트는 새로운 커뮤니케이션 도구이자 마케팅 도구이고, 일상적이라기보다는 비일상적으로 행해지는 경제 · 사회 · 문화적 특별활동이며 잠재고객을 발굴할 수 있는 행사이다.

② 문화관광 엑스포 · 지역축제 등 이벤트성 행사의 중요성이 비약적으로 증가하고 있다. 이에 따라 관광산업의 특징인 서비스 상품을 구매하는 참가자의 행동의도에 대한 연구가 운영과 품질의 한 분야로써 연구의 대상이 되고 있다. 이와 같이 최근에는 큰 그룹을 형성하여 국내 이벤트 분야의 판도를 이끌고 있다.*

③ 일반적으로 국내 이벤트 시장은 매우 다양한 분야의 그룹들이 접근하고 있지만 크게 세 분야의 전문가 그룹들이 주류를 이룬다.

㉠ 기업의 상품을 광고 · 판촉하는 기업이벤트(SP) 분야의 전문가들 그룹

㉡ 각종 장르를 망라하는 이벤트 연출에 중심을 둔 업계 및 전문가들 그룹

㉢ 지역축제나 박람회를 포괄하는 지역 · 관광 분야에서 접근한 이벤트 전문가들 그룹

(2) 이벤트의 정의

이벤트의 정의에는 사전 계획성을 강조한 정의, 기본계획 강조형 정의, 목적실현 중심의 정의, 특별성 강조형 정의, 관광 이벤트의 정의가 있는데 이것은 다음과 같다.

1) 사전 계획성을 강조한 정의

이벤트가 가진 사전 계획성을 강조한 정의로서 골드블렛(Goldblatt, 1990년)은 이벤트는 항상 사전 계획적이고 그래서 기대감을 유발할 수 있어야 한다고 주장하였다.

2) 기본계획(시간, 장소, 대상) 강조형 정의

이벤트 구체적인 시간, 장소, 대상들의 필수요소들을 강조한 이벤트 정의로 일본 인터크로스연구소(1989년)는 기간, 장소, 대상을 제한하고 공동의 목적으로 이끄는 의도를 가진 일체의 행사라는 정의를 통해 이벤트의 기본 계획적 요소를 강조하였다.

3) 목적실현 중심의 정의

이벤트의 특별한 목적실현을 강조한 부분으로서, 일본 통상 산업성 이벤트 연구회

* 이벤트의 정의와 개념 : 한국관광학회, 앞의 교재에서 인용, p.440

(1987년)는 특정목적을 수단으로 실시하는 행사 내지는 기획된 모임으로 정의하였고, 도비오카 겐(1994년)은 어떤 목적을 위해서 어떤 조직이 대중동원을 꾀하는 것으로 정의하고 있다.

4) 특별성 강조형 정의

이벤트에 특별성을 강조한 정의로 콕스(Cox, 1969년)는 억압된 인간의 감정과 행동 표현의 기회 제공이라고 이벤트를 정의하였고, 이봉석 외(1998년)는 일과성 또는 정기적인 범주를 넘어선 레저, 사회문화적 경험의 기회라고 표현하여 이벤트의 특별성을 강조하였다.

5) 관광 이벤트의 정의

개최지의 대내 · 외적 이미지를 강화하고 지역개발 등의 관광 관련 목적을 이루기 위해 체계적으로 사전 계획을 세우고, 계획적인 요소를 실행하며, 관광객들을 주 대상으로 특별하게 개최지 관광의 매력성을 수반한 것이 관광 이벤트이다. 〈표 4-5〉는 선행연구에 의한 이벤트의 정의이다.

〈표 4-5〉 이벤트의 정의

연구자	정 의
한국관광공사	사회적 · 시대적으로 의의를 부여하는 행사
한국 이벤트 연구회	공익 및 기업이익 등 뚜렷한 목적을 가지고 사전 기획되어 대상을 참여시키는 사건 또는 행사
일본 이벤트 프로듀서 협회	목적을 가지고 특정한 기간에 특정한 장소에서 대상으로 하는 모든 사람들에게 개별적이고 직접적으로 자극을 체험시키는 미디어
Getz	일시적으로 발생하며 기간, 관리, 세팅 등 사람의 독특한 혼합
Golblatt	항상 계획에 따라 기대감을 유발시키며, 특정 동기와 함께 발생되고 필요를 충족시키는 의식과 절차
Gahan & Martin, Uysal	방문객을 성공적으로 맞이할 수 있도록 하는 한 지역의 문화자원 행사

(3) 관광 이벤트가 미치는 파급 효과

관광 이벤트가 미치는 파급효과에는 인바운드 효과, 국가나 지역의 특산화산업의 진흥도모, 관광개발촉매의 역할, 국가나 지역의 이미지 강화의 역할, 문화 · 관광자원과 시설의 적극적 활용으로 비수기 극복, 다양한 예술활동의 거점형성이 있다.

1) 인바운드(Inbound) 효과의 강화

관광 이벤트 개최로 인하여 많은 관광객 유치효과와 아울러 이벤트를 개최하는 국가나 지역사람들의 역외로의 유출을 감소시키는 효과를 거둘 수 있다.

2) 국가나 지역의 특화산업의 진흥도모

오늘날 지방화 시대를 맞이하여 지방자치단체 주도로 그 지역의 특화산업을 지역축제나 이벤트와 연계시킬 경우 특화산업의 이미지 부각과 활성화를 도모할 수 있다. 이로 인한 관광객 유치, 지역경제활성화, 특화상품 재고정리 등 다양한 효과를 기대할 수 있다.

3) 관광개발촉매의 역할

관광 이벤트 유치로 인해 각종 도로나 항만시설 등 사회간접자본 시설 및 이벤트 관련 시설의 건설 등으로 지역관광개발의 촉매제가 된다. 이를 계기로 지역의 고용촉진효과, 민간자본의 적극적 유치를 기대할 수 있다.

4) 국가나 지역의 이미지 강화의 역할

관광 이벤트는 그 지역의 기존 이미지 강화는 물론이며 전혀 새로운 관광지로서의 이미지로 탈바꿈하는데 매우 효과적이다.

5) 문화 · 관광자원과 시설의 적극적 활용으로 비수기 극복

관광 이벤트는 잠재고객의 유치로 인해 기존의 각종 문화 · 관광시설의 적극적인 활용으로 시설이용의 효율을 향상시킬 수 있다. 특히 계절성이 심한 자연자원이 중심이 되는 관광지의 경우 비수기 대책으로 매우 유용하게 된다.

6) 다양한 예술활동의 거점형성

영화제나 연극제를 비롯하여 각종 문화, 예술행사를 개최함으로써 예술활동의 거점을 새롭게 형성하게 되어 기존의 이미지와는 전혀 다른 새로운 관광지로서의 기능을 개발하게 된다.

2. 관광 이벤트의 특성과 유형

관광 이벤트의 특성과 유형은 다음과 같다. 이벤트는 모든 사람의 독특한 아이디어 발상을 통하여 누구나 계획할 수 있는 일반적인 특성을 갖고 있으며, 비일상성, 계획성, 긍정성을 갖춘 즐거움과 미래발전지향적인 개념에 기초하여 발생되는 특성을 지니고 있다. 이러한 견해에서 축제 이벤트의 평가속성에 대한 연구는 다음과 같다.

① Getz(1997년) : 축제평가요인을 경제적인 요인, 사회 · 문화적인 요인, 환경문화적인 요인으로 나누어 평가하였는데, 정보원천과 여행의 동기, 추구편익, 만족도, 축제참가 동기, 숙박, 식음료, 쇼핑, 관광요인 등과 공해유발 등의 환경적 영향, 지역주민의 태도, 물가의 변화까지 포함시켜 축제에 대한 평가를 실시하고 있다.

② Crompton & Love(1997년) : 축제품질 평가항목으로 공연자의 수준, 정치장식, 행사장의 안정성, 화장실의 청결, 앉아서 쉴 수 있는 장소의 수와 안내부스, 안내도, 음식과 쇼핑부분에서 식음료의 질과 쇼핑종업의 친절, 쇼핑상품의 다양성을 포함시켜서 평가한다.

③ 문화관광체육부(2003년) : 문화관광 축제평가항목을 살펴보면 홍보 및 안내, 행사진행전반, 축제 프로그램과 쇼핑 및 음식, 운영 및 주민참여, 외국인관광객 수용태도, 숙박 및 연계관광 등 만족도 평가에 18개의 항목을 포함하여 측정하고 있다.

④ 이충기(2003년) : 축제의 환경단서에 접근성, 주차장시설, 기본 편의시설, 축제의 내용 및 일정, 행사요원의 친절, 안내물 · 정보제공체계, 전시 · 공연 프로그램, 체험프로그램, 음식의 맛, 음식가격, 음식점 서비스, 축제상품의 다양성, 축제상품의 품질, 지역문화인지도 등 15개의 항목을 도출하고, 방문객만족에 환경단서요인이 영향을 미치는 것으로 분석하였다.

㉠ 지역축제는 공동체생활 속에 형성된 지역민의 독특한 문화현상을 결집하여 지역의 정치, 경제, 문화, 사회, 교육 등의 발전과 함께 축제방문자를 통해 지역경제의 활성화를 도모하고 있다.

㉡ 지역적으로 특화된 관광상품을 만듦으로써 관광목적지 이미지향상은 물론 방문객의 관광욕구 및 만족도를 제고할 수 있는 특성을 가지고 있다. 이러한 지역축제는 개최지의 관광매력물, 이미지 부각, 사회기반시설 및 경제성장의 촉진, 기존 매력물의 활력소, 전통문화 보존과 지역주민의 통합 등의 이유로 활발히 개최되고 있다.

㉢ 한정적인 지원으로 지방자치단체의 축제에 대한 예산조달에 대한 부담의 증가가 내실 있는 축제의 질을 저하시키고 있기도 한다. 이와 같이 재정적인 자립이 요구되는 상황에서 지역축제에 참가하는 대상들의 소비지출형태의 연구는 반드시 필요하며, 어떠한 요인이 지역축제의 경제적인 효과에 긍정적으로 기여하고 있는지를 파악하는 것은 매우 중요하다.

㉣ 선행연구에 의한 축제평가의 속성을 〈표 4-6〉에 나타내었다.

〈표 4-6〉 축제평가의 속성

요인 구분	속 성	요인 구분	속 성
행사공연	공연시간엄수, 공연의 재미 행사 프로그램, 프로그램 진행 공연관람시설설비	음식	위생시설, 다양한 메뉴 음식의 깨끗함, 음식가격 고객요구응대, 음식의 맛 종업원의 친절함
축제내용	득특한 재미, 주제의 다양성 전체적인 짜임새, 매력거리 체험 프로그램, 흥미거리 다양한 볼거리, 즐길거리	접근성	진입로의 정리, 연계교통, 교통혼잡, 주차시설, 기사친절도, 접근성 주차요원 안내 서비스
서비스	안내원의 서비스 행사요원의 서비스 종업원 서비스 정보제공 서비스 전체적 서비스	쇼핑	쇼핑상품의 가격 쇼핑종업원의 응대 서비스 다양한 상품구성 쇼핑시설 쇼핑상품의 질
편의시설	휴지통, 벤치, 공중전화, 화장실, 안내표지, 안정성		

(1) 관광 이벤트의 특성

기본계획(시간, 장소, 대상) 강조성, 사전 계획성, 특별성, 목적 실현성 등으로 통합적인 차원에서 접근해 볼 필요가 있다.

① **기본계획**(시간, 장소, 대상) 강조성 : 이벤트 기본 계획 수립 시 '누가, 언제, 어디서, 무엇을, 어떻게, 왜' 라는 육하원칙을 배려하고, 특히 시간, 장소, 대상에 대한 필수 요소가 강조되어야 하는 특성을 지닌다.

② **사전 계획성** : 치밀하게 계획된 이벤트를 강조한 것으로, 이벤트의 목적이나 기간, 세팅, 관리 등이 미리 사전 계획된 순서대로 진행된다.

③ **특별성** : 이벤트의 공급자적 입장에서 일상적인 활동에서 쉽게 느껴볼 수 없는 특별한 요소들로 구성하여 시간적으로도 1회성 또는 비정기적으로 개최하는 특성이 있다. 즉 특정 목적을 갖고 사람들에게 특별한 자극을 체험하게 하는 비일상적인 특별한 활동이다.

④ **목적 실현성** : 예산을 투입해 가면서 치밀한 계획을 수립하여 특정한 목적을 이루기 위해 실시된다. 즉 지역민 화합, 지역의 전통문화보존, 지역경제활성화, 지역 이미지 고양 등의 공익 목적을 가지고 개최된다.

(2) 이벤트의 유형

관광 이벤트는 공익, 사회적 가치의 촉진 및 문화욕구를 충족시키고, 공공관계를 통한 지역의 이미지제고 등의 목적을 가지고 있으며 지역경제활성화에 기여하고 있다. 이벤트 축제로 인해 관람객이 유입되면 관람객의 지출효과로 인한 지역의 소득증가효과, 축제개최에 필요한 각종 지출을 통한 고용효과 등이 발생한다.

또한 관광 이벤트 편익의 **특성 측면**에서 **휴식**(가족과 함께하기 위함, 여가와 휴식), **교류요인**(이방인과 교류, 문화 및 민속행사 참여, 선호장소 재방문), **경험요인**(새로운 경험, 새로운 지식습득, 자아발견, 흥미요인, 신체적 활력제공, 흥미로운 구경거리)을 나타내고 있다.

관광 이벤트는 유형별로 주최자에 따라 **공공 이벤트**(지역이미지 진흥 및 활성화, 산업 및 기술의 진흥, 문화 및 국제교류의 추진 등), **기업 이벤트**(PR 이벤트, 판매촉진 이벤트 등), **개인 이벤트**(주최자와 참여자가 가족구성원인 경우)로 구분할 수 있다.

또한 참가자 범위에 따라 **개방형 이벤트**, **폐쇄형 이벤트**, **중립형 이벤트**로 구분할 수 있으며, 참가자 목적에 따라 **감상형 이벤트**(오락, 교양, 공연, 전시), **체험형 이벤트**(스포츠, 축제, 콘테스트 등), **욕구만족형 이벤트**(콘테스트 교육, 경연대회 등), **정보취득형 이벤트**(학술대회, 전시회, 회의) 등으로 구분된다.

(3) 게츠에 의한 이벤트 유형

게츠(Getz)에 의한 이벤트 유형에는 비즈니스 이벤트, 문화 이벤트가 있다.

1) 비즈니스 이벤트

① **박람회** : 생산물의 개량, 발전 및 산업의 진흥을 꾀하기 위하여 농업, 상업, 공업 따위에 관한 온갖 물품을 모아 벌여 놓고 판매, 선전, 우열 심사를 하는 전람회이다(그림 4-104).

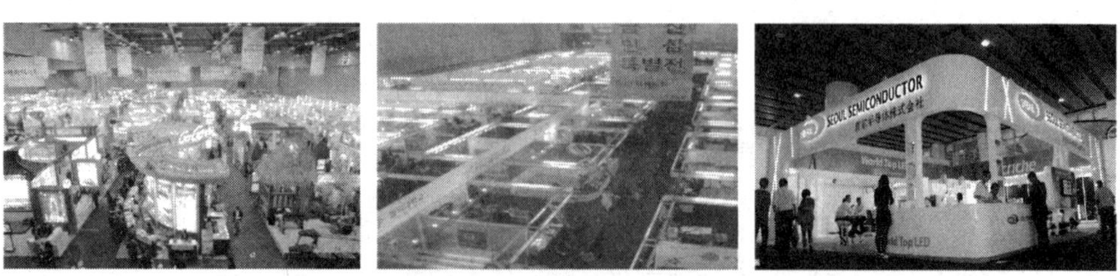

(a) 경기 국제관광박람회 (b) 국제웰빙 의료박람회 (c) 중국 광저우 국제조명기기박람회

[그림 4-104] 박람회

② **산업전시회** : 일반적으로 제품, 기술, 서비스 등의 상품을 특정한 장소에서 일정 기

간 동안 구매자와 판매자간의 상품거래와 홍보 등이 이루어지는 마케팅 활동의 장(場)이라 할 수 있다(그림 4-105). 전시장에 출품된 상품 및 기술에 대한 최신 트렌드 파악과 정보조사, 구매상담 등이 이루어지면서 제품에 대한 효율적인 구매활동이 가능하다.

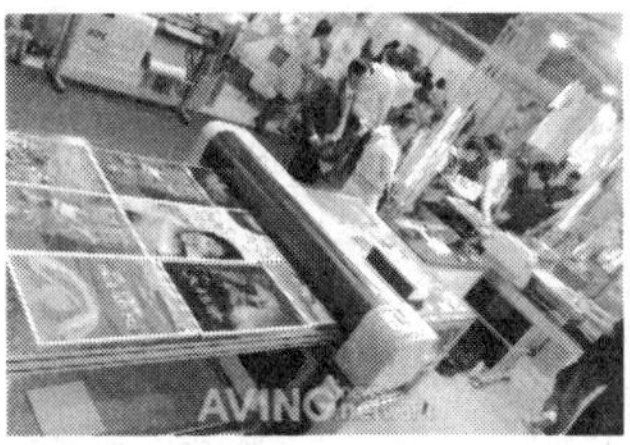

(a) 국제 인쇄산업전시회

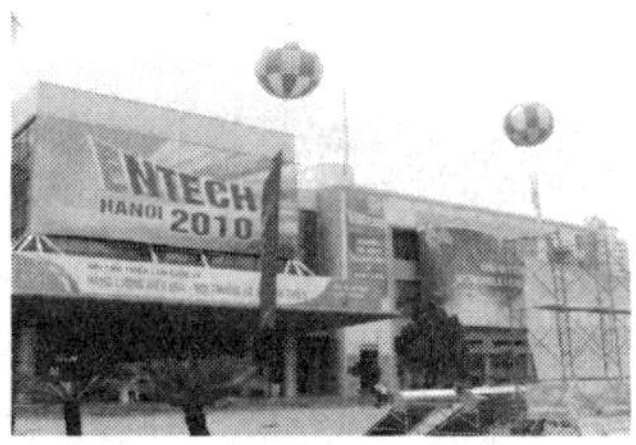

(b) 하노이 환경산업전시회

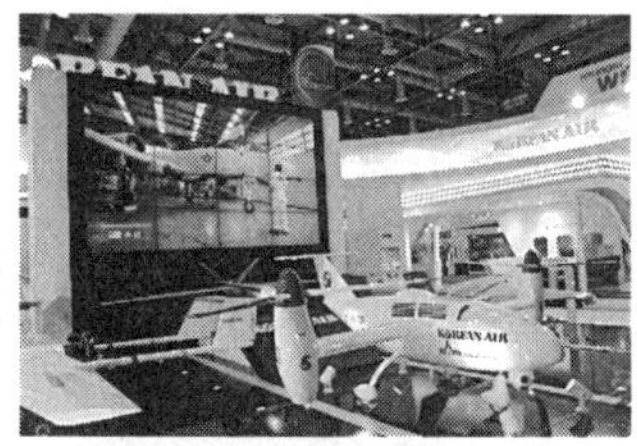

(c) 우주 및 방위산업전시회

[그림 4-105] 산업전시회

2) 문화 이벤트

축제, 카니발, 퍼레이드, 문화유산 관련 행사가 있는데 다음과 같다.

① **축제** : 개인 또는 공동체에 특별한 의미가 있거나 결속력을 주는 사건이나 시기를 기념하여 의식을 행하는 행위이다(그림 4-106).

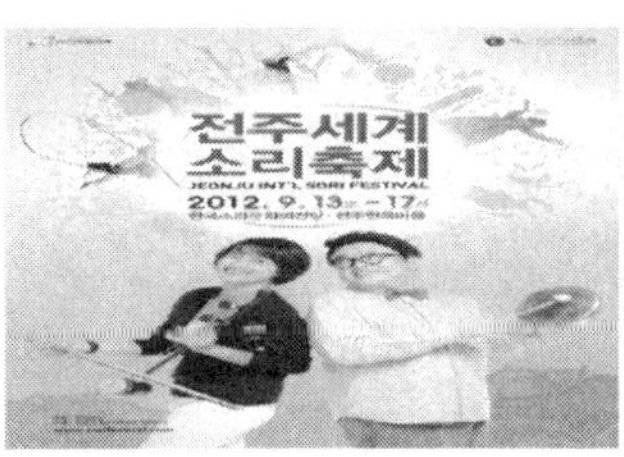

(a) 전주 세계소리축제 포스터

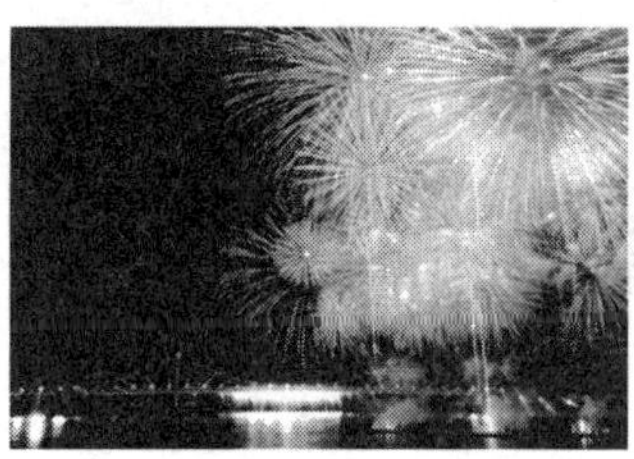

(b) 광안리 불꽃축제

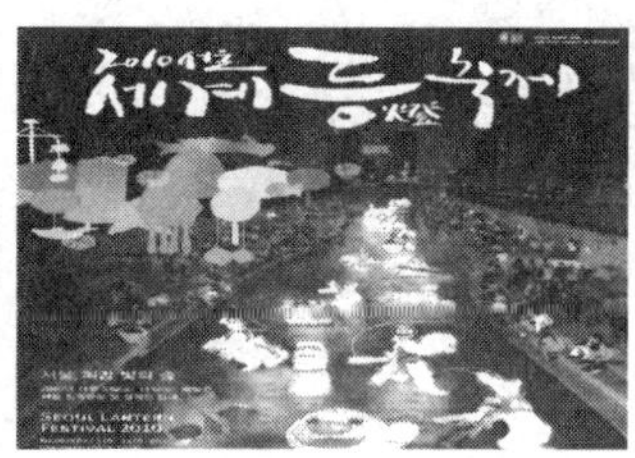

(c) 서울 세계등축제 포스터

[그림 4-106] 축 제

② **카니발** : 카니발은 고대 로마와 그리스의 이교도들의 의식에서 시작된 것으로 19세기 이탈리아로부터 도입된 것이다.

㉠ 리우 카니발이 시작되면 사람들이 거리로 몰려나와 삼바 리듬에 맞춰 춤추고 노래한다. 삼바는 북과 노랫소리와 춤으로 이루어진다. '봉고'라는 길쭉한 아프리카 북과 기름통으로 만든 '바투카다'라는 북을 치면서 그 리듬에 맞춰 신나게 춤을 춘다.

㉡ 삼바는 원래 아프리카 흑인들의 리듬이었다. 브라질의 리우데자네이루는 아프

리카 흑인들이 노예로 팔려와 배를 타고 죽음의 시간을 보낸 뒤 도착한 장소였다. 그들이 정착한 도시 한쪽 외곽의 언덕은 이내 슬럼이 되었다. 이곳에 온 흑인들은 삼바 리듬에 맞춰 춤을 추며 고향을 떠나온 슬픔을 달랬다. 그것이 브라질 전체로 퍼져 세계적으로 유명한 브라질의 춤과 음악이 되었다(그림 4-107).

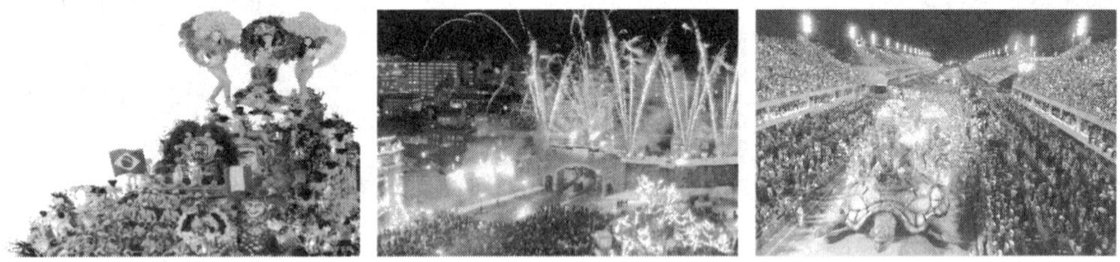

(a) 라우 카니발　　(b) 퀘백 윈터카니발　　(c) 브라질 카니발 축제

[그림 4-107] 카니발

③ **퍼레이드** : 축제나 축하 또는 시위 행사일(그림 4-108)로 많은 사람이 시가를 화려하게 행진하는 것이다.

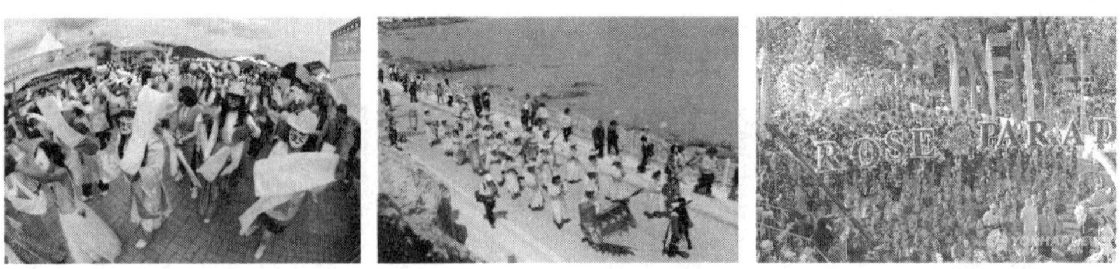

(a) 가면 퍼레이드　　(b) 진도 신비의 거리 퍼레이드　　(c) 미국의 로즈퍼레이드

[그림 4-108] 퍼레이드

3) 스포츠 이벤트

월드컵, 올림픽 등이 있는 데 다음과 같다.

① **월드컵** : 국제축구연맹(FIFA)이 올림픽 중간 연도를 택해 4년마다 한 번씩 개최하는 세계선수권대회이다(그림 4-109). 단일종목으로서는 세계에서 가장 큰 스포츠 행사이자 제일 먼저 탄생한 세계선수권대회이다. 참가자격은 프로나 아마추어를 불문하고, 선수는 소속 클럽이나 팀의 국적이 아니라 선수개인의 국적에 따라서 출전한다.

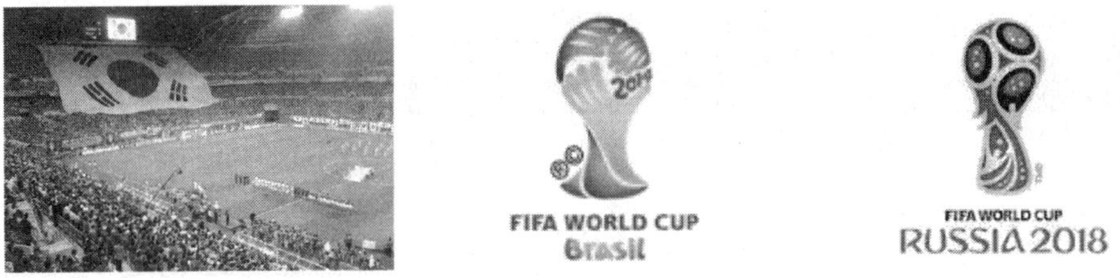

(a) 2002년 한일 월드컵 (b) 2014년 브라질 월드컵 (c) 2018년 러시아 월드컵

[그림 4-109] 월드컵

② **올림픽** : 올림픽대회는 1894년 파리 회의에 의해 국제올림픽위원회(IOC)에서 맡게 되었다. 올림픽대회 참가를 원하는 국가는 IOC가 승인하는 올림픽위원회를 보유해야만 한다. 국가올림픽위원회는 올림픽경기에 참가할 자국의 대표단을 구성 및 수송하며, 대표단의 거처 등을 계획하고 준비한다.
경기종목들에는 양궁, 태권도, 육상, 농구, 복싱, 카누, 사이클, 다이빙, 승마, 펜싱, 필드 하키, 축구, 체조, 핸드볼, 유도, 근대 5종 경기, 조정, 사격, 수영, 탁구, 테니스, 배구, 수구, 역도, 레슬링, 요트 등이 있다. 위의 종목에 포함되지 않은 특정 종목은 IOC와 국제 스포츠 연맹이 합의하여 올림픽 프로그램에 포함시킬 수도 있다. IOC가 4년마다 개최하는 국제 스포츠 대회는 [그림 4-110]과 같다.

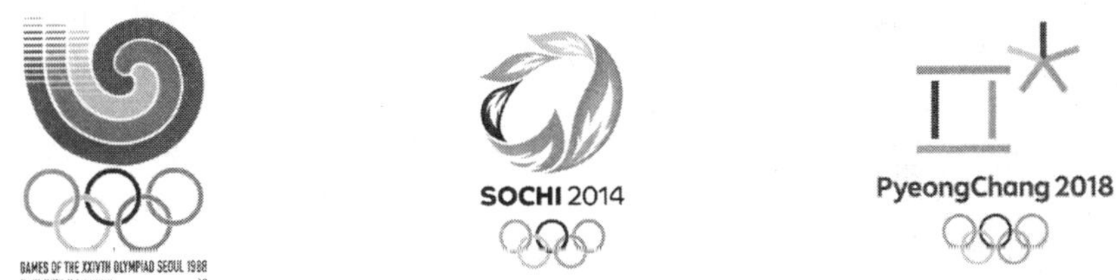

(a) 1988년 서울 올림픽 표시 (b) 2014 소치 올림픽 (c) 2018 평창동계 올림픽

[그림 4-110] 올림픽

4) 예술 · 연예 이벤트

콘서트, 전시회 등이 있다.

① **콘서트** : 연주목적 · 연주형태 · 흥행형태 등에 따라 여러 종류로 나뉘는데, 독주와 독창연주회는 리사이틀이라 하며, 그 목적과 성격에 따라 데뷔리사이틀 · 고별 리사이틀 등이다. 두 사람 이상일 경우는 특히 조인트리사이틀이라고 한다. 오케스트라 · 실내악단 · 합창단 등에 의한 연주회 가운데 가장 중요한 것이 정기연주회이다. 이것은 글자 그대로 정기적으로 개최되는 것이며, 독일에서는 예약연주회라고도 한다. 이에 대하여 정기적이 아닌 것을 임시(특별)연주회라고 한다(그림 4-111).

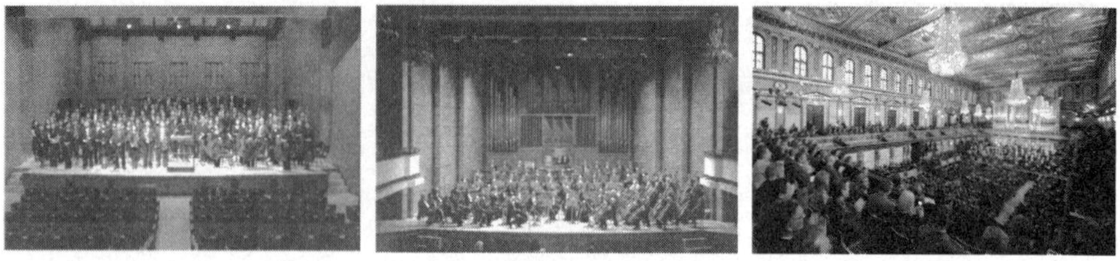

(a) 테헤란 벨리 오케스트라 (b) 소피아 필하모닉 오케스트라 (c) 빈 필하모닉 오케스트라

[그림 4-111] 콘서트

② **전시회** : 무역, 산업, 교육분야 혹은 상품 및 서비스 판매업자들의 대규모 상품진열을 의미하는 것으로서 회의를 수반하는 경우도 있다(그림 4-112). 전시회, Trade Show라고도 하며 유럽에서는 주로 Trade Fare라는 용어를 사용한다.

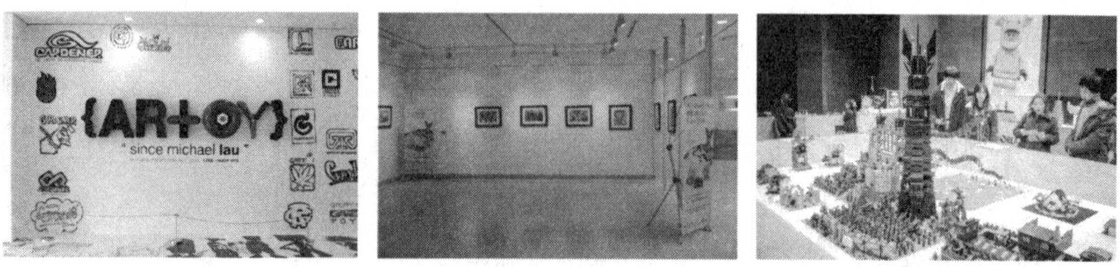

(a) 아트 토이 전시회 (b) 환경그림공모전 전시회 (c) 레고 전시회

[그림 4-112] 전시회

5) 레크리에이션 이벤트

게임, 놀이, 오락 이벤트 등이 있다.

① 게임은 정해진 규칙에 따라 경기를 하는 레저 활동, 재치와 기술, 행운이 요구된다(그림 4-113).

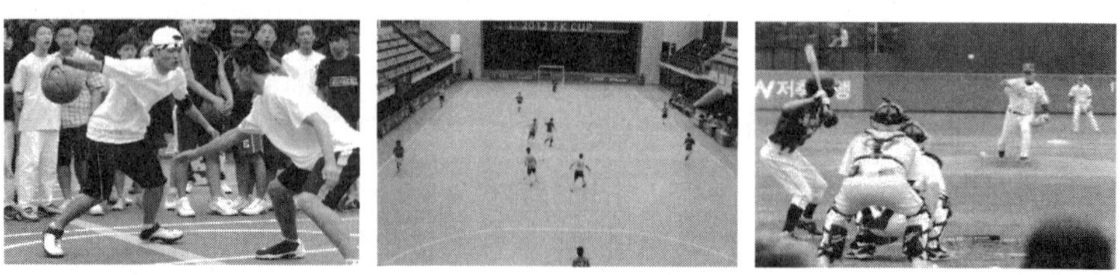

(a) 길거리 농구 (b) 풋살 (c) 야구

[그림 4-113] 게 임

② 놀이는 인간의 생존과 관련이 있는 활동과 '일'에 해당되는 활동을 제외한 모든 신체적 · 정신적 활동, 자고 먹는 활동은 인간의 직접적인 생존활동이다(그림 4-114).

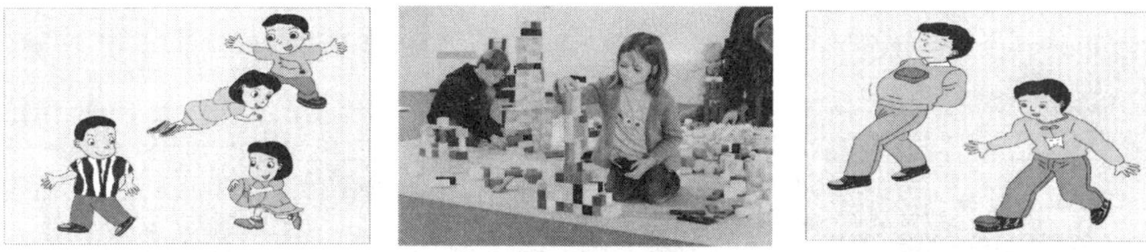

(a) 술래잡기 (b) 블럭쌓기 놀이 (c) 비석치기

[그림 4-114] 놀 이

③ 오락 이벤트는 일이나 공부 등의 구속적인 활동에서 해방되어 자유시간을 이용하여 자주적으로 행하는 운동, 놀이, 취미, 여행 등의 활동이다(그림 4-115). 심신의 피로를 회복하고 건강을 증진해서 인생을 윤택하게 할 수 있다. 작업요법의 하나로서도 행하여진다. 환자가 한정된 범위에서도 일상생활 또는 일이 가능하면 나아가서 하나의 중요한 요구로서 오락이 있다.

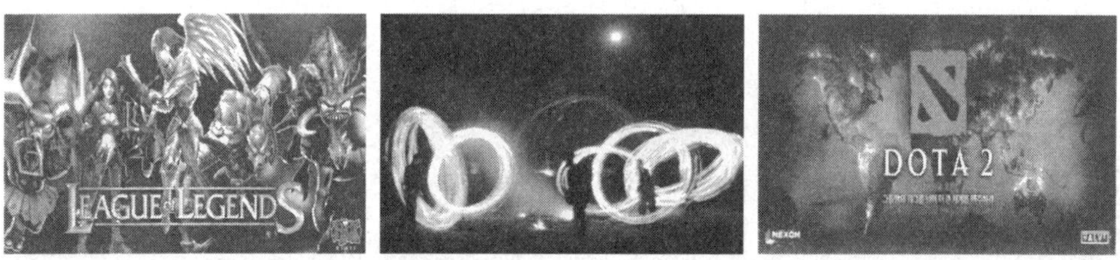

(a) 리그 오브 레전드 게임 (b) 쥐불 놀이 (c) 도타 2 게임

[그림 4-115] 오락 이벤트

6) 교육 · 과학 이벤트

세미나, 워크숍, 학술대회 이벤트 등이 있는데 다음과 같다.

① 세미나(그림 4-116)는 학회 등에서 지명된 몇 회원의 연구발표를 토대로 전회원이 토론하는 연구활동이다.

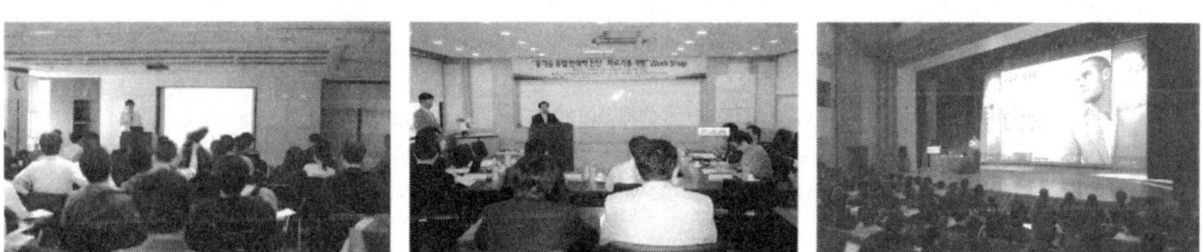

(a) KSUG/자바지기 공동 세미나 (b) 동신대서 광기술융합 한의학 진단치료기술 세미나 (c) 개발자가 주목할 Internet Explorer 8 세미나

[그림 4-116] 세미나

② 워크숍은 '일터'나 '작업장'을 뜻하는 것으로, 연구협의회를 뜻하는 교육용어로 사용된다. 집단사고 · 집단작업을 통하여 교육자의 전문적인 성장을 꾀한다(그림 4-117).

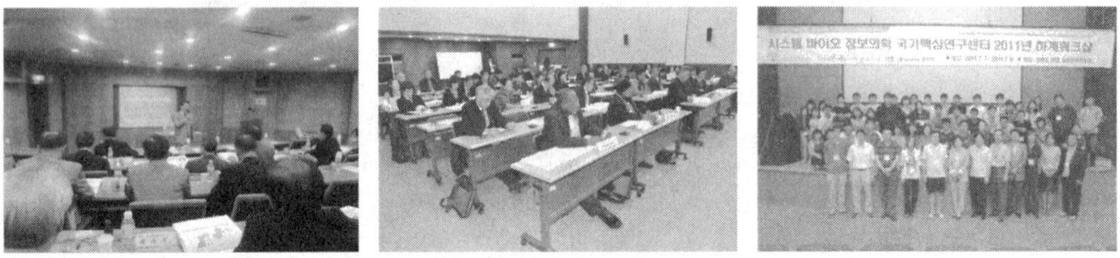

(a) 중소기업의 인사 · 조직관리 및 구조조정 전략 워크숍

(b) 유네스코 세계기록 유산등재를 위한 아태지역 훈련 워크숍

(c) 시스템 바이오 정보의학 하계 워크숍

[그림 4-117] 워크숍

7) 개인 이벤트

기념일 행사, 동창회, 친목회 등이다.

① **기념일 행사** : 축하하거나 기억할 만한 일이 있을 때 해마다 그 일이 있었던 날을 기억하는 날에 행사를 하는 것이다(그림 4-118).

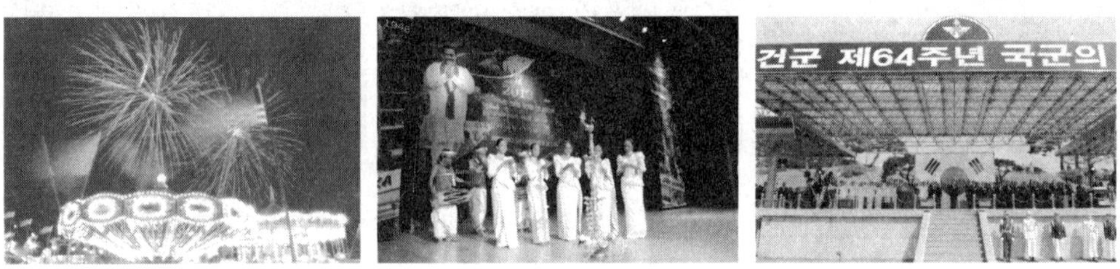

(a) 미국의 독립기념일 행사

(b) 스리랑카의 독립기념일 행사

(c) 국군의 날 기념행사

[그림 4-118] 기념일 행사

② **동창회** : 한 학교를 졸업한 사람들이 모여 서로 친목을 도모하고 모교와 연락을 하기 위하여 조직한 모임이다.

③ **친목회** : 친목을 도모하기 위한 모임이다.

8) 정치 이벤트

취임식, 수여식, 부임식, VIP 방문, 정치적 집회 등이다.

① 취임식은 취임할 때 관계자를 모아 놓고 행하는 의식이다(그림 4-119).

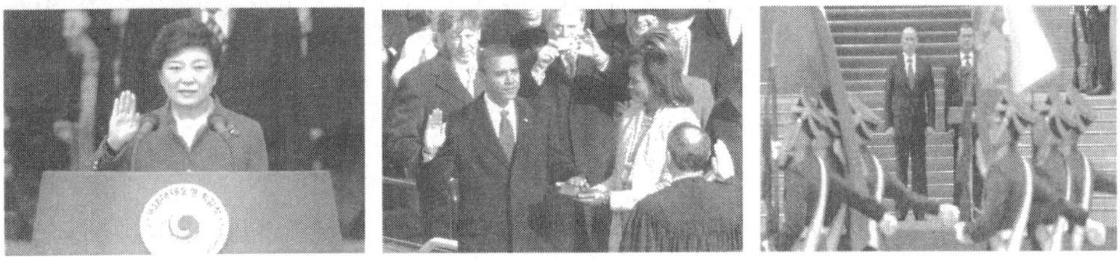

(a) 대한민국 대통령 취임식 (b) 미국 대통령 취임식 (c) 러시아 대통령 취임식

[그림 4-119] 취임식

② 수여식은 증서나 상장, 훈장 따위를 주는 의식이다(그림 4-120).

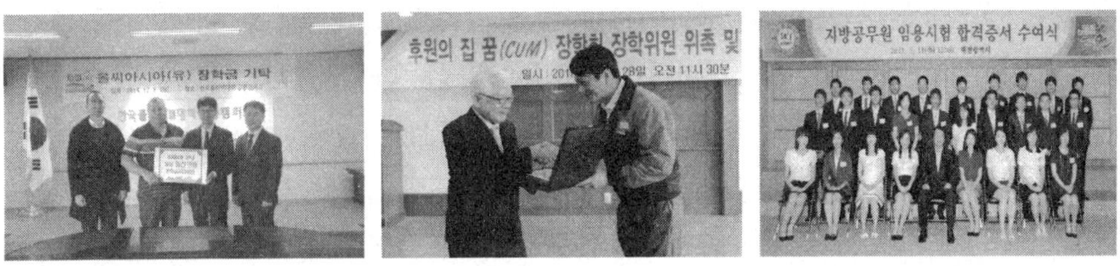

(a) 한국폴리텍대학교 장학금 수여식 (b) 후원의 집 장학금 수여식 (c) 공무원 합격증서 수여식

[그림 4-120] 수여식

③ 부임식은 임명이나 발령을 받아 근무할 곳으로 가는 것이다(그림 4-121).

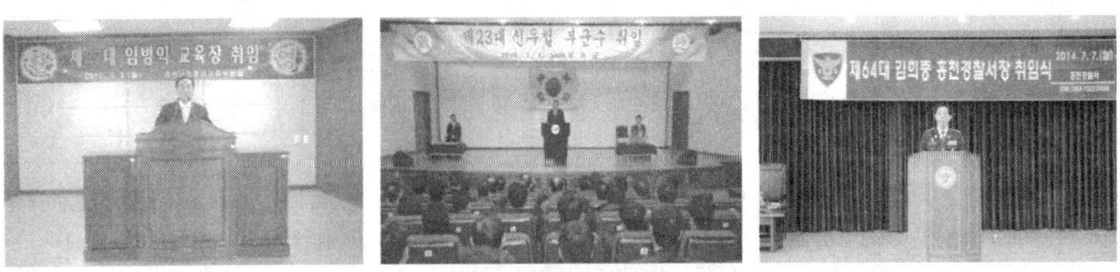

(a) 교육장 발령 (b) 부군수 발령 (c) 경찰서장 발령

[그림 4-121] 부임식

(4) 분류에 따른 이벤트 유형

이벤트 유형에는 실시 형태와 개최목적, 고정관광 시설물 유형, 주최자 관점이 있는데 다음 것을 자세히 살펴보면 다음과 같다.

① 실시형태는 이벤트를 실시하는 형태에 따라 이벤트의 이름이 바뀌는 것이다.

㉠ 축제 이벤트 : 지방자치단체가 주도하는 이벤트로, 일정 지역의 주민을 대상으로 지역활성화와 지역산업의 진흥, 지역문화의 육성 등의 목적을 실현하기 위해 개최되는 이벤트이다.

ⓛ 회의 이벤트 : 회의가 원활하게 이루어지고 지루하지 않는 회의가 되기 위해 볼거리를 제공하는 것이다.

ⓒ 공연 이벤트 : 공연 관련 진행 또는 볼거리를 제공하는 것이다.

ⓔ 전시 이벤트 : 기존 이벤트와 다른 특징을 나타내며 다양하고 차별화된 현장 매체의 전시기법이나 연출효과를 이용해 의도된 목적을 창출한다.

ⓜ 시상 이벤트 : 시상을 할 때 다양한 볼거리를 제공하는 이벤트이다.

ⓗ 스포츠 및 레포츠 이벤트 : 행사의 규모나 영향성에서 파급적인 효과가 매우 큰 메가 이벤트의 특징을 갖고 있다. 스포츠 이벤트는 국제 차원에서 미디어와 경제에 막대한 영향력을 끼치는 초대형 행사부터 소규모 단체가 주관하는 체육대회까지 포함하고 있는데 다른 이벤트와 차별되는 특성을 나타낸다.

② 개최목적은 이벤트를 실행하고 홍보하는 목적이다(그림 4-122).

ⓖ 관광 이벤트의 개최목적 : 관광지에 대한 홍보와 관광객을 더 많이 유치하기 위해서 이벤트를 하는 것이다.

ⓛ 비즈니스 이벤트의 개최목적 : 비즈니스를 하는데 원활하게 되고 지루하지 않기 위한 이벤트이다.

ⓒ 스포츠 이벤트 : 많은 사람들이 스포츠를 보러 올 수 있도록 스포츠를 알리기 위한 이벤트이다.

ⓔ 교육 이벤트 : 교육에 대한 이해를 돕기 위한 이벤트이다.

ⓜ 종교 이벤트 : 많은 신자들이 참여하기 위한 이벤트이다.

ⓗ 정치 이벤트 : 선거같이 많은 사람들에게 유권자를 알리기 위한 이벤트이다.

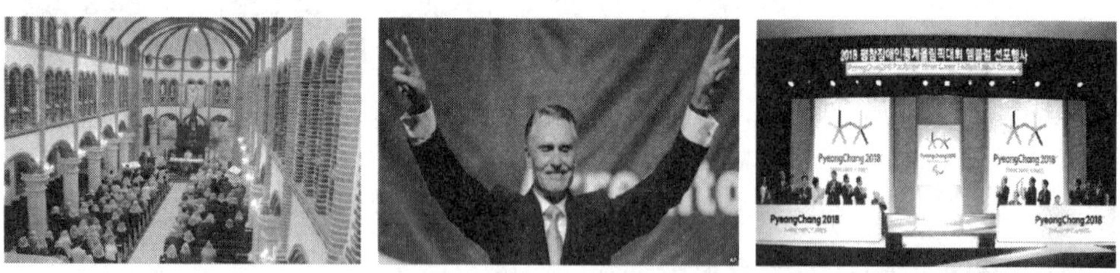

(a) 천주교 미사 (b) 포르투갈 대통령이 유권자들에게 호소 (c) 평창올림픽 엠블럼 선포행사

[그림 4-122] 개최목적 이벤트

③ 고정관광시설물의 유형은 다음과 같다.

ⓖ 주제공원의 이벤트 : 공원의 주제에 맞는 것을 선보이는 이벤트이다.

ⓛ 옥외공원의 이벤트 : 밖에서 여러 사람이 볼 수 있도록 하는 이벤트이다.

ⓒ 전시회, 박람회장 이벤트 : 손님에게 예술작품을 보여주는 이벤트이다.

㉣ 유적지 이벤트 : 많은 사람들에게 유적지를 설명하고 유적지에 대한 흥미를 갖기 위한 이벤트이다.

㉤ 시민광장, 거리, 기타 공공장소의 이벤트 : 많은 사람들에게 홍보를 하기 위한 이벤트이다.

㉥ 컨벤션센터의 이벤트 : 컨벤션센터에 많은 회의를 유치하기 위한 이벤트를 하는 것이다.

④ 주최자 관점은 다음과 같다.

㉠ 공공기관에 의한 이벤트 : 공공기관에서 주체하는 이벤트이다(그림 4-123).

㉡ 자원봉사에 의한 지역사회 축제 : 자원봉사자들이나 지역사회에서 주최하는 이벤트이다.

㉢ 상업용 이벤트 : 여행사에서 홍보를 하기 위해서 주최하는 이벤트이다.

㉣ 사기업 이벤트 : 회사의 홍보를 하기 위해서 주최하는 이벤트이다.

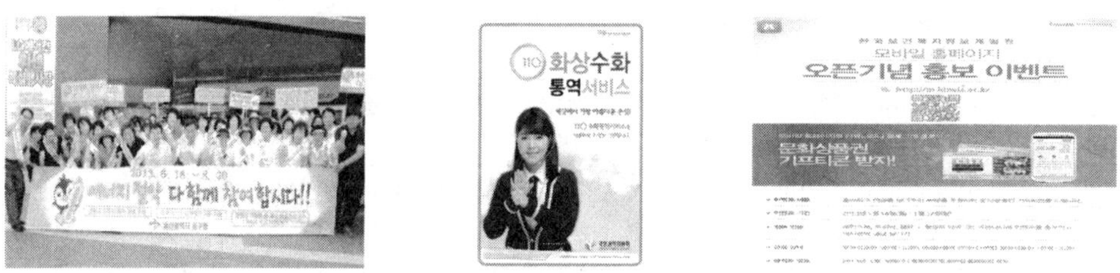

(a) 에너지 절약 캠페인 (b) 화상수화 통화 서비스 (c) 회사홍보 이벤트

[그림 4-123] 공공기관에 의한 이벤트

(5) 관광 이벤트 구성요소

이벤트를 효율적이고 긍정적으로 이끌기 위한 관광 이벤트 구성요소에는 6W2H 요소가 필요하다. 6W2H는 이벤트 주최자(Who), 개최시기(When), 내용(What), 장소(Where), 목적(Why), 이벤트 대상(Whom), 구성과 연출(How), 행사예산(How Much)이다. 이러한 구성요소는 이벤트의 긍정적인 효과를 극대화시켜주는데, 이러한 효과에는 경제적 효과, 정치적 효과, 사회·문화적 효과, 관광산업 효과로 나눠 볼 수 있다.

1) 관광 이벤트 구성요소의 특징

우리나라 관광 이벤트의 대표적 사례인 템플스테이는 외국인을 위한 한국불교문화체험 이벤트로 각 사찰은 역사적, 지리적, 문화적으로 각기 다른 특징을 갖고 있다.

① 자연경관과 전통자원이 풍부한 사찰이 있는가 하면, 외국인 참가자를 위한 통역인

력과 편의시설이 장점인 사찰도 있다.

② 사찰에는 불교무술인 선무도를 특화한 사찰, 명상 내지 참선을 중심으로 운영하는 사찰, 다도의식을 전통적으로 행하는 사찰, 죽음을 체험해 보는 죽음명상을 운영하는 사찰, 계절에 따라 다양한 차를 만들어 보고 즐길 수 있는 사찰 참회기도 등 신앙적 체험을 위주로 하고 있는 사찰 등 사찰 안팎의 자연자원과 운영자의 진행기법 등을 활용한 다양한 이벤트 프로그램을 개발 진행하고 있다.

③ 사찰의 템플스테이 프로그램의 분류는 〈표 4-7〉과 같다.

〈표 4-7〉 템플스테이 이벤트 프로그램의 유형별 분류

분 류	설 명	기 간
기본형	가장 기본이 되는 예불, 울력, 참선, 108배, 다도 등으로 구성되고 사찰에 따라 체험 프로그램을 추가한다.	1박 2일~ 2박 3일
휴식형	사찰의 지연, 문화환경을 활용하여 마음의 휴식을 얻을 수 있는 프로그램(오리엔테이션, 예불, 공양[식사], 차담)을 진행한다.	1박 2일~ 1주일 이내
불교문화 체험형	한국불교의 유·무형의 문화를 체험하여 교육적인 효과를 거둠과 동시에 새로운 경험을 열어주는 프로그램 진행한다.	1박 2일~ 2박 3일
전통문화 체험형	사찰의 지역문화 연계한 지역사회의 행사나 세시풍속 등을 중심으로 이루어지는 한국전통문화를 체험하는 프로그램이다.	1박 2일 2박 3일
생태체험형	사찰 주변의 자연환경을 체험하고 환경과 인간의 관계에 대한 인식을 변화시킬 수 있는 프로그램이다.	1박 2일 2박 3일
수행형	참선, 명상을 중심으로 자아를 성찰하고 평화를 찾고자 하는 일반인들을 위한 프로그램이다.	1박 2일~ 2주일 이내
템플라이프	시간이 없는 외국인들이 짧은 시간에 한국의 불교문화를 체험할 수 있도록 구성된 프로그램, 사찰안내, 참선실습, 다도 및 만들기 체험을 선택하여 참가할 수 있다.	약 2시간~ 3시간

2) 관광 이벤트의 효과

이벤트의 효과를 경제적 효과, 정치적 효과, 사회·문화적 효과, 관광산업효과 등이 있다.

① **경제적 효과** : 상품개발촉진, 관광객유치 및 수입증대효과, 타업종과의 교류증진 등이 있다.

② **정치적 효과** : 국가 이미지개선 및 국민의 자긍심고취, 국제교류의 장 마련, 관광교류 및 인간관계 촉진 등이 있다.

③ **사회·문화적 효과** : 개최지 주민의 일체감 조성, 역동적 사회생활조성, 문화 및 관광자원 보존 등이 있다.

④ **관광산업 효과** : 관광지 매력향상, 브랜드 이미지 창출, 정체성강화, 비·성수기극복 및 양질의 관광객 유치 등이 있다.

부 록

1. 관광 관련 약어와 해설
2. 관광 · 여행 관련 용어와 해설
3. 항공 · 운송 관련 용어와 해설
4. 호텔 · 숙박 관련 용어와 해설
5. 식음료 관련 용어와 해설
6. 호텔 · 카지노 관련 용어와 해설

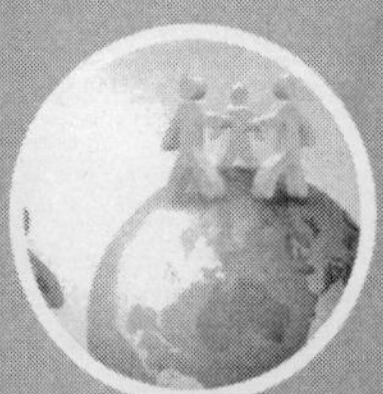
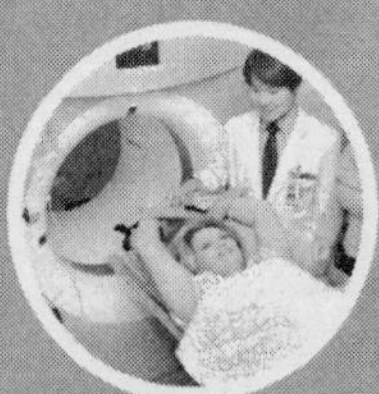
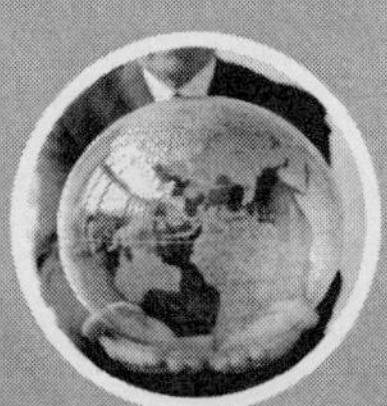

1. 관광 관련 약어와 해설

	약어(용어)	해 설
A	ABC(World Airways Guide)	정기항공시간표를 알려주는 정기 간행물이다.
	ABC(Asiana Bonus Card)	아시아나항공 상용고객 우대제도이다.
	AFT(Actual Flying Time)	실제 비행시간
	AD(Agent Discounted Fare)	대리점 할인운임 : 여행대리점의 사원이 연수를 목적으로 항공여행을 할 때 각 항공사가 IATA인가 대리점의 한 점포에 대하여 연간 2회에 걸쳐서 통상운임의 75[%]를 할인한 항공권을 발행해 주고 있으며, 발행된 항공권의 유효기간은 3개월이다.
	Add-on	다른 상품의 구매로 여행이나 크루즈, 항공요금 등에 부과되는 비용이다.
	ADT Fare(Adult Fare)	성인. 만 12세 이상일 경우 전 부문에 걸쳐 성인 요금적용(만 12세 이상 관광자에게 적용되는 항공요금)한다.
	Agency Commision	대리점이 판매한 관광자의 항공권이나 화물의 판매에 대하여 지불되는 IATA 소정의 수수료이다.
	AUTH(Authorization)	티켓 발행 시 항공사에서 조건을 승인한 것이다.
	Agent	여행업계에서는 일반적으로 여행업자(Travel Agent) 또는 IATA 공인대리점(Approval Agent) 의미로 사용되고 있으며, 한편 이러한 대리점들이 항공권을 판매한 대가로 항공사로부터 지불받은 수수료가 Agent Commission이다.
	Airline Code	IATA에서 지정된 각 항공사별 Two Letter Alphabet Code 항공회사를 나타내는 문자이다.
	Airline Sticker	항공예약을 변경할 경우에 항공권에 변경내용의 새로운 사항을 기재하여 첨부하는 딱지표이다.
	Airport Code	전 세계 공항명을 알파벳 세 글자로 약호화한 것이다.
	Air Tax(Airport Tax)	국가에 따라서는 Airport Embarkation Tax, Airport Service Charge라고도 한다.
	American Breakfast	미국식 아침식사(유럽식 식사+계란 추가)이다.
	AP(American Plan)	호텔숙박요금 형식의 일종인데, 숙박료에 매일 2식이 포함되는 경우이다. 식사는 통상적으로 Tableof hotel 또는 Full pension이다.
	APEX Fare (Advanced Purchased Fare)	사전구입 회유운임이다. 이 운임은 해외에서 체제일수가 보통 25일에서 45일까지(항공사 차이가 있음) 사이에 이르는 비교적 장기간 해외여행을 하는 개인 여객에게 판매되는 할인운임으로서 보통 운임보다 약 35[%] 정도 저렴한 수준의 항공운임이다.
	ATM(Automated Ticket Machine)	자동 발권기
	ATR(Air Ticket Request)	대리점 : 여객 대리점 중 담보능력의 부족으로 항공권을 자체적으로 보유하지 못하고, 승객으로부터 요청받은 항공권을 해당 항공사 발권 Counter에서 구입하는 대리점이다.
	Attendant	동반자
	Auth	여행사 카운터나 영업부 직원이 항공사 직원에게 항공요금 승인을 받는 경우이다.

약어(용어)		해 설
B	B&B(Bed and Breakfast)	객실료와 영국식 또는 콘티넨탈 아침식사(English or Continental Breakfast)를 제공하여 호텔숙박료를 계산하는 제도. 이는 영국과 유럽 전역에서 통용되고 있다.
	Baggage Check	항공권의 일부로서 여객이 예탁수하물의 운송을 약속하고, 그 여객의 수하물에 대하여 항공회사가 발행하는 수하물증이다.
	Bsiness Class	퍼스트 바로 뒤에 위치한 우등석이다.
	Belt	짐을 찾는 곳을 표시한다.
	Baggage Claim Tag	짐에 부치는 항공경로가 표시된 표, 짐분실 시 신고하는 표, 짐을 부친 영수증 수탁수하물의 식별은 용이하게 하기 위해 항공회사가 발행하는 증표로 수하물에 붙어 있는 물표와 교환하도록 만든 꼬리표이다.
	Block	여행사가 자리를 미리 항공사로부터 받아놓은 것, 호텔의 객실과 항공기의 좌석 등을 한꺼번에 예약하여 확보해 두는 것이다.
	Boarding Pass	탑승권, 비행기 좌석이 표시된다. 탑승권. 공항에서 탑승수속 시 항공권과 교환하여 관광자에게 주는 탑승표로써 비행기편명, 관광자성명, 좌석번호, 목적지, 탑승시간, 탑승게이트 등이 적혀 있다.
	Boarding Time	비행기 탑승하는 시간, 출발시간이 아니다. 항공기 출발시간 전 승객이 기내에 탑승할 수 있는 시간. 항공편 예약승객은 이 시간 이전까지 각 항공사 카운터에서 항공권을 탑승권과 교체 후 CIQ를 통과하여야 한다.
	Brochure	인쇄홍보물
	BSP(Bank Settlement Plan)	항공사와 여객 대리점 간의 업무 간편화를 위해 도입된 제도로 다수의 항공사와 다수의 대리점 사이에 은행이 개입하여 중립적인 항공권 양식 배포, 판매대금 및 판매수수료의 결제 등의 업무를 담당하는 제도이다.
C	Cabotage	한 국가영토(연안) 내의 상업적인 운송규제이며, 원칙적으로 타국 항공사는 타국가 내에서의 국내구간에서만의 운송이 금지되고 있다.
	Cancellation Charge	취소료는 항공사에 예약된 좌석을 이용하지 않거나 또는 호텔의 예약된 객실을 예정대로 고객이 사용하지 않는 것에 대하여 부과는 요금이다.
	Carrier	항공회사
	Charter Tour	전세여행
	CHD Fare(Child Fare)	소아운임. 만 2세 이상 12세 미만의 여행자에게 적용되는 항공요금으로서 성인요금(Adult Fare)의 50[%] 수준이다.
	Child	만 2세~만 12세 미만이다.
	City Code	전세계 각국 도시를 알파벳 3자로 약호화한 것이다.
	C.I.Q(Customs Immigration Quarantine)	세관, 출입국 심사, 이민국, 검역 : 출국 또는 입국 시에 공항에서 관할 관서가 행하는 제반 수속절차이다.
	CNCL(Cancel)	이미 예약된 항공좌석과 호텔객실 등을 취소할 때 사용된다.
	Coach	항공기의 여행자 클래스(할인된 요금)를 의미하고 전세버스를 지칭한다.
	Cabin Crew	승무원
	Code-Sharing Agreement	특별한 항공기에 동일한 이름과 carrier code를 사용하도록 한 두 항공사 사이의 협약이다.

약어(용어)		해 설
C	Combination Fare	합성운임 : 항공운임이 항상 단일구간에 대한 운임으로 표시되어 있지 않으므로 해서 복수이상의 운임을 결합하여 작성하는 운임이다.
	COMM(Commission)	여행상품을 타 여행사가 판매한 판매액에 대해 일정률의 금액을 지불하는 것이며, 이 금액은 판매대상에 따라 상이할 뿐만 아니라 적용률도 변동적이다.
	COMP(Complimentary)	무료로 제공되는 호텔객실 등이다.
	Complaint	판매한 여행상품에 대해 불편하거나 일정상에 차질이 생겨 손님이 회사에 항의하는 행위이다.
	Conducted Tour (Escorted Tour)	단체여행으로 출발부터 도착까지 Tour Leader가 함께 숙박하며 안내하는 여행이다.
	Confirmation Slip	호텔이나 지상수배에 대한 예약확인서이다.
	Connection Traffic	한 항공기편으로부터 여정이나 노선상의 중간지점에서 내려 동일 항공사나 타 항공사의 다른 항공기편으로 갈아타고 계속 여행하는 여객이나 운송되는 화물이다.
	Connection Time	어떠한 지점에 도착한 항공기에서 연결 항공편으로 갈아타는 데 필요한 시간이다.
	Continental Breakfast	유럽식 아침식사(커피, 빵, 우유 등 간단한 식사)이다.
	Convetion Tour	국제회의 시작 전이나 회의가 끝난 후에 실시하는 각종 회의참석자들에 의한 여행이다.
	CPN(Coupon)	① Agent Coupon : 여행사 보관용 ② Flight Coupon : Boarding Pass와 바꾸는 TKT ③ Passenger Coupon : 승객의 영수증명
	CCCF(Credit Card Charge Form)	지불수단이 발권 항공회사가 인정하는 Credit Sales에 의하여 발권하는 경우에 사용된다.
	CRT(Cathode Ray Tube)	컴퓨터에 연결되어 있는 전산장비의 일종으로 TV와 같은 화면과 타자판으로 구성되어 있으며, Main Computer에 저장되어 있는 정보를 즉시 디스플레이해 보거나 필요시 In-put도 할 수 있다.
	Cruise	정기 노선을 가지고 있지 않은 선박회사나 여행업자가 포괄요금으로 여행자들을 모집하여 운항하는 호화스러운 여객선인데, 카리브해를 중심으로 매우 번창하고 있다.
	Charter	여객인원이 늘어남에 따라서 비행기를 추가로 늘리는 비정규 노선이다.
	Check In	탑승수속 일부 중에 하나로서 짐을 부치고, 탑승권을 받는 것이다.
	Check In Counter	Check In하는 장소이다.
D	DATO(Do All Possible)	항공좌석의 확보가 어려울 때 여행사가 항공사에 최선의 노력을 다해서 좌석을 확보해 달라고 요청할 때 사용된다.
	DEBIT	항공권 발권을 잘못하였을 경우 해당 항공사에서 여행사로 ADM(Agent Debit Memo)을 발송한다.
	Declare Custom	세관신고서
	Delation Of Indemnity (Letter Of Indemnity)	동반자 없는 소아 관광자, 환자, 기타 면책사항에 관한 항공회사에 만일의 경우에도 책임을 묻지 않는다는 요지를 기입한 보증서이다.

약어(용어)		해 설
D	Deposit	공탁금, 예치금 : 항공사가 여행사에 항공권을 배포하는 경우에는 매상금지연 납입과 같은 문제에 미리 대비하기 위하여 일정금액을 보증금으로서 예치하도록 요청하고 있다.
	Destination	목적지 : 관광여행의 최종목적지가 되거나 또는 관광여행의 완료지점으로서 왕복 또는 순회 여행인 경우에는 목적지와 출발지는 동일한 지점이다.
	Deposit Reservation	호텔예약 시 객실사용일 수에 구분 없이 적어도 하루 객실요금을 미리 받아두는 예약제도로서 이 때는 고객이 늦게 도착하더라도 1일 사용분의 객실은 남겨 놓아야 한다.
	Domestic Travel	모두 국내, 외 2개 지점간에 걸쳐서 여행을 하는 것으로 출발지, 도착지 그리고 경유지가 모두 동일한 국내에 한하는 여행이며, 이는 여행의 국내구간은 국내여행의 부문이다(=Domestic Tour : 내국인에 의한 국내여행이다).
	Dom	Domestic의 약자
	Duty Free	해당 나라에서 생산되지 않는 물건에 세금을 부과하지 않는 것이다.
	Double Booking	이중예약 : 동일한 여객이 동일노선 1회의 여행에 대하여 두 번 이상 중복하여 예약을 하거나 또는 동일한 투숙객이 객실을 2회 이상 동일한 호텔에 대하여 예약을 하는 경우에 해당되는 용어이다.
	DSR(Daily Sales Report)	항공권 판매에 관한 일일 판매보고서이다.
	DUPE(Duplicated Booking)	동일한 여객이 특정한 항공편에 2중으로 예약되어 있거나 또는 상이한 항공편에 각각 동일한 여객의 이름이 예약되어 있을 때 사용된다.
E	E/D Card(Embarkation Disembarkation)	출입국 신고서, 해외여행자가 출입국 시에 자신의 신분에 대하여 자세히 기입한 후 이를 공항이나 항구에 소재한 출입국 관리사무소에 제출하는 출입국 신고서이다.
	Endorsement	항공회사간에 항공권의 권리를 양도하기 위한 것으로서 항공권의 지정된 탑승구간을 다른 항공사로 옮기는 것이다.
	Entry Visa	입국사증. 보통 비자라고 하는 이것은 나라에 따라서는 출국사증(exit visa)의 취득을 요청하는 경우도 있으므로 이를 구분하기 위하여 입국사증이라는 용어가 사용된다.
	Escort	Tour Guide 또는 Tour Conductor라고 한다. 관광 그룹에게 여행과 이용시설을 지원하기 위해 동행하는 사람이다.
	ETA(Estimated Time of Arrival)	도착예정시간
	ETD(Estimated Time of Departure)	출발예정시간. 운송기관이 발행하는 시간표(time table)에 표시되어 있는 출발시각은 모두 ETD로 표시되어 있으며, 도착시각도 ETA(Estimated Time of Arrival)에 의거하여 기록되어 있다. 실제 항공기의 출발시각을 ATD(Actual Time of Departure)라고 하며, 실제의 도착시각은 ATA(Actual Time of Arrival)라고 한다.
	Eurail Pass	지정된 기간동안 Eurail Trains으로 무제한의 철도여행을 할 수 있는 표이다.
	Economy Class	일반석 좌석
	EP(European Plan)	숙박요금제도의 하나로서 식사가 따르지 않는 객실료만 계산하는 제도이다.
	Excess Baggage	초과 수하물. 이는 무료 수하물 허용량(free baggage allowance)을 초과하는 수하물을 지칭할 때 사용되며, 초과된 수에 대해 여객이 운송기관에 지불하는 요금을 초과 수하물운임이다.

약어(용어)		해 설
E	Excursion Fare	보통의 항공운임보다 저렴한 조건에서 항공여행을 할 수 있는 방법으로 개발된 항공운임인데, 여기에는 항공권의 유효기간과 행선지 등이 한정되는 조건이 많이 따른다. 이 항공권은 항공권의 유효기간을 단기간으로 제한하고, 또 일정한 구간의 여정으로 한정하는 대신에 아주 저렴한 운임으로 고객에게 제시하는 판매촉진용 운임의 일종이다.
	Extra Section / Flight	정기적으로 운항되지 않고 필요 시마다 설정, 운항되는 부정기 항로편이다.
F	Fam Tour (Familiarization Tour)	여행전문가들이나 대리점의 관계자들에게 판매인의 상품과 서비스를 친숙하게 하고, 판매를 증진시키기 위해 제공하는 패키지 여행이다.
	Family Plan	어린이를 동반한 부부손님에 대하여 추가요금을 적용하지 않는 특별객실요금이다.
	Flight Ticket	비행기표
	First Class	비행기 좌석에서 가장 앞쪽에 위치한 특등석(퍼스트가 없는 비행기도 많이 있다)이다.
	Ferry Flight	항공기를 운용하기 위해서 또는 기체를 정비기지로부터 이동하기 위해 기지로 항공기를 회항시키기 위한 비행편이다.
	FIT(Foreign Independent Travel)	항공요금과 숙박시설과 같이 두 개 또는 그 이상의 요소들이 포함된 패키지 여행. 본래는 외국을 혼자 여행하는 것이다(9인 이하의 개별여행이다).
	FOC(Free Of Charge)	무료
	FTBS(Frequent Traveller Bonus System)	대한항공 상용고객 우대제도이다.
G	Gastronomia	식여행 : 각지의 포도주를 마셔가며 식사를 즐기는 식도락여행이다.
	GIT(Group Inclusive Tour)	단체 포괄여행 (10인 이상의 단체여행)
	Go Show	예약을 하지 않았거나 또는 예약이 확인되지 않은 여행자가 여행출발 당일에 직접 공항에 나가서 대기 중 예약이 확약된 고객이 여행예정을 변경해서 출발시까지 예약을 취소하거나 또는 출발시간이 되어도 탑승수속을 하지 않는 노쇼우 여행자가 발생하여 이때 남는 좌석을 배정받아 항공여행을 하는 것이며, 이때 공항에서 대기하는 여행자를 Go show passenger 또는 Standby passenger라고 한다.
	Grand Tour	16세기 중기부터 1670년경 사이에 영국의 귀족계급이나 왕족의 자녀들이 교육목적을 위해 유럽대륙으로 여행한 것. 후에 문인도 대거 참여하였으며 유럽의 해외여행의 출발지이며, 유럽의 귀족 - 시인 - 문호들이 지식과 견문을 넓히기 위하여 유럽의 여러 나라를 순방하는 것이다.
	GSA(General Sales Agent)	총판매대리점. 항공사가 해외의 항공시장에서 지점이나 영업소를 개설하여 판매활동을 적극적으로 전개하기 힘들다고 판단될 때, 다른 항공회사나 여행사 등과 같은 기업들을 총판매대리점으로 지정하여 해당 국가 또는 해당 지역 내에서 대리점을 감독하고 홍보 및 선전활동을 전개하는 한편, 당해국 정부와의 교섭창구로 활용하는 경우이다.
	GTO (Government Tourist Office)	정부관광기구
	GATE	항공기가 대기하고 있는 장소이다.
	GMT	영국 그리니치 표준시간, 영국이 세계표준시간이다.

약어(용어)		해 설
G	GTR(Government Transportation Request)	정부 및 산하단체가 항공사와 특별계약을 맺어 특별요금을 적용시키는 것으로 이때 여행사는 끼어들 수 없다.
	GV-GIT(Group Inclusive Tour)	운임을 적용하는 경우에 항공권면에 표시하는 코드인데, 만약 GV25라고 한다면 이는 25명을 최대 필요인원으로 하는 GIT 운임이다.
H	Hand Carry Baggage	출국수속 시 부치지 않고 기내에 여행객이 가지고 탑승할 수 있는 수하물 제한이 있으므로 반드시 탑승수속 시 카운터 직원에게 문의한다.
	Hat rack	선반
	Holding(HLDG)	현 상태를 진전 없이 그대로 유지할 때이다.
I	I.C.T(Inclusive Conducted Tour)	안내원이 인솔하는 포괄여행 또는 Escort가 여행의 전 여정에 따라 다니며 여객의 안내, 기타 필요한 서비스를 공유하는 포괄여행 형태이다.
	I.I.T(Inclusive Independent Tour)	개인 포괄여행이라 하며, 관광지에서 안내원이 서비스만을 행하고 그 외에는 관광객 단독으로 즐기는 관광. 일명 Local Guide System이라고도 한다.
	Immigration	법무부. 여행자의 출입국 관리를 총괄적으로 담당하는 정부기관이다.
	Iata	국제항공운송연합회
	Inbound	외국인의 국내여행을 알선하는 것을 의미한다. 반대로 한국인의 해외여행을 맡아보는 일을 Outbound라고 한다.
	Incentive Group Charter	챠터 계약자가 보상여행과 판매촉진을 위하여 챠터의 케이스로 이때에는 One Use Charter의 형태를 갖는다.
	Incentive Travel	회사가 성과에 대한 격려의 의미로 직원에게 제공하는 패키지 여행이다.
	Inclusive Tour	청부여행 : 여행 알선업자에게 필요한 총경비를 전액 지불하고 여행안내를 청부하는 것이다.
	Infant	유아 만 2세 이하, 자리배정을 받지 못한다.
	Int	International의 약자이다.
	Infant Fare	유아운임 : IATA 규정에는 2세 미만의 유아에게 적용되는 운임으로 성인요금의 10[%] 수준에서 결정한다.
	Inteline Tour	항공회사가 가맹 Agent를 초대하여 실시하는 여행이다.
	IT(Inclusive Tour)	포괄여행. 여행자가 항공여행수배, 지상수배를 일괄해서 행하고, 일반대중에게 팜플렛 등에 의해 선전, 모집, 판매하는 여행형태이다.
	ITN(Internet Travel Network)	인터넷 여행망
L	Land Arrangement	관광여행자들이 외국의 여행목적지에 도착하여 그 나라를 떠날 때까지 Tour operator에 의해서 제공된는 모든 서비스를 의미한다.
	Land Operator	일반적으로 현지 제반수배사항을 대행하는 여행사이며, Out-Bound 입장에서 현지 여행사를 바라본 입장이며, 일부는 국내인이 현지 법인여행사 설립 후 국내 연락사무실을 개설 국내시장을 공략하는 경우가 많다.
	Late Cancellation	호텔이나 항공회사가 규정해 놓은 시간보다 늦게 이루어진 예약취소이다.
	Local Time	표준시(GMT)에 대한 현지지방의 시간으로 모든 운송기관, 즉 관광여행자의 운송에 참여한 교통기관이 발간하는 시간표에 게재되어 있는 출발시각과 도착시각은 모두 현지시간으로 기록되어 있다.

약어(용어)		해 설
M	MCO(Miscellaneous Charges Order)	특별한 사람에게 교통편이나 여행서비스를 제공할 수 있도록 여행사 또는 유통업자에게 발행이 허용된 문서이다.
	MCT(Minimum Connecting Time)	연결 항공편 사이의 최소 허용시간이다.
	Meal Plan	하루에 한 번 또는 그 이상의 식사를 제공할 것인가에 대한 계획이다.
	Minimum Group Size	단체를 구성하는 최소한의 인원 수이다.
	Monitor Tour	개발기관 또는 개발 주최회사가 특정의 관광지를 소비자에게 관람토록 하여 관광지개발에 도움이 되는 의견을 구하기 위한 목적으로 만들어지는 여행계획이다.
N	NTBA(Name To Be Axised)	예약 시 명단을 주지 않았으나 추후에 명단을 통보하겠다는 의미이다.
	Non Endorsable	변경불가. 항공사가 항공권을 발행할 때 항공권편이나 타 항공회사 항공편으로 변경불가, 즉 타 항공사 항공기로 탑승할 수 없도록 조치한 것이다. 이러한 제한이 가해지는 항공권을 할인이 된 경우이며, 만약 이를 허용하는 경우에는 발행항공사가 운송항공사에 해당 운항구간에 해당하는 정상요금분을 전액 지급하므로 큰 손실이 일어난다.
	NON REF(Non Refundable)	발권용어로는 환불을 금지하거나 제약하는 취지의 표시로서 항공권면의 Form of Payment 란에 이를 기입한다. 이는 주로 할부방식 등과 같이 환불을 하는데, 제약이 있는 지불수단에 의해서 항공권이 발행되거나 운임 자체가 대폭 할인되어 있어 환불을 금지하고 있는 경우에 사용된다.
	Non Stop	무착륙 또는 도중 기항하지 않는 항공운항이다. 즉 목적지까지 중간 기항지 없이 비행하는 것이다. 이와 같은 운항 스케줄을 가진 특정한 항공편은 특히 비즈니스 여행자가 즐겨 이용하는 경향이 있는데, 이는 시간절약적인 면에서 장점이 있다.
	NOREC(No Record)	항공권상에는 예약 필이라고 기입되어 있으나 탑승지 운송지점에서는 그 여객에 관한 예약기록이 없는 상태이다.
	Normal Fare	보통운임 : 1년간 유효한 운임으로서 특별운임(special fare)에 부수되는 제반제한적인 조건이 일체 적용되지 않는 운임이다.
	No-Show	손님이 공항에 나오지 않은 상태, 항공좌석을 사전에 예약했다가 예약취소 통보 없이 탑승하지 않은 상황이다.
	NSST(No-Smoking Seat)	금연석에 앉아 항공여행을 하려할 때 사용한다(반대는 Smoking Seat : SMST).
	NTO(National Tourist Office)	국가관광기관
O	OAG(Official Airline Guide)	모든 항공사의 리스트를 포함하고 있는 비행스케줄의 메인 가이드이다.
	Off Season Fare	비수기 운임 : 여행비수기에 관광사업체들이 여행자를 확보하기 위해 제공하는 할인운임이다.
	OP(Operator)	수배담당자
	Open	항공권 발권상의 용어로 탑승구간만 정해져 있을 뿐 탑승편과 일시에 관한 예약이 행하여져 있지 않은 상태이다.
	Open Ticket	예약이 되어 있지 않은 항공권이다.
	Operation	수배는 크게 항공수배와 지상수배로 나눌 수 있고, 일반적으로 지상수배를 의미. 지상수배에서 다루는 부분은 5가지가 있다. ① 현지 협력사 선정

약어(용어)		해 설
O	Operation	② 지상조건 확정(호텔, 식사, 가이드, 관광일정, 차량 등) ③ 행사요금 조정 ④ 행사진행 시 안내원을 통한 현지의 행사준비 사항점검 및 원활한 행사진행 유도 ⑤ 행사종료 후 고객의 고충사항 처리 등
	Option Tour	선택관광 : 임의관광으로서 미리 정하지 않고 필요에 따라 정하는 관광이다.
	ORG(Official Railway Exchange)	세계의 철도시각표
	Organizer	숙박과 지상교통기관을 수배하고 이들 여행부품에 대한 구입비를 사전에 지불함과 동시에 팜플렛 등을 통해서 여행을 선전해서 이를 보고 여행에 참가하려고 하는 고객을 모집하여 이 단체를 왕복 또는 주회 여행으로 기획하고 조직하는 개인(IATA 가맹회사 및 IATA 대리점을 포함)이다.
	Over Booking	호텔이나 항공회사가 예약상태가 이미 만원임에도 불구하고 다소 취소가 있을 것으로 예상하여 그 수용가능한 객실과 좌석수의 예약을 접수하거나 판매하는 것이다.
	Over Land Tour	통과 상륙여행 : 동일 국가 내의 어느 기항지로부터 타 기항지에 항해할 동안 통과 상륙의 허가를 얻어 행하는 15일 내에서의 여행이며, 동일 선박에 재승선할 때이다.
P	Package Tour	주체여행 : 교통편, 숙박시설 그리고 관광활동 등과 같은 요소들의 조합이 미리 결정된 여행이다.
	Passenger Coupon	국제선 항공권은 최종 백지페이지로서 여행종료 후 또는 교환발행의 경우에도 이것만은 항상 여객에게 남게 된다. 따라서 이것은 여행의 기록으로서도 사용될 수가 있으며, 또 여객의 운송계약의 증거서류로서도 이용될 수가 있다.
	Passport Control	여권검사대
	Pocket a Tour	모험여행
	Pata	아시아항공 운송연합회
	PNR(Passenger Name Record)	항공예약상태를 나타내는 것, 승객들의 예약 데이터가 저장된 기록이다.
	PTA(Prepaid Ticket Advice)	항공운임을 지불하는 사람과 실제로 탑승하는 여객이 지리적으로 떨어져 있는 경우에 지불인으로부터 항공요금을 영수한 항공회사가 탑승여객이 있는 지역의 항공회사에 다 항공권을 여객에게 넘겨주도록 의뢰하는 통지이다.
R	Reconfirmation	재확인 : 여행자가 항공여행 도중 어느 지점에서 72시간 이상 체류할 경우에는 늦어도 항공기 출발 72시간 전까지는 복편 또는 연속편에 대한 좌석예약을 재확인하여야 한다.
	Refund	환불 : 항공권 구입자에게 사용하지 않은 운송 또는 서비스에 대하여 전체나 부분의 운임, 요율 및 요금을 되돌려 주는 것이다.
	Reissue	재발행 : 적용운임상에 변경이 있을 경우 또는 여정변경, 항공사 변경, 좌석등급 변경 등의 사유로 차액을 징수하거나 차액을 지불하여 항공권을 재발행하여 주는 행위이다.
	REN(Refund Exchange Notice)	승객이 티켓을 반납하고 돈의 재지불 요구를 대비해서 준비해둔 문서이다.

약어(용어)		해 설
R	Retailer	여행소매업자 : 여행도매업자의 브랜드를 판매하기 위한 단순한 대리인 역할을 하는 업자이다.
	Reconfirm	다시 예약상황을 확인하는 것, 각 항공사 규정에 따라서 반드시 해야 하는 항공사가 있다.
	Retailer	여행소매업자 : 여행도매업자의 브랜드를 판매하기 위한 단순한 대리인 역할을 하는 업자이다.
	RQST(Request)	항공좌석이나 호텔객실 그리고 투어예약을 신청할 때 이렇게 표현한다.
	Rooming List	누가 누구와 객실을 공유할 것이라는 것을 나타내는 호텔 고객리스트이다.
	Round Trip	한 곳의 단기 체류지를 가지는 왕복여행이다.
	Routing	노선의 두 지점간 항공사에 의해 인가된 노선상의 비행로이다.
S	Safety Box	호텔 내에 비치된 귀중품 보관금고이다.
	Sending Service	출입국 절차를 대행해주는 서비스이다.
	Series Tour	동일한 형, 목적, 기간, 코스로서 정기적으로 실시되는 Tour이다.
	Shore Excursion	기항지 상륙여행 : 선박 또는 항공기가 그 항구나 도시에 도착한 후 출발할 때까지의 기간을 이용하여 일시상륙의 허가를 얻은 여행객이 그 부근 도시와 명승지 등을 관광하는 여행. 일명 일시 상륙여행이다.
	Str	지상교통기관이다.
	Stop Over	중간 경유지에 잠시 쉬었다 가는 것이다.
	Stand By	항공자리가 없어서 기다리고 있는 상태이다.
	Shuttle Service	예약을 접수하지 않고 근거리 지점간을 빈번하게 왕복하는 열차나 버스 서비스이다.
	S.I.T(Special Interest Tour)	특별 기획여행으로 단순한 관광여행이 아니라 손님의 관심을 끌기 위하여 특별한 테마를 갖고 기획, 운영되는 여행이다.
	Special Fare	항공운임 가운데 보통운임 이외의 것을 일반적으로 특별운임이라 하지만, 엄격한 의미에서 보면 보통운임과 할인운임 이외의 운임을 특별운임이라고 한다.
	Stopover	도중체류 : 여객이 항공사의 사전승인을 얻어 출발지와 도착지간의 한 지점에 상당기간(국내선 4시간, 국제선 24시간 이상)동안 의도적으로 여행을 중지하는 행위이다.
	STPC	당일 항공편 연결이 안될 때 주 노선 항공사가 승객의 숙식을 제공하는 것이다.
	Surface	항공일정 중에서 중간에 항공을 이용하지 않고 다른 교통수단을 이용하는 경우이다.
T	Tariff	공포된 항공요금 또는 항공요금이 포함된 책자이다.
	Transit Card	통과여객을 구분을 위한 카드이다.
	Through Check in	여행자가 항공기 운항 스케줄상으로 인해 한 항공편으로는 여정을 종료할 수 없이 여러 항공편을 이용하여야만 목적지에 도착할 수 있는 항공 스케줄에서는 공항에서 수하물 수속 시에 여객이 자신의 수하물을 최종 목적지에서 찾을 수 있도록 요청할 수 있다. 이때 여객이 수하물을 최종 여행목적지까지 부치는 것을 두루 체크인이라고 한다.

약어(용어)		해 설
T	Through boarding	중간 경유지 탑승권을 처음 출발지에서 미리 받는 것. 중간 경유지 체크인을 미리 마치는 것이다.
	TKTL(Ticketing Time Limit)	항공예약은 마쳤으나 항공권을 구입해야 할 시한을 설정할 때 사용한다.
	Transit Room	통과여객 대합실이다.
	Transfer	이동. 주로 공항이나 역에서 호텔까지 가는 이동이며, PATA의 정의는 이를 여행업자가 어느 도시에 도착 또는 출발하는 경우에 제공되는 서비스, 즉 여행자를 공항터미널, 부두 또는 철도의 역으로부터 호텔까지의 교통편을 제공하는 등의 서비스를 규정하고 있다.
	Tax free	그 나라에서 생산된 물건에 세금부과를 하지 않은 것이다.
	Transit	항공편에 있어 어느 출발지에서 특정 목적지로 이동 시 중간의 어느 지점을 경유하여 계속 여행 시 경유지에서 잠시 머물렀다 이동하는 상태이다.
	Transfer	비행기를 타고 가다 중간 경유지에서 다른 비행기로 바꿔서 타고 가는 것이다.
	Traveller's Check	여행자수표 : 해외여행 시에 많은 외화를 현금으로 소지하고 다니면 분실하거나 도난을 당할 우려가 많기 때문에 이러한 사고를 막기 위해 사용되는 일종의 수표이다.
	Transit	같은 비행기를 중간에 잠시 경유해서 가는데 그 곳에서의 업무절차이다.
	Turn Away	빈 객실이 없어 예약하지 않고 찾아온 손님을 거절하는 일. Over Booking을 한 호텔에서 다른 호텔로 예약을 해주는 것이다.
	TWOV(Transit Without Visa)	여행객이 경유지국의 비자를 소지하지 않고 경유하려 할 때 적용된다.
U	Up Gracling	낮은 등급의 좌석에서 높은 등급의 좌석이용으로 옮겨져 좋은 서비스를 받도록 조치하는 것을 의미하는데, 이의 반대 경우가 Down Grade이다.
V	VAT(Value Added Tax)	몇몇 나라에서 상품과 서비스 구매에 적용하는 외국인 세금이다.
	Void	항공권이나 여권을 무효화시키는 경우이다.
	Voucher	여행사나 투어오퍼레이터가 숙박시설, 식사, 관광 또는 다른 여행상품에 대해 미리 지불하기 위해 발행하는 문서이다.
W	Waiting	항공자리나 예약상태를 나타내고 자리가 없어서 대기하거나, 예약확정을 받지 못한 상태에서 대기하는 것이다.
	Waiting Close	항공권 예약 시 좌석상태가 이미 초과되어 더 이상의 예약이 불가한 상황이다.
	Whole-saler	여행도매업자 : 항공기, 버스, 선박, 호텔, 레스토랑, 가이드 등의 여행 구성요소를 효과적이고 생산적으로 수배, 기획을 행하여 완제품으로서 대량으로 Tour를 설정하여 타 여행업자 또는 소매업자에 판매하는 업자이다.

2. 관광 · 여행 관련 용어와 해설

용 어	영문용어	해 설
가이드 할인요금	Discount of Guide Rate	고객과 동행하는 안내자 및 직원에 대해 숙박요금을 할인하는 제도이다. 일반적으로 여행사가 모집한 관광여행자들을 여행사 직원이 동반하여 여행할 때 그 여행사 직원에게 적용하는 할인 숙박료이다.
가족할인요금	Family Plan	가족동반 할인요금
가족호텔	Family Hotel	자녀들과 함께 여행하려는 사람들의 요구에 응하여 공간과 서비스 그리고 가족적인 분위기를 갖춘 상업숙박시설이다.
간이식당	Diner	자동차나 기차여행을 하는 사람들을 위해서 고속도로변이나 기차 내 또는 역주위에 설치한 간단하고 값싼 음식을 파는 식당이다.
게이트	Gate	관문도시, 일정지역을 방문하는 방문객에게 중요 입국경로의 역할을 하는 도시이다.
겨울철 휴양지	Winter Resort	겨울철의 휴양지
결론의 비약	Jumping to Conclusion	소비자의 관광행동에 있어 개인이 지각을 왜곡시키도록 하는 요인 중 하나이며 소비자들은 관련 자료를 모두 알아보지도 않은 채 나름대로의 결론을 내리는 경우를 지칭한다.
경유	Transit	통과, 경유, 여행의 목적지까지 가는 동안에 교통기관이 도중 들어가는 지점이다.
경치	Scene	경치, 풍경
공동관광선전기관	EATA(East Asia Travel Association)	일본국제관광진흥회의 제창에 의해서 1966년 동경에 설립되었다. 지역 내의 회원 각국간에 상호 협력함으로써 선전활동의 촉진과 시설의 충실을 기하여 관광사업을 진흥시키자는 데 그 목적이 있다. 홍콩, 일본, 한국, 마카오, 필리핀, 대만, 태국 등 7개국의 공적 관광기관을 회원으로 하는 공동관광선전기관이며 사무국은 동경에 있다.
공장시찰 여행	Pant Tour	미국에서 사용하고 있는 Industrial Tourism. 산업관광 또는 공장견학이다.
관광	Sightseeing	일정지역 내의 가벼운 형태의 여행이다.
관광	Tourism	관광, 관광사업, 관광산업, 관광왕래, 관광객이다.
관광 루트	Off Beaten Track	관광객이 잘 이용하는 관광 루트(우리나라에서는 서울 / 경주와 같은 루트)에 대해 그다지 관광객이 잘 이용하지 않는 관광 루트이다. Unbeaten Track이라고 한다.
관광객 등급	Tourist Class	1st Class에 대해서 통상 아래 클래스의 싼 운임등급이며, Tourist Class의 호텔이라고 하며, 격이 낮은 싸구려집(숙박소)과 같은 느낌이 있어 사용상 주의를 요한다.
관광객 안내소	Tourist Bureau	여행업자를 알려주고 관광지를 설명한다.
관광객 종합	Tourist Complex	갖가지의 관광객용 시설을 종합적으로 묶어서 만들어 놓은 건물 또는 지역이다.
관광객 서비스	Tourist Service(s)	관광객의 대우. 관광기업이 관광객에 대해서 제공되는 각종 서비스(숙박시설, 레스토랑, 토산품점, 환전소, 가이드, 여행업자, 투어, 각종의 할인 혹은 면세제도, 특별한 기획(잔치프로그램), 극장, 유형 · 무형의 모든 서비스)이다.

용 어	영문용어	해 설
관광객수	Tourist Arrival	관광지에 있어서의 방문자수이다.
관광객용 시설	Visitor Plant	PATA의 정의에 의하면 모든 숙박시설, 열차, 버스, 공원 등 여행목적지에 있는 시설이다.
관광객용 전화 서비스	Tele-Tourist Service	관광객용 전화안내 서비스이다.
관광 메뉴	Tourist Menu	어느 관광지를 찾아오는 고객을 위하여 그 지역의 독특한 요리를 맛볼 수 있게 하기 위한 메뉴 또는 관광객용으로 비교적 싼 요금으로 서비스용으로 만들어진 메뉴이다.
관광배경요소	Background Tourism Elements	관광자원분류에 있어 Basket 컨셉을 적용하여 바구니는 관광배경요소를 바구니에 담긴 제품은 관광시설과 교통에 해당된다고 분류하고 있다.
관광 버스	Motor Coach	관광 버스
관광산업	Tourist Industry	관광사업, 관광산업, 관광업계
관광수입	Tourist Income	어느 나라가 타국의 관광객으로부터 얻는 외화수입. Tourist Receipts 쪽이 더 잘 사용된다.
관광수입	Tourist Receipts	관광수입
관광숙박소	Tourist Home	관광객에게 숙박시설을 제공하는 소형 개인소유 숙박소로서 호텔이나 모텔보다 요금이 저렴하며, 시설면에서 미비한 점이 많다. 가족적인 분위기를 즐길 수 있다. Guest House로서도 알려져 있다.
관광시장	Tourist Market	보통은 관광객을 송출하나 때로는 관광객 수입시장을 의미하는 수도 있다.
관광안내	Tourist Information	여행안내이다. Travel Information이라고도 한다.
관광안내원	Guide	관광안내원
관광왕래	Tourist Flow	관광객의 유동
관광용 선박	Cruise	① 관광용 선박 ② 비정기 노선의 선박을 이용한 유람형 여행이다.
관광지 선전업자	Destination Promoter	소비자가 해당 관광지를 선호하고 관광토록 유도하는 관련 업자를 지칭한다. 관광대리점, 여행사무소, 컨벤션 기관 등이 이것에 포함된다.
관광지출	Tourist Expenditures	관광지출. 관광객소비액. 국민이 해외여행에 소비하는 금액 또는 어느 나라를 방문하는 관광객이 그 나라에서 숙박, 식사, 선물(토산품)구입, 구경(관광), 국내교통비 등에 소비하는 금액을 그 나라에서 보면 관광수입이 된다.
관광호텔	Tourist Hotel	관광객의 숙박에 적합한 구조 및 설비를 갖추어 이를 이용하게 하고 음식을 제공하는 자동차, 여행자호텔, 청소년호텔, 해상관광호텔, 휴양콘도미니엄 등의 숙박시설 등이 있다.
관광호텔등급	Tourist Hotel Classification	유럽 여러 나라에서는 별로 호텔의 등급을 표시하는데, 별 5개의 호텔은 특급, 별개의 호텔은 일반용을 나타낸다. 우리나라에서는 관광사업법 제24조 및 령 제4조에 의거 관광호텔업의 등급을 특1급, 특2급 및 1급, 2급, 3급 등으로 나누고 문화체육관광부장관이 결정한다.
관광회사	Sightseeing Company	지방의 관광 또는 시내관광을 운영하고 있는 여행사이다.
광고모집여행	Advertised Tour	광고선전을 통한 모집여행. 기획여행 상품판매에 있어 특히 광고에 의한 마케팅을 활용하는데 이를 Advertised Tour이라 한다.

용 어	영문용어	해 설
국가관광기관	NTO(National Tourism Organization)	각국의 국가관광기관, 한 국가의 관광정책을 수행하는 국가기관으로서 국가들간에 폭넓게 관광정책들을 결정하고 실행하는 권한을 갖고 있다. 보통 대외관광선전이라든가 외국인 관광객의 유치사업을 하고 있는 국가관광기관이다.
국내로의	Inbound	외국인의 국내여행
국내여행업자	Domestic Agent	국내여행업자
국내외 여행	Business Tourism	사업을 목적으로 한 관광을 포함하는 국내외 여행이다.
국립공원	National Park	국립공원
국적	Nationality	국적
국제관광기구	WTO(World Tourism Organization)	제2차 세계대전 후 국제관광사업의 급진적인 발전에 따라 1947년 영국여행휴가협회의 제창에 의해 파리회의에서 정식으로 발족된 국제관광기구이며, 이것은 세계 최초의 국제관광기구이다.
국제관광연맹	ITA(International Touring Alliance)	1898년에 International League of Touristic Associations의 명칭으로 설립된 세계에서 가장 오래된 관광관계 단체의 하나로 1919년에 ITA(International Touring Alliance)로 개칭하였다. 국제관광의 진흥을 목적으로 하고, 각국의 touring club, automobile club, cycling club, 수상 club, 도보 club, 여행대 association을 회원으로 하고 있다.
국제관광연맹센터	IFTC(International Federation of Tourist Centers)	1948년 모나코에 설립한 유럽의 관광기관, 관광안내소장의 연결기관 주 목적은 정보교환, 연결협조를 도모하는 데 있다. 회원수는 9개국, 본부는 프랑스의 리옹에 두고 있다(Federation Internationale de Centres Touristiques : FICT).
국제여행업자	International Agent	해외관광과 관련한 제반 업무를 처리할 수 있는 여행업자이다.
국제여행 제한규정	Exit Restrictions	국외여행 억제를 위한 제한규정이다.
스테킹	Stacking	카지노게임 Roulette의 기본동작으로 흐트러진 Chips를 세우는 동작이다.
스페인국철	RENFE	스페인국철. Reseau National des Chemins de Fer Espagols이다.
슬롯머신	Slot Machine	슬롯머신은 투입구에 동전을 넣고 투기의 수단으로 관광호텔에서 오락을 하는 것이다. 세계 최초의 슬롯머신의 이름은 '리버티 벨'로 1805년 미국의 Chals Pay가 만들었다. 이것은 모방이 아니라 구술을 사용하는 구술치기의 일종이다.
승객	Passenger	여행, 승객, 운송기관의 승객이며, 여행업계에서는 고객(여행자)을 가지고도 Passenger라고 한다.
시내관광	City Excursion	시내관광
시차	Time Difference	시차
시찰여행	Fam Tour	여행 관련자를 초청하여 관광지, 관광시설, 관광코스 등을 시찰하게 하는 여행이다.
식당차	Dining Car	열차의 식당차이다.
신분증	ID Card	Identification Card의 약자이다.
싱글챠타	Single Charter	ITC라든가 TGC와 같이 백 투 백(back to back)으로 일정기간 계속적으로 운항하는 챠타에 대해서 단발적으로 운항하는 챠타이다.

용 어	영문용어	해 설
공인여행상담원	CTC	Certified Travel Counselor 약자이다.
안내브로셔	Confidential Tariff	일반적으로 매년 1회 발행되는 여행중개업자용 판매 안내브로셔이다.
안내소	Information	안내. 관광안내소이다.
알 씨 아이	RCI(Resort Condominium International)	미국 인디아나 폴리스에 본사를 둔 세계적인 휴양지 시설교환업무를 대행해 주는 전문적인 콘도미니엄 조직회사이다.
왕복여행	RT	Round Trip의 약자이다.
세계일주	RTW	Round The World의 약자이다.
어랜징	Arranging	카지노게임 Roulette의 기본동작으로 금액 및 Setting Stack의 Color별 정리 Pay Off이다.
에소닉관광	Ethnic Tourism	색다른 문화와 인종·생활방식 등을 관광하는 이국적 관광이다.
여행인솔자	Escort	관광안내를 하는 Guide와 구분된다.
예약수행부서	Reservation Department	고객의 예약상황을 신속하고 정확한 응답기능을 수행하는 부서로서 새로운 예약을 위한 정확한 데이터를 수집하고 보존하여 원활한 예약을 수행한다.
에어텔	Airtel	항공편과 호텔숙박만을 결합한 여행상품이다.
여행대리점할인	AD	Agent Discount의 약자이다.
에이프런	Apron	카지노게임 Roulette의 기본동작으로 딜러가 Chips를 Sweeping한 다음 Chpping하는 장소 또는 Helper가 있는 곳이다.
에프씨티	FCT	해외여행 인솔자가 포함된 해외여행. Foreign Conducted Tour의 약자이다.
개인여행자	FIT	Foreign Independent Tour의 약자이다.
엘르센트릭	Allocentric	모험적이고 진취적인 관광자의 성격유형이다.
엠아이피	MIP	Most Important Person의 약자로 VIPVery Important Person보다 한 단계 중요한 고객이다.
여정 플레이트	Routing Plate	여정을 미리 각인하여 발권할 때에 임프린터(imprinter)의 좌측에 설치시키고 인자하기 위해서의 플라스틱 플레이트. 단체여객의 경우와 같이 동일여정의 대량 발권에 편리하다.
여정안	Suggested Itinerary	여정안
여정의 변경	Rerouting	여정의 변경이다.
여행그룹 챠타	TGC(Travel Group Charter)	1972년 미국에서 탄생한 챠타로 불특정 다수 시장을 대상으로 한다.
여행기간	Duration	여행기간
여행담	Travelogue	최근에는 슬라이드나 영화 등을 사용하여 여행지의 소개나 경험담을 하여 집객을 도모하는 일이 잘 행해지고 있다.
여행도매업자	Educational Tour	항공사, 여행도매업자, 각국 관광청 등이 여행업자를 위해 실시하는 연수여행이다.
여행보험	Travel Insurance	여행 중에 일어날 수 있는 사고를 위해 안전장치이다.
여행비용	Travel(ing) Cost	여행 중에 필요에 의해서 쓰는 경비이다.

용 어	영문용어	해 설
여행사 경영자	Agent Manager	여행업자이며 여행의 운영자이다.
여행사 외상매출 계정	Agent Account	여행사가 지불을 보증하는 외상매출계정이다.
여행사 원장	Agency Ledger Adjustment	여행사와의 거래를 별도로 취급하는 미수금 원장 중의 하나이다.
여행산업	Travel Trade	여행업계
여행성향	Travel Attitude	일반사람들의 여행에 대한 생각 및 일반적으로 여행을 하는 습관이 있는 사람들의 경향이다.
여행수입	Travel Expenditure	여행자가 여행에 지출한 금액. 일반적으로는 수지표상의 용어이다.
여행수지차	Travel Gap	여행수지의 언밸런스. 미국의 여행수지가 대폭적인 적자가 되고 있어 그것이 미국의 국제수지의 악화와 더불어 커다란 문제로서 취급되게 되었다.
여행시설	Travel Plant	Tourist Plant를 사용하는 수도 있는 관광시설이다.
여행시장	Travel Market	통상은 여행자를 대량으로 송출하는 시장이다. 북미와 유럽이 세계의 2대 여행시장이며, 우리나라로서는 일본도 가장 비중이 무거운 큰 시장으로서 주목되어 왔었다.
여행신분증명서	Travel Documents	여행상의 필요서류로 일반적으로는 여권 또는 신분증명서이다. Yellow Book(예방접종증명) 기타 물품 등의 수입증명서(또는 허가서) 등도 포함된다.
여행안내책자	Guide Book	여행안내책자
여행업자	Travel Agency	여행업자
여행일정표	Itinerary	여행일정표
여행자금대부	Traveloan	할부여행
여행자보호 시스템	Default Protection Plan	공급자의 채무불이행 시 여행객과 여행업자를 보호하기 위한 시스템이다.
여행자 송출국	Travel Plant Country	여행자를 해외로 내보냄
여행자 수입국	Travel-Receiving Country	여행자가 관광지에 들어가는 나라이다.
여행자수표	Traveler's Check(T/C)	여행자가 가지고 다니면서 쓰는 자기앞수표와 같은 것이다. 여행자가 직접 현금을 지참하여 심적 위협을 느끼지 않도록 현금과 같이 사용할 수 있도록 했으며, 이것은 하나의 수표로서 현금을 주고 매입할 때 서명을 해서 쓰기 때문에 제3자는 사용이나 위조를 할 수가 없게 되어 있다. 따라서 두 번 서명하지 않는 것은 분실이나 도난 시에 타인이 사용할 수가 없다. 즉 여행자수표는 회사 및 은행에 의하여 발행되며, 보험에 가입한 특수수표이다.
여행장애	Travel Barriers	일반적으로 전염병이라든가 음료수, 근대적이고도 쾌적한 교통수단의 결여, 자연적 · 신체적인 위험보다도 정치분쟁에 의한 여행제한이나 비싼 운임, 공항세, 출국세, 언어장벽, 사회적 · 경제적 불안 등의 인위적인 장애이다.
여행 프로그램	Vacation Program	여행업자 등이 휴가여행자를 표적으로 삼고 조직하는 Tour Program 이다.

용 어	영문용어	해 설
염가여행	Budget Tour	일반적인 요금보다 저렴한 여행이다.
영국관광청	BTA(British Travel Authority)	1969년 정부명령에 의해 영국 여행휴가협회가 해산되고, 대신하여 BTA 및 English Tourist Board, Scottish Tourist Board, Wales Tourist Board 잉글랜드, 스코틀랜드, 웨일즈 관광위원회가 설립되었다. 같은 청의 주된 업무는 전 협회가 수행해 온 외객유치와 국내관광의 장려 및 국내의 숙박시설, 관광시설의 개선촉진에 있다.
영국여행업자협회	ABTA	Association of British Travel Agent의 약자이다.
예약업무	Arrangement	숙박 · 항공 · 교통 · 식사 · 관광 등에 관한 예약업무이다.
예정표	Schedule	표, 시간표, 예정표. 여행업계에서는 특히 일정표이다.
오그나이즈	Organizer	특별히 작성된 여정에 참가하는 단체여행자를 조직하는 자. 사전에 금액지불이 끝나고 팜플렛 등으로 선전되고 숙박 · 지상교통기관이 수배되어 IATA 가맹 항공회사의 편을 사용하며, 단체의 왕복 또는 Circle Tour를 기획 · 조직하는 게임(IATA 가맹회사 및 IATA 대리점을 포함)이다.
오더 포 크레딧	Order for Credit	Gaming, Chips, Coin, Plague 등을 Gaming Table로부터 Banker로 옮기기 위해 카지노 계장이 작성하는 Manual Credit System의 서식이다.
오리엔테이션	Orientation	여행출발 전이라든가 최초의 목적지에 있어서 여행업자가 여행자를 위해하는 설명출발도시와 목적도시. 항공권면상의 Origin, Destination난에 출발도시와 최종 목적도시명을 기입한다.
오버라이딩 커미션	Overriding Commission	특수한 판매노력을 필요로 하는 투어에 대해서 통상의 대리점수수료에 덧붙여서 지불되는 추가수수료이다.
오버랜드 패스	Overland Pass	그 나라의 출입국관리법에 기본을 두고서 배로 그 나라를 방문하는 외국인에 대해 그 배가 그 나라의 다른 항에서부터 출발할 때까지의 사이에 관광을 위하여 육로를 여행할 것을 희망하는 경우에, 신청에 의하여 발부되는 통과상륙허가증. 사증을 취득하고 있지 않더라도 일정기간의 체재가 허가된다. 단, 그 배는 입국관리당국으로부터 사전에 관광선의 지정을 받는 것이 통례이다. 기항지상륙 허가서하고는 다르다.
오버랜드 패신저	Overland Passenger	Overland Pass의 발부를 받고 입국한 외국인관광객이며 '통과관광객'이라 역하고 있다. 사증을 필요로 하는 '통과객'과 혼동하지 않도록 할 필요가 있다.
오토캠프	Autocamp	야외에서 숙박하는 일이나 또는 그 장소이다.
오픈죠 트립	Open-Jaw Trip	여객형태의 하나로 그냥 "오픈죠"라고 한다. 주유(周遊) 또는 왕복여행으로 출발지가 같고, 목적지에 있어서 항공기를 쓰지 않고서 2지점간을 이동하는 여행, 또는 출발지와 도착지가 다른 여행으로 각기 왕복운임을 쓸 수 있는 여행이다.
선택관광	Optional Tour	현지의 소여행. 미리(애당초부터) 여정에 짜여 넣어져 있지 않고, 여행자가 현지에서 자유로 선택할 수 있는 투어이다. 유료. 최근에는 자유여동형의 투어가 증가하여, 또 IT 챠타(ITC) 등의 운항에 따라 옵셔날 투어의 중요성이 재인식되고 있다. 임의 관광이다.
국외여행	Outbound	외국으로 나가는 경우의 해외여행 및 그에 관계하는 업무이다.
외국인관광객	Incoming Tourist	특히 해외에서 입국한 외국인관광객이다.

용 어	영문용어	해 설
외국인등록증	Alien Registration Card	외국인등록증
워터 클로젯	Water Closet	화장실
유료 화장실	Pay Toilet	유료 화장실
인센티브 여행	Incentive Tour	보상여행 또는 포상여행이다.
인포메이션 클럭	Information Clerk	호텔 방문객 및 투숙객에게 여행정보를 제공하는 직원이다.
일반여행업대리점	Sub Agent	일반여행업자의 대리점이다.
일본관광협회	JNTO	일본관광협회 Japan National Tourist Association의 약자이다.
일본여행자협회	JATA	일본여행자협회 JATA(Japan Association of Travel Agents)이다.
일시방문객	Temporary Visitor	관광객에 대해서는 각국이 모두 사 중의 면세 혹은 각종 세금의 면세 등 우대조치를 청구하고 있는 것이 보통이나, 정의를 정하는 혹은 국제적으로 통일하는 일이 몹시 곤란하므로 여행자를 그 체재일수로 장기체재자와 단기체재자(90일 정도로 하자는 안이 있다)로 나누어 단기체재자에 대해서는 갖가지의 편의를 주려고 하는 생각에서 Temporary Visitor 사용되게 되었다.
일시방문자	Excursionist	한 국가나 지방에 1일을 숙박하지 않고 24시간 미만의 여행을 하는 일시방문객이다.
일용품	Personal Effects	신 일용품. 여행자가 여행 중에 개인적으로 사용하는 옷(의류) · 화장품 등의 물건(물품)으로 각국이 모두 면세수입을 이전하는 것이 보통이나 국제적 통일기준을 만들 필요성에 따라 1954년에 Convention Concerning Customs Facilities for Touring이 작성되어 많은 나라가 이 조약에 가맹하고 있다.
입장료	Admission Fee	입장료
	Entrance Fee	공연, 경기를 구경하기 위하여 장내에 들어가기 위해 내는 돈
자연자원	Natural Re출처	관광자원의 하나로서, 그 보호에 대해서 각국의 관광기관 · 관계단체는 갖가지의 노력을 기울이고 있다.
장거리전화	Long Distance Call	장거리전화
재환전	Reconvert	재환전
재환전	Re-Exchange(Reconversion)	비거주자가 입국하여 외국환을 원화로 환전한 후 사용하고 남은 원화 잔액을 출국 시 다시 외화로 환전하는 것이다.
저관여전략	Low-Involvement Strategy	소비자의 제품에 대한 관광수준이 낮을 때 이를 높은 관여전략으로 전환시키는 전략이다.
전망대	Observation Platform(Tower)	전망대
전망차	Observation Car	전망차
전망차	Vista Car	2층식 전차, 버스 등의 전망차이다.
접근성	Accessibility	관광의 세분화된 시장에 접근하여 활동할 수 있는 정도이다.
정기관광	City Tour	한 도시의 시내관광을 위한 정기관광 프로그램이다.
정킷	Junket	여행경비를 여행자 본인이 부담치 않는 시찰 · 답사 등의 여행이다.
정회원	Active Member	단체의 정회원이다. 준회원은 Allied Member라 한다.

용 어	영문용어	해 설
제3차 산업	Territory	관광사업을 포함하는 제3차 산업이다.
제비용포함 여행	All Expense Tour	포괄여행의 일종으로 식사, 관광, 세금, 기타 비용 등이 모두 포함된 여행이다.
조운트	Jaunt	하이킹 등 비교적 기간이 짧고 가벼운 형태의 여행이다.
조직여행	Organized Tour	여행사가 아닌 제3자가 기획하여 조직한 여행으로 통상은 단체여행이다.
좀비	Zombie	칵테일 이름으로 남태평양제도에서 Don이라는 백인에 의해 만들어졌으며, 그 뜻은 마법으로 죽은 사람을 되살아나게 한다는 초자연의 힘이나 그렇게 되살아난 사람을 의미한다.
종일관광	Wholeday Tour	전일(終日)관광. 여행일정상 사용한다.
종일여행	Full Day Excursion	종일여행
주회여행	Circle Trip	1개 이상의 여행목적지를 포함한 출발지로 다시 돌아오는 여행형태이다.
준비품	Outfit	준비품, 여행용품, 여행단체, (여행)준비(비)이다.
지브이	GV	단체여행객에게 적용되는 요금산정 시 최소인원을 표기하는 코드이다.
지아이티	GIT	단체여행자
지상수배부분	Land	지상수배부분
지상수배업자	Ground Operator	여행지에서의 운송·관광·숙박 등의 수배를 담당하는 현지여행업자이다.
직책수당	Position Allowance	Post Convention Tour 회의 후 여행. 회의의 종료 후 회의 참가자를 위해서 계획되고 만들어진 Organized Tour. 회의의 주최자 등 미리 계획을 세워 놓고 실시하는 관광이다.
짧은 여행	Trip	짧은 기간의 회유형 여행이다.
최종 일정표	Final Itinerary	출발 전에 확정된 최종적인 여행일정표이다.
최혜약관	Best Available	관광고객에게 제공 가능한 최선의 숙박시설과 서비스를 제공한다는 업자의 사전약속이다.
카운팅	Counting	카지노게임 Roulette의 기본동작으로 각 Zone Bet의 배수, 수치읽기이다.
컬러 칩스	Color Chips	카지노게임 Roulette의 기본동작으로 Play할 수 있는 Chips이다.
타이디 벳	Tidy Bet	카지노게임 Roulette의 기본동작으로 어수선하다고 느껴져 딜러가 인위적으로 단정하게 만든 것이다.
타이사이	Tai-Sai	Tai-Sai는 주사위 3개를 이용하여 고대부터 유명한 중국의 게임으로서 유리용기에 있는 3개의 주사위를 딜러는 3회 또는 4회를 진동시킨 후 뚜껑을 벗겨 3개의 주사위가 표시한 각각의 숫자 또는 구성되어 있는 거는 장소에 여러 종류의 Chips를 올려놓고 맞히는 게임이다.
탐사여행	Expedition	탐사·조사 등 특정한 목적을 가지고 하는 여행이다.
태국정부관관청	TAT	Tourism Authority of Thailand의 약자이다.

용 어	영문용어	해 설
태평양 관광협회	PATA-Pacific Area Travel Association	태평양 지역 각국이 세계 최대의 여행시장인 미국에서의 관광객 유치 및 지역 내 각국의 관광왕래의 촉진을 목적으로 하는 공동선전실시를 위하여 1951년 태평양 잠정여행협회로서 호놀룰루(Honolulu)에 설립하였고, 1953년 현재의 명칭으로 바꾸어 오늘에 이르고 있다. 출판물로서 Pacific Travel News(월간), 태평양 호텔 · 여행가이드(연간) 등을 발간하고 있다. 본부는 샌프란시스코에 있으며 회원은 57개국의 정부 관광기관, 교통기관, 여행업자, 호텔 등이 가맹하고 있다.
태평양 지구관광협회	Pacific ASIA Travel Association	1951년에 설립된 태평양지역의 정부관광기관, 항공회사, 여행업자, 호텔 등이 가맹하고 있는 공동관광선전기관이다. 회원은 1,000을 넘는다. 보통 PATA라고 한다.
태평양 항공운임	Trans Pacific Fare	태평양 항공운임
테이블 게임 윈, 로스	Table Game Win or Loss	게임에서 고객에게 이겨서 얻은 Cash Plague, Gaming Chips 등의 총액에서 고객에게 Loss한 Cash, Gaming Chips Plague 등의 총액을 제한 것이다.
테이블 게임드롭	Table Game Drop	Drop Box에서 Collect한 통화의 총액이다.
테이블 고객양식	Table Inventory Slip	Gaming Table에서 Game Chip Coin, Plague 등의 재고를 기록하는 데 사용하는 양식이다.
테크니컬 방문	TV(Technical Visit)	① 관광 이외의 목적, 즉 시찰을 목적으로 하여 상대방을 방문하는 것이다. ② 시찰을 목적으로 한 투어이다.
테크니투어	Technitour	Technical Visit와 같다.
텔레투어리스트 서비스	Tele-Tourist Service	관광객용 전화안내 서비스로 Automatic Service라고도 한다.
토마스 쿡	Thomas Cook	세계에서 가장 오랜 여행업자이며, American Express와 함께 세계 최대의 여행업자의 하나이다.
토마스 쿡 철도시간표	Thomas Cook Continental Timetable	토마스 쿡사에서 발행하고 있는 유럽을 중심으로 한 철도시간표이다.
통역	Interpreter	통역
동행안내	TC(Tour Conductor)	동행안내 T/C라고도 한다. 여행에 동행해서 현지에 있어서의 투어운영에 필요한 일절의 업무를 행하는 자이다.
동행안내요금	Tour Conductor's Fare	Tour Guide Fare라고도 한다. 항공운임의 경우는 보통 10명 이상의 단체의 인솔자에 대해서 적용되는 할인운임. 10명 이상 14명 미만의 단체의 경우는 11명째의 사람의 운임이 50[%] 할인이 되며, 재차 15명 이상인 단체의 경우는 16명째의 운임이 100[%] 할인이 된다. 단, 단체가 특수운임으로 여행하는 경우, 그 적용이 없는 경우 혹은 필요 구성인원 수가 다른 경우가 있다.
투어 가이드	Tour Guide	일반적으로는 소위 가이드이며, Tour Conductor, Tour Escort를 의미하는 경우 또는 가이드가 일을 겸해서 동행하는 경우가 있다. 우리나라에서는 가이드를 전업적으로 일하고 있는 사람의 특징은 여행업자의 전속으로 되어 있는 경우가 많아 Tour Conductor 혹은 Tour Escort의 일을 하기도 한다.

용 어	영문용어	해 설
투어 리더	Tour Leader	Tour Conductor
투어 매니저	Tour Manager	Tour Conductor와 같으며, 여행업자나 항공업자에게 Tour의 기획·판매·운영을 관리자로서의 주의를 기울이고 또한 수익상의 견지에서 컨트롤하고 지시하는 책임자를 두는 일도 있다.
투어 오그나이즈	Tour Organizer	PATA에서는 "특별하게 작성된 여정에 참가할 단체여행자를 조직하는 자. 투어 오퍼레이터하고의 구별은 Tour Organizer가 반드시 운임동맹의 지정을 받을 필요는 없으며, 또한 여행업자에게 커미션은 지불할 필요도 없는 점이다" 라고 정의를 내리고 있다.
투어 오퍼레이트	Tour Operator	우리나라에서 제각기의 목적지에 대해서 관광 버스, 레스토랑, 방문기업 등을 전문적으로 수배하는 업자. 현지의 일정과 정확하고 새로운 여행정보를 가지고 있다.
투어 호스트	Tour Host	Tour Conductor
트렁크 룸	Trunk Room	큰 가방이나 짐을 넣는 장기체류자의 수하물을 보관하는 방이다.
국외여행인솔자	TC	① Tour Conductor ② Traffic Conference ③ Traveler's Check 등의 약자이다.
티아이엠	TIM	Travel Information Manual의 약자 각국의 출입국수속(CIQ)에 최신의 규칙을 모아 놓은 것이다.
티지	TG	Tour Guide이다.
티피아이	TPI	Travel Press International의 약자. 국제여행업계전문지협회. 미국·영국·프랑스·일본(Travel Journal) 등의 대표지가 가맹이다.
판매원조물품	Sales Aid	Tour나 Destination을 판매함에 있어서 소용되는 물건으로 팜플렛은 물론 슬라이드, 영화, 포스터, 기타 Give-away(경품, 무료제공품)까지도 포함한다.
패이아웃	Payout	게임 테이블이나 Slot Machine에서 고객이 Win한 금액을 지급하는 것이다.
패키지	Package	여행에 필요한 교통·숙박·식사·팁·관광 등 일체의 경비를 포함하는 요금으로 여행구매자의 숫자에 의거 할인요금으로 판매된다.
패키지 투어	Package Tour	항공운임에 호텔요금·관광요금·식사요금(일부만의 경우도 있다) 등의 비용을 포함한 투어이다.
패티션	Petition	청원서. 사증(visa)의 신청에 필요한 서류로서 요구받는 수가 있다.
포괄단독여행	Inclusive Independent Tour	포괄단독여행이다.
포괄여행	All Inclusive Tour	숙박, 식사, 관광, 교통 등 여행의 제반 경비가 모두 포함된 여행이다.
포괄여행	Inclusive Tour	항공·관광·숙박·식사 등을 일괄 포함한 여행이다.
포괄전세여행	Inclusive Tour Charter	전세항공편에 의한 수송이 포함된 관광이다.
푸싱	Pushing	카지노게임 Roulette의 기본동작으로 40, 50, 60, 70, 80, 100, 120, 141개 등의 숫자로 Chips를 Rack에서 꺼내서 Set하여 Player에게 밀어주는 동작이다.

용 어	영문용어	해 설
풀 서비스 트레블 에이전시	Full Service Travel Agency	해외 · 국내 등 여행과 관련한 종합적인 서비스를 제공하는 여행사이다.
풍경의	Scenic	풍경의, 경치가 좋은
프레쥬어 트레벌러	Pleasure Traveler	Business Traveler와 대비시키는 경우의 관광객이다.
프린시펄	Principal	여행업계에서 대리자로서의 여행업자에 대한 본인의 의미로 항공회사, 선박회사, 철도회사, 버스회사, 호텔 등이다.
플라이 드라이브 패키지	Fly Drive Package	항공과 렌트카를 포함한 패키지 유형이다.
플랜트	Plant	시설의 의미로 잘 사용된다. Tourist Plant 등이다.
피크	Peak	산꼭대기를 두고 하는 말이나 여행업계에서는 Peak season을 줄여 Peak라고 말하는 일이 많다.
핀쿠션	Pin Cushion	바늘겨레. 여행자의 편의를 위해서 바늘 · 실 · 단추 등을 준비하고 있다.
필리핀관광협회	PTTA	Philippine Travel and Tourism Association의 약자이다.
학생할인	SD(Student Discount)	학생할인. 적용조건은 특례를 제외한다. ① 연간 수업을 행하는 학교의 12세 이상 26세 미만의 학생일 것이다. ② TC 3내, 또 TC 2의 여행에 한할 것이다. ③ 도중 항기(降機)는 인정하지 않는다 등. 보통운임의 25[%]할인. 신청은 항공회사 소정의 신청서에 학교장의 직인을 요한다.
한국관광공사	KNTO-Korea National Tourism Organization	한국의 관광산업발전 및 외화획득, 관광 서비스 개선 등을 목적으로 1962년 4월 24일 국제관광공사법이 제정되고, 그 해 6월 26일에 국제관광공사가 창립하여 운영되어 오다가 1982년에 12월 27일 한국관광공사로 그 명칭을 바꾸어 오늘에 이르고 있다. 1960년대에는 산하에 호텔, 여행사, 운수업체 등을 가진 영업체제였으나, 1974년 진흥체제로 전환하여 업체를 불하하고 현재까지 진흥, 개발, 교육훈련 업무에 주력하고 있다.
해피코트	Happi-Coat	외국인에 대한 Reception 등에 선물로서 제공되는 부인의 사교용 웃옷이다.
헬스 관광	Health Tourism	온천 및 휴양지와 연계한 건강증진 목적의 관광이다.
현지시간	Local Time	현지시간
현지여행업자	Local Agent	현지여행업자
현지지상수배	Land Arrangement	해외여행에 따른 현지 지상수배로 Land Operator에 의해 제공된다.
현지지상수배업자	Land Operator	현지관광의 지상수배를 전문으로 하는 여행업자이다.
홈 스테이	Home Stay	여행 시 현지의 가정을 방문하여 체재하는 것. 체류지역에 대한 생활문화를 습득할 수 있어서 새로운 여행영역으로 자리잡고 있다. 최근 국내에서도 이러한 홈스테이 상품이 개발 · 판매되고 있다.
환경관광	Environmental Tourism	자연적 경관이나 자원을 관광하는 환경적 관광이다.
회의 전 여행	Pre Convention Tour	회의 전 여행. 회의의 개최 이전에 가까이에 있는 관광지 또는 제법 먼 곳에 있는 관광지를 몇 곳 구경하고 회의개최지에 도착하도록 계획되어 만들어진 Organized Tour이다.

용 어	영문용어	해 설
후광효과	Halo Effect	소비자 관광행동에 있어 일반적인 인상이 다른 자극의 해석에까지 영향을 미치는 경우이다.
휠	Wheel	카지노게임 Roulette의 기본동작으로 Layout과 똑같은 번호가 있는 Ball이 돌아갈 수 있게 한 기계이다.
휴가별장	Vacation Home	특별한 계절동안에 비교적 단기간 사용되는 2차적인 거주지이다.
휴가여행객	Holiday Maker	휴가여행객
휴가의 조정	Staggering of Holiday	휴가의 조정. 유럽에서는 여름철에 사람들이 휴가를 모두가 한꺼번(일시)에 받아서 여행을 떠나기 때문에 그 혼잡완화가 커다란 문제로 되고 있다. 이와 같이 휴가여행자가 일시기에 집중하는 것을 조금이라도 방지하기 위해서 학교·공장·회사 등의 휴가를 계획적으로 변경·조정해서 받아 가도록 하자는 것으로서 유럽의 각국 정부에 있어서는 중요한 선책(旋策) 하나로 되어 있다.
휴양/레크리에이션	R/R(Rest and Recreation)	휴식(양)과 레크리에이션. 주로 미국 군인들의 휴가여행이다.
휴양지	Resort	휴양·보양지. 주로 바닷가(해변)나 산 등 경치가 좋은 곳이다.

3. 항공·운송 관련 용어와 해설

용 어	영문용어	해 설
2등 항실	Second Cabin	2등 항실
간선	Trunk Line	교통량이 많은 주요 노선이다.
간소화	Simplification	출입국수속의 간소화이다.
경유하여	Via	~경유
계기	Instrument	항공기의 계기
공시운임	Public Fare	운임표에 공시되어 있는 운임이다.
공시운임의 우선	Precedence of Published Fare	발권상의 용어로 여행출발지와 목적지의 두 지점 간에 여객운임이 직행운임(through fare)으로서 공시되어 있는 경우에는 비록 도중의 구간운임의 합산액이 이 공시운임을 밑도는 경우라도 이 싼 합산요금(운임)을 적용할 수 없으며, 공시 직행운임을 사용하지 않으면 안된다. 즉 A→B→C라고 여행할 때 AB+BC의 운임은 적용할 수 없다.
공유지역	Public Area(Public Space)	공유지역, 공공장소
공항세	Airport Tax	공항출국 시 징수되는 세금. 공항의 유지·보수 또는 세수확보, 해외여행 억제 등 여러 목적을 가지고 징수되는 목적세의 성격을 가지고 있다.
공항 코드	Airport Code	세계 각 도시의 공항을 구분하기 위하여 사용되는 3자리 문자. 1개 도시에 2개의 공항이 있는 경우도 있어 항공예약 시에 주의한다.
구간거리	Sector Mileage	국제선의 항공운임을 계산함에 있어서 마일리지 계산상 이 구간거리를 합계하여 Maximum Permitted Mileage와 비교한다.

용 어	영문용어	해 설
구두신고	Oral Declaration	세관검사 시에 서면으로 휴대품 등에 대해서 신고하는 일이 없이 세관직원의 물음(질문)에 구두로 답하는 것만으로 끝내는 검사제도이다. 세관의 간단화 · 신속화를 의해 각국에서 채택하고 있다.
구명 보트	Life Boat	구명 보트
구명 조끼	Life Jacket	구명 조끼
국내운송항공사	Domestic Airline	국내운송항공사
국내의	Inland	국내의
국영항공사	Flag Carrier	국가를 대표하는 항공사, 국영항공사
국영항공회사	National(flag) Carrier	각국의 국제항공회사. 국영항공회사라고 택하는 경우도 있으나, 반드시 완전한 국영(만)은 아니고, 민간자본이 들어가 있는 경우도 있다. 한 국가를 대표하는 항공회사이다.
국제민간항공운송기구	ICAO	International Civil Aviation Organization의 약자이다.
국제민간항공운송기구 알파벳	ICAO Phonetic Alphabet	국제민간항공운송기구에서 유선통신 시 정확한 알파벳 문자를 전달하기 위해 발음상 확실히 구분되는 단어를 지정 · 사용하도록 한 유선통화용 알파벳. 항공예약 시 승객의 이름, 예약 관련 단어 등 다양한 분야에 쓰이고 있다.
국제철도연맹	UIC	Union of International des Chemins de Fer의 약자이다.
국제특급열차	TEE(Trans-Europe-Express)	구주제국이 공동운항하고 있는 국제특급열차이다.
국제항공운송협회	IATA	International Air Transport Association의 약자이다.
금연석	Non-Smoking Seat	항공기의 좌석 중 금연석이다.
금연차	Non-Smoking Car	구미에서는 끽(흡)연차와 구별되고 있다.
기내 방송	Cabin Announcement	기내 방송이다.
기내 서비스	Inflight Service	항공기 탑승객에게 제공되는 유 · 무형의 기내 서비스이다.
기내 서비스 프로그램	Inflight Entertainment	영화 · 음악 등의 오락용 기내 서비스 프로그램이다.
기내식	Inflight Meal	기내식
기내의	Inflight	기내의. 비행 중의
기내 잡지	Inflight Magazine	기내 잡지
기장	Pilot in Command	항공기의 기장. Captain
기항지	Shore Pass	기항지. 상륙허가서이다.
기항지 상륙	Shore Excursion	선박의 승객. 승무원이 그들이 타고 있는 배가 항구에 정박(碇泊)하고 있는 동안에 상륙해서 구경(관광)을 하는 것이며, 일반적으로는 사증 없이도 선박 등의 장이 일괄해서 교부. 신청하는 shore pass로 상륙할 수 있다. 일정기간 이내의 상륙이 인정되고 있으나 행동범위에 대해서는 제한이 있다.
나사	NASA	National Aeronautics and Space Administration의 약자. 1958년 10월 1일에 발족한 미국의 각종 우주개발계획의 주요 기관이다.

용 어	영문용어	해 설
난기류	Turbulence	대기의 난기류이다.
평양 경유운임	South Pacific Fare	IATA 제1지구와 남서태평양에서 태평양 경유의 모든 운임이다.
네덜란드국철	NS	화란국철
노르웨이국철	NSB	노르웨이국철
노선 간의	Interline	노선 간의
니어 미스	Near Miss	항공기끼리 공중충돌할 뻔하는 등 위험한 상태이다.
단일주체 특허장	Single Entity Charter	단일의 단체, 회사 또는 개인이 일절의 비용을 부담하고 행하는 특허장. 우수세일즈맨의 보상초대 여행이라든가 스포츠 선수수송, 선원의 일괄수송 등에 이용되고 있다. Own Use Charter와 같다.
대기여객	Stand By Passenger	공항에서 취소되는 빈 자리를 기다리고 있는 대기여객이다.
대합실	Transit Room	통과객. 대합실
더블부킹	Double Booking	이중예약. 동일고객이 동일노선에 대하여 중복예약을 한 경우이다.
델리버리	Delivery	배달
도로표식	Road Sigh	도로표식
도움 카	Dome Car	천장이 유리로 되어 있는 전망용 차량이다.
동양항공회사 협회	OAA	Orientn Airlines Association의 약자로 이 협회의 전신은 1967년에 설립된 OARB로서 1970년 10월에 OAA로 개칭되었다. 동양에서 본거지를 갖는 지역항공회사가 가맹하고 있는 역내 항공운송사의 제문제의 협의를 위한 기구이다.
동체착륙	Belly Landing	항공기의 동체착륙이다.

4. 호텔 · 숙박 관련 용어와 해설

용 어	영문용어	해 설
3교대 근무	Graveyard Shift	3교대 근무
4인용 객실	Quad(Quadruple, Twin Double)	호텔의 객실형태로 4인이 이용할 수 있는 객실이다.
가니	Garni	식당이 없는 호텔이다.
가든파티	Garden Party	호텔의 레스토랑에서 개최하는 각종 축하연회를 호텔 또는 가정의 정원에서 개최하는 연회형식이다. 입식형식의 파티로서 돌아다니면서 음식을 먹는 것으로 연회장 중앙이나 한 쪽에 테이블을 놓고 그 위에 요리를 준비해 자기 식성대로 선택하여 먹도록 한다.
가스트하우스	Gast Haus	독일이나 프랑스의 여관이다.
국가용 객실상황	Room Inventory	객실조사라고 하는 것은 현재의 상황 점검하여 재실, 숙박연장, 객실변동, 고장난 객실, 가용객실 등을 하우스키핑, 예약, 영선실과 상호 연결시켜서 프론트 오피스(front office)에서 객실을 판매하는 데 있어서 아무 지장이 없도록 도와 주는 것이다.
개런티	Guarantee	서비스를 받게 될 사람의 수를 나타내는 것으로, 적어도 연회의 24시간 전에 연회기획 담당자가 계산해 산출한 고객의 숫자이다.

용 어	영문용어	해 설
개인욕실	Private Bath	개개의 객실에 달려 있는 욕실이다.
룸 메이드	Room Maid	객실에서 여러 가지 서비스를 담당하는 자로 객실의 청소 · 정비 · 정돈 등이 주된 업무이다. Room Attendant라고도 한다.
룸 서비스	Room Service	호텔의 객실에 손님의 요망으로 음료나 식사 등을 갖다 주는 것은 담당하는 계원 또는 그렇게 해서 호텔의 방에서 하는 식사. 통상 메뉴의 요금보다 10[%] 내지 15[%] 정도 비싼 요금으로 되어 있다.
객실 지배인	Room Manager	객실부분 담당의 지배인이다.
객실관리	Housekeeping	고객이 사용할 호텔, 모텔 등 숙박업소의 객실을 관리하는 작업으로서 객실의 정리정돈 및 비품을 관리하여 객실을 상품의 가치가 있도록 만드는 작업 또는 관리한다.
객실료	Room Rate	객실료
객실배정	Blocking Room	당일 도착할 고객의 객실을 사전에 배정하는 것이다.
객실배정	Room Assignment	객실배정은 개개의 예약에 대해 객실을 할당하는 것이며, 당일 예약된 고객이 도착하기 사전에 객실을 준비하여 도착 시 객실배정에 따른 시간을 단축시킴으로써 효율적인 업무를 수행함에 있다. 또 일정한 방법과 순서에 의하여 실시해야 하며, 주의사항을 숙지하여 차질이 없도록 하여야 한다.
객실번호	Room Number	호텔의 객실번호
객실변경	Change Room	고객이나 호텔의 사정에 의하여 객실을 변경하는 것이다.
객실예약원	Reservation Clerk	호텔 투숙객의 객실사용에 관한 예약업무를 담당하는 객실담당직원으로 대형 호텔의 경우는 룸클럭에서 독립되어 있으나, 작은 호텔은 룸클럭이 예약업무를 맡고 있다.
객실의 칸 수	Number of Rooms Unit	① 객실의 칸 수, 즉 객실의 단위수에 의해 계산되는 객실 수를 말한다. 물론 여기에는 호텔의 임원, 숙소나 창고 등으로 사용되는 House Use Room까지도 포함되는 객실 수인 것이다. ② 호텔기업이 보유하고 있는 객실 수를 대외적으로 공표하는 경우, 즉 호텔을 정부기관에 등록하거나 호텔의 판매촉진을 위한 선전과 광고 등에 있어서 유니트 객실 수를 공표하게 된다. 호텔의 객실 수가 호텔의 규모를 평가하는 기준이 되기 때문이다.
객실이용	Occupancy	객실이용률. 숙박시설의 경영에 있어서 시설의 가동상태를 가르키는 객실이용률의 지표이다. 산출방법은 실제로 사용된 객실 수를 그 호텔의 총객실 수로 나눈 값을 퍼센트로 나타낸다. 이것은 Room Occupancy이고, 베드를 단위로 나타내는 경우는 Bed Occupancy라고 한다.
객실이용인원	Number of Guests	객실이용인원 및 정원가동률을 계상한다.
객실점검자	Room Inspection Report	객실점검자(room inspector)에 의해 준비되는 객실상태의 점검기록장이다.
객실정비원	Room Inspection	객실정비원(room attendance, room maid)의 객실청소, 정리 · 정돈 후 고객에게 객실을 판매하기 전에 최후로 객실을 점검하는 것이다. 객실을 점검하는 직원을 Room Inspector이라 한다.
객실종류	Room Type	호텔 객실의 종류는 침대의 수와 크기에 따라 기본적인 4가지로 분류된다. ① Single Bed Room : 1인용 객실 또는 싱글 침대가 있는 1인실이다. 침대의 표준규격은 길이 195[cm] × 너비 90[cm] 이상이고, 담요규격은 길이

용 어	영문용어	해 설
		230[cm] × 너비 170[cm] 이상이어야 한다. 또한 기준면적이 13[cm^2] 이상이다. ② Double Bed Room : 더블 침대가 있는 객실로 두 사람이 사용할 수 있는 넓은 형태의 객실이다. 이 침대의 폭은 보통 싱글 침대의 1.5배이다.
객실청소담당	Maid	객실 청소 및 정리담당자이다.
갤러리	Gallery	화랑
게스트 레저	Guest Ledger	숙박고객에 대한 인적 사항을 기록한 숙박부이다.
경비	Security	절도와 파괴행위로부터 종사원이 고객을 안전하게 보호하는 업무이다.
고객수	Guest Count	투숙고객수, 즉 등록된 고객의 수이다.
고객숙력 카드	Guest History Card	고객이 과거에 여러 번 방문한 숙력기록을 보존하는 카드로 고객의 방문회수, 사용객실, 사용기간, 특별한 선호 등을 기록하여 기존 고객을 보다 효과적으로 관리하기 위해 사용된다.
고객일일숙박	Guest Night	고객이 한 호텔이나 모텔 기타 숙박업소에 당일 숙박을 한 후 익일당 숙박업소에서 정한 일일숙박 기준에 의하여 체크아웃된 고객이다.
고우 쇼우	Go Show	빈 객실을 기다리는 손님이다.
공표요금	Tariff	① 공표요금을 일반적으로 호텔이나 여관에서 공표한 정규 요금을 지정하고 있으며, 호텔 브로셔에 있는 요금표를 태리프(tariff)라 한다. ② 각종 운임 · 요금표, 관세표, 세율표 등을 두고 말한다. 통상 태리프라고 하면 항공회사의 그것을 말할 때가 가장 많다. 여행비용을 계산하기 위하여 가장 중요한 자료이다.
공항호텔	Airport Hotel	공항 근처에 건설되는 호텔이며, 이 종류의 호텔은 현재 세계 각국의 유행처럼 되어 항공사업의 발전과 함께 세계적인 경쟁사업의 하나로 확대 일로에 있다.
관광객 숙박소	Tourist Cabin	초기의 자동차여행자를 위한 숙박소이다.
균일요금	Flat Rate	단체가 호텔에 숙박하는 경우 실료가 다른 객실을 사용하는 일도 있지만 그것을 균일화하게 한 요금이다.
그랜드 마스터 키	Grand Master Key	호텔의 전 객실을 다 열 수 있는 공통의 열쇠로 보통 당직 지배인이 보관하고 있으며 안에서 잠그어 두는 것(double lock)은 예외이다.
금연지역	Non-Smoking Area	호텔의 로비, 레스토랑, 기타 부대시설에서 담배를 피우지 말 것을 위해 지정해 놓은 장소이다.
금일예약	Today's Reservation	(Daily Pick-Up Reservation) 당일에 예약을 통하여 호텔에 투숙을 원하는 고객은 일반적으로 예약부서에 통제하는 것이 아니라 프론트에서 가능한 한 객실에 한하여 예약을 받는 것이다.
기본요금	Rack Rate	호텔경영진에 의해 책정된 호텔객실당 기본요금이다.
나이트 까운	Night Clothes	잠옷(Night Dress, Night Wear, Night Gown), 즉 잠을 잘 때 입는 옷이다.
나이트 스프레드	Night Spread	담요를 보호하고 각 고객에게 청결한 커버를 제공하기 위해 밤에 침대에 사용하는 가벼운 덮개이다.
나이트 캡	Nihgt Cap	여자들이 머리에 쓰고 잘 수 있도록 제공되는 위생적인 모자이다.
나이트 테이블	Night Table	객실의 침대 머리쪽에 있는 작은 테이블로 전화나 전기스탠드, 재떨이 등이 놓여 있고, 취침 시에 침대에 누워서 손이 닿는 범위에 라디오, 전기스위치, 보이(boy)나 메이드(maid)를 부르는 버튼 등이 설치되어 있다.

용 어	영문용어	해 설
난방시스템	Heating System	호텔의 난방은 에너지를 사용하며, 이것은 건물 전체를 통하여 각 객실에 더운 열을 공급하는 하나의 난방시스템이 된다. 이러한 시스템은 공기를 덥게 하는 데 사용되며, 찬 공기를 더운 공기로 바꿀 수 있는 온도조절장치로 되어 있다.
노 쇼우	No-Show	고객이 예약을 해놓고도 예약날짜에 아무 연락도 없이 나타나지 않는 무단 취소 고객이다.
노벨티	Novelty	노벨티는 호텔이용객에게 제공하는 호텔측의 선물인 동시에 호텔광고를 목적으로 한 판촉물. 호텔이용객에게 제공하는 노벨티의 종류로는 볼펜·메모지·재떨이·달력·수첩·전화번호부·우편엽서·편지봉투를 이용한 것이 있다.
뉴메틱 튜브	Pneumatic Tube	① 호텔 내의 각 영업장에서 발행하는 모든 전표 또는 청구서를 Front cashier에다 신속히 보내주는 기계로서 운송기이다. ② 영업현장부문과 Front cashier 사이의 업무연락수단으로 고객이 서명한 계산서를 원통에 넣으면 공기압축에 의해 신속히 전달되는 장치이다.
뉴스레터	News Letter	호텔에서 주별·월별·계절별 등으로 발간하는 호텔의 사업홍보와 광고, 사내 뉴스를 내용으로 하는 책자이다. 호텔사업에 있어서 뉴스 레터는 전문성을 지니고 있으며, 그 내용이 정보제공의 역할을 하여야 하며, 기존고객과 잠재고객을 끌여들일 수 있는 마케팅 도구로서 널리 이용되고 있다. 특히 호텔의 부대시설과 새로운 모델상품 소개에 널리 이용된다.
다이렉트 빌	Direct Bill	영업장에서 손님이 계산할 때 후불로 처리한 계산서이다.

5. 식음료 관련 용어와 해설

용 어	영문용어	해 설
가루얼음	Shaved Ice	가루얼음, 깍아낸 얼음, 간 얼음, 즉 빙수용으로 쓰는 얼음과 같이 눈처럼 곱게 빻은 가루얼음이다.
가르반죠	Garbanzo	병아리콩. 건조시켰거나 통조림으로 가공한 것을 구입할 수 있다.
가리비	Scallop	조개의 일종으로 껍질은 넓으며, 뚜껑이 되는 부분은 붉고 평평하나 반대쪽은 움푹하다.
가부르	Garbure	스프의 일종으로 스튜를 오븐에 넣어 조리하든가 걸쭉한 양배추나 잔 돼지고기를 넣은 것이다.
가블리트	Goblet	글라스의 일종으로 Stem이 달린 Tumbler라고 생각하면 된다. 물, 맥주, Soft Drinks나 Curshed Ice를 듬뿍 사용하는 Cocktail 등에 사용된다.
가우다 치즈	Gouda Cheese	네덜란드 남부에 위치한 가우다 근교에서 200여년 전부터 만들어진 것으로 Edam Cheese와 유사하나 지방함량이 높으며, 외피는 적색으로 염색한다. 이 치즈는 살균시키지 않은 우유를 가지고 만든 Sweet Curd Cheese로서 Semi-Soft에서 Hard Cheese까지 있다.
가토	G teau	케이크 과자이다.
가프롱	Gaperon	프랑스산 연질치즈로 압착하여 만든다. 지방함량은 30[%]이고, 소형의 돔형이며 원료는 버터밀크나 탈지유, 마늘향이 있다.

용 어	영문용어	해 설
간식	Callation	간식
갈릭 브레드	Garlic Bread	프렌치 브레드를 두께 1cm 정도로 얇게 자른 다음, 버터에다 마늘을 찧어 넣고, 실파 등을 썰어 만든 것을 발라서 오븐에 파삭파삭하게 구운 빵이다.
갈비등심 스테이크	Prime Rib of Beef	갈비등심 스테이크이다.
거르긴	Gherkin	달콤하거나 시큼한 작은 오이피클이다.
건강식 아침식사	Healthy Breakfast	비만증과 각종 성인병을 염려하는 고객을 위해 각종 미네랄과 비타민이 풍부하고 고단백, 저지방인 식품으로 구성한 것으로 생과일 쥬스, 플레인 요구르트와 과일, 빵, 커피로 구성된다.
검 페이스트	Gum Paste	슈거 파우다와 코스타치에 물을 붓고 반죽한 후 아라빅 검, 즉 건조 고무를 녹여 반죽한 것. 검이 없을 때는 젤라틴을 녹여 넣는다.
검보	Gumbo	닭고기 국물, 양파, 샐러리, 녹색고추, 오크라, 토마토 그리고 쌀로 이루어진 쿠레올 형태의 걸쭉한 수프이다.
게이트웨이 시티	Gateway City	조식용 과자. Waffle이다.
게임	Game	사냥하여 잡은 짐승이나 야생조류 혹은 그 고기이다.
게토스트	Gjetost	노르웨이산 경질치즈, 웨이를 부드러운 덩어리가 될 때까지 바짝 졸여서 만든다. 그동안에 유당이 카라멜화하므로 색깔은 갈색이 되고 맛이 달라진다. 원료유는 우유에 크림과 우유의 10[%] 이상의 염소젖을 섞은 것이다. 지방함량은 38[%] 정도이다.
게펄러 피시	Gefullter Fisch	인기있는 유태인의 앙트레. 생선 필렛살에 같은 생선혼합물을 채우고 데친 것이다.
경식	Collation	간단한 식사나 간식이다.
계피	Cinnamon	중국, 인도네시아, 인도차이나가 원산지로 상록수 잡목과 비슷하며 높이는 9[m] 정도이다. 가장 얇은 외피를 가진 것이 우수품종이며, 두께가 굵어질수록 상품가치가 떨어진다. 이 껍질의 향은 아카시아 나무보다 순하며 붉은 색을 띠고 있다.
고르곤졸라 치즈	Gorgonzola Cheese	Roquefort Type의 Blue Cheese에 대한 이탈리아 명칭이다. 세계에서 가장 오랜 이름으로 알려진 이 치즈는 이탈리아의 알프스 산맥기슭에 위치한 Gorgonzola 마을 이름에서 유래되었다. 푸른곰팡이 치즈로 중이형의 원주형이다. 지방함량은 50% 정도이고 속은 부드럽고 크림모양이다.
고프레	Gaufr	조식용 얇은 과자로 Waffle이라고도 한다.
과일 케익	Fruit Cake	과일을 사용하여 만든 케익이나 파이 종류이다.
굴	Huitre	굴
굴라시	Gourlash	Hungarian Goulash라고도 하는 파프리카 고추로 진하게 양념하여 매콤한 맛이 특징인 헝가리식 쇠고기와 야채의 스튜(stew)이다.
그레이프 후루츠	Grape Fruit	자몽이라 하며, 아열대 지방에서 자라는 밀감과의 과일이다.
그린 빈스	Green Beans	일명 줄콩으로, Hot Vegetables에 사용된다.
그린 치즈	Green Cheese	가염처리된 생치즈이다.
그린 캐비지	Green Cabbage	양배추의 한 종류로, 잎들은 초록색이고 매우 꼬불꼬불하고 엉켜 있다.
그린 피스	Green Peas	둥글고 작은 초록색의 완두콩의 일종으로 Soup, Hot vegetables에 사용된다.

용 어	영문용어	해 설
그릿츠	Grits	거칠게 갈아서 구운 옥수수이다.
극피동물	Sea Cucumber	해삼류에 속하는 극피동물. 몸길이는 40[cm] 가량, 몸은 보통 밤색과 갈색이 서로 엇갈리어 얼룩얼룩한 무늬를 이룬다. 입둘레에는 많은 촉수가 있고, 무르고 연한 외피 속에는 자디잔 골편이 있음. 살은 식용하는 데 맛이 좋고 영양가도 좋다.
글라세	Glac	아주 진한 스톡(stock)이다.
글라세 드 비이얀드	Glac De Viande	고기스톡을 졸인 진한 고기 육즙이다.
글라스	Glace	설탕을 졸여 글라스 형태로 투명하게 보일 수 있도록 하는 것이다.
글라스러 치즈	Glassler Cheese	치즈공 대신에 치즈 덩어리에 틈새가 생긴 경우와 조직이 유연하지 못하여 틈새가 생긴 치즈이다.
글라시 치즈	Glassy Cheese	Glassler Cheese
글루타메이트	Glutamate	단백질에서 추출한 글루탄산의 나트륨염으로 음식의 맛을 향상시키는 조미료이다.
까망베르 치즈	Camembert Cheese	Soft Cheese의 일종으로 프랑스의 Normandy 지방의 Vimoutiers 근교의 Camembert 마을에서 처음 만들어졌으며, 먹을 때 외피를 벗겨 먹는 것이 보통인데, 이것은 자극적인 냄새가 너무 강하고, 과숙한 경우에는 Ammonia 냄새도 나기 때문이다.
깻잎	Sesame Leaf	참깨과에 속하는 1년생 식물로 밭에 심어 가꾸는 농작물이다. 인도 또는 아프리카가 원산이라 하는데, 우리나라, 중국, 북미, 미얀마, 터키, 일본 등지에서 자란다. 씨는 참깨라 하여 볶아서 깨소금을 만들어 양념에 쓰이며, 기름으로도 짜서 요리에 쓰고, 어린 잎은 식용으로 쓴다.
꼬냑	Cognac	프랑스의 꼬냑 지방의 포도주가 맛이 빨리 변하기 때문에 오래 저장할 수가 없어서 증류했던 것이 오늘의 우수한 브랜디로 평가받는 꼬냑이 된 것이다. 프랑스에서는 국법으로 꼬냑 지방에서 만든 브랜디만을 꼬냑이라고 부르게 하고 다른 지방 것은 그냥 브랜디라고 한다.
꼬뜨 뒤 론느	C tes du Rhone	Vinne에서 Avignon까지 Rhne 강을 따라 이어지는 포도밭으로 약 200km의 길이로 길게 북에서 남으로 포도밭이 있어 기후와 토질이 남부와 북부가 조금 달라 재배되는 포도품종도 12~13가지 종류나 된다. Red, Rose, White Wine을 다 생산하는데 주로 Red Wine을 생산한다.
꽃상추	Endive Witloof	꽃상추로서 샐러드 등에 쓰인다.
나바린	Navarin	당근과 순무를 곁들인 갈색 양고기 스튜이다.
나폴레옹	Napoleons	퍼프페이스트의 층을 크림퐁당으로 분리하고 퐁당아이싱을 씌운 프랑스의 패스트리이다.
나폴레옹 꼬냑	Napoleon Cognac	꼬냑 브랜디는 나폴레옹 1세가 가장 즐겨 마신 술로서 100년 이상 저장·숙성시킨 코냑제품에 대한 별칭으로서 나폴레옹이란 이름이 붙여지고 있다. 그러나 나폴레옹이란 명칭이 붙은 것은 전부 100년 이상된 것인지는 확실하지 않다. Napoleon이라고 표시되어 있는 것은 그 제조회사에서 생산되는 제품 중 최상품이다.
날계란	Plain Eggs	생계란(raw eggs), 날계란이다.
냉각음료수	Chilled Water	냉각된 음료수이다.

용 어	영문용어	해 설
너트메그	Nutmeg	인도네시아 몰루카스섬이 원산지이고, 서인도제도 반다섬과 파푸아에서 재배된다. 평균 높이가 9~10[cm], 열매는 복숭아와 비슷하며 속살이 많고 껍질과 핵 사이에 불그스레한 황색으로 덮여 있다. 육두구는 그 열매의 핵이나 씨를 말한다. 또한 Aspic 파이, 스프, 야채, Chicken fricassee, 송아지이다.

6. 호텔 · 카지노 관련 용어와 해설

용 어	영문용어	해 설
메이킹	Marking	카지노게임 Roulette의 기본동작으로 플라스틱 또는 금속으로 된 Marker로 표시하는 동작이다.
모빌 홈	Mobile Home	일반 가정의 모든 시설, 장비가 갖추어져 있어 여행에 편리하며 또한 일상 거주형태로 비교적 쉽게 이동할 수 있는 이동식 주거형태이다.
모빌리지	Movillage	자동차(Mobile)와 마을(Village)을 하나로 묶은 신조어로 자동차 이용 여행자를 위해 계획된 캠프장이며, 그의 목적을 위해 특별히 설치된 시설을 오토캠핑장(Autocamping)이라고 한다.
목적지	Destination	목적지
몬틸라	Montilla	Montilla는 Jerez에서 내륙으로 약 100마일쯤 들어가 Cordoba 근처에 위치한다. Sherry Wine에 눌려 빛을 못보던 지역이지만 좋은 와인이 나오는 알코올 도수 16도까지 천연적으로 되며 강화시키지 않고 출고시킨다.
무사증통과	TWOV(Transit Without Visa)	무사증통과. 나라에 따라서 다르나, 일정한 기간 내로 관광 등의 목적이면 사증 불요(不要)로 하고 있다.
무사증통과	TRWOV	Transit Without Visa의 약자이다.
무형 관광자원	Invisible Tourism Re출처s	무형 관광자원
미국 상무성 관광국	USTS	United States Travel Service의 약자이다.
미국 소매여행업자협회	ARTA	Association of Retail Travel Agents의 약자이다.
미국 여행기관협회	NATO	National Association of Travel Organizations의 약자이다. 국내관광사업의 진흥, 외국에서 미국으로의 관광왕래 증대를 위하여 1941년 워싱턴에 설립, 본 협회는 미국 내의 각종 운수업자, 호텔 · 모텔업자, 레스토랑, 출판사 등 여행에 관계있는 업자를 회원으로 하고 있다.
미국 여행작가협회	SATW	Society of American Travel Writers의 약자이다.
미국의 택시	Yellow Car	미국의 택시. Yellow Cap이라고도 하며, 전체를 노랗게(황색으로) 칠하고 있다.
미드 센트릭	Medcentric	관광자의 성격 중 Allocentric과 Psychocentric의 중간형태의 성격으로 모험적이지도 보수적이지도 않은 중간형태의 성격이다.
미상의원 관광협의회	STC	관광에 관한 법률을 제정하는 과정에서 자문역할을 하기 위한 미국 상원의 연합체이다. Senate Tourism Caucus의 약자이다.

용 어	영문용어	해 설
미주여행업협회	ASTA	미주여행업협회. American Society of Travel Agents의 약자이다.
미팅	Meeting	입국여행자를 마중하는 것이다.
버스 보이	Bus Boy	손님에게 직접 서비스를 하지 않는 종업원이다.
번호통화	Station(-to-Station) Call	번호통화
보이지	Voyage	장기간형태의 여행이다.
보통열차	Way Train	각 역 정차의 열차이다.
보통전보	OT(Ordinary Telegram)	보통전보
보험증서	Policy	여행업자에 있어서는 정책이다.
복수비자	Multiple Visa	해당 국가에 일정기간 내 자유롭게 입출국할 수 있는 비자이다.
볼거리	Point of Interest	관광의 볼만한 것(곳)이다.
봄베	Botanical Garden	식물원. 주요 관광자원으로 활용되고 있다.
부두	Pier	방파제이다.
부적절한 자극	Irrelevant Cues	소비자 관광행동에 있어 지각적 판단이 어려울 경우 부적절한 자극을 따르는 경우를 칭한다. 기능보다 색·외형 등을 따르는 경우이다.
비수기요금	Off Season Fare	비수기에 적용되는 할인운임이다.
빌라	Villa	부호나 유한계급의 별장에서 유래된 피서, 피한, 휴양, 야외 레크리에이션 활동 등을 위한 휴양지의 숙박시설이다.
사적	Landmark	사적. 유적
사증	Visa	여행자를 받아들이는 나라가 여행자에게 주는 입국인정서. 영사에 의해 발행된다.
사증신청	Visa Application	재한국 외국대사관, 영사관에 신청을 하는 것이다.
사증신청서	Visa Application Form	각국이나 도항목적에 따라서 신청서의 양식이 다르다.
사파리	Safari	수렵, 사냥. 근간 동아프리카를 중심으로 하여 수렵여행(카메라 사파리를 포함)이 성행하고 있다.
산업관광	Industrial Tourism	산업관광. 산업현장 및 관련 대상물 관광을 주요 목적으로 하는 관광이다.
산업관광	Technical Tourism	산업관광
상용여행업자	Commercial Agent	기업체의 상용거래를 취급하는 여행업자이다.
상해보험	Accident Insurance	최근에는 보험사의 고객서비스 강화에 따라 Insurance를 Assistance로 사용하기도 한다. 즉 보험금의 보상에 한정한 서비스가 아닌 각종의 부가서비스를 강화하여 종합적인 고객 서비스를 제공하는 보험들이 많이 만들어지고 있나.
설명변수	Explanatory Variables	관광수요예측과 관련한 설명변수이다.

용 어	영문용어	해 설
성수기	High Season	수요가 급증하는 시기로 각종의 원가가 높게 책정되며, 여행을 위해서는 사전예약이 필요한 시기이기도 하다.
세계 레저 레크리에이션 협회	WLRA(World Leisure and Recreation Association)	관광레저 레크리에이션의 연구, 교육, 홍보를 통해 국민생활의 질적 향상을 기하고 관광부문에 대한 자문 및 국가간의 협력증진을 도모하며 관광전문지를 발간하고 있다. 1956년 필라델피아에서 국제 레크리에이션 협회(International Recreation Association)로서 설립되어 1973년에 현재의 명칭으로 변경됐다. 회원은 미국·영국·일본 등 80개국의 개인과 120개국의 관계단체로 구성되며, 본부는 뉴욕에 있고, 주네브에 지부가 있다. 한국관이다.
세계관광 자동차협회	WTAO(World Touring and Automobile Organization)	1947년에 국제관광연맹(ITA : International Touring Alliance, AIT : Alliance International de Tourism)과 국제자동차연맹(IAF : International Automobile Federation, FIA : Federationale de i'Automobile)에 의해 1950년 설립되었다. 이 협회의 목적은 양기관의 조정적 역할을 수행하는 데 있으며, 양기관의 공동이익을 수호하고 자동차교통, 국제적 단체이다.
세계관광기구	WTO(World Tourism Organization)	관광분야에 있어서 중심적인 역할의 수행을 목적으로 한 국제기관이다. 전신은 관설 관광기관 국제동맹(IUOTO)이지만 1970년의 IUOTO 멕시코 총회에서 구성 및 조직의 개정안이 채택되어 1975년 1월에 설립됐다. 경제적 발전, 국제간의 이해, 평화와 번영에 기여하기 위하여 관광을 진흥·발전시키는 일에 목적을 두고 있다. 조직은 가맹국, 준가맹국 및 찬조가맹원으로 구성되어 세계 102개국의 정부가 가맹, 2보호령이 준가맹하고 있다.
세계관광수입	Global Tourist Earnings	세계관광수입
세계여행업자 협회	WATA(World Association of Travel Agencies)	여행업자로 구성된 민간관광기구이며, 회원업자의 권익보호, 여행거래질서의 확립, 여행요금 산출방법의 개선, 여행자보호에 관한 공동대책의 수립 및 협의를 주된 업무로 하고, 세계의 관광왕래촉진을 목적으로 하여 1949년 설립되었다. 제네바에 본부가 있으며, 1도시 1여행업자가 가맹하고 있고, 회원은 100여개국 이상에 걸쳐 있다. 세계 각국의 여행사·호텔에 관한 현황, 요금, 자료를 수집한 《Moster Key》(연보)를 매년 발간하고 있다.
소더스트 조인트	Sawdust Joint	규모가 작고, 품위없는 Gambling 시설로 이용자형태를 작은 금액으로 Play하는 고객을 유치, 그들이 단골로 애호하는 Gaming Style로 시설투자 및 여러 경비부담을 경감하는 효과가 있으나 삼류라는 이미지를 벗어나기 힘들다.
소매여행업자	Retail Travel Agent	호올셀러가 만든 여행상품(패키지 투어)을 일반객에게 판매하는 것을 주된 영업내용으로 하고 있는 여행업자이다.
손님접대	Hospitality	손님을 친절하게 접대하는 것이다.
수상 보트	Hovercraft	수상 보트

참고 및 인용문헌

01. 관광학개론, 미학사, 2003
02. 관광학 내부강의록, 변상록, 2012
03. 관광법규론, 임주환 · 조찬호, 현학사, 2008
04. 관광학원론, 김병용, 한올출판사, 2010
05. 관광학원론, 김홍일 외, 새로미, 2011
06. 관광학원론, 이정학, 대왕사, 2010
07. 관광산업의 서비스, 안성연 · 이희천 공저, 남두도서, 2008
08. 관광자원론, 박종찬 · 김성동, 남두도서, 2009
09. 광광상품론, 신도길 · 박성규 · 노윤구, 남두도서, 2012
10. 관광학개론의 이해, 최복수 · 김성동, 남두도서, 2009
11. 국내병원 외국인환자 진료계약서, 출입국관리국
12. 국제 의료관광 코디네이터, 박문각, 2013
13. 국제 의료관광 코디네이터, 보건의료관광 마케팅, (주)시대고시기획, 2012
14. 의학용어 및 질환의 이해, 나승권, 도서출판 상학당, 2013
15. 국외여행 인솔자 가이드북, 이현동, 남두도서, 2009
16. 국회 보건복지위원회, 수석전문위원, 의료분쟁조정 관련 심사자료, 2007
17. 고품격 관광서비스 실무론, 김영호, 남두도서, 2009
18. 고객만족 요럴땐 요렇게, 강희선, 영진미디어, 2007
19. 금융환경변화에 따른 우체국의 리스크 관리 방안, 이홍재 이범진, 2001
20. 마케팅 관리론, 김원수, 경문사, 1989
21. 모든 고객을 VIP로 …, 홍원상, 문화예술 마케팅, 조선닷컴, 2012
22. 소비자상담의 이해, 김영신, 시그마프레스 2005
23. 소비자행동의 이해와 마케팅 응용, 김소영, 형설출판사, 2008
24. 수술 · 임상 · 검사 의료기기, 나승권, 도서출판 상학당, 2014
25. 생리해부학 및 생체물성학, 나승권, 도서출판 상학당, 2013
26. 의료마케팅, 박주희, 현문사, 1987
27. 의료관광 구조와 실제, 범문에듀케이션, 2013
28. 여행사 경영실무, 서철현 · 이현동, 남두도서, 2009
29. 여행사 경영과 실무, 윤병국 외, 새로미, 2012
30. 의료기관 평가지침서, 보건복지가족부, 한국보건산업진흥원, 2008
31. 의료경영학회, 병원경영개론, 서원미디어, 2010
32. 의료보장론, 유승흠 · 박은철 신광출판사, 2009
33. 인터넷 관광정보론, 김영호, 남두도서, 2008
34. 의료서비스마케팅, 조우현, 퇴설당, 1999
35. 병원 마케팅의 이해, 박창식 펴냄, 대학서림, 2002
36. 외식산업 경영과 창업, 전영직 외, 백산출판사, 2008
37. 재활 · 피부미용 · 비만 의료기기, 나승권, 도서출판 상학당, 2015
38. 진찰 · 진단 의료기기, 나승권, 도서출판 상학당, 2014

39. 치료의료기기, 나승권, 도서출판 상학당, 2014
40. 커뮤니케이션, 커뮤니케이션북스, 2012
41. 2013 한국의료관광총람, 한국관광공사, 2013
42. 한국보건산업진흥원, 국제진료서비스 교재, 2009
43. 한국관광학회, 관광학총론, 백산출판사, 2009
44. 한국문화관광연구원, 글로벌 리더로서 관광을 말하라, 대왕사, 2008
45. 호텔실무경영론, 이호길 · 김미경 · 신형섭, 남두도서, 2011
46. 호텔서비스실무론, 김춘호 외, 새로미, 2007
47. 호텔프로젝트 실무, 이희천, 남두도서, 2010
48. 호텔관광서비스 마케팅 실무, 신형섭, 남두도서, 2013
49. 환자중심의 의료 커뮤니케이션, 박용익, 백산서당, 2010
50. 헬스커뮤니케이션 연구의 접근방법, 이병관, 2009
51. 헬스커뮤니케이션의 역사, 정의, 과제, 박동진 · 정의철, 2009
52. 현대 기초의학 및 의공학, 나승권, 도서출판 상학당, 2009
53. 현대 의용전자공학, 나승권, 도서출판 상학당, 2009
54. 현대 의료기기, 나승권, 도서출판 상학당, 2009
55. 현대 의용기계공학, 나승권, 도서출판 상학당, 2009
56. 현대 의료안전 · 법규 및 정보, 나승권, 도서출판 상학당, 2014
57. 현대 의공실무, 나승권, 도서출판 상학당, 2014
58. 한 종합검진센타 이용자의 만족도와 서비스 요구분석, 강상권, 연세대 보건대학원, 석사 학위논문, 1991
59. 병원입원 진료관리에 대한 고객의 만족도 조사연구, 박원필, 경희대 행정대학원 석사 학위논문
60. The Rise of Medical Tourism, 2009 Grail Research

[인터넷 홈페이지]

http : //www.mcst.go.kr(문화체육관광부)
http : //www.knto.or.kr(한국관광공사)
http : //www.kata.or.kr(한국여행업협회)
http : //www.ktri.re.kr(한국관광연구원)
http : //www.hotelkorea.or.kr(한국관광호텔업협회)
http : //www.happycampus.co.kr(해피캠퍼스자료실)
http : //www.naver.com(네이버 자료실)
http : //www.mest.kr(메스타임즈 : 관광경영론)
http : //www.metro.seoul.kr(서울특별시)
http : //www.metro.pusan.kr(부산직할시)
http : //www.metro.incheon.kr(인천광역시)
http : //www.metro.daegu.kr(대구광역시)
http : //www.metro.daejon,kr(대전광역시)
http : //www.metro.ulsan.kr(울산광역시)
http : //www.metro.kwangju.kr(광주광역시)
http : //www.provin.kyonggi.kr(경기도)
http : //www.provin.kwangwon.kr(강원도)
http : //www.provin.chunngnam.kr(충청남도)
http : //www.provin.chungbuk.kr(충청북도)
http : //www.provin.cheonbuk.kr(전라북도)
http : //www.provin.cheonnam.kr(전라남도)
http : //www.provin.kyungbuk.kr(경상북도)
http : //www.provin.kyungnam.kr(경상남도)
http : //www.provin.cheju.kr(제주)

찾아보기

저자약력

■ 나 승 권

- 한국폴리텍대학 강릉캠퍼스 전자통신과 교수(현)
- 한국폴리텍대학 인천캠퍼스 전기과기능장과정 졸업
- 충북세명대학교 대학원 전기전자학과 졸업(의공학 및 전력전자응용전공, 공학박사)
- 의공기사, 병원코디네이터,(Hospital Coordinator)사, 의료정보관리사, 의료기기상품기획사
- 전기 · 전자기술지도사, 전기기기기능장, 전기공사기능장, 산업안전기사
- 전기공사특급기술자, 한국전력기술인특급기술자, 한국전력기술인특급감리사
- 한국산업인력공단 의공(산업)기사, 의료전자기능사 이론, 실기(출제, 검토, 채점)위원(현)
- 강원도교육청 인정도서심의회 심의위원(현)
- 한국보훈복지의료공단 감사자문위원 및 평가위원(현)
- 식품의약품안전처 의료기기자문위원 및 평가위원(현)
- (재)원주의료기기테크노밸리 의료기기자문위원 및 평가위원(현)
- 한국산업단지공단 원주단지혁신클러스터추진단 기술과제 평가위원(현)
- 국가직무능력표준(NCS) 기반의 훈련과정 편성 주강사(현)
- 직업능력개발훈련 사업심사평가의원(현)
- 강원도산업경제진흥원 강원지식재산전문위원 및 평가위원(현)
- 강원테크노파크 기술개발사업선정(의료기기) 평가위원(현)
- 한국방송통신전파진흥원 강원본부 ICT산학동반성장협의회 자문위원(현)
- 강원일보, 메디칼디바이스저널, 월간의약정보 매월 의료기기기술 및 포럼 기고(현)
- ㈜메디아나, ㈜씨유메디칼시스템, ㈜리스템, ㈜태연메디칼, ㈜대화기기, ㈜메디코넷, ㈜청파이엔지, ㈜메디칼써프라이, ㈜바이오프로테크, ㈜조양디엠, 의료기술자문위원(현)
- ISO9001:2008 국제심사원, 대한의용생체공학회교육이사, 한국모바일학회총무부회장, 한국컴퓨터정보학회 이사, 한국통신학회 학술이사, 한국항행학회 회원

관광서비스 지원관리

2017년 1월 15일 1판 1쇄 발행

저 자 나 승 권
발행인 남 승 우

발행처 도서출판 상尙 학學 당堂

서울시 동작구 사당로9가길 6(사당동)
TEL : 02) 595-1692~4
FAX : 02) 595-1394
E-mail : namdoo6@unitel.co.kr
신고 : 2-155호 (1968. 11. 29)

정가 32,000원

ISBN 978-89-6587-094-4 93510

〈디자인〉 편집 엄해숙 / 표지 나아기획